MARK SISSON
UND BRAD KEARNS

ULTIMATIVE
AUSDAUER

U nten findest du Beispiele für periodisierte einjährige Trainingspläne. Der eine deckt den Triathlonbereich ab und beschreibt einen möglichen Weg von der Sprintdistanz zum halben Ironman, der andere ist auf Laufsportler zugeschnitten, die sich ausgehend vom 5.000-Meter-Lauf an den Marathon herantasten möchten. Bei beiden Trainingsplänen sind wir von einem erfahrenen Ausdauersportler ausgegangen, der schon mehrere Jahre lang mit traditionellen Methoden trainiert hat und in der neuen Saison auf das Primal-Prinzip umsatteln will. Bei den folgenden Workouts handelt es sich lediglich um Beispiele zur Orientierung und zum besseren Verständnis des Trainings nach dem Primal-Leitbild. Wir persönlich raten jedem Sportler davon ab, sich an ein vordefiniertes Workout-Programm zu klammern.

TRIATHLON-PROGRAMM

Januar, Februar, März: Aufbau der ae-roben Basis (12 Wochen). Über 12 Wochen hinweg spielen sich sämtliche Workouts bei einer Herzfrequenz von 180 abzüglich des Alters ab. Das folgende sechswöchige Programm stellt einen sinnvollen Einstieg in den zwölfwöchigen Aufbau der aeroben Basis dar. Bei genauerer Betrachtung wirst du feststellen, dass das Training absolut unvorhersehbar und alles andere als streng durchstrukturiert ist. Das Hauptziel besteht darin, in den drei unterschiedlichen Disziplinen fit zu werden. Dafür spult unser hypothetischer Sportler nicht einfach mechanisch willkürlich festgelegte Distanzen ab. Er steigert vielmehr den Schwierigkeitsgrad der zentralen Trainingseinheiten, wobei er jederzeit das empfindliche Gleichgewicht zwischen Be- und Entlastung auf dem Schirm behält. Diese Balance erreicht der Sportler durch eine starke Variation des wöchentlichen Trainingsangebots.

Das Trainingsvolumen schwankt je nach Alltagseinflüssen nach oben und unten. Die wichtigsten Variablen sind dabei das Energieniveau, die Motivation, die Gesundheit und die allgemeine Trainingslust. Das Hauptaugenmerk verschiebt sich immer wieder auf eine andere Disziplin. Denkbare Gründe hierfür wären, dass das schlechte Wetter keine Radtouren erlaubt, das Schwimmen gerade logistisch nicht möglich ist oder der Sportler einfach das Gefühl hat, sich eine Zeit lang stärker aufs Laufen konzentrieren zu müssen.

Wichtig ist, dass sämtliche Workouts zum Aufbau der aeroben Basis im komfortablen Tempo absolviert werden. Die wöchentliche Trainingszeit ist in dieser Phase also weit größer als später in den intensiven Phasen.

Außerdem sind regelmäßige MAF-Tests beim Laufen und Radfahren sinnvoll, um die aerobe Entwicklung mitzuverfolgen und auf etwaige Rückschritte aufmerksam zu werden, die mit großer Wahrscheinlichkeit auf ein Übertraining oder eine zu starke Stressbelastung im Alltag zurückgehen.

Auch, wenn es sich hier um ein rein hypothetisches Trainingsprogramm handelt: Es kann gut sein, dass irgendwo da draußen ein Primal-Athlet herumläuft, der so oder so ähnlich trainiert.

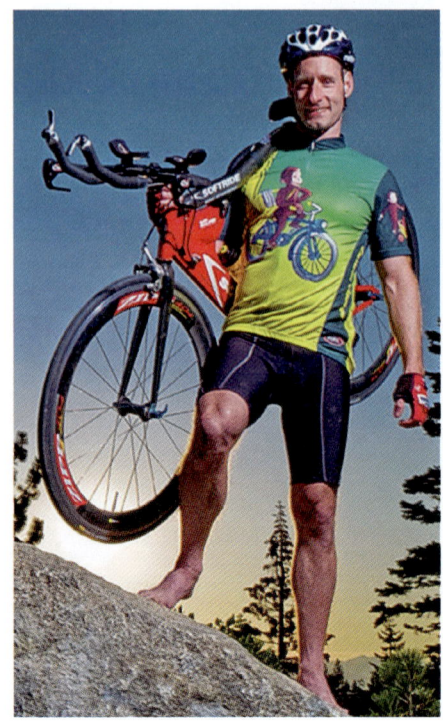

WOCHE 1: AEROBES TRAINING

1. **Radfahren** 1:30, **Laufen** 0:45 (MAF-Test)
2. **Schwimmen** 0:45, **Radfahren** 1:30
3. **Schwimmen** 0:20
4. **Radfahren** 0:30 (MAF-Test), **Laufen** 1:20
5. **Schwimmen** 0:20, **Laufen** 0:20
6. **Pause**
7. **Radfahren** 4:00

Stunden gesamt: 11:20

WOCHE 2: AEROBES TRAINING

1. **Schwimmen** 0:20
2. **Schwimmen** 0:20, **Laufen** 0:20
3. **Laufen** 1:45
4. **Schwimmen** 0:45, **Radfahren** 1:30
5. **Pause**
6. **Pause**
7. **Pause**

Stunden gesamt: 5:00

WOCHE 3: AEROBES TRAINING

1. **Schwimmen** 0:45, **Radfahren** 1:30
2. **Radfahren** 4:00
3. **Schwimmen** 0:20, **Laufen** 1:20
4. **Laufen** 1:45
5. **Schwimmen** 0:45, **Radfahren** 1:30 (MAF-Test)
6. **Schwimmen** 0:20
7. **Pause**

Stunden gesamt: 12:15

WOCHE 4: AEROBES TRAINING

1. **Pause**
2. **Pause**
3. **Schwimmen** 0:20, **Laufen** 0:30 (MAF-Test)
4. **Pause**
5. **Radfahren** 2:00, **Laufen** 0:20
6. **Schwimmen** 0:20
7. **Schwimmen** 0:20

Stunden gesamt: 3:50

WOCHE 5: AEROBES TRAINING

1. **Schwimmen** 0:20, **Laufen** 2:00
2. **Schwimmen** 0:20, **Laufen** 0:30
3. **Radfahren** 2:00, **Laufen** 1:00
4. **Schwimmen** 1:00, **Laufen** 0:20
5. **Schwimmen** 0:20, **Radfahren** 2:00
6. **Pause**
7. **Radfahren** 2:00

Stunden gesamt: 11:50

WOCHE 6: AEROBES TRAINING

1. **Pause**
2. **Schwimmen** 1:30
3. **Schwimmen** 0:45, **Laufen** 0:45
4. **Schwimmen** 0:20, **Laufen** 2:00
5. **Schwimmen** 0:20, **Laufen** 0:45
6. **Radfahren** 1:00, **Laufen** 0:20 (MAF-Test)
7. **Laufen** 1:30

Stunden gesamt: 9:15

WOCHEN 7-12

Bleib weiterhin konsequent im aeroben Bereich und steigere die Dauer der zentralen Workouts in den einzelnen Disziplinen durch eine vielseitige und intuitive Programmgestaltung.

April, Mai, Juni: Intensivierungs-/Wettkampfphase mit kleinen Zwischenpausen (**12 Wochen**). Während sich die Wettkampfsaison nähert, absolviert unser Beispiel-Triathlet sein erstes hoch intensives Workout. Dabei fällt ihm auf, dass ein geringes Volumen bereits viel bringt. Die intensiven Phasen nehmen also immer nur dreieinhalb Wochen in Anspruch. Danach folgt bereits wieder der nächste Zyklus mit einer kleinen Erholungsphase und dem erneuten Aufbau der aeroben Basis. Bis auf die speziellen als »intensiv« gekennzeichneten Workouts finden alle Einheiten bei aerober Herzfrequenz statt. Der folgende sechswöchige Ablauf stellt einen vernünftigen Einstieg in die insgesamt zwölfwöchige Intensivierungs-/Wettkampfphase dar. Der zyklische Ansatz beinhaltet sowohl kurze Zwischenpausen als auch Phasen zum Neuaufbau der aeroben Grundlagen.

WOCHE 1: INTENSIVIERUNGS-/ WETTKAMPFPHASE

1. **Intensives Laufen** 0:45, dabei 4 × 3 Minuten an der anaeroben Schwelle mit jeweils 30 Sekunden zur Erholung
2. **Schwimmen** 0:45, **Radfahren** 0:45
3. **Radfahren** 1:00
4. **Intensives Schwimmen** 0:20 im 2.000-Meter-Wettkampftempo, danach 0:45 **Radfahren** inklusive 5 × 4 Minuten an der anaeroben Schwelle mit jeweils 40 Sekunden zur Erholung
5. **Pause**
6. **Pause**
7. **Schwimmen** 0:20, **Radfahren** 2:00

Stunden gesamt: 6:40

WOCHE 2: INTENSIVIERUNGS-/ WETTKAMPFPHASE

1. **Schwimmen** 0:30, **Laufen** 0:45
2. **Schwimmen** 0:30, **Laufen** 0:30 (MAF-Test)
3. **Intensives Radfahren** 1:00, dabei 2 × 10 Minuten an der anaeroben Schwelle mit jeweils 5 Minuten zur Erholung, **Laufen** 0:25 direkt im Anschluss, dabei 10 Minuten im 5.000-Meter-Wettkampftempo
4. **Schwimmen** 0:20
5. **Radfahren** 1:00
6. **Pause**
7. **Pause**

Stunden gesamt: 5:00

WOCHE 3: INTENSIVIERUNGS-/ WETTKAMPFPHASE

1. **Intensives Laufen** 0:30, dabei 15 Minuten mit je 40 Sekunden im 5.000-Meter-Wettkampftempo sowie 20 Sekunden im lockeren Trab zur Erholung
2. **Intensives Radfahren** 1:00, dabei 30 Minuten mit je 2 Minuten im Marathon-Wettkampftempo sowie jeweils 2 Minuten zur Erholung
3. **Schwimmen** 0:20, **Laufen** 0:20
4. **Radfahren** 1:00
5. **Pause**
6. **Pause**
7. **Wettkampf** 5.000-Meter-Lauf

Stunden gesamt: 3:10

WOCHE 4: INTENSIVIERUNGS- UND ERHOLUNGSPHASE

1. Pause
2. **Schwimmen** 0:45, **Radfahren** 0:45 (MAF-Test)
3. **Radfahren** 1:00
4. **Intensives Radfahren** 1:00, dabei 5 × 4 Minuten an der anaeroben Schwelle mit jeweils 40 Sekunden zur Erholung
5. **Schwimmen** 0:20, **Laufen** 0:20
6. **Radfahren** 1:00
7. Pause

Stunden gesamt: 5:10

WOCHE 5: ERHOLUNGSPHASE/ AEROBES TRAINING

1. Pause
2. **Schwimmen** 0:20, **Laufen** 0:20
3. **Radfahren** 1:00
4. Pause
5. **Schwimmen** 0:20, **Laufen** 0:20
6. Pause
7. **Radfahren** 1:00

Stunden gesamt: 3:20

WOCHE 6: ERHOLUNGSPHASE/ AEROBES TRAINING

1. **Schwimmen** 0:30, **Radfahren** 3:00
2. **Schwimmen** 0:45
3. **Laufen** 0:30 (MAF-Test)
4. **Radfahren** 2:00
5. **Schwimmen** 0:20, **Laufen** 0:20
6. Pause
7. Pause

Stunden gesamt: 7:25

WOCHEN 7, 8, 9

Wiederholung der dreiwöchigen Intensivierungs-/Wettkampfphase

WOCHEN 10, 11, 12

Wiederholung der dreiwöchigen Erholungsphase/aeroben Phase

Juli, August**:** Saison-Zwischenpause, aerober Neuaufbau (**6 Wochen**). Nach dem erfolgreichen aeroben Basistraining mit dem höheren Trainingsvolumen sowie einigen Intensivierungs-/Wettkampfphasen wird es Zeit für eine kleine Zwischenpause. Danach folgt eine zusätzliche lockere vierwöchige Phase zum weiteren aeroben Aufbau. In der Saisonpause kommt dann eine komplette Auszeit vom Training. In dieser Zeit ist es wichtig, sich zwei Wochen lang nicht einmal mental mit dem Sport zu beschäftigen. Im Idealfall fällt diese Phase mit einem Jahresurlaub zusammen, bei dem der Sportler aus seinem gewohnten Umfeld herauskommt, der Routine entflieht und etwas Abstand gewinnt. Mark Allen hat sich mitten im Sommer immer eine spirituelle Auszeit in einem Retreat bei den Huichol-Indianern genommen. Nach seiner Rückkehr konnte er sich dann voll auf den Ironman auf Hawaii im Oktober konzentrieren, den er zwischen 1989 und 2005 sechsmal gewann.

Du musst in solchen Phasen aber keinesfalls zwei komplette Wochen lang regungslos auf der Couch sitzen. Die beste Regeneration sind häufige Spaziergänge sowie andere Arten der aktiven Freizeitgestaltung wie etwa Wassersport. Danach geht es ganz entspannt mit dem vierwöchigen Training zum aeroben Neuaufbau weiter. Damit ist das Fundament für die Intensivierungs-/Wettkampfphasen der zweiten Saisonhälfte gelegt.

WOCHEN 1 UND 2: SAISON-ZWISCHENPAUSE

Keine regulären Trainingseinheiten, nur Spaziergänge und aktive Freizeitgestaltung

WOCHE 3: AEROBES TRAINING

1. **Schwimmen** 0:30, **Radfahren** 0:30
2. **Schwimmen** 0:30, **Laufen** 0:30
3. **Radfahren** 1:30
4. **Pause**
5. **Pause**
6. **Radfahren** 1:30, **Laufen** 0:30
7. **Laufen** 1:00

Stunden gesamt: 6:30

WOCHE 4: AEROBES TRAINING

1. **Schwimmen** 0:45, **Radfahren** 2:00
2. **Schwimmen** 0:20, **Laufen** 1:15
3. **Schwimmen** 0:20, **Radfahren** 1:00
4. **Pause**
5. **Radfahren** 2:30
6. **Laufen** 1:30
7. **Schwimmen** 0:20, **Radfahren** 2:00

Stunden gesamt: 12:00

WOCHE 5: AEROBES TRAINING

1. **Pause**
2. **Pause**
3. **Schwimmen** 0:30, **Radfahren** 2:00
4. **Pause**
5. **Schwimmen** 0:30, **Laufen** 0:30
6. **Schwimmen** 0:20, **Laufen** 0:40
7. **Pause**

Stunden gesamt: 4:30

WOCHE 6: AEROBES TRAINING

1. **Schwimmen** 0:30, **Radfahren** 1:30
2. **Radfahren** 4:00
3. **Pause**
4. **Pause**
5. **Schwimmen** 0:30, **Laufen** 1:30
6. **Pause**
7. **Schwimmen** 0:30, **Radfahren** 1:30, **Laufen** 0:30

Stunden gesamt: 10:30

August, September, Oktober: Zyklen aus je einer Intensivierungs-/Wettkampfphase und einer ebenso langen Erholungsphase/aeroben Phase (12 Wochen).

Vor dem Wettkampftag ist es sinnvoll, ein paar kurze aerobe Runden zu drehen und einige Male kurz bis aufs anaerobe Niveau zu beschleunigen. Du bereitest dadurch die Muskulatur und das zentrale Nervensystem auf die hoch intensiven Leistungen am nächsten Tag vor. Außerdem sorgt diese Maßnahme dafür, dass das Blutvolumen als wichtiger Parameter für das Abrufen von Spitzenleistungen hoch bleibt. Daher wäre es übrigens auch genau das Falsche, sich die letzten 24 oder 36 Stunden vor dem Wettkampf nur auf die Couch zu legen.

WOCHE 1: INTENSIVIERUNGS-/WETTKAMPFPHASE

1. **Intensives Laufen** 0:45, dabei je 6 × 3 Minuten an der anaeroben Schwelle mit jeweils 30 Sekunden zur Erholung
2. **Schwimmen** 0:30, **Radfahren** 0:45
3. **Radfahren** 1:00
4. **Intensives Schwimmen** 0:20 im 2.000-Meter-Wettkampftempo, **Laufen** 0:20,

dabei 10 Minuten mit je 40 Sekunden im 5.000-Meter-Wettkampftempo und jeweils 20 Sekunden im lockeren Trab zur Erholung

5. **Pause**
6. **Schwimmen** 0:20, **Radfahren** 0:40, **Laufen** 0:20 bei Herzfrequenz im Regenerationsbereich
7. **Wettkampf: Triathlon über die Kurzdistanz**

Stunden gesamt: 5:00

WOCHE 2: REGENERATIONS-/ INTENSIVIERUNGSPHASE

1. **Schwimmen** 0:20
2. **Schwimmen** 0:20
3. **Pause**
4. **Radfahren** 0:45
5. **Schwimmen** 0:20, **Laufen** 0:20
6. **Intensives Radfahren** 1:00 Zeitfahren
7. **Wettkampf: Straßenrennen über 5.000 Meter**

Stunden gesamt: 3:05

WOCHE 3: REGENERATIONS-/ INTENSIVIERUNGSPHASE

1. **Pause**
2. **Pause**
3. **Schwimmen** 0:20
4. **Pause**
5. **Radfahren** 0:45
6. **Radfahren** 1:00, dabei 0:30 mit je 2 Minuten im Marathon-Wettkampftempo und jeweils 2 Minuten zur Erholung
7. **Laufen** 0:30 Stunden

Stunden gesamt: 2:35

WOCHE 4: ERHOLUNGSPHASE

1. **Pause**
2. **Laufen** 0:30
3. **Laufen** 0:30, **Radfahren** 1:00
4. **Schwimmen** 0:30
5. **Pause**
6. **Pause**
7. **Radfahren** 1:00

Stunden gesamt: 3:30

WOCHE 5: INTENSIVIERUNGS-/ WETTKAMPFPHASE

1. **Intensives Laufen** 0:30, dabei 3 × 3 Minuten an der anaeroben Schwelle mit jeweils 30 Sekunden zur Erholung
2. **Schwimmen** 0:30, **Radfahren** 0:45
3. **Radfahren** 1:00
4. **Intensives Schwimmen** 0:20 im 2.000-Meter-Wettkampftempo, **Laufen** 0:20, dabei 10 Minuten mit je 40 Sekunden im 5.000-Meter-Wettkampftempo und jeweils 20 Sekunden im leichten Trab zur Erholung
5. **Pause**
6. **Schwimmen** 0:20, **Radfahren** 0:40, **Laufen** 0:20 mit Herzfrequenz im Regenerationsbereich, dazu ein paar Temposteigerungen von jeweils 20 Sekunden Dauer in jeder Disziplin
7. **Wettkampf: Triathlon über die Mitteldistanz**

Stunden gesamt: 4:45

WOCHEN 6-12

Wiederholung der Erholungsphase/aeroben Phase

Dezember: **Saisonpause zum Abschluss (4-6 Wochen)**

LÄUFER-PROGRAMM

Behalte bitte immer im Hinterkopf, dass dieses Programmbeispiel nur Laufeinheiten sowie Crosstraining in anderen Kardiodisziplinen wie Radfahren oder Schwimmen beinhaltet. Da der Laufsport innerhalb derselben Zeit den Körper stärker belastet als andere Ausdauerdisziplinen, ist es vor allem hier wichtig, sich neben dem Kardio-Crosstraining auch mit anderen ergänzenden Trainingsformen und Flexibilitätsübungen eingehend zu beschäftigen. Hierzu zählen etwa Yoga, Pilates, die Triggerpunkt-Massage, Technikübungen sowie das dynamische Stretching. Außerdem sollte sich ein Laufsportler auch im Alltag ausgiebig bewegen, indem er viel wandert, gegebenenfalls mit dem Hund spazieren geht und die Arbeit am Schreibtisch häufiger unterbricht, um nie zu lange regungslos dazusitzen oder -zustehen.

Januar, Februar, März: Aufbau der aeroben Basis (12 Wochen).

WOCHE 1: AEROBES TRAINING

1. **Laufen** 0:45 (MAF-Test)
2. **Radfahren/Schwimmen** 0:45
3. **Laufen** 1:15
4. **Laufen** 0:20
5. **Laufen** 0:45
6. **Pause**
7. **Pause**

Stunden gesamt: 3:50

WOCHE 2: AEROBES TRAINING

1. **Laufen** 0:30, **Radfahren/Schwimmen** 0:30
2. **Laufen** 1:30
3. **Laufen** 0:30
4. **Pause**
5. **Laufen** 0:30, **Radfahren/Schwimmen** 0:30
6. **Pause**
7. **Laufen** 1:30

Stunden gesamt: 5:30

WOCHE 3: AEROBES TRAINING

1. **Laufen** 0:30, **Radfahren/Schwimmen** 0:30
2. **Radfahren/Schwimmen** 1:00
3. **Pause**
4. **Laufen** 1:00
5. **Pause**
6. **Laufen** 2:20
7. **Radfahren/Schwimmen** 0:20

Stunden gesamt: 5:40

WOCHE 4: AEROBES TRAINING

1. **Pause**
2. **Pause**
3. **Pause**
4. **Laufen** 1:00 (MAF-Test)
5. **Radfahren/Schwimmen** 0:30
6. **Radfahren/Schwimmen** 0:30
7. **Laufen** 1:00

Stunden gesamt: 3:00

WOCHE 5: AEROBES TRAINING

1. **Pause**
2. **Pause**
3. **Laufen** 1:00
4. **Laufen** 0:30
5. **Pause**
6. **Laufen** 2:45
7. **Laufen** 0:20

Stunden gesamt: 4:35

WOCHE 6: AEROBES TRAINING

1. **Radfahren/Schwimmen** 1:00
2. **Pause**
3. **Laufen** 1:00 (MAF-Test)
4. **Laufen** 0:30
5. **Pause**
6. **Laufen** 2:15
7. **Laufen** 0:20

Stunden gesamt: 5:05

WOCHEN 7-12

Weiterhin konsequentes Training im aeroben Bereich und Steigerung der Workout-Dauer in der Hauptdisziplin durch eine vielseitige und intuitive Programmgestaltung.

April, Mai, Juni: **Intensivierungs-/Wettkampfphase mit kleinen Zwischenpausen (12 Wochen).** Während sich die Wettkampfsaison nähert, absolviert unser Beispiel-Läufer die ersten hoch intensiven Workouts des Jahres. Dabei fällt ihm auf, dass ein geringes Volumen bereits viel bringt. Die intensiven Phasen nehmen also immer nur dreieinhalb Wochen in Anspruch. Danach folgt bereits wieder der nächste Zyklus mit einer kleinen Erholungsphase und dem erneuten Aufbau der aeroben Basis. Bis auf die speziellen als

»intensiv« gekennzeichneten Workouts finden alle Einheiten bei aerober Herzfrequenz statt. Der folgende sechswöchige Ablauf stellt einen vernünftigen Einstieg in die insgesamt zwölfwöchige Intensivierungs-/Wettkampfphase dar. Der zyklische Ansatz beinhaltet sowohl kurze Zwischenpausen als auch Phasen zum Neuaufbau der aeroben Grundlagen.

WOCHE 1: INTENSIVIERUNGS-/ WETTKAMPFPHASE

1. **Intensives Laufen** 0:45, dabei 4 × 3 Minuten an der anaeroben Schwelle mit jeweils 30 Sekunden zur Erholung
2. **Radfahren/Schwimmen** 0:45
3. **Pause**
4. **Intensives Laufen** 0:30, dabei 10 Minuten lang je 40 Sekunden im 5.000-Meter-Wettkampftempo mit jeweils 20 Sekunden zur Erholung
5. **Pause**
6. **Pause**
7. **Radfahren/Schwimmen** 0:45

Stunden gesamt: 2:45

WOCHE 2: INTENSIVIERUNGS-/ WETTKAMPFPHASE

1. **Laufen** 1:00
2. **Radfahren/Schwimmen** 0:30
3. **Intensives Laufen** 0:30, dabei 10 Minuten im 5.000-Meter-Wettkampftempo
4. **Radfahren/Schwimmen** 0:30
5. **Laufen** 0:30
6. **Pause**
7. **Pause**

Stunden gesamt: 3:00

WOCHE 3: INTENSIVIERUNGS-/ WETTKAMPFPHASE

1. **Intensives Laufen** 0:30, dabei 15 Minuten lang je 40 Sekunden im 5.000-Meter-Wettkampftempo mit jeweils 20 Sekunden im lockeren Trab zur Erholung
2. **Intensives Radfahren** 0:30, dabei 10 Minuten lang je 2 Minuten intensiv mit jeweils 2 Minuten zur Erholung
3. **Laufen** 0:30
4. **Laufen** 0:30
5. **Pause**
6. **Pause**
7. **Intensives Laufen** 1:00, dabei 6 × 3 Minuten an der anaeroben Schwelle mit jeweils 30 Sekunden zur Erholung

Stunden gesamt: 3:00

WOCHE 4: INTENSIVIERUNGS- UND ERHOLUNGSPHASE

1. **Pause**
2. **Pause**
3. **Radfahren/Schwimmen** 0:30
4. **Laufen** 0:30
5. **Intensives Laufen** 0:30, dabei 15 Minuten lang je 40 Sekunden im 5.000-Meter-Wettkampftempo mit jeweils 20 Sekunden im lockeren Trab zur Erholung
6. **Radfahren/Schwimmen** 0:30
7. **Pause**

Stunden gesamt: 2:00

WOCHE 5: AEROBES TRAINING

1. **Pause**
2. **Laufen** 0:20
3. **Laufen** 1:00
4. **Pause**
5. **Laufen** 0:20
6. **Pause**
7. **Radfahren/Schwimmen** 0:30

Stunden gesamt: 2:10

WOCHE 6: ERHOLUNGSPHASE/ AEROBES TRAINING

1. **Laufen** 1:00 (MAF-Test)
2. **Laufen** 1:00
3. **Radfahren/Schwimmen** 1:00
4. **Pause**
5. **Laufen** 0:30, **Radfahren/Schwimmen** 0:30
6. **Pause**
7. **Laufen** 1:00

Stunden gesamt: 5:00

WOCHEN 7, 8, 9

Wiederholung der dreiwöchigen Intensivierungs-/Wettkampfphase

WOCHEN 10, 11, 12

Wiederholung der dreiwöchigen Erholungsphase/aeroben Phase

Juli, August: **Saison-Zwischenpause, aerober Neuaufbau (sechs Wochen)**. Wie schon zuvor im Triathlonprogramm folgt auf das erfolgreiche Basistraining mit höherem Volumen und mehreren Intensivierungs-/Wettkampfphasen die Saison-Zwischenpause. Danach kommt eine zusätzliche lockere vierwöchige Phase zum weiteren aeroben Aufbau.

In der Saisonpause kommt dann eine komplette Auszeit vom Training. In dieser Zeit ist es wichtig, sich zwei Wochen lang nicht einmal mental mit dem Sport zu beschäftigen. Im Idealfall fällt diese Phase mit einem Jahresurlaub zusammen, bei dem der Sportler aus seinem gewohnten Umfeld herauskommt, der Routine entflieht und etwas Abstand gewinnt.

Du musst in solchen Phasen aber keinesfalls zwei komplette Wochen lang regungslos auf der Couch sitzen. Die beste Regeneration sind häufige Spaziergänge sowie andere Arten der aktiven Freizeitgestaltung wie etwa Wassersport. Danach geht es ganz entspannt mit dem vierwöchigen Training zum aeroben Neuaufbau weiter. Damit ist das Fundament für die Intensivierungs-/Wettkampfphasen der zweiten Saisonhälfte gelegt.

WOCHEN 1 UND 2: SAISON-ZWISCHENPAUSE

Keine regulären Trainingseinheiten, nur Spaziergänge und aktive Freizeitgestaltung

WOCHE 3: AEROBES TRAINING

1. **Laufen** 0:30, **Radfahren/Schwimmen** 0:30
2. **Laufen** 0:30, **Radfahren/Schwimmen** 0:30
3. **Laufen** 1:00
4. **Pause**
5. **Laufen** 0:30, **Radfahren/Schwimmen** 0:30
6. **Laufen** 1:45
7. **Pause**

Stunden gesamt: 5:45

WOCHE 4: AEROBES TRAINING

1. **Radfahren/Schwimmen** 1:00
2. **Laufen** 0:30, **Radfahren/Schwimmen** 1:00
3. **Laufen** 0:30
4. **Laufen** 0:30
5. **Laufen** 0:30
6. **Laufen** 1:00
7. **Laufen** 0:30

Stunden gesamt: 5:30

WOCHE 5: AEROBES TRAINING

1. **Pause**
2. **Pause**
3. **Laufen** 0:30, **Radfahren/Schwimmen** 0:30
4. **Laufen** 3:00
5. **Radfahren/Schwimmen** 0:30
6. **Pause**
7. **Pause**

Stunden gesamt: 4:30

WOCHE 6: AEROBES TRAINING

1. **Laufen** 1:00
2. **Laufen** 1:00
3. **Radfahren/Schwimmen** 1:00
4. **Pause**
5. **Pause**
6. **Laufen** 2:00
7. **Laufen** 0:30

Stunden gesamt: 5:30

August bis November: Zyklen aus je einer Intensivierungs-/Wettkampfphase und einer ebenso langen Erholungsphase /aeroben Phase (12 Wochen).

Vor dem Wettkampftag ist es sinnvoll, ein paar kurze aerobe Runden zu drehen und einige Male kurz bis aufs anaerobe Niveau zu beschleunigen. Du bereitest dadurch die Muskulatur und das zentrale Nervensystem auf die hoch intensiven Leistungen am nächsten Tag vor. Außerdem sorgt diese Maßnahme dafür, dass das Blutvolumen als wichtiger Parameter für das Abrufen von Spitzenleistungen hoch bleibt. Daher wäre es übrigens auch genau das Falsche, sich die letzten 24 oder 36 Stunden vor dem Wettkampf nur auf die Couch zu legen.

Aufgrund der theoretisch angenommenen Wettkampfdaten ergibt sich eine kleine Abweichung von unserer Basis-Vorlage. In diesem Fall dauert die Intensivierungs-/Wettkampfphase vier Wochen. Danach kommt eine trainingsfreie Woche, gefolgt von einer weiteren Intensivierungs-/Wettkampfwoche. Im Anschluss ist eine weitere kombinierte Phase aus Erholung und Aufbau der aeroben Grundlagen vorgesehen.

WOCHE 1: INTENSIVIERUNGS-/ WETTKAMPFPHASE

1. **Intensives Laufen** 0:45, dabei 6 × 3 Minuten an der anaeroben Schwelle mit jeweils 30 Sekunden zur Erholung
2. **Radfahren/Schwimmen** 0:20
3. **Laufen** 0:20
4. **Pause**
5. **Laufen** 0:45
6. **Laufen** 0:20, dabei 4 Minuten lang je 40 Sekunden im 5.000-Meter-Wettkampftempo mit jeweils 20 Sekunden zur Erholung
7. **Wettkampf** (5.000 Meter, 10.000 Meter oder Halbmarathon)

Stunden gesamt: 2:30

WOCHE 2: INTENSIVIERUNGS-/ WETTKAMPFPHASE

1. **Pause**
2. **Radfahren/Schwimmen** 0:30
3. **Pause**
4. **Laufen** 1:00
5. **Laufen** 0:30, dabei 10 Minuten lang je 40 Sekunden im 5.000-Meter-Wettkampftempo mit jeweils 20 Sekunden zur Erholung
6. **Pause**
7. **Pause**

Stunden gesamt: 2:00

WOCHE 3: INTENSIVIERUNGS-/ WETTKAMPFPHASE

1. **Laufen** 0:30, **Radfahren/Schwimmen** 0:30
2. **Laufen** 0:45, dabei 4 × 3 Minuten an der anaeroben Schwelle mit jeweils 30 Sekunden zur Erholung
3. **Pause**
4. **Laufen** 0:30, **Radfahren/Schwimmen** 0:30
5. **Pause**
6. **Laufen** 0:20, dabei 4 Minuten lang je 40 Sekunden im 5.000-Meter-Wettkampftempo mit jeweils 20 Sekunden zur Erholung
7. **Wettkampf** (5.000 Meter, 10.000 Meter oder Halbmarathon)

Stunden gesamt: 3:05

WOCHE 4: ERHOLUNGSPHASE

1. Pause
2. Laufen 0:30
3. Laufen 0:30, **Radfahren/Schwimmen** 0:30
4. Schwimmen 0:30
5. Pause
6. Pause
7. **Radfahren/Schwimmen** 0:30

Stunden gesamt: 2:30

WOCHE 5: INTENSIVIERUNGS-/ WETTKAMPFPHASE

1. **Intensives Laufen** 0:45, dabei 4 × 3 Minuten an der anaeroben Schwelle mit jeweils 30 Sekunden zur Erholung
2. **Radfahren/Schwimmen** 0:30
3. Laufen 0:30, **Radfahren/Schwimmen** 0:30
4. Pause
5. Pause
6. **Laufen** 0:20, dabei 4 Minuten lang je 40 Sekunden im 5.000-Meter-Wettkampftempo mit jeweils 20 Sekunden zur Erholung
7. **Wettkampf** (5.000 Meter, 10.000 Meter oder Halbmarathon)

Stunden gesamt: 2:35

WOCHE 6: ERHOLUNGSPHASE

1. Pause
2. Laufen 0:30, **Radfahren/Schwimmen** 0:30
3. **Radfahren/Schwimmen** 0:30
4. Pause
5. Pause
6. **Radfahren/Schwimmen** 0:30
7. **Laufen** 0:30

Stunden gesamt: 2:30

WOCHE 7: ERHOLUNGSPHASE UND HAUPTRENNEN

Du wirst hier keine solche dramatische Berg- und Talfahrt erleben wie beim herkömmlichen ausgedehnten Aufbautraining inklusive Tapering, wie es der traditionelle Ansatz vorsieht. Dieser konventionelle Ansatz zur Hinführung an ein Haupt-Event (z.B. einen Marathonlauf) kann nämlich dazu führen, dass sich der Sportler überlastet und in ein willkürlich definiertes starres Programm verbeißt. Beim Primal-Prinzip zum Aufbau natürlicher Ausdauer halten sich hingegen Be- und Entlastung stets das Gleichgewicht. So bist du dazu in der Lage, zu jedem Zeitpunkt der Hauptsaison Spitzenleistungen abzurufen.

Die eine ideale Wettkampfvorbereitung gibt es nicht. Der ganze Prozess ist sehr individuell. Das Programm muss ständig neu ausgehandelt werden. Daher haben wir am Ende des folgenden Abschnitts einen echten »Hammer-Programmpunkt« mit eingebaut (auch um zu testen, ob du mit dem Kopf noch bei der Sache bist). Hoffentlich bist du bereit für Kilometer 42 …

1. **Laufen** 0:30, **Radfahren/Schwimmen** 0:30
2. **Laufen** 0:30, dabei 10 Minuten lang je 40 Sekunden im 5.000-Meter-Wettkampftempo mit jeweils 20 Sekunden zur Erholung
3. **Pause**
4. **Pause**
5. **Radfahren/Schwimmen** 0:30
6. **Laufen** 0:20, dabei 4 Minuten lang je 40 Sekunden im 5.000-Meter-Wettkampftempo mit jeweils 20 Sekunden zur Erholung
7. **Wettkampf: Marathonlauf** 3:10

Stunden gesamt: 5:30

WOCHEN 8–14

Der Plan für die nächsten paar Wochen mag etwas einfach strukturiert sein. Wir können aber nicht oft genug betonen, wie wichtig es ist, sich nach einem Marathon ausgiebig und vollständig zu erholen. Vergiss nicht die alarmierenden Worte Dr. O'Keefes in Kapitel 1 zu den mikroskopisch kleinen Rissen in den Arterien und im Herzen, die durch einen Marathon entstehen. Denk auch an die erhöhten Blutentzündungswerte und daran, wie sehr dein Körper eine Pause braucht, um sich von dieser gigantischen Belastung zu erholen. Oft werden die Sinne durch die große Freude getrübt, ein großes Ziel erreicht zu haben. Der Endorphin-Kick nach dem Marathon tut sein Übriges, um die Symptome der körperlichen Ermüdung und Erschöpfung zu überspielen.

Getragen von der Euphorie im Anschluss an den Marathon gehen viele Läufer schon wenige Tage nach dem Rennen wieder für eine »lockere Runde« auf die Piste. Dazu werden begeistert gleich Pläne für den nächsten Marathonlauf geschmiedet. Diese Welle der Begeisterung hält vielleicht eine, zwei oder sogar vier Wochen lang an. Danach folgt der absolute Zusammenbruch in Form einer Bronchitis oder Lungenentzündung, eines IT-Band-Syndroms oder Ermüdungsbruches. Ich weiß gar nicht mehr, wie oft ich schon solche und ähnliche Geschichten gehört habe, oft gefolgt von dem Spruch: »Das kam wie aus dem Nichts.«

Unten führen wir ein sechswöchiges Beispiel-Programm für die Regenerationsphase nach dem Marathon auf. Behalte immer im Hinterkopf, dass es ohne die regulären Trainingseinheiten besonders wichtig ist, sich jeden Tag zu bewegen. Du beschleunigst dadurch die Regeneration, während du optimale gesundheitliche Voraussetzungen schaffst.

Nimm so lang Abstand vom gewohnten Training, bis du körperlich wieder vollkommen regeneriert und ausgeglichen bist. Liegt der Marathon am Ende der Saison, ist es natürlich am besten, gleich die Herbst- oder Winterpause anzuschließen. Der folgende Ablauf ist also eher hilfreich, wenn der Wettkampf zu einem früheren Zeitpunkt der Saison stattfindet.

WOCHE 1: ERHOLUNGSPHASE

1. **Pause**
2. **Pause**
3. **Pause**
4. **Pause**
5. **Pause**
6. **Pause**
7. **Pause**

Stunden gesamt: 0

WOCHE 2: ERHOLUNGSPHASE

1. **Pause**
2. **Pause**
3. **Pause**
4. **Pause**
5. **Pause**
6. **Pause**
7. **Pause**

Stunden gesamt: 0

WOCHE 3: ERHOLUNGSPHASE

1. **Pause**
2. **Pause**
3. **Pause**
4. **Pause**
5. **Pause**
6. **Pause**
7. **Pause**

Stunden gesamt: 0

WOCHE 4: ERHOLUNGSPHASE/ AEROBES TRAINING

1. **Pause**
2. **Pause**
3. **Radfahren/Schwimmen** 0:30
4. **Radfahren/Schwimmen** 0:30
5. **Laufen** 0:20
6. **Pause**
7. **Laufen** 0:30

Stunden gesamt: 1:50

WOCHE 5: AEROBES TRAINING

1. **Pause**
2. **Laufen** 0:45
3. **Radfahren/Schwimmen** 0:30
4. **Radfahren/Schwimmen** 0:30
5. **Laufen** 0:45
6. **Pause**
7. **Laufen** 0:20

Stunden gesamt: 2:50

WOCHE 6: AEROBES TRAINING

1. **Laufen** 1:15
2. **Laufen** 0:30
3. **Radfahren/Schwimmen** 0:30
4. **Radfahren/Schwimmen** 0:30
5. **Laufen** 0:20
6. **Pause**
7. **Laufen** 0:20

Stunden gesamt: 3:25

Nachdem du dich vollständig vom Marathon erholt hast, kannst du je nach Saison-Zeitpunkt eine Phase zum aeroben Neuaufbau oder sogar eine Intensivierungs-/Wettkampfphase anschließen. In unserem Beispiel endet die Saison mit zwei letzten Wettkämpfen.

Danach geht es in die Herbst- oder Winterpause. Auch hier weicht der Plan wieder etwas von den Basisvorgaben ab. Das Gleichgewicht zwischen Be- und Entlastung bleibt dabei aber insgesamt gewahrt.

WOCHE 7: INTENSIVIERUNGS-/ WETTKAMPFPHASE

1. **Laufen** 0:45, dabei 4 × 3 Minuten an der anaeroben Schwelle mit jeweils 30 Sekunden zur Erholung
2. **Pause**
3. **Radfahren/Schwimmen** 0:30
4. **Radfahren/Schwimmen** 0:30
5. **Pause**
6. **Laufen** 0:20, dabei 4 Minuten lang je 40 Sekunden im 5.000-Meter-Wettkampftempo mit jeweils 20 Sekunden zur Erholung
7. **Wettkampf** (5.000 oder 10.000 Meter)

Stunden gesamt: 2:05

WOCHE 8: INTENSIVIERUNGS-/ WETTKAMPFPHASE

1. **Pause**
2. **Radfahren/Schwimmen** 0:30
3. **Radfahren/Schwimmen** 0:30
4. **Laufen** 0:30, dabei 10 Minuten lang je 40 Sekunden im 5.000-Meter-Wettkampftempo mit jeweils 20 Sekunden zur Erholung
5. **Pause**
6. **Laufen** 0:20
7. **Wettkampf** (5.000 oder 10.000 Meter)

Stunden gesamt: 1:50

***Dezember*: Saisonabschluss mit Pause (4-6 Wochen)**

Weiterführende Literatur

- *The Art and Science of Low Carbohydrate Performance* – Dr. Stephen Phinney und Dr. Jeff Volek
- *Beyond Training* – Ben Greenfield
- *The Big Book of Endurance Training and Racing* – Dr. Phil Maffetone
- *Body, Mind, and Sport* – Dr. John Douillard
- *Breakthrough Triathlon Training* – Brad Kearns
- *Good Calories, Bad Calories* – Gary Taubes
- *Lights Out - Sleep, Sugar, and Survival* – Bent Formby and T.S. Wiley
- *Lore of Running* – Dr. Timothy Noakes
- *Play* – Dr. Stuart Brown
- *Gesundheitsgeheimnisse aus der Steinzeit* – Mark Sisson
- *The Primal Blueprint 21 - Day Total Body Transformation* – Mark Sisson
- *The Primal Blueprint 90 - Day Journal* – Mark Sisson
- *Weizenwampe: Warum Weizen dick und krank macht* – Dr. William Davis
- *Why We Get Fat* – Gary Taubes (erscheint 2018 im Unimedica Verlag auf Deutsch)

Artikel/Referenzen

Links zu interessanten Artikeln und die Referenzen zum Buch finden Sie unter:

primalblueprintpublishing.com/books/primal-endurance/

Abbildungs-Verzeichnis

Bezugsquellen

Die meisten der im Buch erwähnten Produkte wie Quinoa, Macadamianüsse oder Kokoswasser sind in gängigen Naturkostläden erhältlich.

Sie können sie auch direkt über unseren Online-Shop www.unimedica.de in der Kategorie »Gesunde Ernährung« erhalten. Dort finden Sie ein großes Sortient an Naturkostprodukten, u.a. auch seltene Produkte wie Sacha inchi.

Auch Blackrolls sowie Bio-Proteinpulver und viele Superfoods sind dort erhältlich.

Index

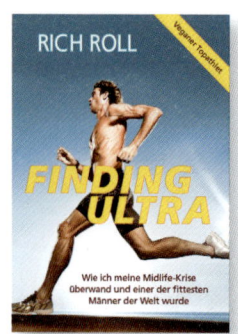

Rich Roll

Finding Ultra

Wie ich meine Midlife-Krise überwand und einer der fittesten Männer der Welt wurde

384 Seiten, geb., € 16,80

Finding Ultra ist Rich Rolls unglaublicher Bericht, wie er mit 40 Jahren von einem unsportlichen, übergewichtigen Durchschnittsamerikaner zu einem der weltweit besten Ausdauerathleten wurde.

Zuvor bestand Rich Rolls Alltag aus Arbeit, Stress, Junk Food und TV-Abenden auf dem Sofa. Fast 25 Kilo Übergewicht und seine schlechte Kondition führten dazu, dass er kaum Treppen steigen konnte.

An seinem 40. Geburtstag beschloss er, sein Leben komplett zu ändern. Er wechselte zu einer veganen Lebensweise und fing an, ein äußerst intensives Trainingsprogramm zu absolvieren. Wenige Monate später wurde er von Men's Fitness zu einem der 25 fittesten Männer der Welt gewählt.

Durch seine radikale Lebensumstellung konnte er unmöglich scheinende Leistungen erbringen, wie die Teilnahme am Ultraman World Championship, bei dem sich die fittesten Menschen der Welt bei einem 515-Kilometer-Martyrium in den Disziplinen Schwimmen, Radfahren und Laufen miteinander messen. Und im Anschluss an diese Bewährungsprobe meisterte er eine noch größere: den Epic5 – fünf Triathlonwettkämpfe hintereinander.

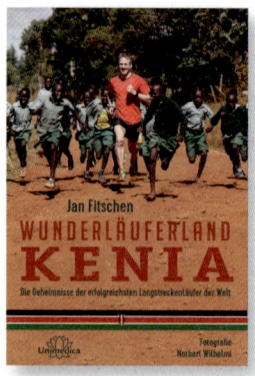

Jan Fitschen

Wunderläuferland Kenia

Die Geheimnisse der erfolgreichsten Langstreckenläufer der Welt

360 Seiten, geb., € 19,80

Jeder unserer achtzehn Millionen Freizeitläufer in Deutschland möchte besser werden und schneller und leichter laufen können. Jan Fitschen als Profi-Läufer auch. In „Wunderläuferland Kenia" entschlüsselt er auf humorvolle Art die 42,195 Erfolgsrezepte der Kenianer, während um ihn herum der ganz normale Trainingslagerwahnsinn tobt. Denn das wollen wir alle wissen: »Warum verdammt sind die so schnell?!«, und vor allem: »Was können wir, vom Laufanfänger bis zum Profi, uns davon abgucken?«

Jan Fitschen ist 28-facher Deutscher Meister im Langstreckenlauf von 3.000 m bis hin zum Halbmarathon. Spätestens seit seinem Sieg bei den Europameisterschaften 2006 über 10.000 m genießt er eine riesige Popularität in der deutschen Laufszene. Der Diplom-Physiker und Wirtschaftswissenschaftler stellte 2012 beim BMW Berlin-Marathon mit 2:13:10 h seine Bestzeit über die klassische 42,195-km-Distanz auf.

Seit 2007 reiste er acht Mal zu Trainingszwecken nach Kenia, sprach und trainierte mit den Kenianern und beobachtete und testete, was sie im Training und Leben anders machen als wir. Zunächst nur, um selbst schneller zu werden, doch im Dialog mit seinen Trainingskollegen und durch viele Fragen von Freizeitläufern ermutigt schon bald auch, um diese Tipps an andere weiterzugeben. Daher führte ihn sein Weg schließlich erneut nach Kenia, um unterstützt von Spitzenfotograf Norbert Wilhelmi die Recherche für »Wunderläuferland Kenia« abzuschließen.

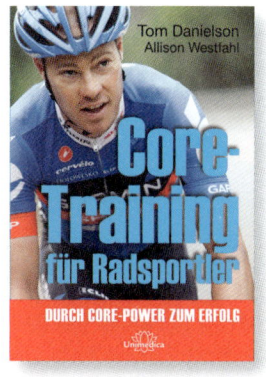

Tom Danielson

Core-Training für Radsportler

Durch Core-Power zum Erfolg

240 Seiten, geb., € 19,80

Profiradfahrer und Tour-de-France-Teilnehmer Tom Danielson hatte Rückenprobleme. Beim Fahren fühlte er sich unwohl und kämpfte gegen Schmerzen an. Revolutionäre Core-Übungen zur Stärkung der tief liegenden Halte- und Stützmuskulatur ließen seine Rückenschmerzen verschwinden und bescherten ihm eine effektivere Fahrtechnik und mehr Power am Berg.

Ein Radfahrer braucht mehr als nur Kraft in den Beinen. Danielsons Core-Übungen verleihen Kraft und Ausdauer ganz ohne Fitnesscenter. Der berühmte Radsportler und seine Trainerin Allison Westfahl entwickelten diese Übungen anhand realistischer Bewegungsabläufe beim Radfahren. Sie verbessern die Effektivität und beugen Verletzungen und Schmerzen vor.

Das Core-Trainingsprogramm:
- 45 Core-Übungen
- 5 dynamische Aufwärmübungen
- Trainingspläne in 3 verschiedenen Leistungsstufen, Anfänger bis Profi
- Für Ausdauer & Gleichgewicht
- Effektiv gegen Rücken-, Schulter- und Nackenschmerzen
- Trainingseinheiten für mehr Kraft am Berg und Treten im Stand

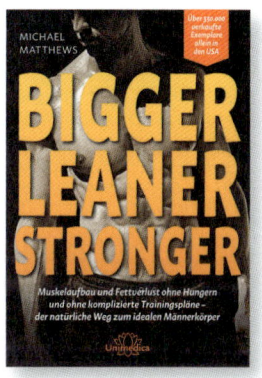

Michael Matthews

BIGGER LEANER STRONGER

Muskelaufbau und Fettverlust ohne Hungern und ohne komplizierte

Trainingspläne – der natürliche Weg zum idealen Männerkörper

408 Seiten, geb., € 19,80

Michael Matthews ist einer der erfolgreichsten Fitnesscoaches in den USA und hat schon Tausenden zu ihrem Traumkörper verholfen. Dabei hebt er sich erfrischend von den üblichen Ratschlägen ab. Denn Muskeln aufbauen und Fett verbrennen ist nicht annähernd so kompliziert, wie es die Fitnessindustrie gern aussehen lässt.

In BIGGER LEANER STRONGER räumt der Bestsellerautor mit den größten Fitnessirrtümern auf und zeigt, wie es möglich ist, schlanke Muskelmasse aufzubauen und dabei weiterhin das zu essen, was man mag, ohne sich jemals so ausgehungert wie bei einer verzichtreichen Diät zu fühlen.

Mit seinem Bodybuilding-Gesamtpaket kann man in wenigen Monaten eine gut definierte Brust, einen breiten, konischen Rücken, muskulöse Arme und starke Beine entwickeln – mit lediglich 3 bis 6 Stunden Training pro Woche und Gewichtübungen, auf die man sich wirklich freuen kann.

Das Buch enthält einfache Menüpläne und ehrliche Tipps zu den gängigen Nahrungsergänzungsmitteln. Es informiert darüber, welche komplett nutzlos sind und welche wirklich helfen.

Mit BIGGER LEANER STRONGER werden bereits nach 12 Wochen deutliche Resultate sichtbar, Sie werden mehr Energie, bessere Laune und weniger gesundheitliche Beschwerden haben, sich stärker und gesünder fühlen und reichlich Komplimente für Ihr Aussehen bekommen. Über 350.000 verkaufte englische Exemplare dieses Buches sprechen für sich – Michael Matthews' Methode ist ein voller Erfolg.

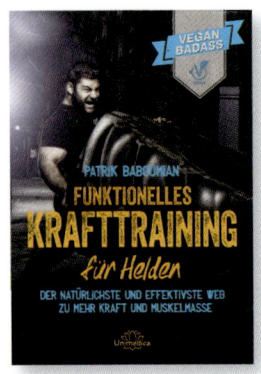

Patrik Baboumian

Funktionelles Krafttraining für Helden

Der natürlichste und effektivste Weg zu mehr Kraft und Muskelmasse

224 Seiten, geb., € 24,80

Der international erfolgreiche vegane Strongman präsentiert in seinem neuen Buch das ultimative Programm für effektiven Muskelaufbau und Kraftgewinn.

Baboumian räumt mit Fitnessmythen auf und erklärt wissenschaftlich fundiert, wie ein zielgerichtetes Training aussehen muss, damit die Muskeln richtig stimuliert werden. Dabei wendet er sich nicht nur an erfahrene Athleten, sondern auch an interessierte Anfänger.

Sein Ratgeber enthält die 50 effektivsten Übungen für verschiedene Leistungsstufen. Mit zahlreichen Fotos werden Outdoor- und Bodyweight-Übungen, Strongman- und Grundübungen anschaulich dargestellt.

Außerdem verrät uns Baboumian seine rein pflanzlichen Lieblingsrezepte für nährstoffreiche Power-Smoothies und energiespendende Shakes. Mit der Kraft der veganen Ernährung und den hocheffektiven Übungen steht der eigenen Stärke und Fitness nichts im Weg.

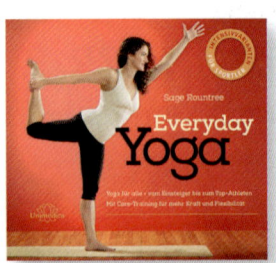

Sage Rountree

Everyday Yoga

Yoga für alle – vom Einsteiger bis zum Top-Athleten. Mit Core-Training für mehr Kraft und Flexibilität

168 Seiten, geb., € 19,80

Sage Rountree ist eine der führenden Yoga-Expertinnen und betreut viele Spitzensportler. In ihrem beliebten Leitfaden vermittelt sie ihren frischen und leicht umsetzbaren Ansatz für die tägliche Yoga-Praxis.

Ihr Schwerpunkt liegt dabei auf der Stärkung der Rumpfmuskulatur (Core-Training), der Verbesserung des Gleichgewichts und der Flexibilität.

Dank gut verständlicher Schritt-für-Schritt-Anleitungen und anschaulichen Fotos sind die Übungsabläufe leicht nachvollziehbar. Durch angegebene Varianten lassen sich die Übungen vereinfachen oder intensivieren und dadurch perfekt an die eigenen Fähigkeiten und Bedürfnisse anpassen – für Einsteiger bis zum Topathleten. Darüber hinaus gibt es wertvolle Tipps für Sportler, um Stabilität und die Core-Muskulatur aufzubauen und somit das Verletzungsrisiko zu reduzieren.

Die Übungsabläufe umfassen verschiedenste Sequenzen für Eilige und Ausdauernde, wodurch es ein Leichtes wird, Yoga auch in einen hektischen Alltag zu integrieren.

Everyday Yoga enthält: kurze und lange Übungsabläufe von 5 bis 50 Minuten - Musterzeitpläne für das Praktizieren zu Hause und das erfolgreiche Integrieren von Yoga in den Alltag

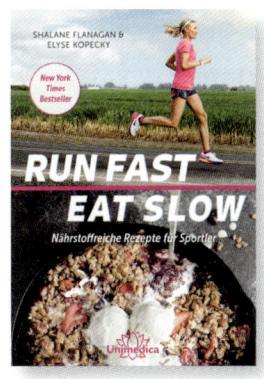

Shalane Flanagan & Elyse Kopecky

Run Fast Eat Slow

Nährstoffreiche Rezepte für Sportler

280 Seiten, geb., € 26,–

Die Weltklasse-Marathonläuferin und viermalige Olympia-Teilnehmerin Shalane Flanagan und Chefköchin Elyse Kopecky haben zusammen ein Vollwertkochbuch herausgebracht, das es in sich hat. Ihr New York Times Bestseller-Erfolg beweist, dass Essen beides kann: den Körper nähren und verwöhnen.

Endlich gibt es ein Kochbuch für Athletinnen und Athleten, das zeigt, dass auch Fett ein wichtiger Nährstoff ist, der nicht nur als Geschmacksträger fungiert, sondern auch die sportliche Leistung beflügelt. Zugleich erteilen die Autorinnen obsessivem Kalorienzählen, der Eiweißmanie und strengen Diäten eine Absage, da diese dem Körper mehr schaden als gut tun.

Mit über 100 leckeren Rezepten für jede Tageszeit, aufschlussreichen ernährungswissenschaftlichen Informationen und inspirierenden Geschichten der beiden Sportlerinnen und Autorinnen, deren Freundschaft schon über 15 Jahre zurückreicht, deckt Run Fast Eat Slow ein breites Spektrum an Wissenswertem und Unterhaltsamen für Ausdauersportler ab.

Eine Vielzahl köstlicher Gerichte, sättigender Snacks, durstlöschender Getränke und vollwertiger Naschereien wartet darauf, ausprobiert zu werden – allesamt ohne raffinierten Zucker oder glutenhaltiges Mehl.

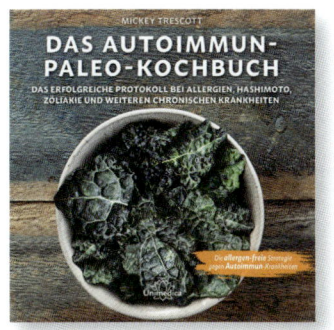

Mickey Trescott

Das Autoimmun-Paleo-Kochbuch

Das erfolgreiche Protokoll bei Allergien, Hashimoto, Zöliakie und weiteren chronischen Krankheiten

320 Seiten, geb., € 29,–

Autoimmunerkrankungen wie Diabetes, Allergien, Multiple Sklerose oder Zöliakie beherrschen den Alltag vieler Menschen, während die heutige Medizin den Betroffenen oft keinen wirksamen Ausweg bietet. Das Autoimmunprotokoll wurde speziell für diese Krankheiten entwickelt. Es entfernt mögliche Auslöser in der Ernährung und schafft einen gesunden Darm – die Voraussetzung für eine Heilung von innen. Mickey Trescotts Buch ist der perfekte Begleiter für den Einstieg. Die Ernährungsberaterin und erfolgreiche Bloggerin hat sich selbst mithilfe dieser speziellen Paleo-Diät von Zöliakie, Hashimoto-Thyreoiditis und chronischer Erschöpfung geheilt.

In ihrem Werk gibt sie einen Einblick in die Wirkungsweise des Autoimmunprotokolls sowie wertvolle Tipps, wie man Küche und Vorratsschrank von allen potenziell schädlichen Lebensmitteln befreien kann. Auch stellt sie Wochenpläne und Einkaufslisten bereit, um den Umstieg so einfach wie möglich zu gestalten. Das Herzstück des Autoimmun-Paleo-Kochbuchs bilden 112 köstliche Rezepte, die auch für Betroffene in der strengsten Phase des Protokolls geeignet sind – ohne Getreide, Hülsenfrüchte, Eier, Nüsse, Samen oder Nachtschattengewächse.

Trescotts Gerichte sind schmackhaft und vielfältig – klassische Hühnersuppe, mediterran gegrillter Lachs oder grüner Spargel mit Rosmarin lassen die alten Essgewohnheiten vergessen. Schnell zubereitet lassen sich die Rezepte gut in den stressigen Berufsalltag integrieren. Ein Buch, das inspiriert, die eigene Gesundheit selbst in die Hand zu nehmen.

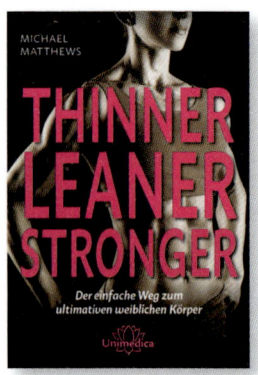

Michael Matthews

Thinner Leaner Stronger

Der einfache Weg zum ultimativ weiblichen Körper

404 Seiten, geb., € 19,80

Dünner Schlanker Stärker ist das weibliche Pendant zu Bigger Leaner Stronger – dem amerikanischen Erfolgshit für einen gut trainierten Körper. Der Fitnesscoach Michael Matthews unterstützt Frauen auf dem Weg zur Traumfigur. Ohne Diätenwahn und Fitnessmärchen.
Du denkst, Isolationsübungen mit großen Wiederholungen sind effektiv? Spät abends zu essen, setzt an? Erst wenn die Muskulatur so richtig brennt, war das Training wirksam? Jahrelang hat Matthews aktuelle Trainingsmethoden und neueste Ernährungstrends ausprobiert. Mit geringem Erfolg. Erst als er anfing, zu erforschen, wie Muskelauf- und Fettabbau funktionieren. Als er mit Sportlern sprach und einem eigenen Trainings- und Ernährungsplan folgte, stellten sich schnell die gewünschten Ergebnisse ein. Seine erstaunliche Erkenntnis: Eine erfolgreiche Ernährungs- und Work-out-Strategie ist einfach. Das Geheimnis ist, gleichzeitig Muskelmasse aufzubauen und schlanker zu werden!
Wenn du endlich Resultate sehen willst, ohne auf alles zu verzichten, was dir Spaß macht und schmeckt, wird dieses Buch dein guter Freund. Matthews' Ansatz ist weder neu noch kompliziert. Allerdings: In dieser Zusammensetzung und komprimierten Form einleuchtend und extrem erfolgreich. Matthews hat bereits Tausende auf dem Weg zu einem schlanken, straffen Körper begleitet. Ein Programm ohne viel Chichi dafür mit umso mehr Aha!

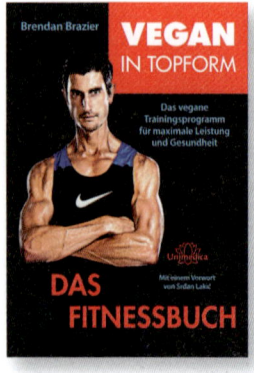

Brendan Brazier

Vegan in Topform – Das Fitnessbuch

Das vegane Trainingsprogramm für maximale Lesitung und Gesundheit

272 Seiten, geb., € 24,–

Brendan Brazier, kanadischer Profi-Triathlet und Autor der Bestseller-Serie Vegan in Topform, ist einer der Pioniere der veganen Ernährung. An seinem eigenen Körper testete er über 25 Jahre die optimale Ernährung für sportliche Höchstleistungen aus und entwickelte die Thrive-Diät.
In seinem neuesten Werk zeigt er, wie man in kürzester Zeit mit der Thrive-Diät und ausgewählten Übungen gesund und fit wird und überragende Ergebnisse erzielen kann.
Sowohl für Anfänger als auch erfahrene Sportler ist dieses Buch ein unverzichtbares Werkzeug für den Aufbau einer kräftigen, effizienten Muskulatur und den gleichzeitigen Abbau von Körperfett. Brendans Methode verbessert darüber hinaus die Schlafqualität, beugt Erkrankungen vor, verhilft zu mehr Energie und geistiger Klarheit, verhindert Heißhungerattacken, verkürzt die Regenerationsphase und reduziert das Verletzungsrisiko.

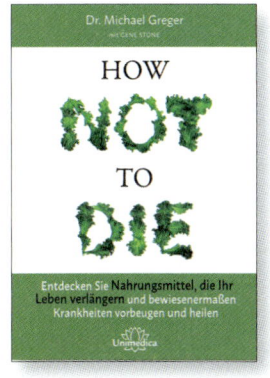

Dr. Michael Greger

How Not To Die

Entdecken Sie Nahrungsmittel, die Ihr Leben verlängern und

bewiesernmaßen Krankheiten vorbeugen und heilen

512 Seiten, geb., € 24,80

Die meisten aller frühzeitigen Todesfälle lassen sich verhindern – und zwar, so überraschend es klingen mag, durch einfache Änderungen der eigenen Lebens- und Ernährungsweise.

Dr. Michael Greger, international renommierter Arzt, Ernährungswissenschaftler und Gründer des Online-Informationsportals Nutritionfacts.org, lüftet in seinem weltweit außergewöhnlich erfolgreichen Bestseller das am besten gehütete Geheimnis der Medizin: Wenn die Grundbedingungen stimmen, kann sich der menschliche Körper selbst heilen.

In How Not To Die analysiert Greger die häufigsten 15 Todesursachen der westlichen Welt, zu denen z. B. Herzerkrankungen, Krebs, Diabetes, Bluthochdruck und Parkinson zählen, und erläutert auf Basis der neuesten wissenschaftlichen Forschungsergebnisse, wie diese verhindert, in ihrer Entstehung aufgehalten oder sogar rückgängig gemacht werden können.

Darüber hinaus erklärt er auf verständliche und enorm fesselnde, aber stets wissenschaftlich fundierte Weise, welche Lebensmittel besonders wertvoll und gesund für die verschiedenen Organe und Funktionen des menschlichen Körpers sind, und wie diese am besten kombiniert und verzehrt werden können. Sein „Tägliches Dutzend" fasst in einer so übersichtlichen wie praktischen Checkliste alle die Lebensmittel zusammen, die eine optimale Gesundheit unterstützen.

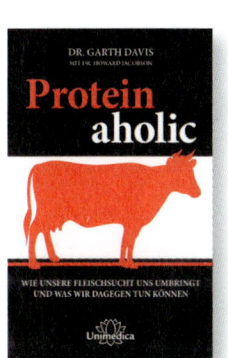

Dr. Garth Davis

Proteinaholic

Wie unsere Fleischsucht uns umbringt und was wir dagegen tun können

440 Seiten, geb., € 19,80

Protein gilt als Grundstoff des Lebens, unerlässlich für eine ausgewogene Ernährung. Diät- und Sportpräparate sind vollgepackt mit Protein, Ärzte und Fitnesstrainer schwören darauf. Eiweiß soll beim Abnehmen helfen. Mit einer proteinreichen Ernährung, so scheint es, kann man eigentlich nichts falsch machen. Aber stimmt das wirklich?

Als Chirurg und Spezialist für Gewichtsabnahme war Dr. Garth Davis lange schon frustriert über die wachsende Anzahl der Betroffenen, doch erst als er selbst von Übergewicht geplagt wurde, hat sich Davis die Langzeitwirkungen einer proteinreichen Ernährung genauer angesehen – und festgestellt, dass zu viel Protein sehr schädlich sein kann: Es macht dick, krank und müde. Ein Blick über den Tellerrand zeigt – gerade in den Ländern, in denen am wenigsten Protein konsumiert wird, leben die Menschen am gesündesten, während die proteinbasierte westliche Welt immer kränker wird.

In Proteinaholic kombiniert der Arzt die Erkenntnisse seiner bahnbrechenden Forschungen mit seinen Erfahrungen in der Praxis. Er zeigt auf, wie wir in der westlichen Welt zu Proteinabhängigen wurden und welche Folgen dies für unsere Gesundheit hat. Seine revolutionären Erkenntnisse besagen, dass Fleischkonsum sogar zuckerkrank machen kann und Krebserkrankungen begünstigt.

Davis erklärt, wie eine gesunde Ernährung aussehen sollte, die tatsächlich unser Leben verlängern kann. Er gibt nützliche Tipps zur Umstellung sowie einen ausgewogenen Wochenernährungsplan für die ersten Tage. Mit Proteinaholic führt Davis zurück auf einen Weg der Ausgewogenheit, Gesundheit und Langlebigkeit.

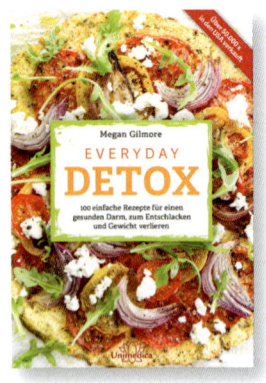

Megan Gilmore

Everyday Detox

100 einfache Rezepte für einen gesunden Darm, zum Entschlacken und Gewicht verlieren

208 Seiten, geb., € 24,80

Megan Gilmores Everyday Detox ist ein gesunder Leitfaden zum natürlichen Entgiften für das gesamte Jahr. Das Werk hat in den USA bereits einen regelrechten Hype ausgelöst. Ganz ohne Diät, Fasten oder Kalorienzählen reduziert Everyday Detox das Gewicht, kurbelt die Verdauung an, verbessert den Schlaf und führt zu einem intensiven Wohlbefinden.

Die erfolgreiche Autorin, beliebte Bloggerin und Gesundheitsberaterin ist dafür bekannt, ihren Schwerpunkt auf natürliche und vollwertige Lebensmittel statt auf rigide Fastenkuren und Verzicht zu setzen. Der beste Beweis dafür sind ihre fantastischen Rezepte: Ob Bananen-Kokosnuss-Muffins, Brokkoli-Käse-Suppe, Thai-Salatwraps oder Pfefferminzriegel – die Gerichte aus natürlichen und vollwertigen Zutaten sind so verführerisch, dass Genuss an erster Stelle steht und ein Verzichtgefühl gar nicht erst aufkommt.

Hilfreiche Informationen zu Vorräten in der detoxfreundlichen Küche sowie eine praktische Übersicht zur Kombination bestimmter Lebensmittel erleichtern die Umsetzung des Plans zu Hause und sind die perfekte Vorbereitung für den Start in ein leichteres, fitteres und gesünderes Leben.

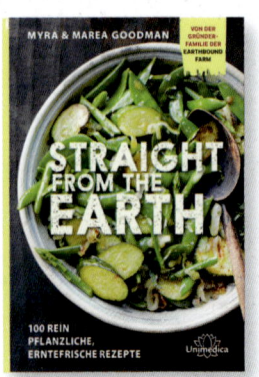

Myra & Marea Goodman

Straight From The Earth

100 rein pflanzliche, erntefrische Rezepte

248 Seiten, geb., € 24,–

100 verführerische rein pflanzliche Rezepte, die auch Nicht-Veganer verzaubern werden. Myra Goodman und ihre Tochter Marea sind ausgezeichnete Köchinnen und Teil der Gründerfamilie der Earthbound Farm, die sich von einem Feld mit ein paar Himbeerreihen zu einem der größten Bio-Erzeuger Nordamerikas entwickelt hat.

Für ihre Kreationen verwenden sie nur die frischesten Bio-Zutaten und überraschen mit faszinierenden Geschmackskombinationen. Neben Informationen über den biologischen Landbau und Zutaten wie Nüsse und Samen, Soja und Kokosnüsse berichten die Autorinnen auch über ihre Gründe dafür, sich vegan zu ernähren.

Myras und Mareas unwiderstehlich leckere Rezeptsammlung enthält Gerichte für Frühstück, Mittag- und Abendessen sowie Desserts – mit Delikatessen wie Quinoa-Bananen-Kuchen aus der Pfanne, gegrillte Feigensandwiches mit geröstetem Pistazienpesto, Balsamico-karamellisierte Zwiebeln, Mareas »Exzentrischer Caesar Salad mit Cashewkernen und Curry-Dressing« und super schokoladige Chocolate Brownies.

Die Rezepte verwenden spielerische Gewürzkombinationen und sind von kulinarischen Traditionen aus der ganzen Welt inspiriert. Myras und Mareas erklärtes Ziel ist es, alle leidenschaftlichen Genießer an ihrer Freude und Begeisterung teilhaben und jeden einzelnen Bissen zu einem Fest werden zu lassen.

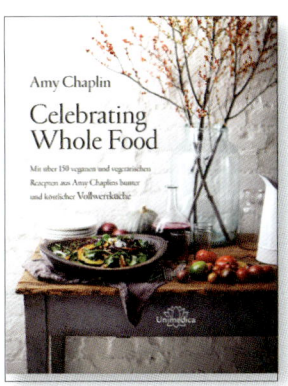

Amy Chaplin

Celebrating Whole Food

Mit über 150 veganen und vegetarischen Rezepten aus Amy Chaplins bunter und köstlicher Vollwertküche

408 Seiten, geb., € 34,-

Die New-Yorker Star-Köchin Amy Chaplin steht wie keine andere für die raffinierte Vielfalt einer modernen Vollwerternährung. Ihre 20-jährige Erfahrung als Küchenchefin vieler vegetarischer Restaurants auf der ganzen Welt teilt Chaplin heute gerne mit ihren Kunden, zu denen auch Hollywood-Stars gehören. Diesen bringt sie bei, die heimischen Vorratsschränke mit Getreidesorten, Nüssen, Samen, Kräutern und Gewürzen zu füllen und daraus faszinierende Gerichte zuzubereiten.

In dem preisgekrönten Kochbuch Celebrating Whole Food nimmt uns Amy Chaplin in über 150 überwiegend veganen, glutenfreien Rezepten mit auf einen Streifzug durch die facettenreiche Welt der vollwertigen Küche. Von Quinoa-Muffins über feurige Karottensuppe mit Kokosmilch bis hin zu Salat mit gerösteten Kürbisspalten – für ein gesundes, nachhaltiges und unglaublich köstliches Jahr.

Zudem beschäftigt sich Amy eingehend mit den heimischen Vorräten. Sie erklärt z. B. genau, wie man Hülsenfrüchte einweicht und kocht, Sprossen zieht und verschiedene Pflanzendrinks selbst zubereitet. Stürzen Sie sich mit Amy Chaplin in die bunte und reichhaltige Welt der Vollwertküche.

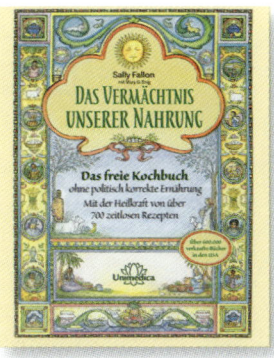

Sally Fallon

Das Vermächtnis unserer Nahrung

Das freie Kochbuch ohne politisch korrekte Ernährung

544 Seiten, geb., € 34,-

Sally Fallon, die bekannte Ernährungsforscherin und Gründerin der Weston A. Price Foundation, vermittelt in ihrem Werk ein überraschende Botschaft: Tierische Fette und Cholesterin sind keine Übeltäter, sondern essenzielle Bestandteile der Ernährung. Sie sind für normales Wachstum, Gehirn- und Nervenfunktionen, Schutz vor Krankheiten und als Energiespender notwendig.

Das Vermächtnis unserer Nahrung ist ein Klassiker und wurde in den USA bereits über 600.000 mal verkauft. Sally Fallon wendet sich darin bewusst gegen politisch korrekte Ernährung und empfiehlt naturbelassene Nahrungsmittel wie die oft verpönte Butter, Eier, Rohmilch, Fleisch aus Weidetierhaltung und andere nährstoffreiche Lebensmittel wie die über enorme Heilkraft verfügenden Knochenbrühen.

Das Werk vereint in über 700 köstlichen Rezepte, die anspruchsvolle Gourmets und Küchenneulinge überzeugen, die Weisheit unserer Vorfahren mit den neuesten Forschungsergebnissen. Es verrät uns, warum Getreide und Hülsenfrüchte eine spezielle Zubereitung erfordern, um aus ihnen den optimalen Nutzen zu ziehen, wie gesättigte Fettsäuren das Herz schützen und eine ballaststoffreiche und fettarme Ernährung zu Vitamin- und Mineralstoffmangel führen kann.

Sally Fallon geht ein auf Probleme moderner Sojaprodukte, den gesundheitlichen Nutzen von Saucen und Tunken, die richtige Zubereitung von Vollkornprodukten, das Für und Wider von Milchprodukten, einfach zuzubereitende mit Enzymen angereicherte Dips und Getränke sowie eine angemessene Ernährung für Babys und Kinder. Ein wahrer Kochbuch-Schatz, unterhaltsam, lehrreich und nährend für Körper und Seele.

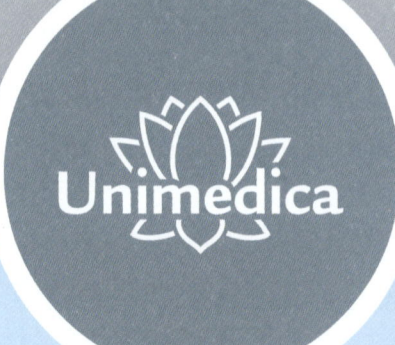
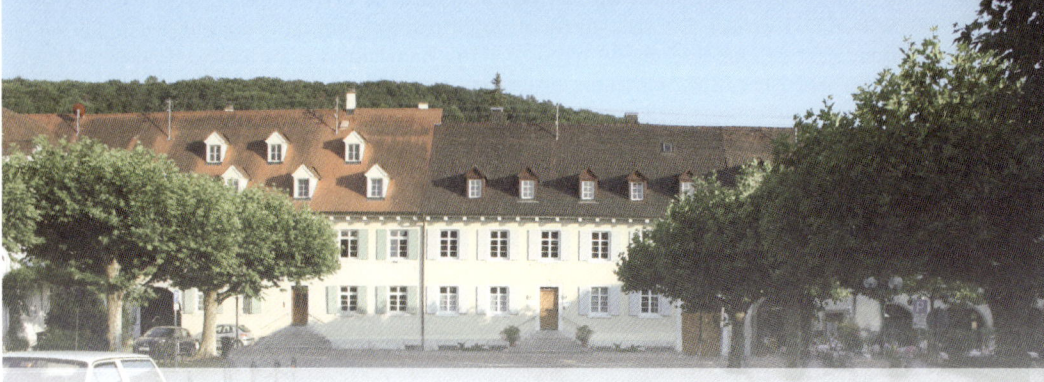

MARK SISSON
UND BRAD KEARNS

ULTIMATIVE
AUSDAUER

- **Werde schneller mit weniger Training**
- **Werfe den Fettverbrennungs-Turbo an**
- **Trainiere intuitiv**
- **Reduziere Stress und hab mehr Spaß**

Nach dem **PALEO-PRINZIP**

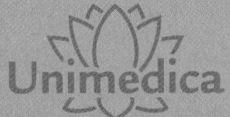

Unimedica

Impressum

Mark Sisson und Brad Kearns
Ultimative Ausdauer
• Werde schneller mit weniger Training
• Werfe den Fettverbrennungs-Turbo an
• Trainiere intuitiv
• Reduziere Stress und hab mehr Spaß
Nach dem PALEO-PRINZIP
1. deutsche Auflage 2017
ISBN: 978-3-946566-62-5
© 2017, Narayana Verlag GmbH

Titel der Originalausgabe:
Primal Endurance
Escape Chronic Cardio and Carbohydrate Dependency - Become a Fat-Burning Beast!
Copyright © 2016 by Mark Sisson and Brad Kearns
Published by Arrangement with WATERSIDE PRODUCTIONS INC., CARDIFF-BY-THE-SEA, CA 92007 USA
This work was negotiated through Literary Agency Thomas Schlück GmbH, 30827 Garbsen

Übersetzung aus dem Englischen:
Thorsten Distler Creative Translations Sports and Games, www.thorstendistler.de
Layout und Satz: Nicole Laka, www.nima-typografik.de
Coverlayout: Janée Meadows
Coverabbildungen: Leslie Klenke
Illustrationen und Cartoons: Caroline De Vita

Herausgeber:
Unimedica im Narayana Verlag GmbH, Blumenplatz 2, 79400 Kandern
Tel.: +49 7626 974 970-0
E-Mail: info@unimedica.de
www.unimedica.de

Inhalt

HERZLICH WILLKOMMEN!

von Mark und Brad

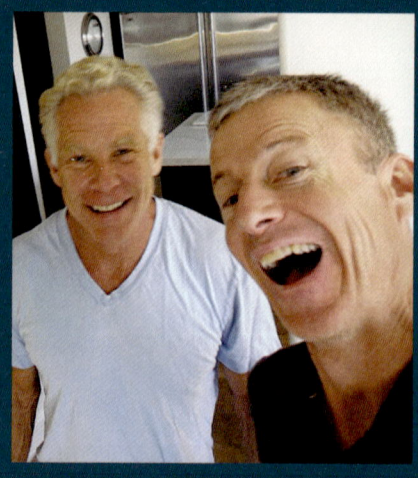

MARKS GRUSSWORTE

Wie du wahrscheinlich bereits weißt oder bald herausfinden wirst, war ich seinerzeit im Marathon und Triathlon ganz erfolgreich. Allerdings war das Ganze für mich auch mit vielen Anstrengungen und Qualen verbunden. Irgendwann hatte ich gar keine andere Wahl mehr: Ich musste viele meiner Glaubenssätze zum Ausdauertraining und zum wettkampforientierten Ausdauersport hinterfragen. Dazu zählten so nutzlose Sprüche wie »Je mehr, desto besser« oder »Nur konstante Topleistungen führen zum Erfolg«. Schon viele Jahre lang halte ich Vorträge zu diesem Thema. Genauso lang arbeite ich als Trainer und Autor in diesem Bereich. Mit der Zeit wuchs in mir das Verlangen, nicht mehr nur die Nische der Ausdauerathleten zu bedienen. Irgendwann betrachtete ich es als meine Pflicht, auch alle anderen Sportler auf die überholten Vorstellungen hinsichtlich Ernährung, Training und Alltagsgestaltung hinzuweisen. Und diesen irrtümlichen Auffassungen urtümliche Gesundheitskonzepte gegenüberzustellen, die sich im Verlauf der Menschheitsgeschichte ganz natürlich entwickelt haben. Dabei vermittele ich den Leuten meine persönliche Lesart der ursprünglichen Methoden unserer Vorfahren zur Gesunderhaltung, die wir uns alle zum Vorbild nehmen sollten und die ich unter dem Schlagwort »Primal Blueprint« als Leitbild des natürlichen Lebensstils zusammenfasse.

Mit diesem Buch schließt sich für mich der Kreis. Ich kehre damit zu den Wurzeln des Ausdauersports zurück. Dabei würde ich der Gemeinde der Ausdauersportler gern meine Leidenschaft für eine natürliche Lebensgestaltung nach dem Primal-Prinzip mit auf den Weg geben. Es gibt eine solche Diskrepanz zwischen dem konventionellen Ansatz zum Ausdauertraining und dem natürlichen Lebensstil nach dem Vorbild des »Primal Blueprint«, dass diese Mission in vielerlei Hinsicht eine ziemliche Herausforderung darstellt.

Deswegen haben wir uns auch vorgenommen, in diesem Buch kein Blatt vor den Mund zu nehmen. Mir ist klar, dass du durch diverse Bücher, Magazine, Internetplattformen, Trainer und Gespräche unter Kollegen bereits mit tonnenweise Trainings- und Wettkampfphilosophien überfrachtet worden bist. Bei einem solchen Überangebot an Informationen ist es oft schwer, die wirklich wichtigen

Auch wenn ich wieder zu den Wurzeln zurückkehre: Ich könnte heute nicht mehr vor dem Mittagessen auf die Schnelle eine 160-Kilometer-Tour herunterreißen.

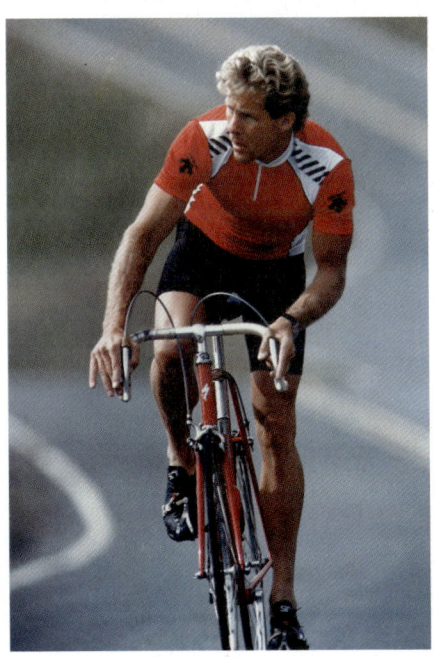

Informationen herauszufiltern und sich einen Reim auf gegenläufige Meinungen zu machen. Während dieses Projekts habe ich zusammen mit Brad genau darauf geachtet, dir nur unsere allerbesten Informationen zum Thema zu präsentieren. Wenn du dich an Kommentaren wie etwa zu den Gewichtsproblemen vieler Ausdauersportler störst, denk immer daran: Wir sprechen aus Erfahrung.

Meine aktive Wettkampfzeit liegt zwar weit hinter mir. Trotzdem habe ich immer noch den größten Respekt vor jedem, der ein so großes sportliches Ziel ins Auge gefasst hat wie du und jeden Tag daran arbeitet, sich weiterzuentwickeln. Deshalb will ich dir gern nach bestem Wissen und Gewissen helfen. Da ich durch und durch Trainer bin, werde ich dich immer wieder neu antreiben, herausfordern und kritisieren – um wirklich das Beste aus dir herauszuholen. Mach dich gefasst auf eine spannende Reise und genieß die Lektüre von *Ultimative Ausdauer*!

BRADS GRUSSWORTE

Ich kann mich Mark nur anschließen! Ich bin ebenfalls überglücklich über die Möglichkeit, dir zusammen mit Mark dieses Thema näherzubringen, das uns beiden so sehr am Herzen liegt. In meiner Wettkampf-Zeit hat Mark als Trainer bei mir die Weichen auf Erfolg gestellt. Er hat mir den Weg an die Triathlon-Spitze gezeigt. Gleichzeitig hat er mit seinen Methoden weit mehr für meine Gesundheit getan, als es mit den allgemein verbreiteten Methoden möglich gewesen wäre. Mitte der 1990er beendete ich meine aktive Karriere, und auch Mark hörte als Trainer auf. So trennten sich unsere Wege beruflich zunächst, liefen aber wieder zusammen, als ich dem Ruf folgte, Mark bei der Primal-Blueprint-Bewegung zu unterstützen, die er mit Einführung der Plattform MarksDailyApple.com im Jahr 2006 begründet hatte und deren Philosophie sich verbreitete wie ein Lauffeuer.

Ich war über die ganzen Jahre hinweg immer mit Mark in Kontakt geblieben. In der Anfangszeit von MarksDailyApple.com habe ich auch immer wieder auf der Plattform vorbeigeschaut. Als er dann aber 2007 im bahnbrechenden Artikel »A Case Against Cardio« mit den festgefahrenen Prinzipien des Kardiotrainings abrechnete, war ich völlig von den Socken. Mein alter Trainer und Mentor – selbst ehemaliger Elite-Marathonläufer und Ironman-Triathlet – warf den Anhängern aller Ausdauerdisziplinen vor, mit ihrem konstanten Herz-Kreislauf-Training einen ungesunden und sogar gefährlichen Lebensstil zu pflegen!

Als der Artikel veröffentlicht wurde, war ich schon seit mehr als zehn Jahren aus dem Profi-Triathlon ausgestiegen. Ich war ein viel beschäftigter Ehemann, Vater und Jugendtrainer. Daneben versuchte ich krampfhaft, auch noch ein kleines bisschen fit zu bleiben und gesund zu leben, um meinem Ruf als legendärer ehemaliger Profi-Triathlet gerecht zu werden (ein Bild, das eigentlich nur noch in meiner Vorstellung existierte) und mich der altbekannten Illusion hinzugeben, die da lautet: »Je älter ich werde, umso schneller war ich.« Ich traf mich dafür ein- bis zweimal pro Woche mit den Jungs, um eine Stunde lang mit ihnen laufen zu gehen. Dazu schwang ich mich am Wochenende aufs Mountainbike, um zweibis dreistündige Touren (mit einigen wirklich knackigen Anstiegen) hinter mich zu bringen.

Ich betrachtete mich als fit und gesund und konnte immer ganz gut mein Wettkampfgewicht halten. Auch sonst schien eigentlich alles in Ordnung zu sein. Trotzdem zeigten sich immer mehr Verschleißerscheinungen. Beim Laufen schaffte ich nicht einmal ansatzweise die Entfernungen wie noch in meiner aktiven Zeit. Oft fühlte ich mich danach auch immer ein bisschen ausgebrannt. Nach Berganstiegen mit dem Rad war ich immer fix und fertig, manchmal sogar tagelang. Und das, obwohl ich mich in einem für mein Verständnis bequemen Tempobereich bewegt hatte. Eines Tages riss ich mir aus heiterem Himmel den Meniskus. Ich führte gerade meinen Hund Gassi, als das Knie anschwoll wie eine Grapefruit und sich nicht mehr bewegen ließ.

Ich humpelte knapp einen halben Kilometer zurück nach Hause, ließ mich wütend auf die Couch plumpsen und bat Jeff, einen befreundeten Physiotherapeuten, um einen Hausbesuch. Der rief nur: »Was zum ... Du hast dir den Meniskus gerissen, Mann!« Bei einer Google-Recherche erfuhr ich, dass bei Männern mit 40 oft Meniskusrisse ohne äußere Gewalteinwirkung vorkommen. Und ich war gerade mal 39! An einem anderen Tag stand ich vor der Anrichte, um im Stehen noch schnell ein paar Gabeln Rührei in mich hineinzuschaufeln. Ich hatte es eilig und musste gleich los. Ich bückte mich mit der Gabel in der Hand zum Teller ... und der Schmerz schoss mir in den Rücken. Ich krümmte mich am Boden. Meine Frau und meine Kinder dachten, ich würde Späßchen machen, wie immer. Danach konnte ich eine Woche lang fast nicht mehr richtig laufen. Zum ersten Mal im Leben leuchtete mir ein,

warum es »Hexenschuss« heißt: Der Schmerz schießt einem wirklich bis ins Mark.

Nach der Lektüre von »A Case Against Cardio« führte ich sofort ein ausgiebiges Gespräch mit Mark, wobei ich alle seine Worte in mich aufsog. Es folgten noch weitere ausführliche Gespräche. Innerhalb weniger Tage

Neue Maßstäbe: Am 29. Februar 2016 übersprang ich mit 51 eine Höhe von 1,63 Meter. Damit erreichte ich die Vorgabe der USA Masters Track & Field in der Altersklasse über 50 (eine Art Leistungsnachweis, der beim amerikanischen Leichtathletikverband erbracht werden kann). Die Leistung entspricht dem 12. Platz in der nationalen Senioren-Wertung von 2015. Dieser persönliche Insider-Rekord war genauso zufriedenstellend wie der Sieg im Profizirkus in meinem früheren Sportlerleben. (Wobei es beim Sprungrekord natürlich weniger Zuschauer gab. Waren gar keine Mädels dabei?) Wenn ich weiter solche Fortschritte mache, könne er mir vielleicht sogar ein Plätzchen im Uniteam in Aussicht stellen, so der Trainer der kalifornischen Placer High School.

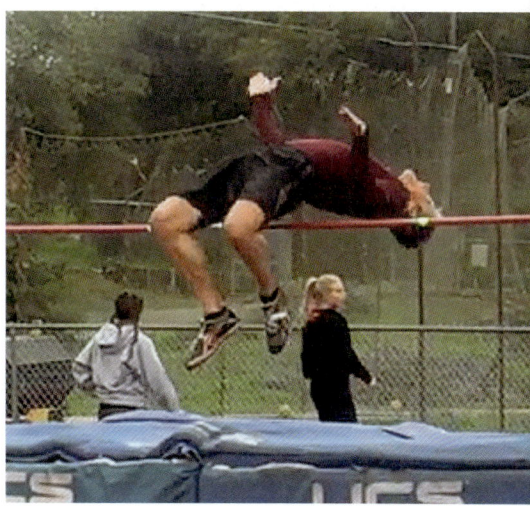

hatte er mich komplett überzeugt: Ich musste die alten Dogmen hinsichtlich Ausdauertraining/Fitness/Gesundheit über Bord werfen, an denen ich mich jahrzehntelang orientiert hatte. Es war an der Zeit, der harten Realität ins Auge zu blicken: Zwar war ich als ehemaliger Profi in kardiovaskulärer Hinsicht noch einigermaßen fit, aber der Rest war ein Loch. (Bis zu diesem Zeitpunkt hatte ich einen einzelnen Satz mit zwölf Klimmzügen als gutes Krafttraining betrachtet.) Und mein Vertrauen auf mehrstündige Läufe mit einem Dauerpuls von 155 hätte meiner Gesundheit mehrfach schaden können.

In jener Zeit stellten wir beide mit Entsetzen fest, dass es ein alarmierend großer Prozentsatz der internationalen Ausdauerelite – darunter Freunde und ehemalige Kollegen des Rennzirkus – mit ernsthaften Herzproblemen zu tun bekam, für die es aus schulmedizinischer Sicht keine richtige Erklärung gab. Ein Grund, warum wir in Kapitel 1 die Gefahren des chronisch exzessiven Kardiotrainings für das Herz genauer beleuchten wollen.

Was mich betrifft: Ich habe den richtigen Weg gefunden und trainiere jetzt natürlicher.

Ich mache auch Sprinttraining, betreibe mehr Krafttraining und drossle dabei die Schlagzahl, die Dauer sowie die Häufigkeit der Ausdauereinheiten. Ich trainiere jetzt seit mittlerweile fast zehn Jahren nach dem Primal-Prinzip auf eine natürliche Ausdauer hin. Und fühle mich mit 50 körperlich besser als mit 25. Damals lief, fuhr und schwamm ich als Triathlet auf Top-Niveau. Von der allgemeinen sportlichen Ausbildung her war ich damals allerdings extrem eingeschränkt. Ich hatte praktisch ständig mit Ermüdungserscheinungen, Erschöpfungszuständen, Verletzungen und Krankheiten zu kämpfen, während ich versuchte, mit der Elite Schritt zu halten.

Dir wünsche ich, dass du deine Top-Leistungen auf dem richtigen Weg erreichst – durch ein gesundes Training, das dir hilft, ein viel wichtigeres Ziel zu erreichen, das ich in meiner Profizeit noch gar nicht auf dem Schirm hatte: *ein langes Leben*, das es dir erlaubt, möglichst lang immer wieder ein gesundes Maß an Bestleistungen und sportlichem Wettbewerb zu genießen.

WAS BRINGT MIR DIESES BUCH?

Der natürliche Ansatz zum Ausdauertraining basiert auf einfachen Prinzipien, die auf einen gesunden und ausgewogenen Lebensstil ausgerichtet sind und eine große Bandbreite ausdauerorientierter Ziele bedienen. Ob Geländelauf, 10.000-Meter-Stadtlauf oder erste Triathlon-Erfahrung beim Frauen-Staffellauf über die Kurzdistanz: Während du im Training auf dein Ziel hinarbeitest, musst du auch immer die Gesundheit im Auge behalten. Dafür brauchst du ein Gleichgewicht zwischen Belastung und Entlastung. Außerdem ist es wichtig, bei der Gestaltung der Workouts auf die eigene Intuition vertrauen. Darüber hinaus sind einige grundlegende Regeln zu beachten. Diese betreffen den Aufbau der Grundlagenausdauer, die Nährstoffzufuhr sowie die Möglichkeiten, im Alltag für Ausgleich zu sorgen. Zu guter Letzt gilt es noch, das richtige Maß an hoch intensiven Einheiten mit ins Programm einzubinden. Das erlaubt es dir, dein sportliches Potenzial voll zu entfalten und den gesundheitlichen Fallstricken einer zu starken Trainingsbelastung zu entgehen. Was die sportlichen Ziele, den Aufbau des Trainingsplans und die verfügbare Zeit angeht, gibt es natürlich eine gewaltige Spannweite. Doch selbst, wenn du nur ganz bescheidene sportliche Ziele hast, was die Ausdauer angeht: Du kannst dasselbe Erfolgsrezept verwenden wie ein Olympiateilnehmer. Begehst du hingegen den weitverbreiteten Fehler, alles strikt und streng durchzuplanen, stehst du schnell genauso ausgebrannt in der Sackgasse wie ein übertrainierter Profi, der von einem Top-Event zum nächsten jettet.

ÜBER DAS BUCH

Die einzelnen Kapitel sind so angeordnet, wie sie gelesen werden sollten, aber wenn du es gar nicht abwarten kannst, beispielsweise mehr zur Ernährung, zum Sprinttraining oder zum Krafttraining zu erfahren, dann stehen die Kapitel auch für sich allein. Du gehörst zu den Leuten, die am liebsten immer sofort loslegen und eine kurze Aufmerksamkeitsspanne haben? Auch für den Fall haben wir etwas für dich: Unsere handverlesene Liste mit 115 Fakten im nächsten Abschnitt liefert dir auf wenigen Seiten das geballte Wissen in diesem Buch – sozusagen die Essenz natürlicher Ausdauer nach dem Primal-Prinzip. Die

Sieht aus wie Urlaub, ist aber hartes Training!

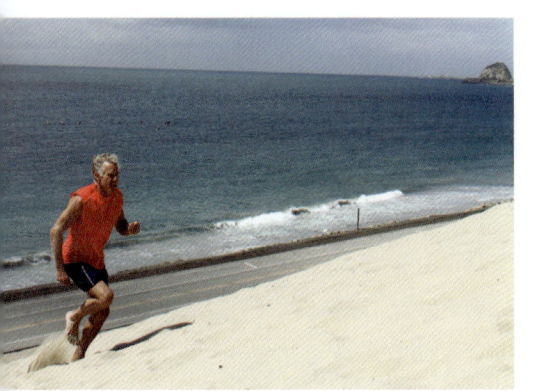

Ernährungstipps wollten wir dir eigentlich gleich am Anfang mundgerecht servieren. Für die Gesundheit und die sportliche Entwicklung im Ausdauerbereich ist es nämlich unglaublich wichtig, dass du nicht mehr von Kohlenhydraten (KH) abhängig bist. Zudem musst du chronischen Entzündungsreaktionen im Körper vorbauen und den Organismus genetisch neu darauf programmieren, Fett als Treibstoff zu verbrennen. Allerdings wird es verdammt schwer, die KH-Zufuhr herunterzufahren, wenn du nicht zuerst einmal im Training auf die Bremse trittst und dir eingeschliffene Verhaltensmuster abgewöhnst, die dich chronisch überlasten. Aus dem Grund möchten wir diesen Bereich als Allererstes in Angriff nehmen.

Wir wünschen dir viel Spaß bei der Lektüre des Buches, viel Erfolg beim Aufbau deiner natürlichen Ausdauer nach dem Primal-Prinzip und ein langes, gesundes Leben. Danke im Voraus für dein Interesse!

Mark Sisson und Brad Kearns
Malibu (Kalifornien, USA), Dezember 2015

115 FAKTEN

Das geballte Wissen zur

natürlichen Ausdauer

AEROBES TRAINING

1. Ausdauersportler schleppen allgemein zu viel Körperfett mit sich herum – infolge der starken Abhängigkeit von Kohlenhydraten (KH) sowie eines zu anstrengenden Trainingsplans.

2. Zu den grundlegenden Voraussetzungen zum Aufbau natürlicher Ausdauer zählen: langsamere Trainingseinheiten, eine stärkere Betonung des aeroben Trainingsbereichs, die Balance zwischen Be- und Entlastung sowie ein intuitiver und flexibler Trainingsansatz.

3. Die herkömmliche Herangehensweise an das Ausdauertraining ist von Grund auf falsch. Sie führt selbst bei den engagiertesten Athleten zur allgemeinen Abgeschlagenheit und übermäßigen Einlagerung von Körperfett.

4. Diese falsche Trainingsphilosophie lässt sich als »chronisch überhöhte Kardiobelastung« zusammenfassen. Es werden zu viele Workouts mit mittlerer bis hoher Intensität eingeplant, während für Pausen und zur Regeneration zu wenig Zeit bleibt.

5. Die chronisch überhöhte Kardiobelastung kann das Herz dauerhaft schädigen, da ein solches Training chronische Entzündungsreaktionen fördert und durch die ständigen mikroskopisch kleinen Verletzungen des Gewebes Vernarbungen/Verhärtungen in den Arterien nach sich ziehen kann.

6. Ein gemäßigter Ansatz (beispielsweise mit einem Lauftempo von gut sechs Minuten pro Kilometer maximal über eine bis zweieinhalb Stunden pro Woche) kann im Vergleich zu einem mühsameren und zeitaufwendigeren Training drastisch die Lebenserwartung steigern. Ein dauerhaft zu hartes Training kann Alterungsprozesse beschleunigen.

7. Der springende Punkt bei der Ermittlung der Intensität ist der *aerobe und anaerobe* Ausdauerbereich. Das aerobe Workout richtet das Hauptaugenmerk auf die Fettverbrennung. Solche Einheiten wirken vitalisierend und bringen nur eine minimale Belastung mit sich. Anaerobe Workouts konzentrieren sich hingegen auf die Verwertung von Glukose. Sie ziehen deutliche Stressreaktionen nach sich.

8. Von aeroben Workouts profitieren Ausdauersportler am meisten. Schließlich greift der Körper beim Ausdauer-Wettkampf fast ausschließlich auf das aerobe Energiesystem zurück – selbst, wenn es sich nur um einen einstündigen Wettbewerb handelt.

9. Es ist wichtig, das aerobe System aufzubauen, damit es lange Strecken energiesparend und leistungsstark bewältigen kann. Ein übertriebenes Training im anaeroben Bereich bei unzureichender aerober Ausdauerbasis wäre etwa so, als wollte man einen kleinen ineffektiven Trabimotor auf Spitzenleistungen tunen.

10. Zur Stärkung des »Ausdauerantriebs« ist es sinnvoll, sich über längere Zeit bei einer Herzfrequenz im aeroben Bereich zu bewegen. Dadurch nimmt stetig die Effektivität der Fettverbrennung zu – ohne durch stark belastende hoch intensive Workouts unterbrochen zu werden.

11. Die oberste Schwelle für das aerobe Training liegt bei der *maximalen aeroben Herzfrequenz*. Das ist der Punkt, an dem

das Verhältnis zwischen maximaler aerober Trainingswirkung und anaerober Stimulation am günstigsten ausfällt. Zur Berechnung der maximalen aeroben Herzfrequenz empfiehlt sich die folgende Formel aus der Hand von Dr. Phil Maffetone: *maximale aerobe Herzfrequenz = 180 – Alter.*

12. Ausdauersportlern fällt es äußerst schwer, sich auf einem oft als lähmend langsam empfundenen aeroben Niveau zu bewegen. Dabei kannst du einen riesigen Entwicklungsschritt vollziehen, wenn du lernst, mit ein und derselben aeroben Herzfrequenz im bequemen Plaudertempo effektiver (schneller) zu laufen.

Don »Dewey« Weaver (1960-2006) bei einem Lauf in Auburn in Kalifornien. Dewey war Triathlon-Landesmeister in seiner Altersklasse. Er gehörte zu den zähesten Konkurrenten und unterhaltsamsten Trainingspartnern aller Zeiten.

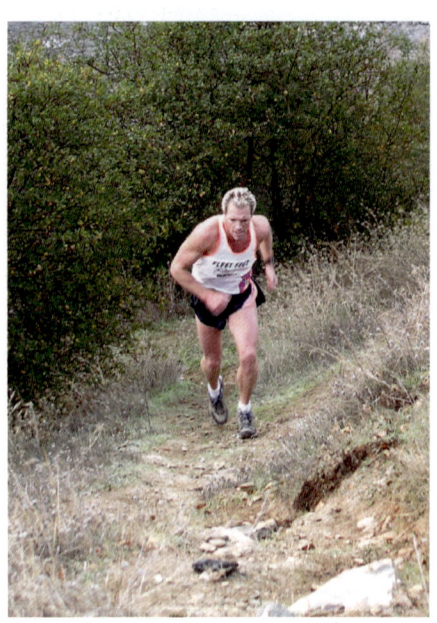

13. Die Verbesserung der aeroben Leistungsfähigkeit lässt sich mithilfe des MAF-Tests von Dr. Maffetone bestimmen. Absolviere dafür eine zuvor definierte Strecke (von beispielsweise acht Runden) bei einer bestimmten Herzfrequenz (maximale aerobe Frequenz: 180 – *Alter*) und stoppe deine Zeit.

14. Wenn du beim MAF-Test besser wirst, schlägt das Training an. Das bedeutet, dass du im aeroben Bereich effektiver Fett verbrennst. Ein Rückschritt beim MAF-Test deutet darauf hin, dass du übertrainiert und/oder überlastet bist.

15. Hoch intensive Workouts sind nur auf der Basis einer starken aeroben Grundlage zu empfehlen, die sich an der konstanten Weiterentwicklung im MAF-Test ablesen lässt.

16. Bereits eine leichte Stimulierung des anaeroben Stoffwechsels kann die Zuckerverbrennung nach Trainingsende bis zu 72 Stunden lang in die Höhe treiben, mit entsprechenden Auswirkungen auf den Fettabbau.

17. Im Ausdauersport wird nicht nur oft die aerobe maximale Herzfrequenz durch eine chronisch überhöhte Kardiobelastung überschritten. Dazu ordnen sich die übereifrigen Ausdauerathleten oft strikten Vorgaben unter. Dadurch nimmt das Risiko des Übertrainings und der Überlastung stark zu.

18. Sowohl aerobe als auch anaerobe Workouts und eine natürliche Ernährung unterstützen die Funktion der Mitochondrien. Der Körper ist dadurch besser vor stressbedingten oxidativen Schäden geschützt, wodurch Alterungsprozesse hinausgezögert werden.

19. In den Mitochondrien können Fett und Ketone sauberer verbrannt werden als

Sieben Bestandteile eines hoch effektiven natürlichen Ausdauertrainings:

1. Erholsamer Schlaf
2. Ausgleich zwischen Be- und Entlastung
3. Intuitives und individuelles Trainingsprogramm
4. Konzentration auf aerobe Trainingsanteile
5. Wohldosierte intensive Trainingsphasen
6. Ausgleichstraining und gesunder Lebenswandel
7. Periodisierung

Glukose. Bei der Verbrennung von Glukose entstehen nämlich zusätzliche freie Radikale, die oxidative Schäden mit sich bringen und die Alterung des Organismus beschleunigen.

20. Die Nasenatmung ermöglicht den effektivsten Sauerstoffaustausch. Du kannst damit die Schlagzahl im aeroben Bereich aufrechterhalten.

21. Es gibt eine Grauzone zwischen den beiden Ausdauerbereichen. Dort ist die Intensität bereits etwas zu hoch für das aerobe System, aber noch nicht groß genug, um als Spitzenleistung im Sinne eines Tempotrainings zu gelten. In dieser Grauzone bewegen sich viele Sportler vom blutigen Anfänger bis hin zum wettkampferprobten Athleten mit ihrer Herzfrequenz.

22. Zur Durchführung eines sauberen aeroben Workouts ist ein kabelloser Herzfrequenzmesser unverzichtbar. Die Intensität ist nämlich im aeroben Maximalbereich noch so angenehm, dass man schnell in die »Todeszone« zwischen aerobem und anaerobem Training gerät.

23. *Das Training im gemächlichen Tempo* zur Steigerung der Ausdauerleistung ist eine seit über 50 Jahren im internationalen Profisport etablierte Praxis. Viele ehrgeizige Hobbysportler lassen sich aber weiterhin nur schwer von der Effektivität des Ansatzes überzeugen.

24. Zu den sieben Bestandteile eines hoch effektiven natürlichen Ausdauertrainings gehören: erholsamer Schlaf, die Balance zwischen Be- und Entlastung, die intuitive und individuelle Gestaltung des Trainingsprogramms, die Konzentration auf aerobe Trainingsanteile, die gute Planung und Dosierung der intensiven Trainingsphasen, Ausgleichstraining in Verbindung mit einem gesunden Lebenswandel sowie die Periodisierung des Trainings.

PERIODISIERUNG

1. Unter Periodisierung versteht man die Verwendung unterschiedlicher Trainingsarten während der verschiedenen Phasen eines Kalenderjahres. Der grobe Aufbau beinhaltet zunächst eine Phase zur Erarbeitung der aeroben Grundlagen, danach kürzere Zyklen mit intensiven Einheiten/Wettkämpfen (jeweils gefolgt von kurzen Zeitfenstern zur Regeneration oder mit aeroben Einheiten) und zum Abschluss eine längere Auszeit am Ende der Saison.

2. Die Bedeutung beständiger Leistungen wird im Kontext des Ausdauertrainings oft überschätzt. Es ist besser, das Programm intuitiv, abwechslungsreich und flexibel zu gestalten. Die sportliche Weiterentwicklung ist ein dynamischer und unvorhersehbarer Prozess, kein linearer.

3. Eine gute Strategie für das intuitive Training ist es, den Schwierigkeitsgrad des Trainings mit der subjektiven (auf einer Skala von 1-10) Bewertung der Tagesform, der Motivation und des Gesundheitszustandes in Einklang zu bringen.

4. Die Phase zum Aufbau der aeroben Grundlagenausdauer sollte über mindestens acht Wochen gehen. Falls die aerobe Leistungsfähigkeit stagniert oder Überlastungssymptome (wie Krankheiten, Verletzungen oder Ermüdungserscheinungen) auftreten, muss diese Phase sogar noch viel länger ausfallen.

5. Intensivere Workouts haben erst nach erfolgreichem Abschluss der ersten Phase (des aeroben Grundlagentrainings) Platz im Programm. Die intensive Phase sollte über maximal vier Wochen gehen. Das Gesamtvolumen des Trainings ist in die-

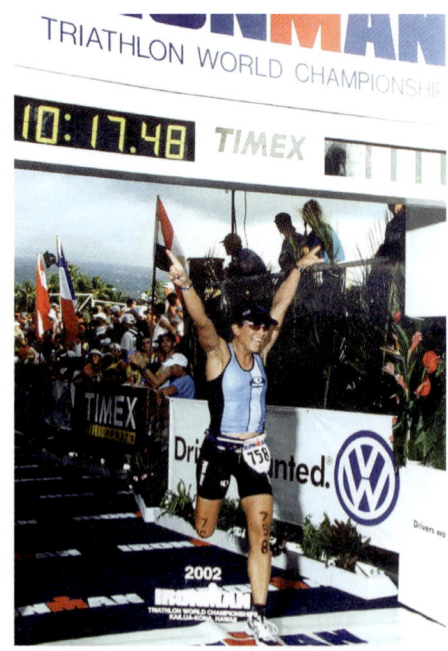

Dr. Diana Hassel, Weltmeisterin beim Ironman Hawaii in ihrer Altersklasse und eine hervorragende Tierärztin. Wenn dein Pferd krank ist, rufe Diana.

ser Zeit stark zu reduzieren. Danach folgt eine kurze Phase der Regeneration.

6. Auf kurze Phasen mit hoher Intensität während der Wettkampfsaison sollten fast genauso lange Regenerationsphasen folgen, in denen du dich erholst und nur im aeroben Bereich trainierst.

7. Die Auszeit zum Ende der Saison solltest du gewissenhaft einhalten und ausreichend lang gestalten. In dieser Zeit sind das Training und jegliche mentale Beschäftigung mit dem Training tabu. Nimm dir Zeit zur Erholung, zum Schlafen, für vernachlässigte Hobbys, deine Freunde und Verwandten.

8. Fahr beim Tapering das Trainingsvolumen und die Intensität stark herunter, um spä-

> Eine gute intuitive Trainingsplanung berücksichtigt die eigene Einschätzung des Energieniveaus, der Motivation und des gesundheitlichen Zustandes am betreffenden Tag durch den Sportler selbst.

ter wieder Spitzenleistungen bringen zu können. Selbst, wenn du nur einen Bruchteil des Volumens absolvierst, das du während der Saison gewohnt warst, wirst du nicht so schnell deine Fitness verlieren.

9. Wenn du wegen einer Krankheit oder Verletzung gar nichts machen kannst, baust du tatsächlich richtig schnell ab. Doch selbst dann wirst du innerhalb derselben Zeitspanne wieder das Niveau von vor deiner Zwangspause erreichen.

10. Der genaue Inhalt deiner hoch intensiven Einheiten spielt keine große Rolle. Alle anaeroben Trainingsformen vom Intervalltraining über Einheiten gegen die Uhr bis hin zum Hügellauf und Tabata-Training haben einen ähnlichen Effekt auf den Körper.

NATÜRLICHE ERNÄHRUNG

1. Die durchschnittliche westliche Ernährung basiert auf einer übermäßigen Zufuhr von Getreide und Zucker. Das führt wiederum zu einer überschießenden Insulinproduktion und in Verbindung damit zu schleichenden Prozessen über ein ganzes Leben hinweg. Dazu zählen die Gewichtszunahme, chronische Entzündungen und ein erhöhtes Erkrankungsrisiko.

2. Die übermäßige Zufuhr von Kohlenhydraten (KH) und Getreideprodukten führt bei Ausdauersportlern zum Nährstoffmangel, zu Entzündungsreaktionen und zu einer erhöhten Anfälligkeit für oxidative Schäden infolge der erhöhten Trainingsbelastung, der allgemeinen Alltagsbelastung und der ungesunden Ernährung.

3. Getreide ist eine billige Kalorienquelle, die direkt nach der Aufnahme zu Glukose umgewandelt wird und nur einen minimalen Nährwert bietet. Es gibt keinen vernünftigen Grund, warum der Mensch Getreide essen sollte, aber viele gute Argumente, darauf zu verzichten. Das gilt vor allem für Leute, die empfindlich auf Gluten und andere schädliche Nährstoffe reagieren.

4. Jeder Mensch ist auf die eine oder andere Art anfällig für die schädlichen Auswirkungen von Nahrungsmitteln mit Getreide. Damit beziehen wir uns vor allem auf die entzündungsfördernden Eigen-

schaften des Glutens und die im Getreide enthaltenen Lektine, die zu einer krankhaft erhöhten Durchlässigkeit des Darms führen können.

5. Dass Ausdauersportler oft trotz Einhaltung genauer Diätpläne und ausgiebiger Trainingseinheiten überflüssiges Körperfett mit sich herumtragen, ist zu einem Großteil auf die körperliche Abhängigkeit von KH zurückzuführen. Diese Abhängigkeit entsteht durch die getreidelastige Ernährung und chronisches Übertraining.

6. Jeder Ausdauerathlet kann seine persönliche optimale KH-Zufuhr ganz leicht selbst ermitteln. Dafür reicht es, sich die folgende Frage zu stellen: »Habe ich einen zu hohen Körperfettanteil?« Falls ja, dann ist eine Reduktion der KH-Zufuhr über die Ernährung der richtige Weg, um die Fettverbrennung zu beschleunigen.

7. Das Abspecken mittels Portionskontrolle und spezieller Zusatz-Workouts zum Kalorienverbrennen ist ineffektiv. Wenn du über den Sport Kalorien verbrennst, steigt in der Folge entsprechend der Appetit. Der Schlüssel zum erfolgreichen Abnehmen liegt in der *Optimierung des Hormonhaushalts*, und zwar in erster Linie durch die Eindämmung der übermäßigen Insulinproduktion.

8. Wer sich als Ausdauersportler mit optimaler Körperzusammensetzung leistungs- und regenerationstechnisch noch verbessern will, sollte KH mit hohem Nährwert vorziehen. Das heißt: viel Gemüse, ein vernünftiges Maß an Obst, Süßkartoffeln, Naturreis, Quinoa und dunkle Schokolade.

9. Alle Ausdauersportler, die bei optimaler Körperzusammensetzung viele Kalorien verbrennen, können sich gelegentlich auch die eine oder andere Leckerei leisten. Auf eine gewohnheitsmäßige und zügellose Zufuhr raffinierter KH mit geringem Nährwert solltest du aber im Interesse der eigenen Gesundheit und Leistungsfähigkeit verzichten.

10. Selbst schlanke Menschen können von den negativen gesundheitlichen Auswirkungen einer KH-Abhängigkeit wie chronischen Entzündungen, oxidativen Schäden, vorzeitiger körperlicher Alterung und einem erhöhten Erkrankungsrisiko betroffen sein.

11. Die KH-Abhängigkeit führt letztendlich zum »Ausbrennen« des Sportlers. Für den Körper ist nämlich der Blutzucker im Kreislauf eine Stressbelastung. In der Folge kommt es zu einer überschießenden Reaktion des Organismus, der sich auf Kampf oder Flucht einstellt. Am Ende steht dann letztendlich die große Erschöpfung.

12. Der Zyklus der KH-Abhängigkeit sieht folgendermaßen aus: stark KH-haltige Mahlzeit > erhöhter Blutzucker > Stimulation der Insulinausschüttung > Ausbremsen des Fettstoffwechsels und Förderung von Fetteinlagerungen > Ermüdungserscheinungen und Heißhunger auf Süßes > Zufuhr weiterer KH > Umschalten des Körpers in den Kampf- oder Flucht-Modus zur Regulierung des Blutzuckers > Deregulation und Erschöpfung spezifischer hormoneller Kreisläufe > Erschöpfung und schleichende Gewichtszunahme über das ganze Leben hinweg.

13. Der natürliche Ernährungsansatz ist ein intuitives und selbsterhaltendes Prinzip. Wenn du die Abhängigkeit von den KH überwindest und stattdessen auf Fett

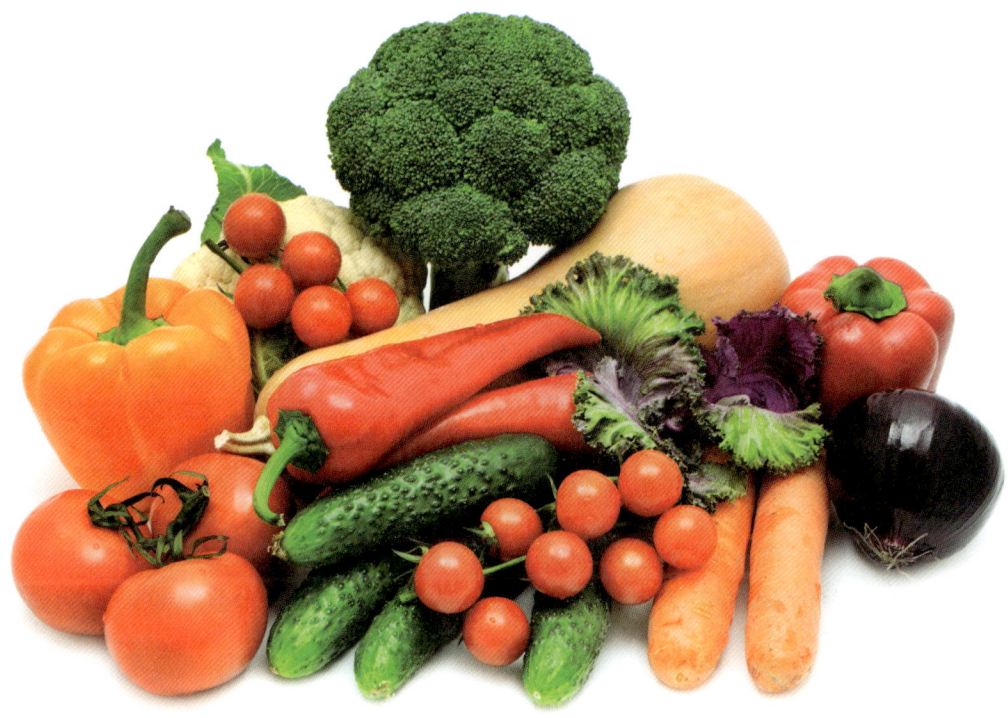

baust, brauchst du zur Energieaufnahme keine KH mehr. Das Essverhalten lässt sich dann durch den Hunger, den Appetit und den maximalen Nährwert eines Lebensmittels steuern.

14. Sobald der Körper Fett als Energiequelle verwendet, kannst du mithilfe des intermittierenden Fastens die Gewichtsreduktion vorantreiben, eine Feinabstimmung der Insulinempfindlichkeit vornehmen und die Reparaturvorgänge in den Zellen verbessern, um Alterungsprozesse aufzuhalten und die Immunabwehr zu stärken.

15. Eine empfohlene Methode für Einsteiger in das intermittierende Fasten: Warte morgens mit dem Frühstück, bis du wirklich hungrig bist. Du wirst in der Folge dein Essen mehr genießen. Außerdem be-

kommst du so ein natürliches Feedback zu deinen Fortschritten bei der Anpassung an die Fettzufuhr.

16. Die Neigung zu überschüssigen Fetteinlagerungen ist zu einem Teil genetisch bedingt und zu einem anderen *die Konsequenz einer übermäßigen Insulinproduktion infolge individueller Ernährungsgewohnheiten*. Zum Abbau von überflüssigem Körperfett gilt es, die Insulinproduktion einzudämmen. Dies geschieht durch den Verzicht auf Zucker und Getreide.

17. Durch eine natürliche Ernährung im Primal-Stil nimmt der Stellenwert der genetischen Veranlagung ab. Du erlangst damit die Kontrolle über die gewünschte Körperzusammensetzung.

> Der erste Schritt besteht darin, auf Zucker, Getreide sowie industriell verarbeitete Gemüse-/Pflanzenöle zu verzichten. Im zweiten Schritt verschiebst du den Fokus auf natürliche Lebensmittel mit hohem Nährwert, wie Fleisch, Fisch, Geflügel, Eier, Gemüse, Obst, Nüsse und Körner sowie geringe Mengen an KH.

18. Wenn du nicht mehr vom Zucker abhängig bist und stattdessen auf Fettquellen baust, läuft die Verbrennung sauberer. So entstehen weniger Entzündungen, während der oxidative Stress abnimmt.

19. Bei Ketonen handelt es sich um durch den Körper selbst hergestellte energiereiche Nebenprodukte des Fettstoffwechsels, die in der Leber entstehen, wenn der Glukose- und Insulinspiegel aufgrund einer KH-Einschränkung entsprechend niedrig sind. Das Gehirn, das Herz und die Skelettmuskulatur können Ketone genauso effektiv verbrennen wie Glukose.

20. Das ketogene Ausdauertraining ist ein spannendes neues Feld für Spitzen-Ausdauerathleten. Sportler, die mit extrem wenigen KH auskommen, können unglaubliche Leistungen vollbringen. Sie sind praktisch immun gegen den »Mann mit dem Hammer«, weil sie zur Energiegewinnung nur noch auf Fett und Ketone angewiesen sind.

21. Beim ketogenen Ausdauertraining handelt es sich um eine Trainingsstrategie für Fortgeschrittene. Voraussetzung dafür ist die strenge Einhaltung einer Diät mit nur minimaler KH-Zufuhr. Natürlich kannst du auch einfach versuchen, phasenweise immer wieder auf diese schwer erreichbare Stufe vorzustoßen. Das reicht bereits, um in den Genuss aller Vorteile kommen, die eine auf Fett statt KH ausgerichtete Energiegewinnung mit sich bringt.

22. Ein ketogener Athlet kann praktisch gar nicht ins gefürchtete Zuckerloch fallen. Die betreffenden Sportler verfügen immer über einen ausreichend großen Speicher an Ketonen fürs Gehirn (das dadurch nicht mehr von Glukose abhängig ist). Gleichzeitig verbrennen die Muskeln dieser Sportler bevorzugt Fett als Treibstoff.

23. Bei der Verbrennung der Ketone entstehen weniger Abfallprodukte als bei KH als Energiequelle. So kommt es zu weniger Schäden durch freie Radikale. Die ketogene Ernährung hat somit einen effektiven entzündungshemmenden Effekt. Auf ketogene Ernährung getrimmte Ausdauersportler erholen sich schneller von belastenden Trainingseinheiten. Sie kön-

nen bessere kognitive Leistungen abrufen und minimieren durch ihren Lebensstil bestimmte Risikofaktoren für Erkrankungen, die mit einer stark KH-haltigen und damit entzündungsfördernden Ernährung in Verwendung gebracht werden.

24. Die neue Idealvorstellung vom »sauberen Fettverbrennungsmotor« ist für Ausdauersportler äußerst vielversprechend. Noch vielversprechender sind aber die möglichen positiven Auswirkungen auf die weltweit um sich greifende Fettleibigkeit. Eine zugunsten der Fettzufuhr reduzierte KH-Aufnahme senkt den Körperfettanteil. Punktum.

25. Wertvolle Belege liefern Dr. Jeff Voleks viel gerühmte FASTER-Studie sowie die gut dokumentierten persönlichen Experimente von Dr. Peter Attia und Sami Inkinen. Demnach kann es jeder Ausdauersportler im Handumdrehen schaffen, auf die Energiequelle Fett umzustellen und infolgedessen bis hinauf zum anaeroben Schwellenwert bessere Leistungen abzurufen als mit einer KH-lastigen Energiezufuhr.

26. Die starke Abhängigkeit von den KH ist in vielerlei Hinsicht lästig. Erstens hängt die Leistung von der wenig verlässlichen Fähigkeit des Körpers ab, während des Trainings weitere KH aufzunehmen. Zweitens entstehen bei der Verbrennung von KH mehr Abfallprodukte, welche die Anfälligkeit für Entzündungen und oxidative Schäden erhöhen. Drittens beeinträchtigt die Glukoneogenese den Muskelaufbau. Und viertens fällt es dir mit KH als Energielieferanten schwerer, unerwünschtes Körperfett loszuwerden.

27. Der erste Schritt für die Umstellung auf eine natürliche Ernährung: Verzichte 21

Tage lang auf Zucker, Getreide sowie industriell verarbeitete Gemüseprodukte/Pflanzenöle. Im zweiten Schritt verschiebst du den Fokus auf natürliche Lebensmittel mit hohem Nährwert, wie Fleisch, Fisch, Geflügel, Eier, Gemüse, Obst, Nüsse und Körner sowie geringe Mengen an KH, etwa in Form von Süßkartoffeln. Dies sind die natürlichen pflanzlichen und tierischen Lebensmittel, die der Mensch auch während seiner gesamten Evolutionsgeschichte zu sich genommen hat.

28. Ein solcher ursprünglicher Primal-Speiseplan beinhaltet nahrhafte und sättigende Mahlzeiten, mit denen einige am Anfang ihre Probleme haben werden. Schuld daran ist die lebenslange Abhängigkeit von KH-Quellen, insbesondere von Zucker und Weizen, die praktisch süchtig machen.

29. Die natürliche Ernährung nach dem Primal-Prinzip und der Abbau von überflüssigem Körperfett setzen weder Leidensfähigkeit noch Entbehrungen voraus. Du musst dafür auch keine Opfer bringen. Die natürlichen Lebensmittel der Primal-Küche sind sehr sättigend. So bist du gegen den Heißhunger und die Fressattacken gefeit, die etwa eine Einschränkung der Kalorienzufuhr im Zuge einer konventionellen Diät mit sich bringt.

30. Eine Ernährung nach natürlichem Vorbild kann die Leistungen im Ausdauersport steigern. Dies geschieht über die Verbesserung des Fettstoffwechsels, die Regulierung der Stresshormone, die Stärkung der Immunabwehr, die Unterstützung der Verdauung sowie die Eindämmung von Entzündungsreaktionen, oxidativen Schäden und des Muskelabbaus nach dem Training.

31. Den Anpassungsprozess kannst du in der Regenerationsphase des Workouts beschleunigen, wenn die Energiespeicher leer sind. Dann reagieren nämlich auch die für die Appetitregulierung zuständigen Hormone am empfindlichsten auf das neue Input. Statt also jedes Mal nach dem Workout zuckerhaltige Süßigkeiten in dich hineinzustopfen, solltest du kurz fasten und/oder stark fetthaltige Lebensmittel wählen, die nur eine geringe Insulinausschüttung bewirken. So programmierst du das Gehirn um. Es lernt dabei, sich allgemein weniger auf KH zu verlassen.

32. Das Leitbild des natürlichen Lebensstils sieht bestimmte KH-Ziele vor, anhand derer sich die Auswirkung auf die Körperzusammensetzung vorhersagen lässt. So bewirken 100 Gramm KH und weniger am Tag einen Fettabbau, während du mit 150 Gramm KH täglich dein Gewicht halten kannst. Ab 150 Gramm KH wirst du dein Leben lang allmählich immer mehr zunehmen, und ab 300 Gramm ist mit stoffwechselbedingten Erkrankungen zu rechnen.

KRAFT- UND SPRINTTRAINING

1. Das Krafttraining ist ein wesentlicher Erfolgsfaktor im Ausdauersport. Das Muskeltraining mittels schwerer Widerstände in Form von Gewichten, Maschinen oder einfach nur Eigengewichtsübungen ruft eine positive hormonelle Anpassungsreaktion hervor. Das Krafttraining hilft dir beim Ausdauersport, dich trotz muskulärer Ermüdung weiterhin technisch sauber zu bewegen und die maximale Energie aus dir herauszuholen.

2. Das Krafttraining kann einem Sportler helfen, funktionale Schwachstellen aufzudecken, die Technikfehler bedingen, beim Workout eine übermäßige Stressbelastung hervorrufen und die Regeneration behindern.

3. Im Ausdauersport ist oft zu beobachten, dass die Leute einen gemischten Ansatz verfolgen, was aber ein Fehler ist. Dabei werden Komponenten des Kardiotrainings mit ins Krafttraining

Das Sprinten ist wie das Krafttraining ein wirksames Antiaging-Mittel. Es schwemmt Hormone in den Blutkreislauf, die dem Abbau entgegenwirken. Das Sprinttraining folgt damit dem altbekannten Prinzip »wer rastet, der rostet«.

eingebaut – was aber ziemlich sinnlos ist, wenn jemand ohnehin schon extrem sein Herz-Kreislauf-System trainiert. Die Entwicklung der absoluten Kraft, an der es den meisten Ausdauersportlern mangelt, kommt dabei natürlich zu kurz.

4. Ein Sportler, der bereits über eine hervorragende Fitness im Kardiobereich verfügt, sollte ein kurzes und hoch intensives Krafttraining absolvieren, das seine Kraft und Explosivität steigert. Der Fokus sollte auf der optimalen Technik liegen. Sobald der Sportler so müde ist, dass er nicht mehr seine maximale Power entfalten kann, ist das Workout zu Ende.

5. Ausdauersportler ab 40 profitieren besonders vom Krafttraining. Schließlich nimmt ab diesem Alter die Kraft schneller ab als die Ausdauer. Das hoch intensive Krafttraining schützt den Körper besonders gut vor der vorzeitigen Alterung. Es erhält die Muskelmasse und optimiert die Konzentration der Hormone, die dem Abbau entgegenwirken.

6. Das in diesem Buch vorgestellte Leitbild des natürlichen Krafttrainings stellt ein sicheres, einfaches und effektives Ganzkörper-Workout dar, das aus Liegestützen, Klimmzügen, Kniebeugen und statischen Halteübungen besteht. Die aufeinander aufbauenden Workouts beinhalten Satzvorgaben für Sportler aller Fitnessniveaus, die dadurch mit der Zeit ihre Leistungsfähigkeit steigern können.

7. Das Maximum Sustained Power (MSP)-Training ist eine moderne Strategie zur Erhöhung der Maximalkraft und Explosivität. Die Einheiten beinhalten beliebte funktionale Übungen wie das Kreuzheben, die Kniebeuge und das Beinpressen.

Du absolvierst dabei kurze Sätze mit schweren Gewichten, während du zwischendurch immer wieder kleine Pausen bekommst, um stets mit maximaler Power arbeiten zu können.

8. In einer MSP-Einheit kannst du insgesamt größere Gewichte bewegen als beim überholten gemischten Ansatz (leichte Gewichte, hohe Satzlängen an möglichst vielen Stationen bis zur Erschöpfung). Das Motto beim MSP lautet: Nur die Maximalleistung zählt. Du fährst das Gewicht nie herunter und hörst auf, sobald du aufgrund der allgemeinen Erschöpfung nicht mehr die MSP-Basisvorgabe von fünf Wiederholungen mit Maximalkraft erreichst.

9. Vollsprints werden von notorischen Kilometerfressern allgemein gemieden, weil sie darin keinen Sinn sehen. Dabei fördert die Sprintleistung die allgemeine Ausdauerleistung in vielerlei Hinsicht: Das subjektive Belastungsempfinden sinkt, der Fettstoffwechsel wird angekurbelt, die Mitochondrien arbeiten effektiver, der Körper lernt, den aufgenommen Sauerstoff effektiver zu verwerten, die Pufferkapazität des Muskels nimmt zu, während die Muskulatur und das Bindegewebe gestärkt werden.

10. Das Sprinten ist wie das Krafttraining ein wirksames Antiaging-Mittel. Es schwemmt Hormone in den Blutkreislauf, die dem Abbau entgegenwirken. Das Sprinttraining folgt damit dem altbekannten Prinzip »Wer rastet, der rostet.«

11. Sprints mit maximaler Intensität steigern massiv die körperliche und psychologische Widerstandskraft, was dir auch bei niedrigerer Intensität zugutekommt.

Die Muskeln können durch eine bessere Funktion der Kalzium-Kalium-Pumpen effektiver Energie zurückgewinnen. Auch das zentrale Nervensystem stellt sich um, sodass sich langsamere Tempi entsprechend lockerer anfühlen.

12. Einer der wichtigsten Vorteile des Sprinttrainings ist aber: Es beschert dir einen richtig knackigen Körperbau. Du hältst dich an das Primal-Leitbild der natürlichen Ernährung und kommst beim Abspecken trotzdem nicht mehr weiter? Dann gib dir durch das Sprinttraining selbst einen ordentlichen Ruck. Du sendest damit das unmissverständliche Sig-

50-50: Beim Lauf gegen die Uhr im Jahr 2015 erreicht Brad mit über 50 eine Zeit von 59,8 über 400 Meter. Auf den letzten 100 Metern hat Brad das Gefühl, er hätte ein Klavier auf dem Rücken.

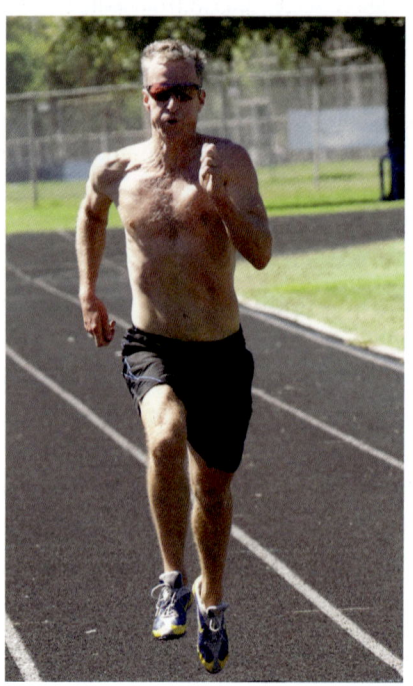

nal an das Gehirn, den Fettstoffwechsel anzukurbeln. Der Effekt hält bis zu 24 Stunden nach dem Workout an. Die beste Bestätigung dafür, dass das wirklich etwas bringt: Es gibt weit und breit keinen einzigen erfolgreichen 100-Meter-Läufer mit Bierbauch.

13. Es wäre wünschenswert, dass das Sprint-Workout auch im Ausdauerbereich einen höheren Stellenwert erlangt. Trenn dich von der Vorstellung, dass ein Workout nur etwas bringt, wenn es wehtut. Wichtiger beim Sprinten ist vielmehr eine *durchweg hohe Intensität* der Trainingsleistungen. Brich das Training ab, sobald du nicht mehr dazu in der Lage bist, Vollgas zu geben – wenn du langsamer wirst, technisch unsauberer trainierst oder mehr investieren musst, um dieselben Zeiten zu erzielen.

14. Um immer auf dem gleichen hohen Niveau zu sprinten, musst du jedes Mal mit demselben subjektiven Belastungsempfinden dieselbe Zeit erreichen. Wenn es dir schwerer fällt, auf deine Zeit zu kommen oder du bei gleicher Anstrengung langsamer wirst, ist das Training zu Ende. Um Fortschritte zu machen, solltest du zunächst einmal das Tempo steigern, bevor du mehr Sprints absolvierst.

15. Sprints im vorermüdeten Zustand sind nicht nur schädlich für die Muskulatur, sondern auch für das zentrale Nervensystem. Ein Sportler sollte nur sprinten, wenn er zu 100 Prozent erholt und motiviert ist. Nur so sind Spitzenleistungen möglich. Bevor Maximalleistungen abgerufen werden, sind umfassende Aufwärm- und Technikübungen notwendig.

16. Zu einem guten Warm-up gehören dynamische Technikübungen, deren Ziel es

ist, die Körpertemperatur zu erhöhen, die Gelenke zu schmieren (damit nichts mehr kracht und knirscht) und das zentrale Nervensystem auf eine technisch saubere Ausführung einzustimmen. Ein sorgfältiges Cool-down minimiert die Stressbelastung der Einheit, während es die Regeneration beschleunigt. Hör niemals einfach von einer Sekunde auf die andere auf!

17. Spurts sind die beste Art des intensiven Sprinttrainings, weil du dabei dein eigenes Körpergewicht fortbewegst, was unterschiedliche Vorteile mit sich bringt. Bei Gelenkproblemen, Verletzungen oder speziellen Wettkampfzielen sind aber auch intensive Einheiten bei geringer

oder ganz ohne Belastung von Muskeln, Bändern, Sehnen und Gelenken sinnvoll. Die Sprintdauer bewegt sich im Idealfall zwischen zehn und 30 Sekunden. Vier bis sechs WDH sind dabei bereits vollkommen ausreichend. Da herkömmliche Spurts härter sind als weniger belastende Sprintvarianten, empfiehlt es sich, eher weniger und kürzer zu trainieren.

18. Die Pausen zwischen den Sprints sollten so lang sein, dass sich die Atmung normalisieren kann, die Muskulatur neue Kraft schöpft und der Kopf wieder frisch ist. Am besten eignen sich dafür Pausen von 30 bis 60 Sekunden Dauer, in denen du dich nur langsam bewegst.

AUSGLEICHSTRAINING UND GESUNDER LEBENSWANDEL

Es reicht nicht, einfach nur jeden Tag acht Stunden zu schlafen. Für einen gesunden Schlaf musst du auch die Jahreszeit, die Trainingsbelastung, die allgemeine Stressbelastung im Alltag und genetische Faktoren berücksichtigen.

Zu den optimalen Voraussetzungen für gesunden Schlaf zählen entspannende und gemütliche Feierabende bei Schummerlicht. Der Anteil an künstlichem Licht und digitalen Störquellen sollte nach Einbruch der Dunkelheit möglichst gering gehalten werden.

1. Zu den optimalen Voraussetzungen für gesunden Schlaf zählen entspannende und gemütliche Feierabende bei Schummerlicht. Versuche nach Einbruch der Dunkelheit den Anteil an künstlichem

Licht und digitalen Störquellen möglichst gering zu halten. Dadurch stellt sich mit der Zeit ein gleichmäßiger Tag-Nacht-Rhythmus ein. Die Melatoninausschüttung nimmt dann entsprechend zu, sobald es dunkel wird, wodurch du müde wirst.

2. Wenn du beim Sonnenaufgang ganz von selbst aufwachst und dich erfrischt und energiegeladen fühlst, deutet das darauf hin, dass du genug geschlafen hast. Fühlst du dich morgens matt, musst du wahrscheinlich abends den Anteil an künstlichem Licht und digitalen Störquellen herunterfahren.

3. Das Schlafzimmer selbst sollte im Idealfall ruhig, vollkommen abgedunkelt, aufgeräumt und kühl sein (20 Grad oder weniger). Selbst kleine Lichtquellen wie LED-Lämpchen etc. können den hoch-

empfindlichen Melatoninhaushalt durcheinanderbringen.

4. Die kleine Siesta zwischendurch ist besonders effektiv, wenn du in der Nacht zuvor zu wenig Schlaf abbekommen hast, den Gehirnzellen nach längeren kognitiven Höchstbelastungen eine Auszeit gönnen oder den Hormonhaushalt stabilisieren möchtest.

5. Du kannst ein ambitionierter, aktiver Sportler und trotzdem eine Couchpatato sein – mit allen entsprechenden gesundheitlichen Risiken, die auf langes Sitzen zurückzuführen sind.

6. Das Spazierengehen und Laufen im Schritttempo wirkt sich in vielerlei Hinsicht positiv auf die allgemeine Gesundheit aus. Es trägt gleichzeitig zur aeroben Fitness bei, indem es die komplette Bandbreite an aeroben Muskelfasern und energieproduzierenden Enzymen stimuliert.

7. Wenn du dich über längere Zeit nicht bewegst oder nur sitzt, kann das die Funktion von Muskulatur und Knochen, die Gesundheit der Zellen, das Herz-Kreislauf-System und den Fettstoffwechsel beeinträchtigen. Du machst dir dadurch viele positive Wirkungen des Ausdauertrainings wieder zunichte.

8. Es ist wichtig, sich über den Tag hinweg immer wieder zu bewegen. Das wirkt sich positiv auf die Insulinempfindlichkeit/den Fettstoffwechsel aus. Gleichzeitig verbessern sich dadurch das Muskelgleichgewicht, die Flexibilität und die Knochendichte. Indem du den Kreislauf auf Trab bringst, unterstützt du außerdem auch deine kognitive Leistungsfähigkeit.

9. Viele Sportler gehen den Alltag betont lässig an, um im Workout Spitzenleistun-

gen vollbringen zu können. Diesen Ansatz solltest du überdenken. Es wäre besser, sich im Alltag mehr zu bewegen, um die Regeneration zu beschleunigen und die Stoffwechselfunktion zu optimieren.

10. Ausdauer beschreibt die Fähigkeit, dank der Kapazität des Herzens und bestimmter Muskeln extreme athletische Leistungen durchhalten zu können. Ein gesundes Herz-Kreislauf-System ist dazu in der Lage, den aufgenommenen Sauerstoff zu 100 Prozent an die Körperzellen weiterzugeben (Katy Bowman, MS).

11. Ein Steh-Sitz-Arbeitsplatz ist schon ein sehr guter Anfang. Das Hauptziel sollte aber darin bestehen, die Positionen öfter zu wechseln – vom Stand auf den Stuhl bis in den Schneidersitz am Boden. Nutze jede Möglichkeit, dich bei der Arbeit zu bewegen.

12. Aus der Hirnforschung weiß man, dass sich das menschliche Gehirn nicht länger als 20 Minuten lang ohne Pause auf eine Sache konzentrieren kann. Daher empfiehlt es sich, bei kognitiv anspruchsvollen Aufgaben alle 20 Minuten eine fünfminütige Pause einzulegen. Dazu sollten alle paar Stunden längere Pausen kommen. So ist es möglich, den Stoffwechsel gesund und die kognitive Leistungsfähigkeit auf hohem Niveau zu halten.

13. Ausgleichs- und Beweglichkeitstraining wie Yoga und Pilates steigen die sportliche Leistungsfähigkeit. Solche Praktiken fördern technisch saubere Bewegungsmuster und eine optimale Energieübertragung – selbst, wenn der Körper gegen Ende des Workouts ermüdet.

14. Wer das Ausgleichs- und Flexibilitätstraining vernachlässigt, setzt seine sportliche

Leistungsfähigkeit aufs Spiel. Es können sich dann durch eine einseitige Trainingsgestaltung ineffektive Bewegungsmuster einschleifen, während muskuläre Dysbalancen entstehen. In der Folge kommt es beim Sport dann zum frühzeitigen Leistungsabfall, zu einem verminderten Energieumsatz sowie zu einem erhöhten Verletzungsrisiko.

15. Ein gezieltes Flexibilitätstraining kann bei anspruchsvollen Ausdauerleistungen auch helfen, die Konzentration aufrechtzuerhalten. Solche Einheiten sind außerdem ein wohltuender Ausgleich zu körperlich stark belastenden Ausdauer-Workouts.

16. Das Spielen ist ein wesentlicher Bestandteil der menschlichen Gesundheit sowie ein Schlüsselfaktor der menschlichen Evolution. Das Spiel ist ein wichtiges Ventil für den Stress, den Termindruck und die Anforderungen des Alltags. Es fördert außerdem auch die geistige Beweglichkeit.

17. Es gibt die unterschiedlichsten Spielformen. Ideal sind aber unstrukturierte körperliche Aktivitäten im Freien, die helfen, in der Bewegung aus den festgefahrenen Strukturen des modernen Lebens auszubrechen.

18. Outdoor-Abenteuer können dir einen gesunden Adrenalin-Kick geben, als perfekter Gegenpol zum nüchternen und vorhersehbaren Alltag. Such dir Aktivitäten mit kalkulierbarem Risiko aus, die knapp außerhalb deiner Komfortzone liegen.

REGENERATION

1. Die Kältetherapie kann die Regeneration über den erfrischenden psychologischen Effekt und die Beruhigung des zentralen Nervensystems sowie des Muskelstoffwechsels zurück auf Normalniveau fördern.

2. Als optimale Strategie für eine Kältetherapie nach dem Workout gilt eine Ganzkörperanwendung. Dabei steigst du fünf bis zehn Minuten lang in zehn bis 15 Grad kaltes Wasser.

3. Immer mehr Fachleute rücken von der althergebrachten Behandlungsmethode für Verletzungen ab (Pausieren, Eis, Kompression, Hochlegen). Die neue Strategie: Hochlegen, Kompression, Bewegen. Das Vereisen von Verletzungen kann nämlich den natürlichen Heilungsprozess bremsen.

4. Die komplette körperliche und geistige Erholung ist ein wichtiger Bestandteil eines erfolgreichen, ausgewogenen Ausdauer-Trainingsprogramms, der oft vernachlässigt wird. Versuche, dich sowohl im Training als auch in anderen Lebensbereichen vor zu viel Wettbewerbsdruck, Akribie und Zeitdruck zu schützen. Geh die Trainingsplanung und die Einheiten entspannter an. Tritt auf die Bremse, um den sozialen Aspekt des Trainings mehr in den Vordergrund zu rücken. Lass dich außerdem nicht von erfolglosen oder verpassten Workouts stressen.

5. Kompressionsbekleidung und entsprechende Bandagen halten die Blutgefäße offen. So gelangen mehr Blut und Sauerstoff in die Zielbereiche, was die Besei-

tigung von Abfallprodukten und überschüssiger Flüssigkeit fördert. Einige Studien deuten außerdem darauf hin, dass Kompressionsbekleidung dem Muskelkater Einhalt gebietet und die Leistung steigert.

6. Die Flüssigkeitszufuhr nach dem Sport ist ein ganz wichtiger Faktor. Die Flüssigkeitsspeicher des Körpers müssen wieder gefüllt werden, damit die spezifischen Regenerationsmechanismen ungestört ablaufen können.

7. Auch Bewegung ist ein wichtiger Aspekt der Regeneration. Zu vermeiden sind längere Bewegungspausen nach dem Workout und über den restlichen Tag hinweg. Wenn du dich allgemein mehr bewegst, wirst du nach einiger Zeit bemerken, dass du dich auch am Morgen nach dem Training beim Aufstehen nicht mehr so steif fühlst.

8. Vergiss die ganzen künstlichen Riegel, Gels, Getränke und Süßigkeiten. Verzehre besser vollwertige Lebensmittel mit hohem Nährwert wie etwa Salat, um nach dem Training die Energiespeicher wieder zu füllen.

9. Die Selbstmassage mit der Schaumstoffrolle oder dem Tennisball ist eine effektive Technik zur Regeneration. Du bearbeitest damit sogenannte Triggerpunkte im tief liegenden Gewebe (den Faszien). Diese Schmerzpunkte sind der Ursprung von Verspannungen und Flexibilitätsproblemen, die andernorts Schmerzen auslösen können.

10. Diese Massagetechnik hat den zusätzlichen Vorteil, dass du damit den Parasympathikus stimulierst – den Teil des Nervensystems, der dir hilft, dich nach dem Workout zu entspannen.

11. Versteif dich nicht zu sehr auf den Trainingserfolg. Damit nimmst du dir selbst den Stress, der entsteht, wenn du eine Einheit versäumst oder unter deinen Erwartungen bleibst. Entspann dich, sei geduldig und konzentrier dich auf den Prozess anstatt auf das Ergebnis. Denk immer daran: Der Weg ist das Ziel. Verlang deinem Körper jeden Tag nur so viel ab, wie er gerade zu leisten bereit ist.

12. Die Herzfrequenzvariabilität (kurz HRV) ist eine ausgezeichnete Methode zur Kontrolle der Stressbelastung und der Regeneration. Der Wert liefert einen direkten Einblick in den Funktionsstatus des autonomen Nervensystems. Die HRV ist eine gute Ergänzung zur Herzfrequenz im Ruhezustand, wenn es um die Beurteilung des Regenerationsstatus und die Optimierung von Trainingsinhalten geht.

13. Zur Bestimmung der HRV werden die Schwankungen von einem Herzschlag zum nächsten gemessen. Paradoxerweise ist eine größere Variation zwischen den Schlägen mit einem fitten, gesunden und erholten Herz-Kreislauf-System gleichzusetzen. Entsprechend höher fällt dann auch der Wert für die HRV auf der Skala von 1 bis 100 aus. Ein zu gleichförmiger Herzschlag deutet auf eine übermäßige Stressbelastung oder ein untrainiertes Herz-Kreislauf-System hin.

NATÜRLICHE AUSDAUER

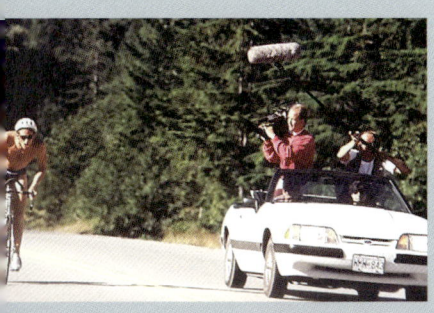
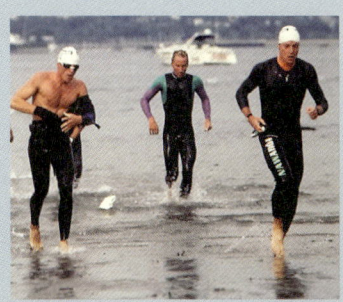
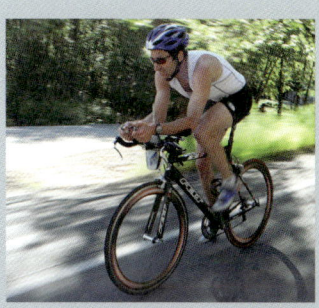
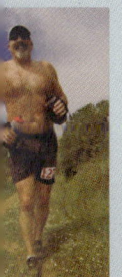
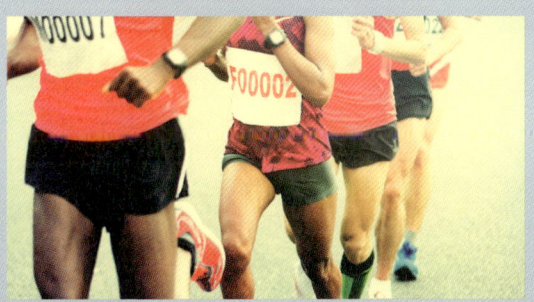
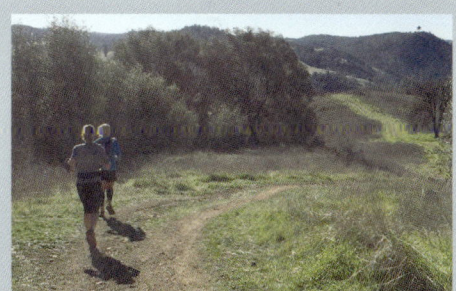
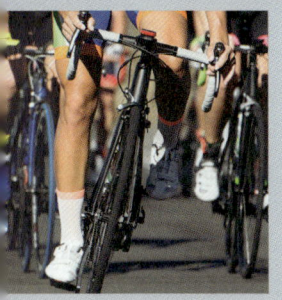
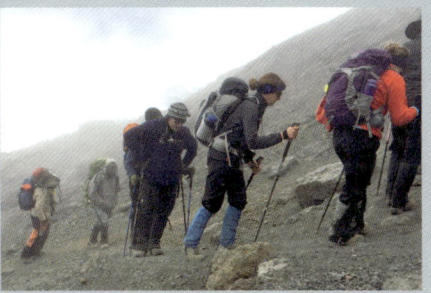
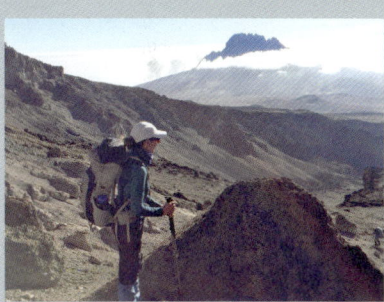
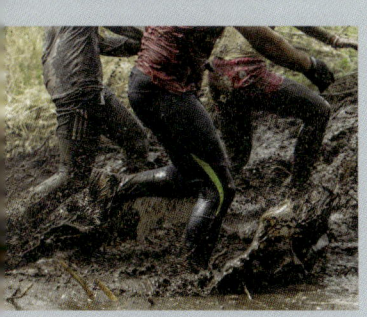
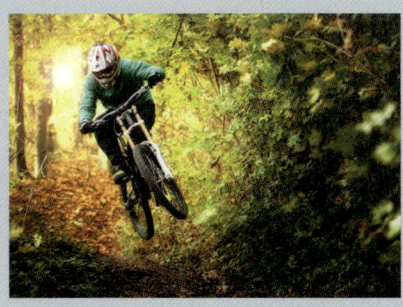
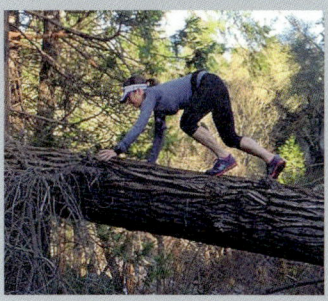

Einleitung

Das herkömmliche Ausdauertraining macht fett, träge und krank. Zeit für den natürlichen Ansatz!

Herzlichen Glückwunsch! Dir scheinen deine Gesundheit, deine Fitness und deine ehrgeizigen Ziele als Ausdauersportler wirklich am Herzen zu liegen! Aber genug der Komplimente. Es gibt da nämlich einen großen Irrtum, den wir unbedingt aus der Welt schaffen müssen. Und zwar einen richtig großen. Es geht ums *Fett*. Genauer: um überschüssiges Körperfett. Du hast richtig gelesen: überschüssiges Körperfett an deinem durchtrainierten Körper. Und das, obwohl du immer diszipliniert und eifrig trainiert und dich gesund ernährt hast. Zehn, fünfzehn oder mehr Trainingsstunden pro Woche, und trotzdem noch einen Schwimmreifen am Bauch? Irgendwie gibt das keinen Sinn, oder?

Die überschüssigen Pfunde ziehen dich runter und beeinträchtigen deine Leistung. Was aber noch schlimmer ist: Sie weisen darauf hin, dass im Ausdauersport allgemein irgendetwas schiefläuft. Der Knackpunkt: Der konventionelle Ansatz zum Ausdauersport ist weder gesund noch effektiv. Und genau da liegt der Hund begraben: Das Leben des modernen Ausdauersportlers ist allgemein zu stressig und ungesund. Aus irgendeinem Grund tendieren die Leute in den Ausdauerdisziplinen dazu, sich beim Training chronisch zu überlasten.

Die Intensität geht praktisch in jeder Einheit über die Grenze dessen hinaus, was als angenehm empfunden wird. Meist wird bei mittlerer bis hoher Intensität trainiert. In dieser »Todeszone« ist das Training eine Spur zu hart, um eine echte Entwicklung des aeroben Systems voranzutreiben. Dafür sind die Workouts zu lang, die Einheiten zu zahlreich, die Pausen und Regenerationsphasen vor der nächsten Belastungsdosis zu kurz.

Die Folge: ein Zustand, der im Sinne des Primal Blueprint (dem Primal-Leitbild des natürlichen Lebensstils) als chronisch überhöhte Kardiobelastung beziehungsweise chronisches Übertraining gilt. Viele engagierte Ausdauersportler widersprechen dieser negativen Beurteilung. Schließlich hieß es die ganze Zeit lang, Beständigkeit sei im Ausdauersport der Schlüssel zum Erfolg. Unser Ziel ist es, dich mit diesem Buch vom absoluten Gegenteil zu überzeugen. Der alte Ansatz ist tödlich für die Gesundheit und die Fitness. Die überholte

> Zehn, fünfzehn oder mehr Trainingsstunden pro Woche, und trotzdem noch einen Schwimmreifen am Bauch? Irgendwie gibt das keinen Sinn, oder?

Trainingsphilosophie ist schuld daran, dass du nicht so schlank, fit, gesund oder schnell bist, wie du es dir erträumst.

Der typische Ausdauersportler ist dick, kraftlos, verletzungs- und krankheitsanfällig und wahrscheinlich auch noch durch genau die Zivilisationskrankheiten bedroht, denen er eigentlich davonlaufen, -fahren, -schwimmen oder -rudern will. Einerseits, weil er brav den Vorgaben seines Trainers, seiner Trainingsgruppe oder der Magazine und Bücher folgt, die er in den Buchläden und Kiosken gefunden hat. Andererseits, weil er die

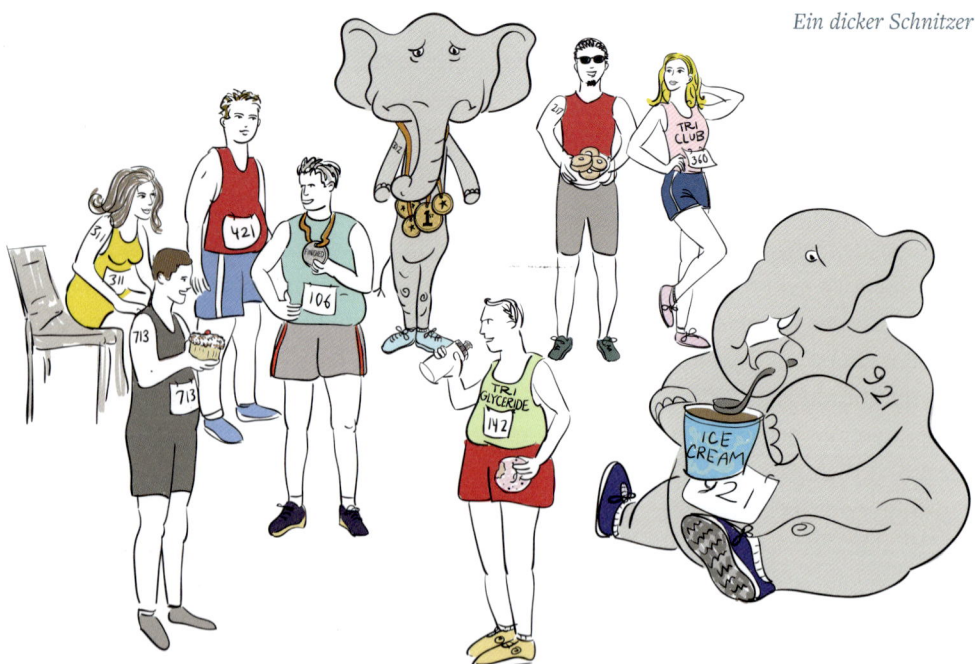

falschen Entscheidungen trifft und die Sache womöglich zu verbissen angeht.

Wenn wir dich damit jetzt schockiert haben, tut uns das leid. Allerdings haben wir uns das Ganze nicht aus den Fingern gesogen. Der Trainingsphysiologe Dr. Timothy Noakes galt lange Zeit als die weltweit führende Autorität auf dem Gebiet des Ausdauertrainings. Auf ihn werden wir uns im weiteren Verlauf des Buches noch öfter beziehen. Noakes zitierte eine Studie, in der 30 Prozent der Teilnehmer am Cape Town Marathon als übergewichtig oder fettleibig eingestuft wurden. Das entspricht genau dem Prozentsatz an übergewichtigen/fettleibigen Menschen an der gesamten Weltbevölkerung, wie er 2013 in der Global Burden of Disease Study gemeldet wurde. Mit anderen Worten: Die Zuschauer eines Marathons sind körperlich nicht von den Teilnehmern zu unterscheiden.

Klingt eigentlich eher nach Golfturnier als nach Langstreckenlauf …

Aber Spaß beiseite. Du solltest wissen, dass wir aus Erfahrung sprechen und beide mit dem Thema leidvolle Erfahrungen gemacht haben. Im Namen der Fitness haben wir beide unsere Gesundheit aufs Spiel gesetzt. Zum Glück sind wir mittlerweile schlauer. Daher unsere dringende Bitte: Vertrau unseren Worten. Lern aus den Fehlern, die wir genau wie viele Millionen anderer hochdisziplinierter Ausdauerathleten begangen haben, die es damals einfach nicht besser wussten. So kannst du direkte und entscheidende Kurskorrekturen vornehmen, um nicht weiter blind dem Pulk in die Sackgasse zu folgen.

Die meisten Läufer und Fahrer essen zu viele KH, während sie sich beim Ausdauertraining chronisch überfordern. Die Leute sind dadurch praktisch zuckerabhängig, während sie ständig Fett einlagern (oder zumindest kein Fett abbauen können). Zum Aufbau natürlicher Ausdauer musst du das Training

> Beim Aufbau natürlicher Ausdauer geht es darum, den Organismus hormonell »umzuprogrammieren«, damit er nicht mehr von KH abhängig ist, sondern zur Fettverbrennungsmaschine wird!

und die Wettkämpfe anders anpacken. Brich aus der tödlichen Zuckerfalle aus und programmiere den Organismus hormonell um, damit er zur echten Fettverbrennungsmaschine wird. Das ist auch das Grundprinzip der Primal-/Paleo-/Steinzeit-Diät, die sich in den letzten Jahren sowohl unter Sportlern als auch in der Allgemeinbevölkerung immer größerer Beliebtheit erfreut.

Hier ein Abriss deiner Vorteile, wenn du als Ausdauersportler auf diese Ernährungsphilosophie umsattelst:

- Du kannst damit ganz einfach dein Körperfett loswerden und es dir auch dauerhaft vom Hals halten – selbst, wenn du eine Zeit lang etwas weniger trainierst.
- Die Umstellung der Verbrennung auf Fett statt Glykogen bewirkt beim Ausdauersport einen Leistungssprung.
- Du beugst dem Übertraining, Erschöpfungszuständen, Krankheiten und Verletzungen vor, indem du sowohl im Training als auch im Alltag für ein ausgewogenes Verhältnis zwischen Be- und Entlastung sorgst.
- Dank periodisierter und zielgerichteter Workout-Pläne sind insgesamt weniger Trainingsstunden notwendig.
- Du hast mehr Spaß, bist spontaner und mental freier als der typische übermotivierte, zielgetriebene Ausdauersportler.
- Der abwechslungsreiche ganzheitliche Trainingsansatz erlaubt es dir, außersportliche Aktivitäten wie alltägliche Bewegungsformen und Spiele effektiv mit in den Trainingsplan einfließen zu lassen.
- Du bist im Alltag energiegeladener und konzentrierter. So vermeidest du es, zur »sportlichen Couchpotato« zu mutieren, die wegen der ständigen hohen Trainingsbelastung zwischen den Einheiten die ganze Zeit nur träge und müde in der Ecke hängt.

DER WEG IST DAS ZIEL

Sir Roger Bannister war der erste Mensch, der über eine Strecke von einer Meile die Schallmauer von 4 Minuten durchbrochen hat. (Er hat damit 1.609 Meter mit einem Tempo von 2 Minuten, 29 Sekunden pro Kilometer absolviert). Von ihm stammt auch das folgende weise Zitat aus dem Jahr 1954: »Strapazen geben dem Leben Sinn und Gehalt.« Ein tiefsinniger Gedanke, mit dem wir uns etwas näher beschäftigen sollten. Was Bannister damit wohl gemeint hat: Allein die Reise zu einem ehrgeizigen Ziel, die dem Menschen Disziplin und Opfer abverlangt und ihm Hürden entgegenstellt, ist schon eine unglaublich wertvolle Erfahrung. Der Mensch wächst mit den Herausforderungen und bekommt das zutiefst befriedigende Gefühl, etwas Sinnvolles zu tun. Ein Leben voller Annehmlichkeiten kann hingegen dazu führen, dass der Mensch verweichlicht, degeneriert und seine Träume aus den Augen verliert. Jeder Ausdauersportler kennt und schätzt diesen Effekt, was sich auch meist an den ehrgeizigen persönlichen Lebenszielen dieses Menschenschlags ablesen lässt.

Die wunderbare Bedeutung von Bannisters Zitat erschließt sich uns aber erst vollständig, wenn wir den Begriff *Strapazen* genauer definieren. Bannister sprach dabei nicht etwa von den Steinen und Hürden, die wir uns immer wieder selbst in den Weg legen und stellen. Genauso wenig meinte er damit den unausgewogenen und übermäßig stressigen modernen Lebensstil, durch den bereits der einfache Alltag zum Überlebenskampf wird. Bannister bezog sich damit vielmehr auf das Ziel, den Horizont der menschlichen Leistungsfähigkeit immer mehr zu erweitern. In einem Artikel in der *New York Times* streifte der Journalist David Brooks 2015 in einem Artikel das Thema. Darin spricht er unter anderem über Menschen, die »den Weg zu sich selbst gefunden haben«. In diesem Zusammenhang beschreibt er ein spezifisches Muster, das ihm dabei des Öfteren aufgefallen ist: »Auf die Niederlage folgt erst die Erkenntnis. Danach kehren die Leute gestärkt aus der Krise zurück. Die schmerzhaften und leidvollen Augenblicke werden durchgestanden. Diese Momente werden aber dazu genutzt, um in einem Akt der Selbsterkenntnis der ungeschminkten Wahrheit ins Gesicht zu blicken.«

Zu Bannisters Zeiten hielt ein großer Teil der medizinischen Fachwelt das Durchbrechen der Vier-Minuten-Marke für unmöglich. Es gab sogar angesehene Wissenschaftler, die der Meinung waren, das menschliche Herz würde explodieren, wenn man es bis über eine kritische Grenze hinaus belasten würde. Der Grund für diese Annahme: Nachdem die Athleten den Weltrekord über eine Meile jahrzehntelang stetig nach unten geschraubt hatten, war die Bestmarke in der Folgezeit *neun Jahre lang* unangetastet geblieben – bis zu Bannisters Rekordlauf im Jahr 1954.

Direkt nach Bannisters großem Erfolg mit der Zeit von 3:59:04 brachen alle Dämme: Plötzlich schaffte es ein Läufer nach dem anderen, unter 4 Minuten zu kommen.

Bannister war also im wahrsten Sinne des Wortes seiner Zeit voraus. Er dachte und handelte prozessorientiert, wie es auch die Primal-Philosophie empfiehlt. Damit konnte er die Hürde überwinden, bei der es sich offensichtlich um eine vom Menschen selbst gemachte mentale Blockade handelte. So landete er seinen bahnbrechenden Erfolg. Wie andere große Vorreiter und Wegbereiter standen für ihn die Ehre und der Reiz der Herausforderung im Vordergrund – und nicht etwa die Frage, ob ihm ein lukrativer Werbevertrag für ein neues Paar Laufschuhe

»Strapazen geben dem Leben Sinn und Gehalt.«
SIR ROGER BANNISTER, EHEMA-
LIGER BRITISCHER REKORDLÄUFER

> Es ist in Ordnung, sich machbare Ziele zu setzen. Wichtig ist dabei nur, dass sie ins Gesamtkonzept passen, der Sportler dabei prozessorientiert bleibt und die Gesundheit davon profitiert.

durch die Lappen geht, wenn er mit seinem Vorhaben scheitert. Bannister war einer der letzten echten Amateure, die Weltmeister wurden. Wenn er nicht gerade auf der Laufstrecke war, nahm ihn sein Medizinstudium in Oxford voll in Beschlag. Kurz nach seinem großen Erfolg zog er sich aus dem aktiven Wettkampfgeschehen zurück, um seine medizinische Laufbahn zu verfolgen. Auch das ist ein diametraler Gegenentwurf zum modernen Star-Athleten, der auch lange nach seiner Sturm-und-Drang-Zeit noch fleißig weiter vermarktet wird.

Bannister hingegen verfolgte danach edlere Ziele und wurde Mediziner.

Vor dem Hintergrund von Bannisters sportlicher Laufbahn wird eines klar: Sinn- und gehaltvoll sind solche Strapazen nur, wenn sie klar umschrieben sind, mit Leidenschaft verfolgt werden und der allgemeinen körperlichen und mentalen Gesundheit dienen.

Was aber nicht automatisch heißt, dass das Ganze von Anfang bis Ende nur Spaß macht. Sicher ist es wichtig, Freude am Leben zu haben. Spaß sollte nicht der alleinige Sinn und Zweck des Lebens sein. Bei einem Marathon oder Triathlon wird es beispielsweise immer wieder Phasen geben, die alles andere als Spaß machen – vor allem auf Wettkampfniveau, wo die Leute absolut an die körperlichen Grenzen gehen. Wenn einem Läufer beim Marathon auf Kilometer 30 der Saft ausgeht, wird er kaum *Spaß* am Rennen haben. Dafür bietet das Leben als Sportler neben solchen Tiefpunkten auch viele Glücksmomente sowie eine bunte Palette weiterer Emotionen. Alles Erfahrungen, die zum persönlichen Wachstum beitragen. Am Ende bleibt ein positiver Gesamteindruck – selbst, wenn du dafür viel durchmachen musstest!

Es ist wichtig, sich die wahre Bedeutung von Bannisters Worten vor Augen zu führen. Viele Ausdauersportler suchen nämlich offenbar einfach nur nach einer Möglichkeit, sich zu schinden – vielleicht als Ausgleich zum restlichen Leben, das relativ sicher, gut behütet, vorhersehbar und leider auch ziemlich langweilig ist. Wenn du keine großen Probleme und auch ausreichend Geld auf dem Konto hast, ist das aber kein besonders guter Beweggrund dafür, sich trotz Grippe bei einem 20-Kilometer-Lauf bis ins Ziel zu schleppen oder ohne jegliches Techniktraining in der Schwimmhalle eine Bahn nach der anderen herunterzureißen.

Auch, wenn du nur auf eine bestimmte Medaille für einen Zieleinlauf oder sonstige willkürlich definierte Etappenziele schielst, kann das schnell zu Enttäuschungen führen.

Die körperlichen und mentalen Strapazen sind kein Selbstzweck. Sie sollten vielmehr dem persönlichen Wachstum dienen. Sicher: Die Mentaltrainer werden nicht müde, immer wieder auf spezifische und messbare Ziele zu pochen, weil sich damit der Erfolg besser planen lässt. Das ist in Ordnung, solange diese Ziele ins Gesamtkonzept passen und der Sportler dabei grundsätzlich prozessorientiert bleibt. Das eigentliche Ziel sollte aber sein, die Leistungsvorgaben so zu erreichen, dass du gesundheitlich davon profitierst, statt Krankheiten und Verletzungen davonzutragen.

Darüber hinaus solltest du charakterlich am Sport wachsen, statt ihn als Ventil für überschüssige Energien und Aggressionen zu missbrauchen. So sollte sich beispielsweise auch jeder Bergsteiger, der den Mount Everest bezwingen will, seine Zielsetzung vorher genau durch den Kopf gehen lassen. Es sollte letztendlich nicht nur darum gehen, den 8.848 Meter hohen Gipfel zu besteigen, sondern vor allem auch *sicher wieder nach unten zu kommen!*

Dir leuchtet das alles ein? Dann geben wir dir gern das Werkzeug für deine Weiterentwicklung zum natürlichen Ausdauerathleten und die Umwandlung deines Organismus zur Fettverbrennungsmaschine an die Hand. Dafür würden wir dich gern bitten, uns zu Beginn erst einmal einfach zu vertrauen. Dieses Buch räumt mit vielen festgefahrenen Glaubenssätzen und Trainingsprinzipien auf, die seit Jahrzehnten in der Ausdauerszene fest etabliert sind. Manche davon sind einfach schlichtweg falsch oder überholt. Andere basieren auf der Fehlannahme, dass sich Praktiken aus dem Elitesport in den Hobbybereich übertragen lassen, wo die Leute zusätzliche einen kräftezehrenden Alltag und weitere Stressfaktoren zu bewältigen haben. Daneben präsentieren wir dir bahnbrechende neue Forschungsergebnisse, auf deren Basis spannende neue Strategien entwickelt wurden. Dazu zählen die ketogene Ernährung zur Steigerung der Ausdauer, Maximum Sustained Power (MSP)-Workouts zum effektiven Kraftaufbau bei geringerem Erschöpfungsrisiko und ohne unnötigen Masseaufbau sowie der Einsatz der Herzfrequenzvariabilität zur besseren Überwachung von Training und Regeneration.

DAS PRIMAL-PRINZIP IM ÜBERBLICK

Hier sind die wichtigsten Bausteine des Ansatzes, den wir dir in den folgenden Kapiteln genauer vorstellen. Du wirst feststellen, dass wir dir in fast allen Punkten das genaue Gegenteil der Praktiken empfehlen, die lange Zeit als etabliert galten. Deshalb geben wir dir neben unseren Schritt-für-Schritt-Anleitungen zur Umsetzung auch immer eine ausführliche Begründung mit an die Hand. Schließlich sollst du wissen, warum es besser ist, die alten ausgetretenen Pfade des konventionellen Ausdauertrainings zu verlassen.

1. Nur keine Eile! (Würden wir dich besser kennen, dann würden wir sogar sagen: »Mach langsam, verdammt!‹) Über die Jahre haben wir festgestellt, dass diese Forderung beim typischen übermotivierten und überehrgeizigen Ausdauersportler nicht beson-

> Vom wissenschaftlichen Standpunkt aus ist die aerobe Kapazität das A und O für Ausdauerleistungen. Ein schnellerer Läufer verbrennt schlichtweg effektiver Fett.

ders gut ankommt. Und das, obwohl für den Erfolg im Ausdauersport die Verbesserung der aeroben Kapazität ausschlaggebend ist, sprich: die Fähigkeit des Körpers, effektiver Fett zu verbrennen und Sauerstoff zu verarbeiten. Die aerobe Kapazität lässt sich allerdings am besten bei niedriger Intensität steigern. In dem Bereich also, in dem das Fett die hauptsächliche Treibstoffquelle ist, Sauerstoff im Überschuss zur Verfügung steht und die Zuckerverbrennung durch das andere (anaerobe) Energiesystem im Hintergrund steht.

Wer durch ein vernünftiges Trainings- und Ernährungsprogramm eine hocheffektive Fettverbrennung erreicht, läuft schneller, ohne den aeroben Bereich zu verlassen (wobei der Körper bei ausreichendem Sauerstoffvorrat vor allem Fett als Energiequelle nutzt). Mit einer guten aeroben Basis gerätst du nicht so schnell in den anaeroben Bereich. Wenn im Rennen das Tempo anzieht oder im Training der Sprung auf die nächste Leistungsstufe ansteht, hast du genug Sprit im Tank, um in den nächsten Gang hochzuschalten.

Die besten Marathonläufer können Geschwindigkeiten von 3 Minuten und 45 Sekunden pro Kilometer und besser durchhalten, ohne ins Schwitzen zu kommen. Die Eliteläufer können dabei noch ganz bequem joggen und plaudern. Das ist etwa das Tempo, auf das viele erfolgreiche Amateurläufer und

Triathleten während des hoch intensiven Intervalltrainings hinarbeiten!

Sicher fragst du dich jetzt: Wie schaffen die das? Wie kann man als normaler Mensch mit zwei Lungenflügeln und zwei Beinen 20 Minuten lang so ein Tempo vorlegen und dabei noch locker mit dem Trainingspartner quatschen? In einer Geschwindigkeit, bei der die meisten anderen Sportler nach zwei Runden auf der Laufbahn schon fix und fertig wären? Es gibt eine einfache Antwort auf all diese Fragen. Und die heißt: aerobe Kapazität. Die Eliteläufer verbrennen bei diesem Tempo immer noch effektiv Fett, während der Amateur bei dieser Schlagzahl schon seine Glukosereserven anzapft und ins Sauerstoffdefizit gerät. Genau deshalb hält auch ein schneller Amateur mit dieser Geschwindigkeit nur zwei Runden durch, bevor er abbrechen muss.

Vom wissenschaftlichen Standpunkt aus ist die aerobe Kapazität das A und O für Ausdauerleistungen. Leider trainieren die meisten Ausdauersportler zu häufig bei einer etwas zu hohen Herzfrequenz oberhalb des aeroben Schwellenwertes – eine Art Todeszone, die manche Wissenschaftler auch als »schwarzes Loch« bezeichnen. Die Intensität reicht dabei noch nicht aus, um die anaerobe Schwelle nach oben zu treiben oder ein Wettkampfszenario zu simulieren. Das Training ist aber trotzdem so hart, dass es den anaeroben Stoffwechsel anspricht, übermäßige Stressreaktionen hervorruft und den Körper dazu bringt, von Fett auf Glukose umzusteigen. Die Zuckerverbrennung wird dadurch aber nicht nur während des Workouts hochgefahren. Sie bleibt auch noch bis zu 72 Stunden nach dem Workout erhöht.

Ein gutes aerobes Workout verwandelt den Körper Schritt für Schritt in einen durchzugsstarken sauberen Fettverbrennungsmotor. Wenn du aber zu häufig trainierst und jedes Mal ein bisschen zu viel Gas gibst, wirst du nicht so weit kommen. Am Ende stehst du dann nur mit einem getunten Trabi statt mit einem aufgemotzten BMW da.

Sicher: Auch mit zu harten und häufigen Einheiten und unzureichenden Trainingspausen zwischen den Läufen wirst du mehr erreichen, als wenn du nur zu Hause auf der Couch sitzt. Für alle Neueinsteiger, die ohnehin nicht auf die Herzfrequenz achten, ist das Ganze auch kein großes Thema. Auf diesem Leistungsstand bringt jede Form von Bewegung etwas. Wir richten uns hier aber an erfahrene Athleten, die daran interessiert sind, ihre Spitzenleistung zu optimieren, Überlastungen vorzubeugen, Verletzungen zu vermeiden und folgenschweren gesundheitlichen Risiken zu entgehen. All das sind mögliche Konsequenzen eines chronischen Übertrainings und einer unzureichenden Kontrolle der Herzfrequenz.

2. An- und Entspannung: Das optimale Gleichgewicht zwischen An- und Entspannung ist ein zentraler Aspekt des Ausdauertrainings. Wir wissen alle, dass Visualisierungstechniken und Übungen am AB-Roller allein nicht ausreichen, um einen Marathon oder Triathlon zu gewinnen. Der Körper

muss durch entsprechende Distanzen auf die Herausforderungen des Wettkampftags vorbereitet werden. Nur sind Ausdauersportler eben katastrophal schlecht darin, die Balance zwischen Be- und Entlastung zu finden und zu halten. In 99 Prozent der Fälle überfordern sie sich. Vergiss die notorisch untertrainierten Poser, die am Marathon teilnehmen, um später damit angeben zu können, und dann bei Kilometer 12 bei den Zuschauern um Geld fürs Taxi betteln. Uns geht es hier um anspruchsvolle, erfahrene Athleten, die Spitzenleistungen wie etwa eine persönliche Bestleistung oder eine gute Platzierung in ihrer Altersklasse erreichen möchten, dabei aber immer wieder in alte Trainingsmuster zurückfallen, die sie chronisch überfordern.

Das Prinzip der natürlichen Ausdauer sieht stärkere Ausschläge zwischen Be- und Entlastung vor.

Der Primal-Ansatz zum Aufbau natürlicher Ausdauer sieht gelegentliche Workouts bei Spitzenbelastung vor. Damit näherst du dich der Intensität am Wettkampftag, wodurch du dich sportlich weiterentwickelst. Auf der anderen Seite wirst du dabei aber auch die Pausen und Regenerationsphasen konsequenter einhalten. Dadurch bewegst du dich weg von der Vorstellung konstanter Leistungen. Diese Methode bringt dich nicht weiter, weil du damit Körper und Geist letztendlich nur einer konstanten Belastung aussetzt. Wir raten dir stattdessen sowohl zu intensiveren Leistungsspitzen als auch ausgiebigeren Erholungsphasen. Mit anderen Worten: Die Leistungskurve schlägt nach oben und unten stärker aus. Das erlaubt es dir, bei geringerem Überlastungsrisiko letztendlich stärker und fitter zu werden.

3. Natürliche Ernährung: Eine falsche Ernährung ist in vielen Fällen hauptsächlich dafür verantwortlich, dass Ausdauersportler zu viel Körperfett mit sich herumschleppen. Der übermäßige Verzehr industriell verarbeiteter Kohlenhydrate (KH) bewirkt eine überschießende Insulinproduktion, die den Körper zu Fetteinlagerungen veranlasst.

Die westliche Ernährung wirkt sich in vielerlei Hinsicht negativ auf Ausdauerleistungen aus. Zunächst einmal polen getreidelastige Mahlzeiten und Snacks den Organismus darauf, vorzugsweise Zucker als Treibstoffquelle zu verwenden. Ein gewaltiger Nachteil im Vergleich zu Athleten mit hoher aerober Kapazität, die echte Fettverbrennungsmaschinen sind. Die hohe KH-Zufuhr fördert zudem im ganzen Körper die Entstehung von Entzündungen. Dein Lieblings-Riegel, -Gel oder -Energydrink sowie die Pizza-Orgien nach dem Workout fördern Fetteinlagerungen. Du zögerst damit die Regeneration hinaus, während du das Immunsystem unterdrückst und dein Risiko für die unterschiedlichsten Krankheiten erhöhst – selbst, wenn du ein richtig fitter Sportler bist.

Dazu kommt bei einer erhöhten KH-Zufuhr auch noch ein Nährstoffdefizit (ganz im Gegensatz zur Primal-Strategie, der hier propagierten Form der Steinzeit-Diät). Die 4.500 Kalorien, die du jeden Tag in Form von Müsli, Brot, Nudeln, Plätzchen, Keksen, Kuchen, Caffè macchiato, Nachos, Riegeln, Gels und Limo zu dir nimmst, füllen zwar die Glykogenspeicher in der Leber und der Muskulatur auf, sodass du am nächsten Tag problemlos wieder mit übertriebener Intensität trainie-

ren kannst. Davon abgesehen bieten sie dir aber keine echten Vorteile. Im Gegenteil: Sie bringen sogar eine ganze Menge gesundheitlicher Probleme mit sich. Selbst bei Ausdauersportlern mit ausgeprägtem Gesundheitsbewusstsein mangelt es in der Ernährung oft an Vitaminen, Mineralstoffen, Antioxidantien und essenziellen Fettsäuren, was angesichts der starken körperlichen Belastung durch das harte Training besonders besorgniserregend ist. Eine KH-lastige Ernährungsweise macht anfälliger für die oxidativen Schäden, die im Zuge des Trainings und durch sonstige Stressfaktoren entstehen. Die als gesund und genussvoll angepriesene Gewohnheit, bei chronischer sportlicher Überlastung tonnenweise KH in sich hineinzuschlingen und zu verbrennen, beschleunigt letztendlich die körperlichen Alterungsprozesse.

Bei der Umstellung auf die Primal-Ernährung ersetzt du die KH- und getreidelastige Lebensmittelauswahl durch Nahrungsmittel mit höherer Nährstoffdichte. Dazu zählen

> Der übermäßige verzehr von KH führt dauerhaft zu Fetteinlagerungen, chronischen Entzündungsreaktionen, oxidativen Schäden, Nährstoffmangel und einer verlangsamten Regeneration.

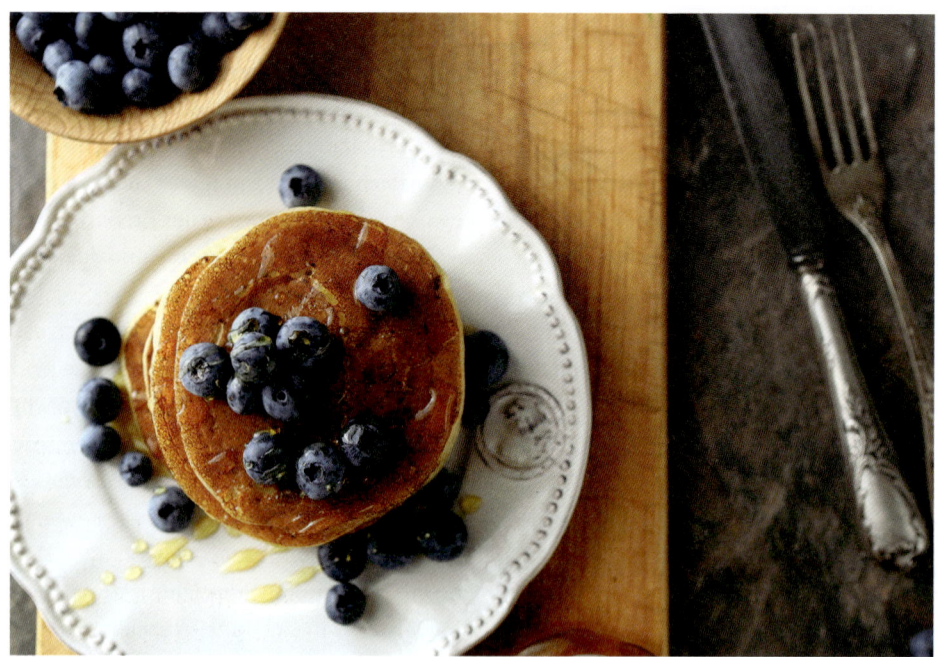

Die Kost des typischen Ausdauersportlers: minimaler Nährwert, maximale Insulinausschüttung

Fleisch, Fisch, Geflügel, Eier, Gemüse, Obst, Nüsse und Körner – genau die Lebensmittel also, die den Menschen seit Urzeiten in seiner Entwicklung unterstützen und die optimale hormonelle Umsetzung genetischer Informationen ermöglichen. Keine Frage: Wer hart trainiert, braucht nach anspruchsvollen Workouts KH, um die Glykogenspeicher wieder aufzufüllen. Nur solltest du dafür keine künstlichen Nahrungsmittel und Getränke mehr verwenden wie Limo, Riegel und Gels mit hohem Zuckergehalt. Auch auf konventionelle Glykogenlieferanten wie Hafer, Muffins, Pasta, Reis und Brot in rauen Mengen solltest du weitestgehend verzichten.

Verlass dich stattdessen künftig auf leicht verdauliche KH mit hohem Nährwert. Dazu zählen Süßkartoffeln, frisches Obst, Naturreis, Quinoa und dunkle Schokolade.

Ein schöner Nebeneffekt der Primal-Küche: Der Körper verbrennt damit effektiver Fett. Du sparst dir damit deine Glykogenreserven fürs Workout oder die entscheidende Leistungsspitze im Wettkampf. Ganz recht: Wenn du bei der täglichen Ernährung die richtigen Entscheidungen triffst, kann dich das schneller machen! Wie genau das geht, erklären wir dir im Ernährungsteil.

4. *Kraft und Tempo:* Die Steigerung der aeroben Leistungsfähigkeit ist zwar der Schlüssel zum Erfolg, um beim Ausdauersport Spitzenleistungen zu vollbringen. Du kannst aber auch fantastische Fortschritte machen, wenn du wohldosierte kurze Workouts mit hoher Intensität ins Programm einbaust, nachdem du dir ein solides aerobes Fundament erarbeitet hast. Das Krafttraining erlaubt es dir, mehr Energie bereitzustellen. Du bist damit unabhängig von der Intensität vor Ermüdungserscheinungen und technischen Ausfällen gefeit – auch bei lang anhaltenden Ausdauerbelastungen. Das Sprinttraining ist wie ein Turbolader für das Herz-Kreislauf-System. Es beschleunigt auf allen Intensitätsstufen den Fettabbau, fördert die Entwicklung beziehungsweise den Erhalt schlanker Muskelmasse und senkt das subjektive Belastungsempfinden.

Lass in dein reguläres Programm etwas Kraft- und Tempotraining mit einfließen. (Wir sprechen hier nicht nur von Intervall- und Tempotraining, sondern auch von Sprints im Maximaltempo). Du wirst dann weitaus leichter komplette Ausdauereinheiten und -wettkämpfe mit sauberer Technik durchziehen können. Solche Sprintübungen sind ein oft unterschätzter Baustein, der aber zu einem umfassenden Trainingsprogramm dazugehört. Sobald der Körper müde wird, geht die Technik baden. Der Sportler mag zwar noch die Energie aufbringen, sich bis zur Ziellinie zu schleppen. Er überträgt aber mit jedem Schritt, Zug, Tritt oder Abdruck weniger Kraft auf die Straße, aufs Ruder, auf die Hand, aufs Pedal oder auf den Ski als noch zuvor im erholten Zustand mit sauberer Technik.

Im Wettkampf geht es oft hart her. Wenn beispielsweise in der Endphase des Marathons geschubst und gedrängelt wird, geht noch mehr Energie verloren, die du eigentlich bräuchtest, um dich kraftvoll abzustoßen – mit weichen, schnellen und schwungvollen Schritten.

Geh gelegentlich für ein paar Kniebeugen, zum Kreuzheben oder für einige Oberkörperübungen ins Fitnesscenter. Absolviere außerdem ab und zu eine Handvoll kurzer Vollsprints. Wenn das Herz-Kreislauf-System, das zentrale Nervensystem und die langsamen ST-Muskelfasern vom Typ I (die für aerobe Ausdauerleistungen zuständig sind) dann ermüden (was unweigerlich irgendwann passieren wird), kannst du länger mit effektiver Technik weiterlaufen, -fahren, -rudern oder -schwimmen. Darüber hinaus weißt du ja vielleicht, dass du einen Teil der schnellen FT-Muskelfasern vom Typ II (Fasern des Typs IIa, die oxidativ arbeiten) auch darauf trimmen kannst, die Arbeit der langsamen ST-Fasern vom Typ I zu übernehmen, wenn die nach ein paar Stunden schlappmachen.

Mit hoch intensiven Kraft- und Sprint-Workouts kannst du schnellere und deutlichere Fortschritte machen als mit jeder anderen Art von Training – selbst auf den lan-

> Kraft- und Sprint-Workouts helfen dir, dich bei fortschreitender Ermüdung weiterhin technisch sauber zu bewegen. Solche Sprints sind ein oft unterschätzter Baustein, der aber zu einem umfassenden Trainingsprogramm dazugehört.

gen und langsamen Ultradistanzen. Extrem wichtig ist dabei jedoch die Tatsache, dass sich der positive Effekt nur dann einstellt, wenn du bereits über eine solide aerobe Basis verfügst. In dem Fall sind innerhalb weniger Wochen erstaunliche Leistungssprünge möglich. Wenn du sonst immer nur gerade so mit dem Feld mitgekommen bist, wirst du jetzt vielleicht sogar vorneweg laufen und deine Trainingskollegen zur Verzweiflung bringen. Du kannst uns beim Wort nehmen!

Solange du es jedoch noch nicht geschafft hast, dir ein solides aerobes Fundament aufzubauen, solltest du auch nicht ins hoch intensive Training einsteigen. Selbst dann nicht, wenn dafür gerade der Zeitpunkt innerhalb der Rennsaison wäre oder du im Trainingsplan aus dem Fitness-Magazin gerade bei Woche 11 angelangt bist.

Du läufst damit nur Gefahr auszubrennen, dich zu verletzen oder krank zu werden. Doch selbst mit einer guten Grundlage solltest du die optimale Menge hoch intensiver Workouts nicht überschreiten. Sonst schlägt die positive Wirkung nämlich ins Negative um. Du powerst dich damit aus und deine Leistungen lassen nach. Am Ende stehst du dann im besten Fall auch wieder nur mit einem aufgemotzten Trabi statt mit einem hochgezüchteten BMW-Motor da.

5. Ausgleich im Alltag: Wer sich im Ausdauerbereich hohe Ziele setzt, neigt oft dazu, beim Training den Fokus stark einzuengen – was auch nachvollziehbar ist. Für einen Wettkampf, bei dem 42 Kilometer zu Fuß oder insgesamt 113 Kilometer im Wasser, auf dem Rad und auf dem Asphalt zurückzulegen sind, ist ohnehin schon ein ausgiebiges Trainingspensum zu bewältigen. Allerdings verbringt selbst ein Elitesportler mit einem extrem hohen Trainingsvolumen im Verlauf einer Woche nur einen kleinen Prozentsatz seiner Zeit mit Workouts. Beim Primal-Prinzip zum Aufbau natürlicher Ausdauer wollen wir die Leute in diesem Bereich nicht mit leeren Worthülsen und Selbstverständlichkeiten abspeisen. (»Versuch, ausreichend zu schlafen, mein Freund. Das ist wichtig für die Regeneration!«). Uns kommt es vielmehr auf einen ganzheitlichen Ansatz an. Was du außerhalb des Trainings machst, ist für den Erfolg genauso ausschlaggebend wie das Training selbst.

Zu einem ausgeglichenen Alltag gehört auch, sich zwischendurch immer wieder Auszeiten zum spontanen und unstrukturierten Spielen zu gönnen. Solche spielerischen Auszeiten gehören als wesentlicher Bestandteil zum Leitbild des natürlichen Lebensstils dazu (Regel Nummer 7 – für alle, die es genau wissen wollen). Das Spielen war nämlich auch für die menschliche Evolutionsgeschichte und das Überleben unserer Vorfahren von zentraler Bedeutung. Du hast Lust auf Surf-Unterricht, statt noch mehr Runden im Becken zu drehen? Dir steht der Sinn eher nach Geocaching statt nach einem weiteren langen Dauerlauf? Du willst an der frischen Luft mit einer Horde rotznäsiger Jungs ein Geländespiel im Freien organisieren? Nur zu! Tu dir keinen Zwang an. Das entspricht genau dem Primal-Prinzip. Du verschaffst dir damit sogar einen Vorsprung für den nächsten Wettkampf.

Und was den Schlaf betrifft: keine Angst! Der kommt auch bei uns nicht zu kurz. Wir schenken dem Thema die Beachtung, die es verdient. Dazu bieten wir dir eine konkrete Auflistung praktischer Schritte, die sicher-

Maximaler Nutzen

Im Buch *Primal Blueprint* beschreibe ich das abschreckende Beispiel meiner eigenen sportlichen Laufbahn, in der ich mir als Elitesportler im Marathon- und Ironman-Bereich die eigene Gesundheit zugrunde richtete. Zum Glück für mich hat die Geschichte aber einen positiven Ausgang gefunden, nachdem ich mich aus dem Wettkampfgeschehen zurückgezogen und als Personal-Trainer angefangen habe. Statt mich jeden Tag zu schinden, um auf meine Kilometerzahlen zu kommen, konnte ich nun stundenlang einfach nur spazieren gehen, joggen oder mit dem Rad neben meinen Klienten herfahren – alles sehr bequeme aerobe Bewegungsformen mit sehr niedriger Intensität.

Da die Zeit für meine eigenen Workouts knapp bemessen war, gab ich in meinen kurzen Einheiten Vollgas. Ich spurtete über die Laufbahn, macht auf dem Rad Hügelsprints oder startete auf meinem Lieblings-Fitnessgerät, dem VersaClimber, voll durch. Danach ging es direkt mit dem nächsten Klienten wieder im gemütlichen Tempo weiter. Dir wird auffallen, dass dieses Bewegungsmuster dem Primal-Prinzip entspricht, das sich zum Aufbau einer natürlichen Ausdauer unsere frühgeschichtlichen Vorfahren zum Vorbild nimmt.

Auch in der Steinzeit bewegten sich die Menschen häufig im langsamen Tempo, während sie etwa nach Nahrung suchten oder das Gelände erkundeten. Dazu hoben sie regelmäßig schwere Gegenstände, um beispielsweise Unterkünfte zu bauen. Gelegentlich mussten sie außerdem um ihr Leben sprinten, um nicht gefressen zu werden oder selbst

Ohne Rücksicht auf Verluste: Die Jagd nach der 2:18 … Für meine Freunde war ich der fitteste Kerl, den sie kannten. Doch innerlich war bei mir alles kaputt und entzündet. Hätte ich damals schon das gewusst, was ich jetzt weiß, hätte ich wohl genauso schnell oder vielleicht sogar schneller laufen können – ohne dabei die Gesundheit aufs Spiel zu setzen.

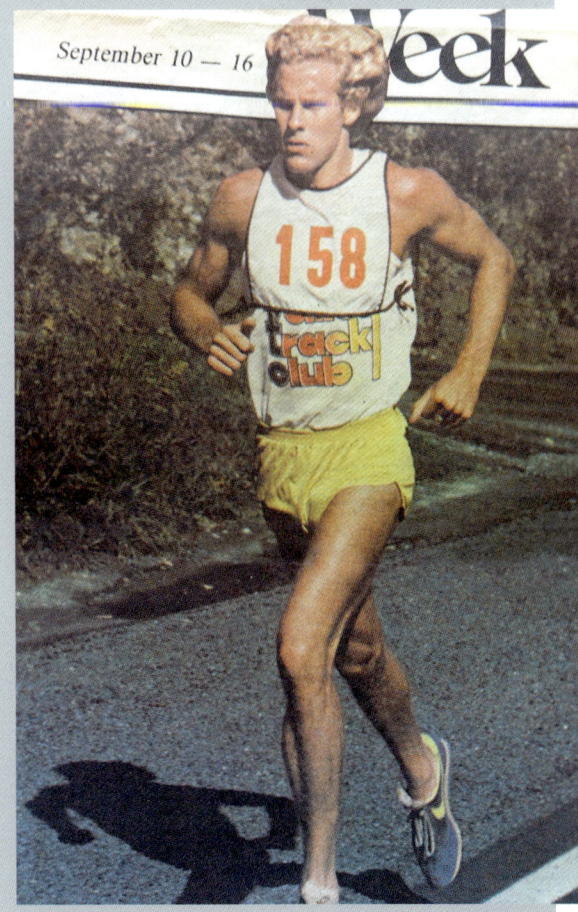

> Fast genauso schön wie ein Sieg ist es, mit dem geringsten Trainingsaufwand und dem durchschnittlichsten Lebenswandel auf höchstem Niveau mithalten zu können.

etwas zwischen die Zähne zu bekommen. Die damaligen Menschen wurden dadurch außergewöhnlich fit. Die ganzen Krankheiten, Störungen und Überlastungserscheinungen, die ein chronisches Übertraining heutzutage mit sich bringt, kannten sie gar nicht.

Als ich durch Zufall auf dieses steinzeitliche Trainingsmuster gestoßen war, bemerkte ich eine erstaunliche Entwicklung. Zunächst einmal erlangte ich innerhalb kürzester Zeit meine Gesundheit wieder. Die Arthritis in den Füßen legte sich, die Sehnenentzündung in der Hüfte verschwand und ich wurde nicht mehr jeden zweiten Monat krank wie noch zu Wettkampfzeiten. Daneben hatte ich plötzlich immer mehr Kraftreserven zur Verfügung, wenn ich zwischendurch wirklich einmal an die Grenzen ging. Es war fast so, als wäre ich keinen Schritt langsamer geworden, seit ich mich von den extrem hohen Kilometerzahlen verabschiedet hatte.

Zu jener Zeit betreute ich gerade eine Gruppe von Profiathleten in Los Angeles. Nur zum Spaß stieg ich mit in die flottesten Laufeinheiten oder Radtouren in den steilen Canyons ein. Sehr zu meiner Überraschung (und auch sehr zur Überraschung meiner Schützlinge) stellte sich dabei heraus: Der alte Mann (ich kratzte damals schon an der 40) konnte an den härtesten Trainingstagen mit den weltbesten Leuten mithalten. Sollten sie bis dato noch an meiner unkonventionellen Trainingsphilosophie gezweifelt haben, so hingen sie spätestens nach Abschluss dieser Trainingseinheiten an meinen Lippen!

Den Schwung meines kuriosen neuen Trainingsprogramms nahm ich mit auf die Wettkampfstrecke – und feierte Erfolge, die meine kühnsten Erwartungen übertrafen. So nahm ich beispielsweise am Duathlon-WM-Event in Palm Springs teil. Dort ließ ich auf dem Streckenformat 10-62-10 locker die anderen Teilnehmer meiner Altersklasse stehen, um unbemerkt inmitten des Profifelds mit ins Ziel einzulaufen. Ich muss sagen: Das unglaubliche Gefühl, einen Wettkampf zu gewinnen, ist wohl mit nichts zu vergleichen.

Fast genauso schön ist es aber, mit dem geringsten Trainingsaufwand und dem durchschnittlichsten Lebenswandel auf höchstem Niveau mithalten zu können – und dabei auch noch jeden Tag einem soliden Beruf nachgehen zu können, statt sich wie der typische Profi irgendwie über Wasser zu halten. Unvergesslich die zweideutigen Komplimente voller Neid und fadenscheiniger Erklärungsversuche, das ungläubige Nachhaken (»Ach komm! Du trainierst doch sicher mehr!«), die Befriedigung, mit minimalem Aufwand an Schmerzen, Leidensdruck und persönlichen Opfern auf Spitzenniveau gelaufen und gefahren zu sein – und das, ohne die eigene Gesundheit zu gefährden.

Genau das wünsche ich auch dir: Top-Leistungen, Spaß am Sport, stetige Weiterentwicklung und einen Platz unter den besten zehn Prozent mit 90 Prozent weniger Tränen und Schweiß als alle anderen Sportler deiner Disziplin.

stellen, dass du immer optimal ausgeruht, erfrischt und regeneriert aufwachst. Zudem gehen wir darauf ein, wie wichtig es ist, jeden Tag allgemein für mehr Bewegung und Abwechslung zu sorgen. Der moderne Mensch verbringt einfach sehr viel Zeit im Sitzen – im Pendelverkehr, im Büro und vor den digitalen Medien. Wir sagen dir, wie du es vermeidest, letztendlich auch zur sportlichen Couchpotato zu mutieren. Es han-

delt sich dabei um ein neues Phänomen, das in der Medizin in letzter Zeit immer mehr Beachtung findet. Es gibt nämlich immer mehr Fitness-Freaks, die trotz des Sports mit Risikofaktoren zu kämpfen haben, die auf Mangel an Bewegung zurückzuführen sind. Schuld daran ist eine bewegungsarme Alltagsgestaltung außerhalb der für den Sport reservierten Zeitfenster.

DU BIST DER CHEF!

In den folgenden Kapiteln präsentieren wir dir ausführlich unsere Methode. Unsere Anweisungen helfen dir, das Primal-Prinzip zum Aufbau natürlicher Ausdauer auf dein individuelles Programm zu übertragen. Davor möchten wir aber noch die Fehler der herkömmlichen Trainingsstrategie beleuchten, die eine chronische Überlastung darstellt. Erst danach gehen wir auf die einzelnen Komponenten ein, die zum Leitbild der natürlichen Ausdauer gehören: langsamere Einheiten zur Betonung des aeroben Anteils, der Verzicht auf eine chronische Stressbelastung zugunsten eines periodisierten und intuitiven Ansatzes, der Ausbruch aus dem Teufelskreis der KH-Abhängigkeit, die Einführung der Primal-Küche zur Prävention von Entzündungen und Reduktion von überschüssigem Körperfett sowie zu guter Letzt die Einführung hoch intensiver Kraft-Workouts und Sprinteinheiten, die dir helfen, den Sprung auf die nächste Fitness-Stufe zu schaffen. (Deine Trainingskollegen tun uns jetzt schon leid).

Anders als die vielen komplexen und straff durchstrukturierten herkömmlichen Trainingsprogramme ist das Konzept der

natürlichen Ausdauer unkompliziert, selbstgesteuert, zeitlich unbegrenzt und intuitiv. Wir geben dir die Fähigkeiten und Werkzeuge mit auf den Weg, die du für deinen Erfolg brauchst. Dabei stülpen wir dir aber keine vorgefertigten Workout-Pläne über, die du aufs Wort befolgen müsstest. Jeder Trainer, Autor oder neunmalkluge Trainingspartner muss nun einmal akzeptieren: Was dein eigenes Trainingsprogramm angeht, bist du der weltweit führende Experte. Diese Leute sollten dir vielmehr den Blick für die Entwicklung des eigenen Trainings und der eigenen Wettkampfleistungen innerhalb eines Saisonverlaufs schärfen.

Du musst ein Bauchgefühl dafür entwickeln, was sich für dich richtig oder falsch anfühlt. Dafür gilt es jedes einzelne Workout und jeden Trainingstipp von außen genau abzuwägen. Hör vor jedem Workout auf deine innere Stimme, um zu wissen, in welche Richtung die Einheit gehen soll.

Vielleicht fühlst du dich beispielsweise gerade müde oder gestresst. Auch während des Trainings ist es wichtig, aufs eigene Bauchgefühl zu hören. Wenn du dich bei-

> Zum Aufbau natürlicher Ausdauer musst du offen bleiben und das Training als ständiges Experiment betrachten. Das ist die beste Art, um mit diesem neuen Ansatz durchschlagende Erfolge zu feiern!

spielsweise beim Schwimmen nur von einer Bahn zur nächsten schleppst und dir die Schulter wehtut, kannst du ruhig auch mal früher aus dem Wasser steigen. Genauso gut ist es möglich, dass du im Sattel am Berg das Gefühl hast, heute Bäume ausreißen zu können. Dann solltest du auf jeden Fall bis zum Gipfel durchziehen, wenn dir danach ist! Lausch auch nach dem Workout in dich hinein. Tut dir zum Beispiel der Fuß mehr weh als zuvor? Dann schiebe besser mal eine Pause ein. Oder fühlst du dich selbst nach der längsten Lauftour des Winters bärenstark und pudelwohl? Dann kannst du dir überlegen, einige intensive Workouts mit ins Programm einzubauen.

Eine Grundvoraussetzung ist, dass du offen bleibst und das Training als ständiges Experiment betrachtest. Dann wirst du mit dem Ansatz denkwürdige und durchschlagende Erfolge feiern. Gut möglich, dass du dich dafür von einem zu starken Konkurrenz-denken und kurzfristigen Erfolgshoffnungen verabschieden musst, die das Handeln und Denken vieler Ausdauerathleten bestimmen. Der Aufbau eines durchzugsstarken aeroben Triebwerks erfordert Geduld und Selbstbeherrschung. Sicher ist nichts frustrierender als ein Herzfrequenzmesser, der genau dann piepst, wenn du denkst, gerade ein bequemes Trainingstempo gefunden zu haben. Aber die Herzfrequenz ist ein genauso verlässlicher Indikator wie die Zeiten der internationalen Top-Athleten, die Jahre und Jahrzehnte lang geduldig versuchen, Schritt für Schritt die Kapazität ihres aeroben Antriebs nach oben zu schrauben. Selbst der hartgesottenste Asphalt-Cowboy und die zäheste Wasserratte werden am Ende angesichts der unglaublich schnellen Entwicklungsschritte überzeugt sein, die auf Basis einer sauberen Grundlagenausdauer möglich sind und den Körper Stück für Stück in eine Fettverbrennungsmaschine verwandeln.

WEITERE INFORMATIONSQUELLEN

Wir verfolgen mit diesem Buch das Ziel, das Leitbild des natürlichen Lebensstils auch in der Ausdauerszene zu verbreiten, mit allen dazugehörigen Ratschlägen zur Ernährung und zum Lebenswandel und speziell auf Ausdauertraining und -wettkämpfe zugeschnitten. Dabei möchten wir dich als Leser dazu anregen, konkrete Maßnahmen zu ergreifen,

Der Fettverbrennungsmotor

Mike Pigg zählt zu den größten Triathleten überhaupt. Er war zu seinen aktiven Zeiten der unbestrittene König der Radetappe. Pigg war so getrieben und wettkampforientiert wie es ein Sportler nur sein kann. Besonders bekannt war Pigg für seine übermenschliche Arbeitsmoral sowie seine Solo-Trainingsprogramme, die er in der abgelegenen amerikanischen Stadt Arcata in Kalifornien durchzog. Er beherrschte über mehrere intensive Jahre hinweg auf der Kurzdistanz die internationale Spitze, bis ihn ein ausgeprägter Burnout sowie eine chronische Verdauungserkrankung einholten.

Auf der Suche nach einer Lösung für seine Probleme zog Pigg Dr. Phil Maffetone zurate,

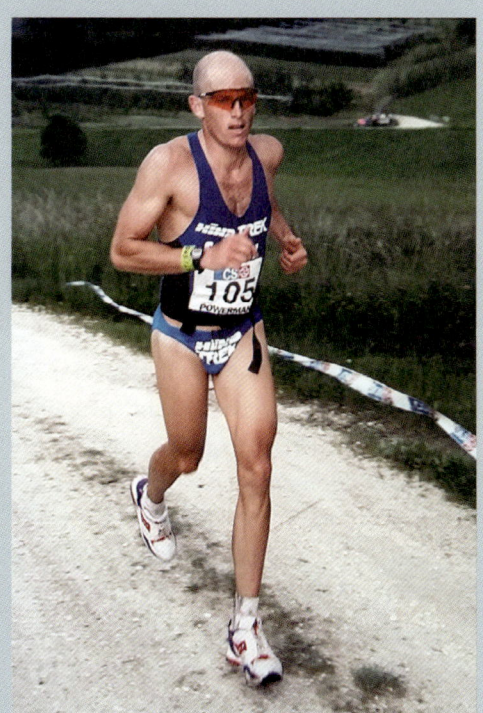

einen bekannten Autor vieler Gesundheits- und Fitnessbücher (darunter auch *The Big Book of Endurance Training and Racing*) sowie ein Vorreiter im Bereich des gesundheitsbewussten aeroben Trainings zum Fitnessaufbau. In *The Big Book of Endurance Training and Racing* berichtet Pigg, wie verzweifelt er zu Beginn seines aeroben »Trainingsexperiments« war. Als er anfangs in sämtlichen Workouts die Herzfrequenz auf 155 Schläge pro Minute reduzierte, hatte er das Gefühl, sich nur noch im Schneckentempo vorwärtszubewegen. An steilen Bergen musste er beim Lauftraining ins Schritttempo zurückschalten und auf dem Rad im Zickzack nach oben fahren, um mit der Herzfrequenz im Zielbereich zu bleiben.

Indem er jedoch monate- und jahrelang genau darauf achtete, sich im aeroben Bereich zu bewegen, konnte er auch seine aerobe Leistungsfähigkeit verbessern. Bei einer Trainingsfahrt machte Pigg dann eine Feststellung, die ihn sehr überraschte.

Er verwendete oft eine gut 100 Kilometer lange Trainingsstrecke, die von seinem Haus in Arcata zu einer Hütte im Staatsforst führte. Zu Beginn seiner Karriere hatte er einmal mit seinem Kollegen Chris Hinshaw, ebenfalls Profi-

Nachdem Mike Pigg viele Jahre lang in aller Welt die Konkurrenz auf Distanz gehalten hatte, war er durch die Stressbelastung seines übermenschlichen Trainingsvolumens und seiner vielen Reisen gesundheitlich am Ende. Er musste die Notbremse ziehen und schaffte es, seine Karriere zu verlängern ... indem er alles langsamer anging.

sportler, vom Start bis zum Ziel voll durchgezogen und dabei einen beeindruckenden Rekord von 3 Stunden, 15 Minuten aufgestellt. Piggs Herzfrequenz hatte bei dieser Fahrt zwischen 165 und 182 Schlägen pro Minute gelegen. Diese Maximalleistung des damals in seiner Disziplin weltweit besten Athleten endete damit, dass er auf der Hütte zusammen mit seinem Trainingspartner nur noch sämtliche Lebensmittel in sich hineinstopfen konnte, die aufzutreiben waren, um danach erschöpft ins Bett zu fallen und für den Rest des Tages zu schlafen.

Nach der Umstellung auf die aerobe Grundlagenausdauer mit einer maximalen Herzfrequenz von 155 brauchte Pigg für dieselbe Strecke über vier Stunden. Er arbeitete auf diese Art dreieinhalb Jahre lang geduldig an seiner aeroben Ausdauer. Dabei schränkte er auch die allgemeine Stressbelastung ein, während er gut auf seine Gesundheit achtete. Am Ende war Pigg im aeroben Bereich um Längen leistungsfähiger. Er schwamm schnellere Intervallzeiten,

legte bei einer Herzfrequenz von 155 einen besseren Kilometerschnitt vor und fuhr natürlich auch effektiver. Eines Tages legte er wieder die alte Strecke zur Hütte zurück und überschritt dabei auch bei den großen Anstiegen nie die Grenze von 155 Schlägen pro Minute. Als er am Ende auf die Uhr sah, wollte er zunächst den eigenen Augen nicht trauen. Seine Zeit: 3 Stunden, 9 Minuten! Das Unglaubliche daran: Pigg hatte sich komplett im bequemen aeroben Plaudertempo bewegt und damit die Hütte sogar noch ein paar Minuten früher erreicht als Jahre zuvor, als er unter großer Stressbelastung im roten Drehzahlbereich Unmengen an Glukose verheizte. Pigg berichtet, dass ihn diese einschneidende Erfahrung endgültig überzeugt habe. Er sei im Anschluss an die Fahrt weder hungrig noch müde gewesen. Stattdessen stellte er sein Rad ab, weil er noch Lust auf einen gut 15 Kilometer langen Trainingslauf im Wald hatte. Pigg hatte sich in eine echte Fettverbrennungsmaschine verwandelt!

die deine Gesundheit und Leistungsfähigkeit unterstützen. Am meisten ist uns aber daran gelegen, dass dich du aus dem Sumpf der chronisch überhöhten Kardiobelastung und Zuckerabhängigkeit befreist, in dem du aktuell möglicherweise knöcheltief, knietief oder sogar bis zum Hals feststeckst. Wir möchten dir zeigen, wie du die verhängnisvollen Fehler vermeidest, die wir früher auch selbst begangen haben. Fehler, mit denen wir nicht nur unsere eigenen sportlichen Leistungen unterwandert, sondern auch unserer Gesundheit geschadet haben. Wir mussten

deshalb beide frühzeitig die aktive Karriere im Ausdauerbereich beenden. Außerdem haben wir durch unser Verhalten auch allgemein die körperlichen Alterungsprozesse beschleunigt. Wir möchten dir eine spannende und einfache Alternative dazu vorstellen, die im Handumdrehen positive Ergebnisse liefert und dir sofort die Sicherheit gibt, dass die Methode anschlägt. Mit dieser neuen Strategie bleibst du immer energiegeladen, motiviert und gesund, während du deine hochgesteckten Ausdauerziele inmitten unseres schnelllebigen und anspruchsvollen modernen Alltags verfolgst.

Dieses Buch soll dir als leichte und unterhaltsame Informationsquelle dienen. Es wäre schade, wenn du es als Pflichtlektüre betrachtest oder nur als Einschlafhilfe verwendest. Genau deshalb wollen wir hier auch keine ausgiebigen wissenschaftlichen Forschungsarbeiten vor dir ausbreiten oder in kleinteilige Diskussionen zur Begründung der dargestellten Regeln und Richtlinien einsteigen. Deswegen bitten wir dich schon jetzt um Nachsicht, wenn wir von Zeit zu Zeit ohne weiterführende Erklärung einfach auf dein Vertrauen als Leser bauen. Natürlich möchten wir dich auch dazu ermuntern, dich selbst genauer mit den wissenschaftlichen Hintergründen zu befassen, die hinter der Gesundheitsphilosophie der Paleo-/Steinzeit-/Primal-Bewegung und dem natürlichen Ausdauertraining nach dem Primal-Prinzip stecken. Im Buch *Primal Blueprint* findest du weitere Einzelheiten zum Leitbild des natürlichen Lebensstils. Das *Primal Blueprint Expert Certification Program* entspricht indes einer umfassenden Fortbildung zur Lebensgestaltung nach den Primal-Prinzipien. Der Kurs ist vom Wissensschatz her vergleichbar mit einem einsemestrigen gesundheitswissenschaftlichen Uni-Seminar. Wir haben zudem eine Liste von Internetquellen und weiterführender Literatur (in englischer Sprache) zusammengestellt. Die findest du online unter PrimalBlueprintPublishing.com unten auf der Website zum Buch *Primal Endurance* unter dem Link »View PDF of internet resources and suggested reading...«.

Du interessierst dich für die Wissenschaft und suchst umfassende Belege für die gesundheitliche Wirkung des Primal/ Paleo/Steinzeit-Ansatzes? Wie etwa für die Aussage, dass gesättigte Fettsäuren nicht ungesund sind? In Gary Taubes 640-seitigem Werk *Good Calories, Bad Calories* findest du über 100 Seiten mit wissenschaftlichen Quellen. Zu den wissenschaftlichen Aspekten des Ausdauertrainings in Verbindung mit einer KH-armen Ernährung leisten Dr. Stephen Phinney und Dr. Jeff Volek schon seit Jahrzehnten unglaublich effektive Beiträge. Die beiden Forscher legen im Buch *The Art and Science of Low Carbohydrate Performance* stichhaltige Argumente und detaillierte Untersuchungen vor, in denen sie die Vorzüge eines Ausdauertrainings bei KH-armer Ernährung belegen. Du brauchst weitere Beweise dafür, wie wichtig es ist, das Training an der aeroben Herzfrequenz auszurichten?

Dr. Timothy Noakes stellte auf Primal um, wurde 20 Kilo überschüssiges Körperfett los, bekam seinen Diabetes Typ 2 in den Griff und mischte dadurch die tief KH-gläubige Gemeinde der Trainingsphysiologen auf.

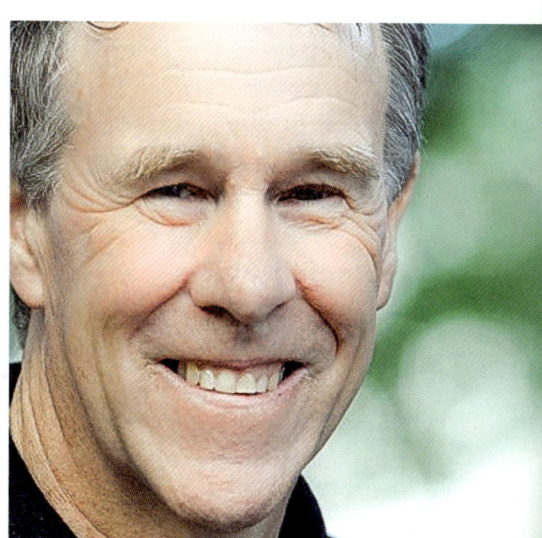

Dann werden dir die detailreichen Argumentationen in Verbindung mit den aus dem echten Leben gegriffenen Erfolgsgeschichten in Dr. Phil Maffetones *Big Book of Endurance Training and Racing* gefallen.

Zu den neuesten Anhängern unseres Leitbilds der natürlichen Ernährung und des natürlichen Trainings nach dem Primal-Prinzip zählt seit Kurzem auch Dr. Timothy Noakes von der University of Cape Town in Südafrika, der bereits viele Sportbücher verfasst hat, unter anderem das legendäre *Lore of Running*. Das 944 Seiten starke Werk betrachten viele als die informativste Schrift überhaupt zur Trainingsphysiologie des Ausdauersports. Noakes ist daneben auch Gründungsmitglied der Olympic Science Academy des IOC.

Das Bemerkenswerte daran, dass sich Professor Noakes an dieses Leitbild hält und für das Primal-Prinzip eintritt: Die meisten etablierten Experten für Trainingsphysiologie im Ausdauersport versteifen sich seit Jahren darauf, wie ein Sportler während des Ausdauertrainings effektiv KH aufnehmen, speichern und verbrennen kann.

In den vergangenen Jahren musste Dr. Noakes viele der zentralen Vorstellungen revidieren, die er und seine Forscherkollegen bei ihrer Arbeit ihr ganzes Leben lang als gegeben vorausgesetzt hatten. Am Ende seiner außerordentlichen akademischen und wissenschaftlichen Laufbahn wird er im Kreise seiner Kollegen und sogar in den großen Medien Südafrikas sowie anderer Länder ziemlich scharf angegangen – weil er inzwischen dem konventionellen voll auf KH ausgerichteten Ernährungsansatz

im Ausdauersport vehement widerspricht, den er zu einem großen Teil selbst mit ausgearbeitet hat!

Die Gesundheitsexperten, die Fitness-Szene und die Wissenschaftswelt sind so in ihrem augenblicklichen Wissensstand befangen, dass es umso bewundernswerter ist, wie Dr. Noakes die Wahrheit ausspricht und sie lebt. Der Beweggrund für Noakes, die eigenen Glaubenssätze zu hinterfragen und neue Wege zu ergründen: Der Mediziner hatte zugenommen und machte sich wegen seiner Gesundheit Gedanken. Bei einer Selbstdiagnose stellte er fest, dass bei ihm eine Vorstufe des Diabetes vorliegt. Als langjähriger Langstreckenläufer mit über 70 Marathonläufen und Ultramarathons war Noakes in dasselbe ungünstige Fahrwasser gekommen wie schon sein Vater, den die Krankheit frühzeitig aus dem Leben gerissen hatte. Wenn der weltweit wohl versierteste Trainingswissenschaftler im Ausdauersport vor übermäßiger KH-Zufuhr warnt und seinen Lebensstil ändert, kann es unserer Meinung nach nicht ganz verkehrt sein, sich einmal etwas genauer mit dem Thema zu beschäftigen!

Wenn sich bei dir dank des Primal-Ansatzes die ersten Erfolge einstellen, wirst du vielleicht auch Lust bekommen, mehr über den natürlichen Lebensstil und die Primal/

> »Der Mensch ist das einzige Säugetier, das an chronischen Krankheiten leidet. Kritischen Stimmen zufolge könnte das daran liegen, dass wir als einzige Lebewesen des Tierreichs schlau genug sind, unsere eigenen Lebensmittel herzustellen – und dumm genug, sie auch zu essen.«
> DR. TIMOTHY NOAKES

Paleo-Gesundheitsbewegung zu erfahren. Unsere Auswahl an Büchern, Webseiten und Artikeln unter PrimalBlueprintPublishing.com/books/primal-endurance hilft dir dabei, tiefer in die Materie einzutauchen.

KONVENTIONELLER ANSATZ VERSUS NATÜRLICHE AUSDAUER

COACHING/WORKOUT-GESTALTUNG

KA (*Konventioneller Ansatz*): Du fängt an, indem du dir einen Fachmann als Trainer holst, dich für ein Gruppentraining einschreibst, dir ein Buch zum Thema kaufst oder Magazinartikel liest. Anschließend folgst du einem durchgetakteten Programm mit linearer Progression und festgeschriebenen Pausen. Manche leisten sich sogar einen Onlinetrainer, der sie alle sechs Wochen mit einem neuen individuellen Programm versorgt.

NA (*Natürliche Ausdauer*): Du richtest dich an vernünftigen und intuitiv gesunden Prinzipien aus. Die genauen Inhalte deiner Workouts bestimmst du intuitiv, spontan und aus dem Bauch heraus. Den Trainer degradierst du zum Berater, indem du dir das letzte Wort zur Workout-Gestaltung selbst vorbehältst. Du folgst einem flexiblen Ansatz mit ausgeprägteren Belastungsspitzen und -tälern!

SCHUHWERK

KA: Du versuchst, das Verletzungsrisiko durch stabile und gepolsterte Schuhe gering zu halten. Nach knapp 500 Kilometern gibt es immer ein neues Paar. Die damit gelaufene Kilometerzahl hältst du in deinem Trainingstagebuch fest. Den großen Trend zum Barfußlaufen machst du wegen des hohen Verletzungsrisikos nicht mit.

NA: Du fängst damit an, deine Füße zu befreien! Dafür steigst du Schritt für Schritt aufs Barfußlaufen um, indem du immer öfter ohne Schuhe durchs Haus läufst, die Füße mit Übungen kräftigst und dehnst und dir minimalistisches Schuhwerk zulegst. Dazu schiebst du kurze Einheiten ein, in denen du barfuß beziehungsweise nur mit minimalistischem Schuhwerk trainierst. Mit der Zeit fährst du den Anteil dieser Einheiten hoch.

KOHLENHYDRATE (KH)

KA: Große Mengen an KH und Getreideprodukten dienen als Treibstoff für das Ausdauertraining mit hohem Volumen. Die KH werden als Antrieb für die Muskulatur und das Gehirn genutzt. Nach dem Sport gilt es die Glykogenspeicher wieder aufzufüllen. Für lange Workouts und Wettkämpfe werden KH-Ergänzungsmittel empfohlen.

NA: Du brichst aus der Abhängigkeit von den KH aus, indem du Getreide und Zucker weglässt und Schluss mit dem chronischen Übertraining machst. Das Hauptaugenmerk liegt auf der Fettverbrennung. Sie treibt deine sportliche Leistungsfähigkeit als Ausdauerathlet voran und trägt zur allgemeinen Gesundheit bei. Daneben verzehrst du eine an deinen Bedarf angepasste Menge an KH mit hohem Nährwert, um die Körperzusammensetzung und die Regeneration zu optimieren.

BEURTEILUNG DER PRIMAL/PALEO-METHODE

KA: Vertreter des konventionellen Ansatzes halten die KH-arme Primal/Paleo-Ernährung für eine durchgedrehte Modeerscheinung, vergleichbar mit der Atkins-Diät – einem Trend, der für Ausdauersportler besonders schädlich sein soll. Außerdem glaubst du den Stimmen, die behaupten, Fett und Cholesterin würden die Arterien verstopfen und zu Herzerkrankungen führen. Schließlich gilt eine fettarme Ernährung auf Getreidebasis als gesund fürs Herz. Du hast gehört, dass die Muskulatur und das Gehirn dadurch mit für Ausdauersportler unverzichtbaren Nährstoffen versorgt werden.

NA: Fett ist die bevorzugte Energiequelle des Körpers, was wissenschaftliche Untersuchungen und zwei Millionen Jahre Evolutionsgeschichte belegen! Eine Ernährung mit hohem KH/Getreide-Anteil treibt den Insulinspiegel nach oben und fördert die Oxidation sowie Entzündungsreaktionen – zwei echte Risikofaktoren für Herzerkrankungen.

VERLETZUNGEN

NA: Du machst funktionale Schwachstellen ausfindig, die für die Verletzung verantwortlich sind. Danach behebst du etwaige Dysbalancen/Schwachpunkte mithilfe zielgerichteter Übungen. Zur Behandlung von Verletzungen helfen dir Bewegung, Kompressen und Hochlagern. Auf Eis verzichtest du. Durch die Kühlung linderst du zwar die Schmerzen. Gleichzeitig behinderst du damit aber auch das Lymphsystem, das dann nicht mehr so schnell die Abfallprodukte beseitigen kann, was zur effektiven Heilung aber notwendig ist.

KA: Du behandelst Verletzungen durch eine sportliche Auszeit, Eis, Ibuprofen und eventuell einem Besuch beim Orthopäden und Arzt, wo du verschreibungspflichtige entzündungshemmende Mittel bekommst. Nach einer Pause steigst du Schritt für Schritt wieder ins Trainingsprogramm ein und hoffst, dass die Verletzung nicht wieder aufbricht.

ABSPECKEN

KA: Per Portionskontrolle gehst du vor allem stark kalorienhaltigen Fetten aus dem Weg. Zusätzlich absolvierst du ausgedehnte Workouts und Einheiten, bei denen du viel Kalorien verbrennst. Du vertraust dabei blindlings der Kalorienbilanz.

NA: Dir ist klar, dass am überschüssigen Körperfett zu 80 Prozent die Ernährung schuld ist. Vor allem die KH-Zufuhr und die damit einhergehende Insulinproduktion spielen eine Schlüsselrolle. Mit einem erhöhten Trainingsvolumen bewirkst du lediglich eine Zunahme des Appetits und eine Abnahme der allgemeinen Motivation, sich über den Tag hinweg öfter zu bewegen. Das gilt vor allem beim chronischen Übertraining. Wirklich relevant ist eher das Verhältnis von verbrannten im Vergleich zu eingelagerten Kalorien. Ein Fettabbau lässt sich nur durch eine Optimierung des Hormonhaushalts bewirken. Eine einfache mathematische Soll- und Haben-Rechnung des Kalorienumsatzes reicht dafür nicht.

LÄNGERE STRECKEN ODER MEHR INTENSITÄT?

KA: Der traditionelle Ansatz langer und langsamer Touren steht im krassen Widerspruch zu den intensiven Trainingsphilosophien wie CrossFit Endurance, die gerade Konjunktur haben. Das zugrundeliegende Konzept dieser neuen Fitness-Ansätze besteht darin, durch Einheiten im Fitnesscenter und ein Sprint-Workout ähnliche Effekte zu erzielen wie mit dem aeroben Training. Viele Sportler verfolgen einen Mischansatz und bauen in ihre Trainingswoche sowohl lange Touren als auch intensive Belastungen ein.

NA: Bei der natürlichen Methode gehst du anders vor. Eine einfache Lösung nach einem festen Muster gibt es hier nicht. Worauf es wirklich ankommt, ist vielmehr ein Ausgleich zwischen Be- und Entlastung, eine periodisierte Entwicklung (erst die aerobe Basis, dann die wohldosierten kurzen und hoch intensiven Einheiten) sowie die Trainingsgestaltung nach Intuition. Echte Quantensprünge in der sportlichen Entwicklung stellen sich oft erst dann ein, wenn der Betreffende eine Zeit lang sowohl die Kilometerzahl als auch die Intensität senkt.

BESTLEISTUNGEN DURCH NÄHRSTOFFE/AUFFÜLLEN DER SPEICHER

KA: Bei langen Workouts und Wettkämpfen kommen zuckerhaltige Getränke und Gels zum Einsatz. Dazu wird versucht, das 30-minütige »Regenerationsfenster« zu nutzen, um mit KH und etwas Eiweiß die Glykogenspeicher in der Muskulatur wieder zu füllen.

NA: Du hältst dich im Training und beim Essen ans Primal-Prinzip, achtest auf dein Stressniveau und konzentrierst dich auf den aeroben Bereich. Dadurch wirst du zur echten Fettverbrennungsmaschine. Durch die Umstellung kannst du während des

Sports auf KH-haltige Ergänzungsmittel verzichten. Auch nach dem Workout bist du nicht mehr darauf angewiesen, auf Gedeih und Verderb KH nachzulegen. Du baust auf natürliche Vollwertkost statt künstliche Energielieferanten aus der Retorte. Daneben kannst du dir überlegen, beim Sport fetthaltige Ergänzungsmittel oder »Superstarch« als Treibstoff zu verwenden.

KRAFTTRAINING

KA: Du trainierst mit einem gemischten Ansatz sowohl auf Kraft als auch auf Ausdauer. Dafür verwendest du lange Sätze, leichte Gewichte und kurze Pausen. Außerdem gehst du oft an die Maschine, um dort Isolationsübungen bis zum Muskelversagen zu absolvieren. Du gehst häufig ins Fitnesscenter und trainierst dort 45 bis 60 Minuten. Am Ende bist du immer erschöpft, was dir das Gefühl gibt, viel geleistet und erreicht zu haben.

NA: Du trainierst entweder explosiv oder gar nicht. Dein Training besteht aus kurzen, intensiven, funktionalen Ganzkörperübungen wie Kniebeugen, Kreuzheben etc. mit schweren Gewichten. Dabei verwendest du kurze Sätze und häufige Erholungspausen, womit du dir deine explosive Leistungsfähigkeit erhältst. Die Einheiten gehen über etwa 20 Minuten und sind nur im Rahmen spezifischer Trainingsphasen erwünscht, in denen du mit hoher Intensität und niedrigem Volumen trainierst.

BE- UND ENTLASTUNG

KA: Hier stehen konstante Leistungen im Vordergrund. Der Sportler richtet sich beim konventionellen Ansatz an Regeln aus, die lange Jahre Bestand hatten: ein freier Tag pro Woche, Ausgleichstraining im Winter während der Saisonpause sowie eine gleichmäßige lineare Steigerung der Kilometerzahl. Das Wochenprogramm beinhaltet Workouts zur Anregung beider Energiesysteme, um alle Fitnessbereiche abzudecken.

NA: Die Regeneration hat Vorrang. Das Programm richtet sich inhaltlich nach der Energie und Motivation am jeweiligen Tag. Du musst dich nicht dazu zwingen, jedes Mal dieselbe Leistung zu zeigen. Du achtest stattdessen darauf, dich nicht zu überlasten. Wenn du tatsächlich etwas intensivierst, um leistungsfähiger zu werden, dann ist das der Schlaf.

Kapitel Eins

NUR KEINE EILE!

Schluss mit der chronischen

Überlastung im Training und der

KH-Abhängigkeit, her mit dem effektiven

Fettverbrennungsmotor

Das Prinzip des natürlichen Ausdaueraufbaus ist eine erfrischende Alternative zum zuckerlastigen, übermäßig stressigen chronischen Übertraining. Im Ausdauersport ist ein typisches Muster zu erkennen: Die Sportler trainieren immer wieder ein Stück zu hart, zu häufig und mit zu wenig Pausen. Dazu kommen dann auch noch eine KH-lastige, entzündungsfördernde Ernährung sowie ein hektischer Lebensstil. Die Folge sind körperliche und mentale Zusammenbrüche, Krankheiten und frühzeitige Alterungsprozesse.

Das Leitbild zum natürlichen Ausdauertraining rückt aerobe Workouts im bequemen Tempo in den Mittelpunkt. Dadurch wird über mehrere Wochen oder Monate hinweg das aerobe Fundament gelegt – ganz ohne Stressbelastung, die Workouts bei mittlerer bis hoher Intensität mit sich bringen. In solchen aeroben Einheiten und Trainingsphasen bewegst du dich mit der *maximalen aeroben Herzfrequenz* fort, die sich mithilfe der folgenden einfachen Formel von Dr. Phil Maffetone berechnen lässt: *maximale aerobe Herzfrequenz = 180 – Alter* (wobei der Wert je nach individuellen Faktoren noch ein wenig nach oben oder unten zu korrigieren ist). Versuche konsequent, dich innerhalb dieses sehr angenehmen Intensitätsbereiches zu bewegen und meide das sogenannte »schwarze Loch«. In dieser Grauzone beeinträchtigst du die aerobe Entwicklung und Regenerationsfähigkeit des Körpers durch Workouts, die Körper und Geist eine Spur zu stark belasten und dir den Weg zur soliden Grundausdauer verwehren – ein Qualitätsmerkmal, das im Ausdauerbereich seit mittlerweile über 50 Jahren als Markenzeichen echter Elitesportler gilt.

Es gibt sieben Verhaltensregeln, die dir bei deiner Entwicklung zum hocheffektiven Primal-Ausdauersportler den Weg ebnen. Das sind im Einzelnen: gesunder Schlaf, die Balance zwischen Be- und Entlastung (sowohl im Sport als auch außerhalb), die intuitive und individuelle Trainingsgestaltung, die Betonung der aeroben Entwicklung, die richtige Dosis hoch intensiver Workouts und Trainingsblöcke, das Ausgleichs- und Beweglichkeitstraining sowie das übers Trainingsjahr hinweg periodisierte Programm.

Die konventionelle Herangehensweise an das Ausdauertraining sah lange Zeit so aus, dass einfach immer nur mehr trainiert wurde. Man erhoffte sich dabei, dass die größeren Distanzen und längeren Einheiten automatisch auch zu größeren Erfolgen führen. In den letzten Jahrzehnten haben Weltrekordler und olympische Goldmedaillengewinner noch Öl ins Feuer gegossen, indem sie ihre Erfolge dem gewaltigen Pensum zuschrieben, das sie zuvor im Training absolviert hatten. Die breite Masse hatte gar keine andere Wahl,

Wunschkonzert: Wer langsamer trainiert, hat gleichzeitig mehr Spaß am Sport und am Leben ... und wird dadurch auf Dauer sogar schneller!

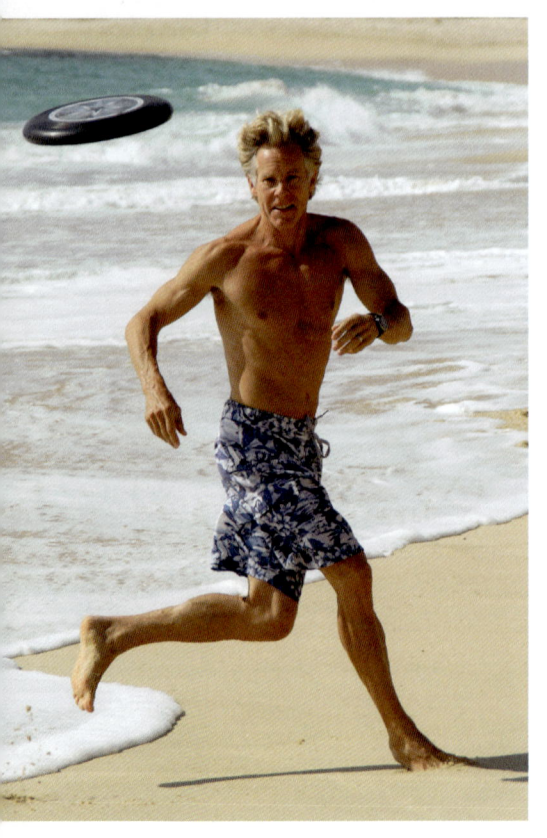

als ihrem Beispiel zu folgen. So trabten Millionen von Breitensportlern der Elite schön brav hinterher, um zur Leistungssteigerung das eigene Trainingsvolumen so weit wie möglich hochzufahren. Die bittere Erkenntnis nach Jahrzehnten verlorener Liebesmühe: Der Profi ist nicht umsonst Profi. Der Trainingsplan eines Elitesportlers lässt sich nur schlecht auf den Amateurbereich übertragen. Wenn es darum geht, die Leistung zu optimieren, ist es wichtig, bei allem sportlichen Ehrgeiz nicht die Aufgaben und Stressfaktoren des Alltags aus den Augen zu verlieren.

Der Ansturm auf das Trainingsvolumen ebbte ab, als die ausgepumpte Masse der Ausdauersportler merkte: Es reicht nicht, einfach nur Kilometer zu machen. Als dann die Ausdauer-Workouts und -Wettkämpfe so richtig populär wurden, stießen viele Neueinsteiger zu den Veteranen auf den Marathon-, Triathlon- und Ultramarathon-Strecken dazu.

Überall erschienen neue Magazine und Bücher, in denen die unterschiedlichsten »Experten« ihr Wissen an den Mann bringen wollten.

Als irgendwann die Einsicht kam, dass das ganze Kilometerfressen sinnlos ist, machte ein neues Schlagwort die Runde: »Qualität statt Quantität«. Das klingt zunächst einmal nach einem guten Motto. Was ist schließlich dagegen einzuwenden, wenn das Training an Qualität gewinnt?

In der Praxis bedeutete das aber lediglich, dass die Schlagzahl im Training gesteigert wurde. Mit dem Effekt, dass sich die Leute jetzt erst so richtig die Sporen gaben, wodurch sie Zucker verbrannten, was das Zeug hielt. Was letztendlich die allgemeine Stressbelastung sowie die Krankheits- und Verletzungsanfälligkeit der Sportler nur noch verstärkte. Es gibt viele Möglichkeiten, sich geistig und körperlich fix und fertig zu machen. Und die Ausdauerszene hat wohl über die Jahre hinweg tatsächlich jede einzelne davon aufgespürt. Was aber noch frustrierender ist: Der riesige Pulk an Ausdauersportlern rollt munter weiter Richtung Burnout und ignoriert dabei sämtliche Warnsignale.

Wobei wir fairerweise einräumen müssen, dass es nicht immer leicht ist, die Warnzeichen der chronischen Überlastung in all ihren Erscheinungsformen zu erkennen und richtig zu interpretieren. Schließlich fühlt es sich ganz gut an, die Herzfrequenz in einen Bereich zu treiben, wo die Atmung schwer wird und der Körper Schweiß bildet. Ganz abgesehen von dem schönen Gefühl nach dem Training, wirklich etwas geleistet zu haben. Es ist schon sehr befriedigend, die Trainingsleistung am Computer in die Datenbank einzugeben oder per Hand im Trainingstagebuch festzuhalten. Nicht zu unterschätzen ist natürlich der Endorphin-Kick nach einer anstrengenden Ausdauerleistung. Der chemische Botenstoff kann wirklich süchtig machen.

Bei Stressbelastungen springt der Regelkreis zur Steuerung der Stressreaktion an – ob beim Tempolauf, im Stau oder beim Vortrag im Konferenzzimmer. In den Blutkreislauf schießen dann Wohlfühlhormone und Neurotransmitter ein, darunter Kortisol, Dopamin, Serotonin, Epinephrin und Norepinephrin, um sämtliche Sinne zu schärfen.

Dieser sogenannte Adrenalin-Kick setzt schon seit Urzeiten beim Menschen ganz automatisch ein. Unsere Vorfahren in der Steinzeit waren immer wieder Stress-Situationen ausgesetzt, in denen es um Leben und Tod ging. In solchen Momenten interagieren die Wohlfühlhormone mit Opioidrezeptoren im

> Durch die Hektik des modernen Alltags gerät der empfindliche Regelkreis zur Steuerung der Stressreaktion in Schieflage.

Gehirn. Dabei besetzen sie die Lücken zwischen den Nervenzellen, um die Signalweitergabe durch die Neuronen zu hemmen. Dadurch wird es möglich, Schmerzen und Ermüdungserscheinungen vorübergehend auszublenden. Für einen Neandertaler ganz wichtig, um etwa einem Säbelzahntiger zu entkommen, der ihn auf dem Speisezettel hatte. Genau dieselben Chemikalien helfen heutzutage einem Marathonläufer, die letzten Kilometer bis zur Ziellinie durchzustehen.

Wenn die Stressbelastung nach dem Zieleinlauf beendet ist, bleiben die Chemikalien aber noch weiter im Blut. So erklärt sich auch das angenehme Gefühl, das im Ausdauersport allgemein als Endorphin-Rausch bezeichnet wird. *Endorphin* ist eigentlich nichts anderes als eine Art endogen (durch den Körper selbst) hergestelltes Morphin. Wenn der Sportler also »high« ist, nimmt er den Schmerz und die Erschöpfung nicht mehr voll wahr. Er fühlt sich stattdessen überraschend gelassen und ausgeglichen – und das, obwohl er eben erst körperliche Spitzenleistungen vollbracht hat. Das »Läuferhoch« ist sozusagen die Entschädigung für die Strapazen nach einem verrückten Ausdauer-Event.

Die chronische Überlastung kann Entzündungen und Vernarbungen in den Arterien nach sich ziehen und die empfindliche rechte Herzkammer beschädigen. Mögliche Folgen sind Rhythmusstörungen, Vorhofflimmern oder sogar ein plötzlicher Herztod beim Sport.

Die Sportmuffel in der Nachbarschaft können da nur kopfschüttelnd danebenstehen.

Der moderne Mensch gerät nur noch relativ selten in echte lebensbedrohliche Notsituationen. Für das Gehirn und den Rest des Körpers macht es aber keinen Unterschied, ob du gerade vor einem Tiger davonläufst oder einen Schluss-Spurt zur Ziellinie anziehst.

Genau genommen missbraucht ein Sportler immer wieder den empfindlichen hormonellen Regelkreis, der eigentlich nur für absolute Ausnahmesituationen gedacht ist, in denen es wirklich um Leben und Tod geht. Wer gern harte Workouts absolviert, ist buchstäblich abhängig von den hormonellen Glücksgefühlen, die sie ihm bescheren.

Die ewige Debatte: Volumen oder Intensität? Wenn du viele Kilometer frisst, wirst du irgendwann richtig fit. Dasselbe erreichst du, wenn du auf Intensität trainierst. Die große Frage lautet nur: Wie wirkt sich das Ausdauertraining auf die Gesundheit, die Lebenserwartung und das Gleichgewicht deiner Stresshormone aus? Diesen Aspekt vernachlässigen die Leute gern, wenn sie sich neue Methoden überlegen, den Körper im Training zu fordern.

Uns ist klar, dass das harte Worte sind. Doch es ist wirklich wichtig, dass du verstehst, welche Konsequenzen es auf biologischer und hormoneller Ebene hat, wenn du den Körper in einzelnen Einheiten, in einer Trainingsphase oder (etwa durch berufliche Dauerbelastung) sogar über ganze sechs Monate hinweg derartig unter Druck setzt. Wenn du das Prinzip durchschaut hast, solltest du den Sachverhalt einmal ganz objektiv betrachten. Überleg dir, ob du diesen fein austarierten biologischen Regelkreis aus Stresshormonen und Endorphinen wirklich so oft missbrauchen willst. Wenn du zu oft darauf zurückgreifst, ist er Körper nämlich irgendwann erschöpft. Du warst bestimmt schon einmal in der Situation, dass du es beim Training übertrieben und dadurch das zentrale Nervensystem so sehr überstrapaziert hast, dass du statt des angenehmen Endorphin-Rauschs nur noch das Gefühl hattest, dich hinlegen zu müssen – um im Anschluss 14 Stunden lang durchzuschlafen!

Es gibt also verschiedene Einflussfaktoren, die sich summieren und uns immer wieder zum chronischen Übertraining treiben können. Als Erstes wären da die in der Szene verankerten Vorstellungen zu nennen, die in der Trainingsphilosophie von Generation zu Generation weitergegeben werden: Die Leute prahlen damit, wie viele Kilometer sie fressen, lassen kein einzelnes Workout ausfallen und versuchen, im Pulk oder am Berg immer der Erste zu sein. Als zweiter Faktor kommt die Einstellung dazu: Ausdauersportler sind oft hoch motiviert und sehr ergebnisorientiert. Wir wollen produktiv sein und jeden Tag große Fortschritte machen, um unseren sportlichen Meilensteinen und selbst gesteckten Zielen mit großen Schritten näherzukommen – und damit letztendlich unser Ego zu füttern.

Der dritte Faktor ist biologischer Natur. Wir tragen tief in uns das dringende und fest verwurzelte Verlangen, nach Glück zu streben und Schmerzen zu vermeiden. Und genau dabei helfen uns eben die Hormone, die der Körper während einer Stressreaktion ausschüttet. Ganz gleich, mit welcher Überzeugung und Begeisterung du versuchst, als Sportler in der Gesellschaft mit gutem Beispiel voranzugehen: Wer sich beim Sport chronisch überlastet, richtet seine Gesundheit zugrunde, unterwandert die eigene Leistungsfähigkeit, macht sich abhängig vom Zucker und bildet überschüssige Fettreserven.

KRANKHEITEN INFOLGE CHRONISCHEN ÜBERTRAININGS

Ein chronisches Übertraining entsteht im Ausdauersport durch eine *dauerhaft übertriebene Ausdauerbelastung*. Die Einheiten sind dabei jedes Mal ein bisschen zu lang und etwas zu hart. Auch die Trainingshäufigkeit ist zu hoch, während die Pausen zu kurz ausfallen. Ein solcher Trainingsansatz führt zu schlechten Leistungen im Wettkampf, ständiger Müdigkeit, einer Unterdrückung des Immunsystems, ständigen Verspannungen und Schmerzen sowie erhöhter Verletzungsanfälligkeit. Außerdem ist es damit nicht möglich, effektiv abzuspecken. Wenn am Ende der natürliche Regelkreis der Stressreaktion durch die chronische Überstimulation auf den Kopf gestellt ist, kommt es zum kompletten Einbruch.

Eine solche chronisch überhöhte Belastung wirkt sich nicht nur negativ auf die sportlichen Ergebnisse aus. Die Konsequenzen reichen viel weiter. Chronischer Stress bedingt ernst zu nehmende hormonelle Störungen, welche die kognitive und sexuelle Leistungsfähigkeit sowie die Immunabwehr beeinträchtigen. Die dauerhafte Belastung durch stressige und entzündungsfördernde Ernährungs-, Trainings- und Lebensgewohnheiten macht vor allem dem Herz-Kreislauf-System zu schaffen. Paradoxerweise bewirkt ein falsch angelegtes Fitnessprogramm genau das Gegenteil dessen, was sich die Leute allgemein davon erhoffen: Es führt in den Arterien zu Oxidations- und Entzündungsprozessen. Auf diesem Boden können sich dann Herzerkrankungen ausbreiten.

Dr. Peter Attia ist Arzt, Ausdauerschwimmer und als Radfahrer auf Langstrecken spezialisiert. Er betreibt einen Blog (eatingacademy.com) und ist zudem Vorsitzender und Mitbegründer der nicht profitorientierten Organisation Nutrition Science Initiative (NuSI), die er zusammen mit Gary Taubes ins Leben gerufen hat. Er liebt Selbstexperimente, in denen er sich als menschliches Versuchskaninchen zur Verfügung stellt. Zudem gehört er zu den wichtigsten Fürsprechern des fettoptimierten Ausdauertrainings, dem er verschiedene gesundheitliche und leistungsmäßige Vorteile zuschreibt.

Attia hebt ebenfalls hervor, dass übermäßiges Training potenziell das Herz schädigen kann. Langgezogene und strapaziöse Ausdauereinheiten können nämlich eine Dehnung des Herzmuskels bewirken.

Dazu Attia: »Bei Extremleistungen wie etwa bei Fahrten, Runden oder Läufen gegen die Uhr im Höchsttempo schnellen die Herzfrequenz und das Herzschlagvolumen [die Menge Blut, die das Herz pro Schlag ausstößt] nach oben. Um das zu erreichen, dehnt sich das Herz, um mit jedem Schlag mehr Blut befördern zu können. Das faszinierende Organ kann sich innerhalb kürzester Zeit von einer minütlichen Förderleistung von drei bis fünf Litern Blut im Ruhezustand auf 30 Liter bei sehr intensiven Leistungen umstellen. Nur leider ist das Rechtsherz, das lediglich gegen den niedrigen Widerstand der Lunge arbeiten muss, weit weniger muskulös als die linke Herzkammer. Aufgrund dessen verträgt es auch die langfristige übermäßige Belastung mit hoher Förderleistung schlechter. Kurze Leistungsspitzen mit hoher Intensität scheinen keine bleibenden Schäden am Herzen zu verursachen.

Bei langgezogenen sportlichen Aktivitäten ist das aber anders – zumindest, wenn eine entsprechende individuelle Anfälligkeit besteht. Bei chronisch überhöter Kardiobelastung können im Rechtsherz infolge der übermäßigen Beanspruchung und unzureichenden Regenerationsmöglichkeiten Narben entstehen. Das Narbengewebe kann wiederum Herzrhythmusstörungen hervorrufen, insbesondere ein Vorhofflimmern. So kommt es immer wieder zu plötzlichen Todesfällen bei Sportlern, bei denen keinerlei Atherosklerose vorliegt.«

In Wissenschaftskreisen findet die potenziell schädigende Wirkung übermäßigen Ausdauertrainings immer mehr Beachtung.

Eine der führenden Koryphäen auf diesem Gebiet ist Dr. James O'Keefe, ein amerikanischer Sportkardiologe aus Kansas City. O'Keefe hat unter anderem eine TED-Konferenz mit dem Titel *Run For Your Life — at a comfortable pace, and not too far* (zu Deutsch: Lauf um dein Leben – aber im gemütlichen Tempo und nicht zu weit) verfasst. Er ist zudem Koautor von vier Bestsellern, darunter auch *The Forever Young Diet & Lifestyle*. Darin beschreibt er, wie es möglich ist, durch eine gesunde Ernährung und einen angepassten Lebensstil jung zu bleiben. O'Keefe berichtet darin von erfahrenen Marathonläufern mit gesundem Körpergewicht und einem unauffälligen Blutbild, deren Arterienwände aber nichtsdestotrotz aufgrund chronischer Entzündungsreaktionen vernarbt, verdickt und stark angegriffen sind. Die Alterung des gesamten Herz-Kreislauf-Systems läuft mit erhöhter Geschwindigkeit ab. Dazu zeigt sich bei diesen Sportlern im Vergleich zu weniger sportlichen Probanden, welche die meiste Zeit des Tages im Sitzen verbringen, ein deutlich erhöhter Anteil kalkhaltiger und nicht kalkhaltiger Plaque in den Arterien. Darüber hinaus ist ein ungünstiger Kalziumwert in den Herzkranzgefäßen festzustellen – nach dem Erfinder der *South Beach Diet* Dr. Arthur Agatson auch als Agatson-Score bezeichnet. Dieser Wert wird mit einem höheren Sterberisiko in Verbindung gebracht. Einige der medizinischen Fachleute, die sich eingehend mit diesem besorgniserregenden Problem beschäftigt haben, haben das Phänomen nach Pheidippides benannt – nach dem griechischen Kurier, der in der Sage tot zusammenbricht, nachdem er die Botschaft vom Sieg bei der Schlacht von Marathon überbracht hat.

Dabei ist es wichtig, erneut hervorzuheben: Nicht das einmalige anstrengende Training macht das Herz kaputt, sondern die dauerhafte Überlastung. Dr. O'Keefe erläutert in seinen TED-Konferenzen daher auch, dass sich nach extremen Ausdauerleistungen wie einem Marathon die mikroskopisch kleinen Risse in den Arterien und im Herzmuskel entzünden – wie bei jedem anderen Muskel, der extrem gefordert wird. Vielleicht hast du ja schon mal davon gehört, dass im Blutbild nach einem Marathonlauf die Entzündungsmarker wie das Troponin und das C-reaktive Protein so hoch sind, dass sich auf der Basis problemlos ein Myokardinfarkt (sprich: ein Herzinfarkt) diagnostizieren ließe. Glücklicherweise heilen die Schäden im Herz und in den Arterien aber gut aus, sodass nach ein paar Tagen alles wieder repariert ist. Wird die Überlastung jedoch chronisch, versteifen, verdicken, vernarben und verkalken die Arterien. Es tritt dann eine vorzeitige Herzalterung als direkte Auswirkung des Lauftrainings ein.

Dr. O'Keefe ist aufgrund dessen der festen Überzeugung: Ein moderater Trainingsplan ist gesünder als ein extremes Programm. »Ein Training, das auf langes Leben und eine stabile Gesundheit des Herz-Kreislauf-Systems bis ins hohe Alter ausgerichtet ist, unterscheidet sich deutlich von einem Plan, der auf Spitzenleistungen sowie übermenschliche Ausdauerleistungen wie etwa beim Marathon abzielt. Sowohl das extreme Ausdauertraining als auch die Wettkämpfe können die langfristige Gesundheit von Herz und Kreislauf auf lange Frist in Mitleidenschaft ziehen. Beim täglichen Workout ist es unter Umständen besser, sich auf den Spaß am Sport zu konzentrieren und sich nicht übermäßig zu schinden, um das Herz bei optimaler Gesundheit zu halten«, erläutert er in seinem Vortrag.

Achte beim 10.000-Meter-Lauf auf eine Zeit von etwas unter einer Stunde. Gut möglich, dass dich deine Trainingskollegen dafür belächeln. Keefe zufolge bist du mit so bescheidenen Fitnesszielen aber bestens vor Krankheiten gewappnet. »Der Mensch ist eigentlich nicht für den Dauerlauf gemacht. Der menschliche Körper ist vom Aufbau her für die Fortbewegung im Schritttempo und eine breite Palette an Bewegungsmustern im dreidimensionalen Raum ausgelegt«, wie O'Keefe in seiner TED-Konferenz erklärt. Im Anschluss gibt er noch spezifische Empfehlungen aus. Demnach wären Läufe an zwei bis fünf Tagen pro Woche über insgesamt 16 bis 24 Kilometer bei einem Tempo von etwa sechs Minuten und zwölf Sekunden pro Kilometer ideal, um perfekt vor Herz-Kreislauf-Erkrankungen geschützt zu sein. Die Autoren der viel gerühmten Kopenhagener Herzstudie stoßen ins gleiche Horn. Demzufolge bringen zwei bis drei Läufe pro Woche über insgesamt eine bis zweieinhalb Stunden im Vergleich zur reinen sitzenden Tätigkeit ohne Sport eine 44-prozentige Reduktion der Sterblichkeit mit sich. O'Keefe, die Verfasser der Kopenhagener Studie und viele andere Experten bestätigen:

Wer über diese moderaten Werte hinausschießt, macht sich damit wieder die vielen außergewöhnlichen gesundheitlichen Vorzüge des Trainings bei mäßiger Intensität zunichte. Die Katze ist also aus dem Sack, und die Meldung beschäftigt mittlerweile auch die einflussreichsten Medienvertreter. So war 2012 im *Wall Street Journal* der Artikel »One Running Shoe in the Grave«, zu lesen, der vor übermäßigem Kardiotraining warnt.

Die meisten Leser wird diese Information mit Schrecken erfüllen. Interessant ist hier auch der Hinweis, dass sowohl Dr. O'Keefe und Dr. Attia ordentlich Gegenwind von ihren Kritikern bekommen, die sich gegen die Aussage wehren, extreme Einheiten seien ungesund. Dabei wäre es doch so wichtig, dass wir alle einen Gang herunterschalten und uns eingestehen: Eine solche lange Liste von Defiziten im Kardiobereich passt eigentlich nicht zu einer Sportlerszene, die sich als eine der fittesten, energiegeladensten und kultiviertesten Gruppierungen der modernen Gesellschaft definiert. Und wir können auch etwas dagegen tun. Ganz gleich, wie viele Jahre du schon dabei bist und versuchst, mit konstanten Trainingsleistungen deine Kilometervorgaben zu erreichen: Du musst keinen Spagat zwischen voller Einsatzbereitschaft und totaler Erschöpfung hinbekommen und dich auch nicht übermäßig anstrengen oder sogar quälen, um es im Ausdauersport zu etwas zu bringen. Wie du es auch drehst und wendest: Das ist einfach der falsche Ansatz. Es ist im Gegenteil sogar möglich, selbst die extremsten Wettkampfziele so zu erreichen, dass der Sport der Gesundheit zuträglich ist oder dich zumindest nicht mit jedem Training mehr zugrunde richtet. Interessanterweise gibt Attia an, dass er seine eigenen Ratschläge, die Intensität abzumildern, zu einem gewissen Grad ignoriert. Das liegt daran, dass ihm seine langgezogenen Radtouren, die weit über das moderate Maß hinausge-

hen, einfach unglaublich viel Freude bereiten. Vor diesem Hintergrund raten wir dir, die gesundheitlichen Risiken des chronischen Übertrainings ernst zu nehmen, statt die Tatsachen zu verleugnen. Das kann extrem hilfreich sein, wenn es gilt, eine Feinabstimmung der Trainingsinhalte vorzunehmen und die wichtige Antwort auf die Frage zu finden: Wann muss ich die Bremse ziehen, wann kann ich aufs Gas drücken?

Biologisch gesehen sind Programme mit überhöhter Kardiobelastung etwas zu anstrengend, um eine stärkere Fettverbrennung zu bewirken. Der Stoffwechsel stellt sich dabei vielmehr auf die Verbrennung von Glukose ein. Das Workout wird dadurch schwieriger und kräftezehrender, und der Sportler bekommt direkt im Anschluss einen regelrechten Heißhunger auf Zucker. Die größte Gefahr der chronischen Überlastung ist jedoch die langfristige Veränderung des Stoffwechsels. Der wird durch ein solches Workout nämlich auf ein Vielfaches des Grundumsatzes erhöht. Messen lässt sich die Steigerung mittels des sogenannten »metabolischen Äquivalents« (kurz MET).

So kannst du beispielsweise bei einem Workout mit Sprints im Maximaltempo bis auf sage und schreibe 30 MET kommen. Das heißt: Du erzeugst so viel Energie, dass du dabei deinen 30-fachen Grundumsatz erreichst. Zum Vergleich: Ein gleichmäßiges Lauftempo von etwa 4:40 pro Kilometer entspricht etwa 13,5 MET. Selbst eine entspannte Radtour bei

»Der Mensch ist eigentlich nicht für den Dauerlauf gemacht. Der menschliche Körper ist vom Aufbau her für die Fortbewegung im Schritttempo und eine breite Palette an Bewegungsmustern im dreidimensionalen Raum ausgelegt. Beim täglichen Training ist es [im Sinne der Lebenserwartung] unter Umständen besser, den Sport einfach zu genießen und sich weniger zu schinden.«
DR. JAMES O'KEEFE

Selbst bei einem leichten anaeroben Workout ist die Zuckerverbrennung im Anschluss über bis zu 72 Stunden erhöht.

16 bis 26 km/h, ein paar lockere Runden im Schwimmbecken oder etwas Wandern im flotten Tempo erhöhen die Funktion der unterschiedlichen Stoffwechselsysteme immer noch auf 6 bis 10 MET. Es wird also mit der 10-, 20- oder sogar 30-fachen Kapazität Blut durch den Körper gepumpt und Sauerstoff verbraucht. Eine ziemlich drastische biologische Herausforderung für den Organismus, der auch viele Stunden nach dem Workout noch damit beschäftigt ist, den Stoffwechsel darauf einzustellen.

Dr. Phil Maffetone streicht dabei hervor: Selbst bei einem leichten anaeroben Workout (z.B. ein Lauf am Berg oder ein Schluss-Spurt mit dem Rad bis zum Ortsschild) bleibt die Zuckerverbrennung nachher im Ruhezustand noch bis zu 72 Stunden erhöht. Wenn ein anaerobes Workout aufs nächste folgt, kommt es damit zu einem endlosen Teufelskreis aus Zuckerverbrennung, Heißhunger auf Süßes, überschießender Insulinproduktion, unterdrückter Immunfunktion und Fetteinlagerungen. Du möchtest eigentlich bei deinen Aus-

dauer-Events besser abschneiden, schlanker werden, gesünder leben und Alterungsprozesse hinausschieben? Dann solltest du dir deine Trainingsgewohnheiten einmal genauer ansehen. Gut möglich, dass du damit nämlich genau das Gegenteil erreichst.

Dr. Phil Maffetone ist der führende Fachmann zu den Themen aerobes Ausdauer- und gesundheitsorientiertes Fitnesstraining. Der legendäre Trainingsphysiologe Dr. Tim Noakes meint zu Maffetone: »Ich habe was auf dem Kasten, aber Phil Maffetone ist ein Genie. Er hatte schon vor 30 Jahren den vollen Durchblick [hinsichtlich der allgemeinen KH-Abhängigkeit im Ausdauersport].«

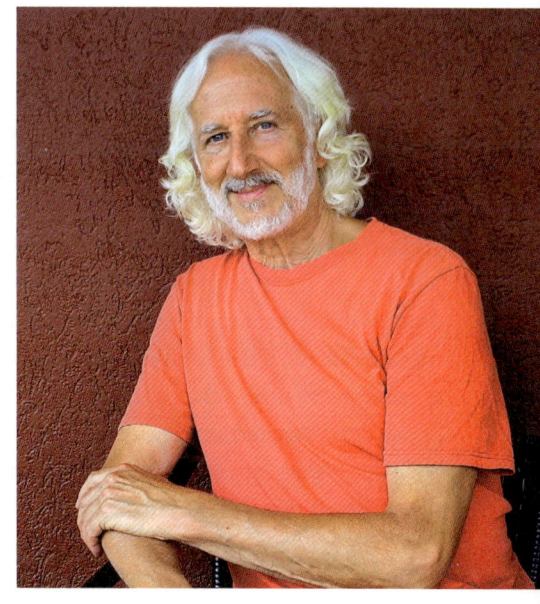

DIE AEROBE BASIS

Die allererste Maßnahme, um direkt gegenzusteuern und den Teufelskreis aus Zuckerverbrennung und Fetteinlagerung zu durchbrechen: *Zieh die Notbremse!* Drossele das Workout auf eine vorwiegend aerobe Herzfrequenz und versuche, das anaerobe System nur wenig oder gar nicht zu beanspruchen. Beim Wandern, Spazierengehen, Joggen oder Radfahren im gemütlichen Tempo verbrennt der Körper hauptsächlich Fett als Treibstoff. Da hierfür Sauerstoff notwendig ist, regst du durch den bequemen Trainingsrhythmus die Entwicklung zusätzlicher Mitochondrien in den Zellen an. Das sind sozusagen die Kraftwerke der Zellen, die neben Fett, Eiweiß und Glukose auch Sauerstoff zu Energie verarbeiten. Diese Energie wird dann in Form von ATP bereitgestellt, um die zahlreichen Zellfunktionen anzutreiben. Die Dichte der Mitochondrien beeinflusst nicht nur deine Kapazität bei ausdauernden und explosiven sportlichen Leistungen. Sie wirkt sich außerdem positiv auf die allgemeine Gesundheit aus, indem sie den Organismus vor stressbedingten, durch freie Radikale hervorgerufenen Schäden schützt.

Interessanterweise verfügen die Mitochondrien über eine eigene DNS, die sich von der Zell-DNS unterscheidet. Die Mitochondrien-DNS gibt die Mutter an das Kind weiter. Dieser genetische Code spielt daher auch eine wichtige Rolle bei der Rückverfolgung von Familienstammbäumen und Entwicklungen in der Evolutionsgeschichte. Dank der Untersuchung von Mitochondrien-DNS wissen wir, dass die ersten zu uns genetisch identischen Menschen vor etwa 160.000 Jahren lebten, und zwar in Ostafrika. Eine weitere interessante Erkenntnis: Deine Ausdauer hast du ausschließlich der Erblinie deiner Mutter zu verdanken, und nicht der deines Vaters.

Zu den Vorreitern auf diesem Gebiet zählt auch der Physiologe John Holloszy. Er hat in den 1960ern den Beleg dafür geliefert, dass das langgezogene aerobe Training die Zahl der Mitochondrien erhöht. Dadurch nahm natürlich der Beliebtheitsgrad des langgezogenen Ausdauertrainings im gemütlichen Tempo noch weiter zu. In den 1980ern fanden die Wissenschaftler dann heraus, dass hoch intensive Workouts ebenfalls sehr effektiv sind, wenn es darum geht, die Zahl und Qualität der Mitochondrien zu steigern.

Das aerobe Training hat große Auswirkungen auf die Stoffwechselfunktion im Ruhezustand. Bequeme Trainingseinheiten aktivieren die Fettverbrennungshormone, während sie die Zuckerverbrennung dauerhaft drosseln. Ein langsameres Training wirkt sich über den ganzen Tag hinweg stabilisierend auf die Stimmungslage, das Energieniveau und den Appetit aus. Es optimiert die Gesundheit, beschleunigt die Regeneration und ermöglicht in Verbindung mit der Primal-Ernährungsstrategie praktisch mühelose Gewichtsverluste.

Fragt sich nur: Ab wann ist ein Training zu hart? Und um wie viel langsamer musst du laufen? Dr. Maffetone hat mit der »maximalen aeroben Herzfrequenz« die passende Lösung parat. Ein Großteil der Trainingseinheiten sollte auf diesem Niveau oder darunter ablaufen. Definiert wird dieser Schwellenwert als *Obergrenze, an der sich bei minimaler anaerober Stimulation maximale Vorteile für die aerobe Leistungsfähigkeit ergeben.* Bestimmen lässt sich diese Schwelle am besten anhand der Herzfrequenz. Du verbrennst im betreffenden Bereich hauptsächlich Fett, während dir das Training durchweg leichtfällt. Du kannst ein Gespräch führen, ohne außer Atem zu geraten, während kein deutlicher Anstieg an Stresshormonen oder Milchsäure in der Muskulatur zu messen ist.

Wir haben versucht, die Herzfrequenz als absolut entscheidenden Faktor in unser Leitbild zum natürlichen Lebensstil nach

Gesundheitliche und sportliche Vorteile der Mitochondrien-Entwicklung

Bei der Mitochondrien-Biogenese nimmt einerseits die Zahl dieser Zellorganellen zu. Andererseits steigt dabei aber auch die Effektivität der bestehenden Mitochondrien. Dafür ist die Stimulation durch ein aerobes oder anaerobes Training notwendig. Das Ganze ist durchaus vergleichbar mit dem Muskelaufbau. Auch hier gibt es eine Reaktion auf einen Trainingsreiz (die Ausschöpfung der Zellenergie während des Sports), der die sogenannte AMP-aktivierte Proteinkinase (kurz AMPK) auf den Plan ruft. Dieses Enzym ist mitverantwortlich für die Regulation von Stoffwechselvorgängen.

Beim Training nehmen nicht nur Zahl und Größe der Mitochondrien zu. Gleichzeitig können die kleinen Zellgebilde auch effektiver die in ihnen anfallenden oxidativen Enzyme verwerten. Diese Enzyme unterstützen den Stoffwechsel in der Skelettmuskulatur. Sie fördern die Umwandlung von Fett und KH in Energie und beschleunigen die Freisetzung von Energie aus ATP. Sind genügend oxidative Enzyme vorhanden, verbessert sich dadurch die Trainingsleistung, während der Körper besser vor oxidativem Stress geschützt ist – ganz gleich, ob beim Training oder im Alltag. Wenn die Mitochondrien nur in unzureichender Zahl vorhanden sind oder schlecht funktionieren, trägt das hingegen entscheidend zur frühzeitigen Alterung des Organismus bei.

Durch hoch intensives Training lässt sich die Dichte der Mitochondrien und die Aktivität der oxidativen Enzyme steigern. Dies geschieht über den Aufbau neuer Signalwege,

die sich komplett von den Kommunikationsnetzen unterscheiden, die beim aeroben Ausdauertraining entstehen. Durch das anaerobe Training werden Impulse weitergegeben, die sozusagen den Hauptschalter umlegen, indem sie das PGC-1a aktivieren.

Dieser Regulator erhöht die Mitochondrien-Dichte und die Aktivität der oxidativen Enzyme. Zur Entwicklung einer möglichst effektiven, schnellen und sauberen Verbrennung empfiehlt es sich daher, sowohl aerobe als auch anaerobe Einheiten zu absolvieren – und zwar in einem ausgewogenen Verhältnis nach unserem Leitbild zum natürlichen Ausdauertraining.

So wichtig die ATP-Produktion ist, um die biologischen Prozesse (und damit auch den ganzen Menschen) anzutreiben – gleichzeitig entstehen dabei leider auch freie Radikale. Diesem fundamentalen Prozess unterliegt jedes Lebewesen, das auf Sauerstoff angewiesen ist. Sind genügend gut funktionierende Mitochondrien vorhanden, können sie die durch das ATP produzierten freien Radikale erfolgreich bewältigen. Dafür gilt es nur, die Energieproduktion auf genug Mitochondrien zu verteilen, sodass die freien Radikale rechtzeitig unschädlich gemacht werden können. Und je mehr Mitochondrien du hast, umso besser funktioniert das.

Ein interessanter Aspekt dabei ist: Zwar steigern sowohl das aerobe als auch das anaerobe Training die Funktionsfähigkeit der Mitochondrien. Dennoch ist die Fettverbrennung grundsätzlich die beste Art, die Energieproduktion durch die Zellorganellen auf optimalem Niveau zu halten. Das liegt daran, dass die kleinen Kraftwerke zur Energiebereitstellung Sauerstoff benötigen und daher auch eine zentrale Rolle beim Fettstoffwechsel spielen. (Damit Fett zu Energie umgesetzt werden kann, ist Sauerstoff notwendig). Wenn dein Körper vorwiegend auf Fettreserven zurückgreift, ist er dafür also auf viele Mitochondrien angewiesen, die dabei gestärkt werden. Läuft dein »Verbrennungsmotor« hingegen hauptsächlich mit Zucker, ist er nicht von den Zellkraftwerken und der Beseitigung der freien Radikale durch sie abhängig. Das liegt daran, dass der Körper zur Glukoseverbrennung nicht unbedingt Sauerstoff braucht. Die roten Blutzellen verfügen beispielsweise über gar keine Mitochondrien. Sie müssen die Glukose auf anaerobem Weg verarbeiten. Läuft der Glukose-Stoffwechsel anaerob ab, entsteht dabei jedoch Milchsäure – die Ursache für das bekannte Brennen der Muskulatur bei anstrengenden sportlichen Betätigungen.

Der Körper kann die Glukose auch aerob unter Einsatz der Mitochondrien verarbeiten. Die kleinen Kraftwerke verbrennen Fettsäuren (und auch Ketone – worauf wir später noch genauer eingehen werden) weitaus sauberer als Kohlenhydrate (KH). Wenn Mitochondrien Glukose verbrennen, entstehen verhältnis-mäßig viele freie Radikale. Bist du aufgrund einer KH-reichen Ernährung und einer chronischen sportlichen Überlastung abhängig von KH, kommt es regelrecht zum Mitochondrien-Schwund. Der Körper kann dann nicht mehr so effektiv Energie bereitstellen und ist außerdem auch anfälliger für oxidative Schäden, wie sie beim Sport und auch in allen anderen alltäglichen Drucksituationen entstehen können. In Untersuchungen hat sich gezeigt, dass eine chronisch überhöhte Kardiobelastung und ein Übertraining Genmutationen hervorrufen, welche die Mitochondrien beschädigen. Dieser Prozess wird auch als Mitochondriopathie bezeichnet.

Um den Prozess besser zu verstehen, kannst du dir ein Elektrizitätswerk vorstellen, das direkt neben einer kleinen Stadt steht und alle Haushalte mit Strom versorgt. Für die Gesundheit und Zufriedenheit der Bürger wäre es wünschenswert, das alte schmutzige, ineffektive und begrenzt leistungsfähige Kohlekraftwerk durch ein modernes, sauberes und leistungsfähiges Hybridkraftwerk mit hoher Kapazität zu ersetzen. Übertragen auf deinen Körper bedeutet das: Baue ein gesundes System aus Kapillaren und Mitochondrien auf und achte darauf, dass dein Körper zur Energiegewinnung eher Fett als KH verbrennt.

Die schmutzige Zuckerverbrennung

Die Zuckerverbrennung im Körper entspräche in unserem Beispiel den von pechschwarzem Ruß überzogenen baufälligen Schornsteinen des Kohlekraftwerks. Es handelt sich dabei um eine schmutzige Energiequelle. Außerdem gibt es in dem alten Kraftwerk nicht genug gute Generatoren, die zudem auch nicht mit voller Kapazität arbeiten. Auf den menschlichen Organismus übertragen: Die Treibstofflager werden hauptsächlich mit Zucker und KH gefüllt, und es sind nicht genügend effektive Mitochondrien vorhanden, die im aeroben Bereich die gewünschte Energie bereitstellen. Eine saubere und effektive Verbrennung wie in der Photovoltaikanlage des Hybridkraftwerks ist hier nicht möglich. Daher werden munter weiter KH

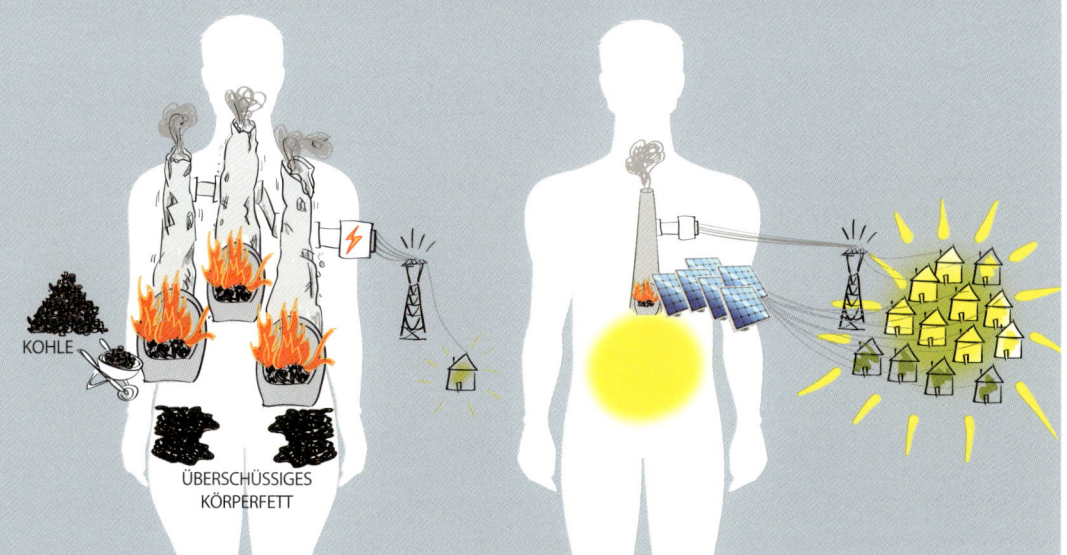

KOHLE

ÜBERSCHÜSSIGES
KÖRPERFETT

Es gibt nicht genügend leistungsfähige Generatoren (Mitochondrien), die Schornsteine sind verrußt und veraltet, und es wird eine schmutzige Energiequelle verwendet (KH). So entstehen bei der Verbrennung Rückstände (oxidative Schäden). Auch der Energieausstoß ist vergleichsweise gering.

In der modernen Hybridanlage stehen ausreichend Kollektoren und saubere Generatoren (Mitochondrien) bereit. Zum Einsatz kommt eine praktisch unbegrenzte Energiequelle (eingelagertes und über die Ernährung zugeführtes Fett), die ganz ohne Rückstände (freie Radikale) viel Energie liefert. Selbst, wenn gelegentlich einmal Kohle (KH) verarbeitet wird, läuft die Verbrennung dank der effektiveren Anlage sauberer ab!

als schnelle und einfache Treibstoffquelle genutzt, was allerdings seinen Preis hat: Dabei entstehen nämlich freie Radikale als Rückstände.

Wenn ein Organismus zu wenige Mitochondrien hat, weil er nicht fit beziehungsweise übertrainiert und ausgelaugt ist, stapelt sich in den Lagern der Treibstoff, sprich: Der Körper lagert die überschüssigen Kohlenhydrate (KH) in Form von Fett ein. Trotzdem wird aber nicht genug Energie produziert, weil die Fettverbrennung einfach nicht effektiv genug ist.

Stellen wir dem einmal das traumhafte Bild vom Hybridkraftwerk gegenüber. Hier findest du neben den gängigen Generatoren (Mitochondrien) zur Kohleverbrennung auch hocheffektive Sonnenkollektoren im Überfluss, die aus dem im Überfluss vorhandenen Sonnenlicht (den im Überschuss vorhandenen gespeicherten und zugeführten Fettreserven) Energie produzieren, ohne dass dabei Schadstoffe (freie Radikale) anfallen. Die Generatoren (Mitochondrien) kommen aber auch mit Kohle (KH) klar, sind allerdings viel moderner und effektiver als die Generatoren im alten Kohlekraftwerk. Außerdem arbeiten die angeschlossenen Schornsteine sauberer.

dem Primal-Prinzip zu integrieren. Dazu haben wir zahlreiche Studien zurate gezogen. Dabei sind wir zu der Schlussfolgerung gekommen, dass keine wissenschaftlich exakte Bestimmung der maximalen aeroben Herzfrequenz möglich ist. Das bestätigt auch Dr. Maffetone, der uns stattdessen seine nicht wissenschaftliche Formel 180 – *Alter* als eine Berechnungsgrundlage empfiehlt, die er schon in zahlreichen praktischen Feldversuchen getestet hat. Er rät allerdings dazu, unterschiedliche subjektive Faktoren zur Feineinstellung zu verwenden.

Manche Ausdauerexperten beschreiben diesen kritischen Punkt auch als ventilatorische Schwelle (VT), ab der eine weitere Leistungssteigerung in eine angestrengte Atmung und unzureichende Sauerstoffversorgung münden würde, wodurch kein lockeres Training mehr möglich wäre. Oberhalb dieser Schwelle kommt es zu einem nichtlinearen Anstieg der Atemfrequenz. Die VT lässt sich im Laborversuch ermitteln. Fachleute gehen davon aus, dass sie mit der Stimulation der auf oxidative Energieproduktion ausgerichteten schnellen Muskelfasern vom Typ IIa zusammenfällt (die schnellen Fasern vom Typ IIb sind auf Glukose und maximal dynamische Leistungen programmiert, die langsamen Fasern vom Typ I brauchen wir für lange Ausdauerleistungen bei schwacher Intensität). Die Fasern vom Typ IIa werden angesprochen, wenn ein Wechsel der Gangart von einer niedrigen Intensität (hauptsächlich langsame Muskelfasern vom Typ I) auf ein moderates und höheres Niveau ansteht. Damit geht gleichzeitig auch eine Aktivierung anderer Gehirnzellen einher, die mit den schnellen Muskelfasern vom Typ IIa in Verbindung stehen.

Wir würden dir hier gern das Prinzip ausführlich vorstellen. Daher präsentieren wir auch einige nützliche subjektive Tests, die dir helfen, den Wert für den Übergang vom vorwiegend aeroben zum eher anaeroben Bereich zu ermitteln. Die Trainingswissenschaftler Carl Foster, PhD von der amerikanischen University of Wisconsin-La-Crosse und Stephen Seiler, der am norwegischen Agder University College in Kristiansand unterrichtet, haben zusammen mehrere Forschungsarbeiten zu den unterschiedlichen Auswirkungen aerober und anaerober Einheiten verfasst. Foster empfiehlt den »Sprechtest« zur Ermittlung der aeroben Schwelle, unterhalb der es möglich sein sollte, sich ohne Einschränkungen zu unterhalten, während es bei einer Temposteigerung über diesen Bereich hinaus nicht mehr möglich sein sollte, Geschichten zu erzählen, ohne außer Atem zu kommen.

Ein weiterer hilfreicher Tipp aus der östlichen Medizin ist in John Douillards Buch *Body, Mind, and Sport* zu lesen. Demnach sollte der Sportler nur durch die Nase atmen, um die Stressbelastung des Workouts zu senken. Wenn du dich im aeroben Herzfrequenzbereich bewegst, sollte die Nasenatmung ausreichen, um ausreichend Sauerstoff abzubekommen. Sobald es notwendig wird, zusätzlich über den Mund zu atmen, weißt du, dass du die Grenze überschritten hast.

Ein zusätzlicher positiver Effekt, den Douillard in diesem Zusammenhang beschreibt: Mit geschlossenem Mund ist eine tiefere Zwerchfellatmung möglich. Dadurch beziehst du auch den sauerstoffreicheren unteren Lungenbereich mit ein, um eine optimale Effektivität zu erreichen. Verwende beim Laufen oder Radfahren die

Zwerchfellatmung durch die Nase, um die Stressbelastung des Workouts zu senken. Du aktivierst dadurch nämlich das parasympathische Nervensystem, das für die Beruhigung und Entspannung des Organismus verantwortlich ist. Die meisten Sportler sprechen beim Workout eher das sympathische Nervensystem an, das die menschlichen Stressreaktionen steuert. Der Effekt stellt sich bereits bei einer leicht erhöhten Trainingsintensität ein.

Durch die Nasenatmung filterst du außerdem Schmutzpartikel aus der Luft. Das ist besonders bei Stadtläufen relevant, wo du mit der Mundatmung die Abgase aus dem Straßenverkehr und den umliegenden Industrieanlagen voll abbekommst. Zudem wird in der Nasenhöhle Stickstoffoxid produziert. Dabei handelt es sich um eine effektive gefäßweitende Substanz. Die Nasenatmung stimuliert die Ausschüttung, wodurch sie den Blutfluss und den Sauerstoffaustausch über das Herz-Kreislauf-System ankurbelt.

Die Nasenatmung ist ein Grundprinzip des Yoga, der Meditation und der ayurvedischen Medizin sowie weiterer asiatischer Disziplinen. Von dieser Atemtechnik kannst du auch als gestresster Ausdauersportler aus dem westlichen Kulturkreis profitieren.

Das aerobe Training solltest du behutsam und äußerst diszipliniert angehen. Ein Herzfrequenzmesser ist Pflicht, um das Tempo unter Kontrolle zu halten.

Sicher ist es weder besonders natürlich noch besonders angenehm, bei einem anstrengenden Training große Mengen an Luft durch die Nase in sich aufzusaugen. Wenn du dich aber ohnehin schon mit stressarmen, entspannenden und belebenden Workouts befasst, lohnt es sich, die

Technik dabei gleich mit ins Training einzubauen. Du hast oft eine verstopfte Nase oder magst es nicht, wenn dir Schleim in die Quere kommt? Dann kannst du auch ein Nasenpflaster verwenden oder als Alternative einfach etwas Luft in die Oberlippe pressen und dort halten. Das hilft dir dabei, flüssiger ein- und auszuatmen.

Wenn eine echte Regenerationseinheit mit maximal 65 Prozent der maximalen Herzfrequenz ansteht, ist die Nasenatmung eine hervorragende Orientierungshilfe für das gesamte Workout. Ein weiterer guter subjektiver Gradmesser: Nach einer aeroben Einheit sollten das Energieniveau, die Stimmung und der Appetit konstant sein. Am nächsten Tag solltest du keinen Muskelkater und auch keine müden Knochen haben.

Geh das aerobe Training behutsam und äußerst diszipliniert an. Verwende einen Herzfrequenzmesser und lege eine feste Zahl als aeroben Maximalwert fest. Unverzichtbar für ein erfolgreiches aerobes Workout ist auch eine Alarmfunktion, die dich warnt, wenn du die Schwelle überschreitest. Bei so einem lockeren Training passiert es sonst zu schnell, dass du gedanklich abschweifst und in einen falschen Laufrhythmus hineingerätst. Weitere potenzielle Einflussfaktoren sind Hügel und Berge, Gegenwind, ein zu enthusiastischer Trainingspartner oder der natürliche Effektivitätsverlust im späteren Verlauf einer Einheit. Die erste natürliche Reaktion des Sportlers in solchen Situationen: Er beißt auf die Zähne und passt den Stoffwechsel entsprechend an den erhöhten Schwierigkeitsgrad an. In der Folge saugt er über die Nase angestrengter Luft ein, während es zu einem unerwünschten Anstieg der Intensität kommt. Du bewegst dich dann zwar immer noch innerhalb des Toleranzbereichs, jedoch gefährlich nahe an der Toleranzschwelle zur gefürchteten Grauzone.

Wenn dir die Konzentration auf die aerobe Entwicklung wirklich wichtig ist, musst du dich umstellen. Gewöhn dir ab, aus jeder Einheit einen kleinen Wettkampf zu machen. Beispielsweise solltest du davon abkommen, deine Leistung mit den eigenen Standardzeiten über eine bestimmte Strecke oder den Zeiten eines Trainingspartners zu vergleichen. Verschieb den Fokus stattdessen auf das Training des Stoffwechsels, um damit deine langfristige Entwicklung und deine Gesundheit zu fördern. Vergiss während der Einheit alle selbst definierten und irrelevanten Ziele. Du musst nicht sämtliche Streckenabschnitte deines Trainings gleich schnell absolvieren. Vertrau stattdessen auf dein Bauchgefühl, um eine gleichbleibend niedrige Herzfrequenz zu erreichen. Gewöhn es dir an, in der späteren Phase eines Workouts langsamer zu werden. Außerdem sollte es für dich normal werden, dich allgemein mit einem viel niedrigeren Tempo fortzubewegen. Wir wollen gar nicht bestreiten, dass ein solches aerobes Training zeitweise ziemlich frustrierend sein kann. Der Nutzen ist aber enorm und lässt sich auch durch einen einfachen und gut wiederholbaren aeroben Funktionstest, den sogenannten MAF-Test, gut in Zahlen darstellen.

Hör auf dein Herz – im wörtlichen wie im übertragenen Sinne. Beantworte dir selbst ganz ehrlich die Frage, ob deine tägliche Trainingsroutine noch mit deinen langfristigen Zielen vereinbar ist. Du kannst weder die Konzentration noch die Disziplin aufbringen, um ein sauberes aerobes Training hinter dich zu bringen? Weil auf dem Fahrradweg irgend so ein Idiot auf einem Cruiserbike an dir vorbeigezischt ist und du den Kerl unbedingt jagen musstest, dein nerviger Trainingspartner an jedem Hügel klammheimlich mit dem Tempo anzieht oder du auf jede sonstige oberflächliche Stimulation reagierst? Dann musst du dir selbst eingestehen, dass du dir auf dem Weg zur eigenen Bestform selbst Steine in den Weg legst oder (falls du dich andauernd über Gebühr forderst) sogar deiner Gesundheit schadest. Lass das Ego zu Hause, stell die Alarmfunktion am Herzfrequenzmonitor ein, steig ins aerobe Aufbautraining ein und halt dich an unser Motto: nur keine Eile!

BESTIMMUNG DER MAXIMALEN AEROBEN HERZFREQUENZ

Es gibt die unterschiedlichsten Meinungen dazu, welche Herzfrequenz genau bei minimaler anaerober Stimulation den größten Nutzen für das aerobe System mit sich bringt, ab welcher Grenze es zu einem nicht linearen Anstieg der Atmung, zur Aktivierung des Glukose-Stoffwechsels und zu einer überschießenden Produktion von Milchsäure kommt, wo die hormonelle Stressreaktion einsetzt, wann genau die Muskelfasern vom Typ IIa sowie die zugehörigen Gehirnareale stimuliert werden usw. Studien zur ventilatorischen Schwelle (VT) deuten darauf hin, dass diese bei etwa 77 Prozent der maximalen Herzfrequenz liegt. Allerdings gehen die Fachleute davon aus, dass die VT bei

Verhältnis zwischen aerober und anaerober Leistung

Die Energie für eine einstündige Ausdauer-Spitzenleistung kommt zu 98 Prozent vom aeroben System. Bei einem zweistündigen Rennen liegt der Anteil sogar bei 99 Prozent, bei längeren Wettkämpfen sogar noch darüber. Schwer zu glauben, wo doch der Sportler etwa während eines einstündigen Rennens gegen die Uhr alles raushaut, was er hat. Dr. Maffetone erinnert uns aber daran, dass diese Werte direkt aus dem Trainingsphysiologie-Lehrbuch stammen. »Sie beziehen sich auf das gesamte aerobe System und schließen die Verwertung sowohl von Fett als auch Zucker mit ein. Allerdings ist das Ganze ziemlich kompliziert. Ausdauersportarten sind nämlich von Haus aus Disziplinen, bei denen unterhalb der Maximalleistung gearbeitet wird. Der Sieger eines Ironman arbeitet in der Regel mit etwa 70 Prozent seiner Maximalleistung, der Gewinner eines Marathonlaufs mit circa 85 Prozent. Für den Erfolg im Wettkampf ist es also unerlässlich, die Kapazität im submaximalen Bereich weiterzuentwickeln und dafür eine stetige Verbesserung der Ergebnisse im MAF-Test anzustreben.«

Sicher sind voll austrainierte Ausdauerathleten dazu in der Lage, beim einem ein- oder auch zweistündigen Wettkampf eine Herzfrequenz weit oberhalb des aeroben Maximums aufrechtzuerhalten. Das bedeutet, dass das gesamte aerobe System als Hauptenergielieferant vollständig ausgelastet ist. Dabei werden Fett und Glukose verbrannt. In diesen Situationen bewegt sich der Sportler auf einem Niveau weit oberhalb des zum Aufbau der aeroben Leistung so effektiven Bereichs, in dem das anaerobe Energiesystem nur einen minimalen Beitrag liefert.

Dr. Paul Gastin gibt Vorlesungen an der School of Exercise and Nutrition Sciences an der australischen Deakin University. Er liefert uns eine Einschätzung des relativen aeroben und anaeroben Anteils bei intensiven sportlichen Betätigungen. Wer das aerobe System hauptsächlich mit langsamen Bewegungen gleichsetzt, wird angesichts der Ergebnisse ziemlich überrascht sein. Gastin schätzt nämlich, dass bei einer Maximalleistung von etwa 75 Sekunden Dauer der Beitrag des aeroben und des anaeroben Systems in etwa gleich ist. Zum Vergleich: Ein 10-sekündiger Sprint geht zu 94 Prozent aufs Konto des anaeroben und zu 6 Prozent aufs Konto des aeroben Energiesystems, während eine sechsminütige Maximalbelastung zu 79 Prozent aerob und zu 21 Prozent anaerob abläuft. Im ersten Moment nur schwer vorstellbar, dass sogar ein Rennen über sechs Minuten bei voller Leistung hauptsächlich durch das aerobe System abgedeckt wird. Doch es handelt sich hierbei wirklich um physiologische Tatsachen. Dieses Wissen hilft uns dabei, die Bedeutung eines gut fundierten aeroben Systems richtig einzuschätzen, entsprechend geduldig zu trainieren und zwischendurch immer wieder auf die Bremse zu treten.

untrainierten Menschen bei einem niedrigeren Prozentsatz der maximalen Herzfrequenz liegt. Der Ansatz, die aerobe Maximalleistung zur Berechnung der VT heranzuziehen, ist zwar vielversprechend. Allerdings setzt das voraus, dass die maximale Herzfrequenz genau bekannt ist. Und die ist nicht so einfach zu ermitteln. Außerhalb des Labors ist es schwierig, einen effektiven Test durchzuführen. Immer noch besser als die überholte und zu stark vereinfachte Vorgabe *220 – Alter des Sportlers* sind die modernen Formeln zur rechnerischen Annäherung an den Laborwert. Aber auch diese Berechnungen führen nicht zu verlässlichen Werten.

Wir empfehlen dir, einfach Dr. Maffetones Formel (*180-Alter*) zur Ermittlung der maximalen aeroben Herzfrequenz zu verwenden. Du bist Mathematikfreak, kennst deine maximale Herzfrequenz und würdest gern den Prozentwert ermitteln? Dann möchten wir dir natürlich den Rechenweg nicht vorenthalten. Du solltest mit der Maffetone-Methode und der Prozentberechnung auf ziemlich ähnliche Werte kommen. Weichen die Zahlen stark voneinander ab, empfehlen wir dir, dich am *kleineren* der beiden Werte zu orientieren!

Ermittle deine maximale aerobe Herzfrequenz mithilfe von Dr. Maffetones einfacher Formel *180-Alter*. Stell den Wert dann zusammen mit einem akustischen Alarm ein und halt dich daran!

Bei Dr. Maffetones Formel ziehst du einfach dein Alter vom Wert 180 ab. Die ermittelte Zahl ist dann deine maximale aerobe Herzfrequenz. Wenn du Maffetones Faktoren zur Feineinstellung auf Basis deines Gesund-heits- und Fitnessniveaus verwendest (mehr Informationen siehe unten), musst du entsprechend fünf Herzschläge abziehen oder hinzuaddieren. Maffetone hat seine Formel jahrzehntelang in der Praxis getestet. (Dabei ist Maffetone auch eine Änderung des Laufstils aufgefallen, die seiner Einschätzung nach auf eine Überschreitung der maximalen aeroben Schwelle hindeutet). Währenddessen wurden außerdem die Trainingsinhalte der Klienten detailliert protokolliert.

Egal, an welcher Zahl du dich orientierst: Du solltest unbedingt versuchen, auch subjektive Faktoren in deine Beurteilung mit einzubeziehen. So solltest du beispielsweise dazu in der Lage sein, beim ermittelten aeroben Maximalwert noch problemlos ein Gespräch zu führen oder ausschließlich durch die Nase zu atmen (nachdem du dich eine Zeit lang daran gewöhnt hast).

Am Ende deiner aeroben Trainingseinheiten solltest du dich erfrischt und energiegeladen und nicht benebelt, ausgezehrt oder ausgehungert fühlen. Wenn es nicht klappt und du in den Stunden nach dem aeroben Workout schlapp bist und Heißhunger auf Süßes bekommst, solltest du den Wert nach unten korrigieren!

Faktoren zur Anpassung der Maffetone-Formel *180-Alter*: Hier sind ein paar Punkte, die du laut Dr. Maffetones Ausführungen in *The Big Book of Endurance Training and Racing* mit in die Einschätzung einfließen lassen kannst. Berechne zuerst den Basiswert mithilfe der Formel *180 – Alter*. Nimm dann gegebenenfalls die folgenden Feineinstellungen vor:

1. Minus 10 Schläge pro Minute: Regeneration nach Verletzungen, Krankheiten,

Operationen oder bei regelmäßiger Einnahme von Medikamenten.

2. Minus 5 Schläge pro Minute: kürzlich stattgefundene Verletzungen oder Trainingsrückschritte, mehr als zwei Grippe-/Erkältungsfälle pro Jahr, Allergien, Asthma, ungleichmäßiger Trainingsrhythmus oder kürzlicher Wiedereinstieg ins Training.

3. Keine Änderung: konstanter Trainingsrhythmus (4×pro Woche) über zwei Jahre, kein Vorliegen von Einschränkungen (siehe oben).

4. Plus 5: erfolgreiches Training über zwei Jahre oder mehr, Erfolge bei Wettkämpfen.

Als Nächstes wollen wir die Maffetone-Formel mit der Berechnung über den Prozentsatz der maximalen Herzfrequenz vergleichen. Nehmen wir dafür einmal einen 40-Jährigen, der sich in den letzten Jahren sportlich weiterentwickelt hat. Der neue Goldstandard zur Bestimmung der maximalen Herzfrequenz sieht folgendermaßen aus: 208 – (0,7 × Alter). Unser 40-jähriger Sportler würde also bei etwa 180 landen. Wenn wir von einer normalen VT von 77 Prozent ausgehen, kommen wir auf einen aeroben Maximalwert von 139. Mit der Maffetone-Formel können wir für den Sportler direkt einen Wert von 140 Schlägen pro Minute berechnen – eine weitgehende Übereinstimmung. Ein untrainierter 40-jähriger Mann (oder ein Sportler, der eine Zeit lang mit Verletzungen und Krankheiten zu kämpfen hatte) weist möglicherweise eine VT von nur 75 Prozent des geschätzten Maximalwerts auf, käme also auf 135 Schläge pro Minute. Auch nach Maffetones Vorlage müsste der Sportler vom Wert 140 noch 5 Herzschläge abziehen und würde damit zum gleichen Ergebnis gelangen. Natürlich gibt

es auch Sportler, die mit den beiden unterschiedlichen Methoden deutlich voneinander abweichende Werte ermitteln. Weitere Informationen findest du im Zusatzartikel »Die aerobe Herzfrequenz im Griff«.

Was die verwirrende Auswahl an Trainingszonen angeht, die in der Szene kursieren: Die kannst du erst einmal getrost außen vor lassen. Du musst im aeroben Training wirklich nur darauf achten, unterhalb deiner maximalen aeroben Herzfrequenz zu bleiben. Wer sich unterhalb von 55 Prozent seiner maximalen Herzfrequenz bewegt, wird natürlich keinen großen Trainingseffekt bemerken. Aber Bewegung ist Bewegung! Wir werden in Kapitel 8 noch einmal eingehender darauf zu sprechen kommen, warum die Grenzen zwischen Training und anderen Bewegungsformen aufgeweicht werden müssen.

Was bringt es mir, irgendwann am Abend ein kurzes Workout hinter mich zu bringen, wenn ich zuvor den ganzen Tag regungslos am Schreibtisch gesessen habe? Dafür kann ich mir nichts kaufen.

Ob du dich nun kurz fünf Minuten vom Bürostuhl erhebst oder 20 Minuten lang mit dem Hund nach draußen gehst: Alle Arten der Bewegung liefern einen großen Beitrag zu deiner aeroben Entwicklung, zu deinem Wohlbefinden und nicht zuletzt zur Gesundheit, vom Immunsystem über die Muskeln und Knochen bis hin zum Herz-Kreislauf-System. Einigen wir uns also auf einen Bereich zwischen 55 Prozent deiner maximalen Herzfrequenz und der mit der Maffetone-Formel errechneten Obergrenze. Irgendwo dazwischen liegt deine optimale Herzfrequenz für das perfekte aerobe Training.

VORSICHT VOR DER TODESZONE

Bei Überschreiten der maximalen aeroben Herzfrequenz rückt die Glukoseverbrennung in den Vorder- und die Fettverbrennung in den Hintergrund. Gleichzeitig nimmt die Produktion von Stresshormonen zu, während sich in der Muskulatur etwas Milchsäure ansammeln beginnt. Die Muskelfasern vom Typ IIa und die zugehörigen Gehirnzellen werden aktiv, um den Wechsel von der sehr bequemen aeroben Gangart in den leicht anaeroben Bereich zu begleiten. Diese Umstellungen des Stoffwechsels fallen allesamt weder als Kraftverlust noch anderweitig groß auf. Es kann sogar sein, dass du dich noch weit oberhalb der aeroben maximalen Herzfrequenz ziemlich gut fühlst. Auf psychologischer Ebene nimmt in diesem Bereich womöglich sogar die Zufriedenheit mit der Einheit zu, die sich »wie ein richtiges Training« anfühlt – mit leicht angestrengter Atmung, erhöhtem Schweißausstoß und einem gesteigerten subjektiven Belastungsempfinden.

Dr. Seiler beschreibt den Trainingsbereich, der knapp oberhalb des aeroben Maximums beginnt und bis hin zur anaeroben Schwelle reicht, als »schwarzes Loch«. Die anaerobe Schwelle beschreibt die Intensität, bei der sich die Milchsäure im Blut schneller sammelt, als sie abgebaut werden kann. Das ist auch der Grund dafür, dass ab dieser Belastungsgrenze oft ein Brennen zu spüren ist. Du kannst dir ziemlich sicher sein, dass du bei einer Routine-Einheit nicht einfach so die anaerobe Schwelle überschreitest, ohne das Brennen in der Muskulatur zu spüren oder langsamer zu werden.

Trotzdem hat sich in zahlreichen Studien gezeigt: Wenn sich der Sportler zur Steuerung der Trainingsintensität rein auf das subjektive Belastungsempfinden verlässt, landet er häufig automatisch in dieser Todeszone. Das Tempo ist dabei so hoch, dass es längere Zeit ohne Unterbrechung durchgehalten werden kann. Die Einheit erscheint damit wie ein konzentriertes und zielgerichtetes Training – wie bei einem echten Athleten eben. Dazu kommt ein Gefühl der Heiterkeit und Euphorie (auch bekannt als Endorphin-Kick), angestoßen durch die Produktion von Stresshormonen im Anschluss an die Einheit. Die Gangart beim typischen Workout in der Todeszone kann als »flott« oder »zügig« beschrieben werden. Der Sportler legt kein brutales Tempo vor, läuft aber mit Sicherheit auch nicht mehr so richtig locker, wie es bei einer rein aeroben Trainingsrunde der Fall wäre.

Auch die Nasenatmung funktioniert auf dieser leicht erhöhten Intensitätsstufe nicht mehr richtig.

Seiler hat mit seinem Team die Trainingsgewohnheiten von Elite-Ausdauerathleten im Skilanglauf, Rudern, Laufen, Radfahren und Triathlon studiert. Dabei hat er herausgefunden: Die Elite verbringt etwa 80 Prozent der Trainingszeit im aeroben Bereich. Nur 20 Prozent des Trainings sind hoch intensiven Workouts vorbehalten. Überzeugende Nachfolge-Untersuchungen konnten diese ersten Ergebnisse untermauern. Seiler und anderen Wissenschaftlern fiel auf, dass Elitesportler in unterschiedlichen Ausdauerdisziplinen entweder ein sehr lockeres Tempo fürs aerobe Grundlagentraining oder aber eine sehr harte Gangart wählen. Im letzteren Fall kommen Intervall-Einheiten und sonstige hoch intensive Methoden zum Einsatz.

Seiler benennt auch Gründe dafür, warum das schwarze Loch eine ineffektive Grauzone darstellt: Die Schlagzahl in diesem Bereich ist zu niedrig, um die sportliche Entwicklung zu fördern, aber zu hoch, um etwas für die Regeneration zu bringen. Seiler, der nebenbei auch Astronomie-Fan ist, vergleicht die Anziehungskraft dieser ineffektiven Zone mit den Gravitationskräften eines schwarzen Lochs im All.

Andere Studien haben leider belegt, dass der durchschnittliche Hobbysportler mindestens die Hälfte seiner Trainingszeit in der Todeszone verbringt – also im Bereich oberhalb der maximalen aeroben Herzfrequenz, der bis zur anaeroben Schwelle geht. Mit einem solchen Training baut der Sportler keinen durchzugsstarken BMW-Motor auf. Er vergeudet vielmehr Zeit damit, einen lahmen und schmutzigen Trabimotor zu tunen.

Im Folgenden stellen wir einige Trainingsansätze vor, die sich teilweise komplett widersprechen. Um Ordnung ins Chaos zu bringen, wollen wir versuchen, die Informationen zu sortieren, um uns am Ende mit unserer eigenen Philosophie zu positionieren. Beginnen wir mit Matt Fitzgerald, der in seinem Buch 80/20 Running auf Seilers Forschungsergeb-nisse Bezug nimmt. Wie der Titel schon sagt, rät Fitzgerald den Ausdauersportlern, sich zu 80 Prozent im aeroben und zu 20 Prozent im intensiven Bereich zu bewegen. Begründet wird dies damit, dass die Gewohnheiten von Spitzensportlern über viele Ausdauerdiszi-plinen hinweg diesem Muster entsprächen. Dazu soll es hervorragende wissenschaftliche Studien geben, die die Effektivität des Prinzips bestätigen. Unsere Meinung dazu: Der Ansatz ist ohne Frage viel sicherer als der 50:50-Rhythmus der meisten Sportler. Trotzdem sind solche allgemeingültigen Richtlinien nicht praktikabel.

Es ist wichtig, dass du jeden neuen Trainingsansatz persönlich testest und auf deine Bedürfnisse abstimmst. Eine Lösung von der Stange gibt es nicht – selbst dann nicht, wenn erfolgreiche Spitzensportler und angesehene Studien dahinter stehen. Darüber hinaus unterliegen bei einem periodisierten Programm das Trainingsmuster und die Intensität im Verlauf eines Jahres starken Schwankungen. Während du dir deine aerobe Basis aufbaust, musst du zu 100 Prozent im aeroben Bereich bleiben. Wer beim aeroben Grundlagentraining direkt auf die 80:20-Me-

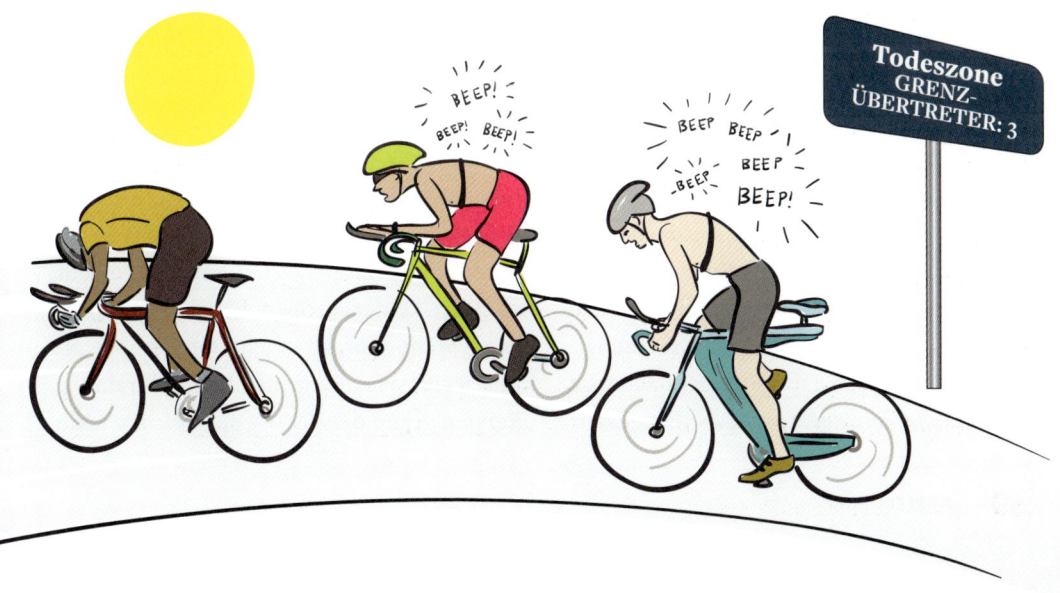

> Ein aerobes Training im komfortablen Rhythmus trägt zum Aufbau der Ausdauer bei – ohne die große Gefahr von Rückschlägen, die eine chronisch überhöhte Kardiobelastung in der Todeszone des »schwarzen Lochs« mit sich bringt.

thode hochschaltet, wird früher oder später einen großen Absturz erleben. Während der hoch intensiven Trainingsphase sollten dann wiederum Sprints im maximalen Tempo und das Krafttraining im Mittelpunkt stehen. Zwischen diesen explosiven Workouts brauchst du außerdem extrem viel Zeit zur Regeneration. Du schraubst in dieser Phase den aeroben Anteil stark herunter, indem du lediglich ein paar kurze und langsame Regenerationseinheiten und weit mehr trainingsfreie Tage einlegst als zuvor. Warum du dir in diesen Phasen überhaupt Gedanken über aeroben und anaeroben Anteil machen solltest?

Wenn sich die Leute zur Steuerung der Trainingsintensität rein auf das subjektive Belastungsempfinden verlassen, landen sie automatisch im sogenannten »schwarzen Loch«.

Hierzu die Ausführungen von Phil Maffetone über die Auswirkungen des Trainings in der Todeszone auf den Stoffwechsel: »Im rein aeroben Bereich bezieht der Ausdauersportler 90 bis 95 Prozent seiner Energie aus Fett. Sobald er in die Todeszone gerät, verbrennt er mehr Zucker. Der erste große Nachteil dabei: Diese Art von Treibstoff geht schneller aus. Eine weitere negative Auswirkung ist der starke Anstieg des Stresshormonspiegels. Die Todeszone ist sozusagen die erste Stufe des Übertrainings – und die ist schnell erreicht. Ich hatte schon Sportler, deren Frequenz nur ein paar Herzschläge zu schnell war und die auf Dauer trotzdem übertrainiert im ›schwarzen Loch‹ feststeckten.« Dr. Foster fügt hinzu: »Wir gehen von einem physiologischen Stolperstein aus. Es reicht schon, sich nur ein paar Minuten durch das schwarze Loch auf die ›andere Seite‹ zu begeben oder über ein, zwei Intervalle in der Todeszone zu bewegen. Der Körper interpretiert dann das gesamte Workout als harte Belastung. Der Erholungseffekt [des aeroben Trainings] ist dann dahin.«

Sicher schadet es nichts, ab und zu etwas Gas zu geben und sich zum Beispiel an einem harten Berg oder in einer schnelleren Trainingsgruppe einmal so richtig auszutoben.

In solchen Einheiten kannst du den Herzfrequenzmesser zu Hause lassen. Ob du dich zehn Prozent unterhalb der anaeroben Schwelle (in der Todeszone), ein paar Prozentpunkte darüber oder irgendwo zwischen den beiden Werten bewegst, macht nämlich keinen großen Unterschied, was den Trainingseffekt angeht. Ob Tempotraining, Fahrtspiel, Bergläufe, Intervalltraining, Rennen gegen die Uhr – ganz gleich, wie du diese Einheiten auch nennst – sie zählen alle als Workouts mit Spitzenbelastung, also als Einheiten, mit denen du die Intensität am Wettkampftag nachstellst und körperlich einen Reiz zur Weiterentwicklung setzt.

Wenn dein Schlaf und deine Ernährung so aussehen wie bei einem echten Primal-Champion, wird sich dein Körper von solchen kurzen wohldosierten harten Workouts erholen und entsprechend Kraft aufbauen. Genau dafür ist die menschliche Stressreaktion auch gemacht: zur kurzfristigen Erhöhung der körperlichen und kognitiven Funktionen. Damit du Spitzenleistungen vollbringen kannst, bevor sich wieder ein harmonisches Gleichgewicht einpendelt.

Problematisch wird es, wenn die Workouts in der Todeszone zur Gewohnheit werden. Ein gutes Beispiel für diese Art der chronischen sportlichen Überlastung sind die extremen Hardcore-Sportler, die auf dem Rad Trainingsrunden mit wechselndem Schrittmacher an der Spitze fahren oder sich jeden Dienstagabend treffen, um »die Lunge auf der Strecke zu lassen«. Genauso betroffen sind aber auch die Besucher im Fitnesscenter, die mehrmals pro Woche zum Aerobic-, Zumba- oder Spinning-Unterricht ins Fitness-Studio rennen und sich zu wummernden Beats jedes Mal restlos verausgaben. Die Teilnehmer dieser Gruppen-Workouts verbringen einen Großteil der Zeit oberhalb des aeroben Maximums – vielleicht abgesehen vom Trainer, wenn der fit ist. Dasselbe gilt übrigens allgemein für viele Formen des Gruppentrainings. Wenn Menschen mit unterschiedlichem Niveau zusammen einen langen Lauf planen und sich alle im aeroben Bereich bewegen wollen, endet das meist damit, dass nur die paar Top-Leute an vorderster Front unter-

halb der Schwelle zum »schwarzen Loch« bleiben. Die meisten anderen Teilnehmer stürmen dabei oft schnurstracks in die Todeszone.

Da die Gefahr so groß ist, übers Ziel hinauszuschießen, noch einmal zur Verdeutlichung: Ein drahtloser Herzfrequenzmesser ist Pflicht, um auf der sicheren Seite zu bleiben. Du musst ja nicht gleich dein Konto überziehen, um dir für 400 Euro das neueste Spielzeug mit GPS oder Wattmesser zuzulegen – es sei denn natürlich, dass dich der technische Aspekt des Trainings begeistert und motiviert. Solange es jedoch rein um den Aufbau einer sauberen aeroben Basis geht, brauchst du wirklich nur einen einfachen Frequenzmesser, der bei Überschreiten einer von dir festgelegten Grenze ein Alarmsignal abgibt. Damit du jedes Mal wieder auf die Bremse treten kannst, wenn du akustisch gewarnt wirst. Nur mit deinem subjektiven Belastungsempfinden allein wirst du nicht weit kommen. Ja, schon klar: Ein paar Profis können angeblich ihre Herzfrequenz nach Gefühl richtig bestimmen. Aber wie gesagt: Das sind Profis!

Besorg dir einen simplen Herzfrequenzmesser wie den Polar FT1 (Preis rund 40 Euro) oder ein Gerät einer anderen verlässlichen Marke. Und verwende die Uhr dann auch wirklich bei jedem Training. Teste auch, wie deine maximale aerobe Herzfrequenz reagiert, wenn du voll auf Nasenatmung umsteigst oder dir im Gespräch mit einem Trainingspartner die Luft ausgeht.

Mach dir bewusst, wie schnell du in den roten Bereich kommst. Dafür reicht oft schon ein kleiner Hügel, ein energiegeladener Song auf dem Kopfhörer oder irgend so ein Angeber, der dich auf dem Radweg unbedingt überholen muss. Auch in der Endphase eines

Workouts wird aufgrund der Ermüdung der Herzschlag schneller, obwohl du mit derselben Schlagzahl unterwegs bist.

Nebenbei bemerkt ist auch ein sauberes Warm-up wirklich wichtig. Nur wenn du dich behutsam aufwärmst, bleibst du im sicheren Abstand zur Todeszone. Trittst du hingegen zu abrupt aufs Gaspedal, kann das eine körperliche Stressreaktion auslösen und den Glukose-Stoffwechsel befeuern. Es wird dann schwer, wieder in die gleichmäßige Fettverbrennung zurückzuschalten – selbst, wenn du fortan diszipliniert darauf achtest, nicht mehr zu überdrehen. Beweg dich in den ersten fünf bis zehn Minuten der Einheit sehr langsam, um den Kreislauf anzuregen. So wird das Blut langsam von den inneren Organen zu den Extremitäten abgezogen. Dasselbe gilt fürs Cool-down. Vermeide es auch hier, zu unvermittelt die aktive Phase zu beenden. Total falsch wäre es beispielsweise, sich direkt nach dem Training wieder in den Bürostuhl plumpsen zu lassen.

Hast du vor der Einheit mehrere Stunden im Sitzen verbracht, ist es sinnvoll, ein paar Minuten einfach nur im Schritttempo zu laufen. Wechsle im Anschluss für ein paar weitere Minuten in den leichten Dauerlauf (oder eine ähnliche lockere Bewegungsform deiner sportlichen Disziplin). Erst danach beginnt die richtige Einheit auf dem Niveau oder im Bereich der maximalen aeroben Herzfrequenz. Dass du komplett aufgewärmt bist, merkst du daran, dass die Haut warm und feucht wird und die Gelenke sich gut geschmiert und locker anfühlen.

Unabhängig vom Fitnessniveau hat eine als Prozentsatz der maximalen Herzfrequenz ermittelte Trainingsintensität einen ähnlichen Effekt auf den Stoffwechsel. Im aeroben Bereich fühlt sich die Einheit locker an. Es steht eine Menge Sauerstoff zur Verfügung, während der Fokus auf dem Fettstoffwechsel liegt. Bist du ein Profi auf Elitenivau, wirst du mit dieser angenehmen Herzfrequenz relativ bis unglaublich schnell unterwegs sein. Ein weniger fitter Mensch muss sich indes zwischen langsamem Trab und Schritttempo bewegen, um diese aerobe Herzfrequenz aufrechtzuerhalten.

Lerne über das gesamte Workout hinweg ein lockeres Tempo durchzuhalten. Mit der Zeit wird damit ganz von allein dein Wohlfühltempo steigen. Das ist im Grunde genommen ein absolut sicherer risikoarmer Ansatz zur Weiterentwicklung. Du wirst dabei systematisch stärker und effektiver, ohne dass dich irgendwelche Rückschläge ausbremsen, die eine hochriskante dauerhafte chronische Überlastung in der Todeszone mit sich bringen würde.

SCHON GEWUSST?

Das effektive Tempo am aeroben Maximum hängt vom Fitnessniveau ab. Ein untrainierter Mensch erreicht an dieser Schwelle vielleicht gerade einmal Schritttempo, während sich ein Eliteläufer unter Umständen mit einem Tempo von 3,7 Minuten pro Kilometer fortbewegt.

Die aerobe Herzfrequenz im Griff

Beim herkömmlichen Ansatz des Trainings nach Herzschlag gehst du von einem Prozentsatz der maximalen Herzfrequenz aus. Es gibt unterschiedliche Experten, die von denselben Prozentwerten für die aerobe Schwelle ausgehen. Dies sind im Einzelnen: 75 Prozent für untrainierte Menschen, 77 Prozent für fitte Sportler und 80 Prozent für die Elite. Die Maffetone-Formel ist einfacher und präziser in der Anwendung. Die Berechnung der maximalen Herzfrequenz kann nämlich in manchen Fällen ungenau sein. Ganz davon abgesehen sind auch die wissenschaftlichen Grundlagen etwas diffus. Wir als ehemalige Elitesportler erreichen beispielsweise viel höhere Maximalwerte, als es die Berechnung nach Alter zulassen würde. Was möglicherweise daran liegt, dass nach jahrzehntelangem hartem Training nicht derselbe übliche Abbau von einem Schlag pro Jahr gilt.

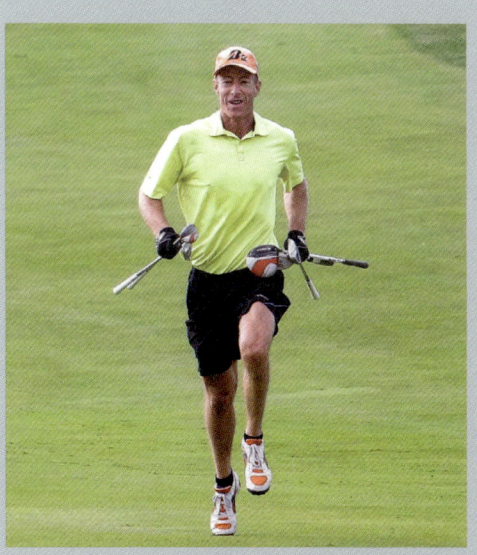

Als Brad 2015 seinen großen runden Geburtstag feierte und 50 wurde, lag seine aktive Zeit als Profi bereits 20 Jahre hinter ihm. Trotzdem kam er bei seinen 400-Meter-Läufen gegen die Uhr im Zuge seines Primal-Programms immer noch auf eine Herzfrequenz von 190. (Siehe dazu auch seinen Blog *Running in the 50's in my 50s* unter blogspot.bradkearns. com – Beitrag nur auf Englisch). Damit liegt er 17 Schläge über seiner maximalen Herzfrequenz gemäß der Formel 208 – (0,7 × Alter). Das entspräche bei 80 Prozent Leistung (der Mann ist schließlich ehemaliger Elitesportler!) einem aeroben Maximum von 152. Mit einem bescheideneren Maßstab von 77 Prozent (aufgrund seines Alters) kämen wir auf 146.

Nachdem sich er jahrelang beim Ausdauertraining eingeschränkt und Primal-Sprints sowie natürliches Krafttraining absolviert hatte, fasste Brad einen Entschluss: Er wollte wieder etwas Ausdauertraining im bescheidenen Umfang absolvieren, um sich für Speedgolf-Wettkämpfe vorzubereiten. (Der Grund, warum er sich zu einem eher geringen Trainingspensum entschloss, war sein äußerst stressiger Job in Verbindung mit einem unglaublich anspruchsvollen Chef ...). Beim Speedgolf geht es darum, mit möglichst wenigen Schlägen und in möglichst kurzer Zeit seine Bälle zu versenken. Bei der Speedgolf-Weltmeisterschaft 2014 erreichte Brad bei den Profis Platz 20. Er absolvierte dafür die Bandon-Dunes-Bahn (im US-Bundesstaat Oregon) in 51 Minuten mit 83 Schlägen, also einer Speedgolf-Wertung von 134. Bei der

Weltmeisterschaft in Chicago im darauffolgenden Jahr errang er abermals Platz 20. Von wegen »zu viel Arbeit zum Golfspielen«!

Brad versuchte damals, bei einer Herzfrequenz von 145 oder weniger über mehrere Monate hinweg eine saubere aerobe Basis aufzubauen. Dabei fiel ihm auf, dass seine Leistungen nachließen und er immer schlapper wurde – was wahrscheinlich der immer noch zu hohen Herzfrequenz und der Tatsache geschuldet war, dass er 20 Jahre lang nicht mehr ernsthaft trainiert hatte. Er hatte das Gefühl, sich im Vergleich zu seiner Profizeit im Schildkrötentempo und immer viel zu kurz (weniger als eine Stunde lang) zu bewegen. Brad steckte sozusagen voll im schwarzen Loch.

Als er sich mit Dr. Maffetone zusammensetzte, um über dieses Buch und seinen speziellen Fall zu sprechen, bestand Maffetone auf der Einhaltung der Obergrenze und redete ihm noch einmal ins Gewissen: »Kommt ein Sportler mit dem aeroben Training nicht weiter, bewegt er sich höchstwahrscheinlich mit zu hoher Herzfrequenz. Auch bei Brad musste ich darauf bestehen, dass er sich an die Formel hält und 130 Schläge pro Minute nicht überschreitet. Er fragte, ob er aufgrund seiner erfolgreichen Biografie als Sportler fünf Schläge hinzuaddieren dürfe. Ich empfahl ihm stattdessen, sogar noch einmal fünf abzuziehen – wegen seiner Probleme in jüngerer Vergangenheit.« Mit Maffetone war nicht zu verhandeln.

Brad vertraute ihm und schaltete noch einen Gang herunter, auf maximal 130 Schläge. Dadurch fand er wieder zu neuer Energie, während durch die bessere aerobe Basis seine Effektivität stetig zunahm. Zu Beginn musste er mehr oder weniger bei jedem Anstieg ins Schritttempo wechseln, um unter 130 Schlägen pro Minute zu bleiben. Nach einigen Monaten ununterbrochenen erfolgreichen Trainings im aeroben Bereich kann Brad mittlerweile aber sogar Bergläufe im ordentlichen Tempo durchziehen. Beim Speedgolf-Turnier laufen Brad und die anderen Profis an der anaeroben Schwelle (die in Brads Fall um die 175 oder höher liegen sollte). Sie legen dabei in 40 bis 45 Minuten auf einem 18-Loch-Platz eine Strecke von acht Kilometern zurück. So ein anstrengender Speedgolf-Wettbewerb hat mit Brads angenehmen morgendlichen Joggingausflügen oder seinen Speedgolf-Übungsrunden bei maximal 130 Schlägen pro Minute nur wenig gemein. Brads Geduld beim Aufbau seiner aeroben Grundlagen zahlt sich aber aus. Er läuft dadurch beim Wettbewerb effektiver und erholt sich vor dem Schlag entsprechend schneller.

Aber nicht nur im sportlichen Bereich hat Brad Fortschritte gemacht. Dass auch seine Gesundheit von dem neuen Training profitierte, ließ sich direkt an seinen Blutmarkern für das so wichtige männliche Geschlechtshormon Testosteron ablesen. Während das freie Testosteron im April 2015 bei ihm aufgrund des chronischen Übertrainings bei einem Wert von gerade einmal 6,8 lag (was aus klinischer Sicht zu niedrig ist), konnten im Oktober während des aeroben Grundlagentrainings Werte von 14,7 beziehungsweise 1.013 im Serum gemessen werden. Solche Ergebnisse klingen eher nach einem jungen Mann von der Highschool und nicht nach einem 50-Jährigen! *Hinweis:* Zu seiner Profizeit lagen Brads Testosteron-Werte im Serum zwischen 200 und 300. Das lässt sich durch die extreme chronische Stressbelastung durch den Profi-Laufsport, die vielen Reisen und die ständige Beschäftigung mit den Sponsoren und Medien erklären.

Dazu Brad selbst: »Wir müssen uns eingestehen, dass Ausdauerathleten gern ihre Zahlen beschönigen und rationale Gründe suchen, um sich etwas mehr plagen oder ein Stück schneller laufen zu dürfen. Ich selbst hatte nach der Profikarriere jahrelang immer nur ziellos drauflostrainiert. Als ich das Training dann endlich richtig ernst nahm, war es mir wirklich wichtig, mich an die Vorgaben zu halten, um eine gute aerobe Basis aufzubauen. Die 145 Schläge pro Minute fühlten sich für mich gut an, weil ich es aufgrund meiner hohen Konzentrationsfähigkeit als Ausdauersportler gewohnt war, mich zu allen denkbaren Leistungen zu motivieren. Schließlich hatte ich siebenmal die Tortur in Kona überstanden und hätte wohl auch kein Problem mehr damit gehabt, über glühend heiße Lava zu laufen. Jeder, der schon einmal so einen Wettkampf mitgemacht hat, wird wissen, was ich meine.«

Dann fügt Brad hinzu: »Als ich wieder in ein richtiges aerobes Training mit einer Frequenz von 145 einstieg, sprach mein Körper darauf zunächst zwei Monate lang hervorragend an. Ich machte rasante Fortschritte. Allerdings lag das wahrscheinlich eher an der chronisch erhöhten Konzentration von Stresshormonen wie Kortisol, die mein Körper im Zuge der Anpassungsreaktion ausschüttete, um wacker gegen die Überlastung anzukämpfen. Letztendlich wurde ich jedoch immer schlapper, während von Tag zu Tag das Energieniveau sowie die Regenerations- und Leistungsfähigkeit abnahmen – bis ich schließlich im Krankenhaus endete [siehe Zusatzartikel „Appendix zu Kapitel 10«]. Ich konnte es einfach nicht glauben, dass eine Herzfrequenz von 145 immer noch zu viel für mich war. Schließlich war ich gerade einmal mit einem Tempo von gut 5:30 pro Kilometer unterwegs. Ich war alten Verhaltensmustern verhaftet. Ich sah mich selbst immer noch als [gerade einmal halb so alten] Profi-Triathleten. Und dachte, ich könnte immer noch stundenlang problemlos mit 155 Schlägen pro Minute über die Strecke schweben, ohne überhaupt ins Schwitzen zu kommen. Meine Denkmuster und meine Selbsteinschätzung waren immer noch von dem Selbstverständnis des muskulösen, starken und erfolgreichen Profisportlers geprägt. Und das behinderte mich in meiner weiteren Entwicklung. So ähnlich muss sich ein gescheiterter Hedgefonds-Manager fühlen, wenn er plötzlich mit der Business Class statt im Privatjet unterwegs ist."

Dr. Maffetone wird nicht müde, von Ausdauersportlern immer wieder eine konservative Herangehensweise an Trainingsleistungen einzufordern. Deswegen mahnt er die Leute in seinem Buch auch, tendenziell immer den *niedrigeren* Wert zu wählen – ganz gleich, mit welcher Formel sie operieren. Weiterhin gilt: Leistungseinbrüche, Ermüdungserscheinungen, Krankheiten oder Verletzungen sind als Aufforderung des Körpers zu verstehen, bei einer niedrigeren Herzfrequenz zu trainieren. Es ist sicher kein Fehler, sich langsam an die aerobe Entwicklung heranzutasten. Fatal wäre es hingegen, immer leicht oberhalb der maximalen Frequenz zu trainieren – sei es aufgrund von Rechenfehlern oder mangelnder Disziplin während des Workouts. Dr. Maffetone ruft uns noch einmal den MAF-Test ins Gedächtnis: »Beim Test der maximalen aeroben Funktion sollte sich eine konstante Verbesserung einstellen. Andernfalls läuft etwas schief, und es sind entsprechende Anpassungen nötig.«

EIN ALTES ERFOLGSREZEPT

Sicher kann es frustrierend sein, den sportlichen Ehrgeiz zu Hause zu lassen und massiv auf die Bremse zu treten, um schlanker und fitter zu werden. Aber es ist nun mal eine Tatsache: Wenn du wirklich dein Topniveau erreichen willst, ist das langsame Ausdauertraining der richtige Weg. Das belegen die Erfolge aller Elitesportler über mehr als 50 Jahre und sämtliche Ausdauerdisziplinen hinweg. Dazu zählt auch die phänomenale Serie der neuseeländischen Langstreckenläufer unter dem legendären Coach Arthur Lydiard Ende der 1950er.

Lydiard war der erste Trainer, der auf der Mittel- und Langdistanz sehr lange Dauerläufe und das Prinzip der Periodisierung nutzte. Vor seiner Zeit bestand das Training der Langstreckenläufer im Grunde genommen aus temporeichen Intervallen auf der Laufbahn. Die Läufer wurden einfach so lange über die Bahn gehetzt, bis sie zusammenbrachen. So gibt beispielsweise Roger Bannister zu Protokoll, dass er in der Vorbereitung auf die Olympiade und seinen Rekordlauf (eine Meile in weniger als vier Minuten) nur 30 Minuten am Tag trainierte. Lydiards revolutionäre Erkenntnis war: Langstreckenläufer sind nicht so sehr auf eine Tempoigerung angewiesen als vielmehr auf eine bessere Ausdauergrundlage, die es ihnen erlaubt, so lange wie möglich ein erfolgversprechendes Tempo durchzuhalten. Zu seinen aktiven Zeiten brachte Lydiard im Selbstexperiment ein unglaubliches Trainingsvolumen von bis zu 385 Kilometern pro Woche hinter sich. Ende der 1950er galt er als führende Marathonläufer Neuseelands.

Lydiard erlangte später bei den Olympischen Spielen in Rom im Jahr 1960 internationale Berühmtheit. Dabei war er nicht einmal Teil des offiziellen Trainerteams seines Lan-

des. Trotzdem gewannen zwei seiner Läufer Gold: Peter Snell über die 800 Meter und Murray Hallberg über 5.000. Snell arbeitet inzwischen als angesehener Physiologe im Leistungsbereich in Dallas (Texas). Seine Vorstellung bei den Olympischen Spielen war ein bemerkenswertes Beispiel dafür, welche Bedeutung die aerobe Ausdauer auch auf den schnellen Leichtathletik-Distanzen hat. Bevor Snell mit dem Gewinn der Goldmedaille in der Welt der Leichtathletik aufschlug, joggte er monatelang in bequemem Tempo über die Sanddünen Neuseelands. Dabei holte er sich Ausdauer, Kraft und die nötige aerobe Kapazität. Und zwar ohne Verletzungen oder Überlastungserscheinungen, wie sie beim hoch intensiven Training auf der Laufbahn gang und gäbe waren. Lydiard verstand es später als Coach auch wie kein Zweiter, zusammen mit seinen Sportlern je nach individuellem Trainingsvolumen und verfügbarer Regenerationszeit flexible und individuelle Trainingspläne zu schmieden – ein Ansatz, den er damals als »Training nach Gefühl« bezeichnete.

Im Jahr 1962 machten sich Snells 160 Trainingskilometer pro Woche (bestehend aus 35 Kilometer langen Einzeleinheiten) bezahlt: Er brach mit einer Zeit von 1:44 den Weltrekord über 800 Meter. Auch heute ist das noch eine Weltklassezeit, mit der er sich seit 1962 für jede einzelne olympische Veranstaltung und sämtliche WM-Finalläufe qualifiziert hätte. Umso erstaunlicher, dass der Wert der aeroben Entwicklung für Mittelstreckenläufer heutzutage immer noch ein Diskussionspunkt ist.

Selbst die Langstrecken- und Ultraläufer konzentrieren sich voll darauf, ihre Laufgeschwindigkeit durch Tempotraining auf der

Laufbahn, Intervalle am Berg und anstrengende Intervalleinheiten im Schwimmbecken zu steigern. Und das, obwohl das aerobe System auf Wettkampfniveau fast die komplette Energieversorgung abdeckt. In einem Interview 2003 macht Snell seinem Ärger darüber Luft. Hier eine kleine Auswahl an Auszügen:

Selbst in Neuseeland hat man heutzutage das Gefühl, dass Lydiards Erbe nichts mehr wert ist. Einfach nicht zu fassen! Ich selbst halte immer noch den neuseeländischen Rekord über 800 Meter, der seit 53 Jahren steht. Die meisten Physiologen haben nur die Spezifizierung des Sportlers im Kopf. Sie wollen einfach nicht verstehen, dass das langsame Training den Sportler schneller macht. Ich habe eine Konferenz des amerikanischen Leichtathletikverbandes besucht. Es herrschte allgemeines Unverständnis darüber, dass die USA bei den Olympischen Spielen auf der Mittel- und Langstrecke nicht mehr Medaillen einfahren. Einer der Teilnehmer berichtete dabei von seiner Beobachtung, dass die amerikanischen Läufer bei den Spielen immer in der letzten Runde einbrechen. Die Schlussfolgerung: Sie müssen das Sprinten lernen. Einfach unglaublich. [Er lacht]. Den Sportlern mangelt es nicht an Lauftempo. Ihnen gehen schlichtweg die Körner aus, weswegen sie nach hinten durchgereicht werden – weil die anderen einfach eine bessere Ausdauer haben. Das ist der wahre Grund.

Praktisch sämtliche Wissenschaftler, die ich kenne, scheinen einfach nicht kapieren zu wollen, warum langsame Ausdauerläufe tatsächlich helfen. Der Gedanke scheint ihre Welt auf den Kopf zu stellen. Ich schätze, den Leuten wird von Grund auf das Konzept der Spezifizierung eingeimpft. »Wenn du Mittelstreckenläufer bist, brauchst du auch ein Training, das den Anforderungen deiner Distanz gerecht wird«, hört man sie immer wieder sagen. Das wird als einer der Eckpfeiler des Coachings angesehen. Deshalb verstehen sie nicht, warum sie ihre Leute langsamer trainieren lassen sollten ... Mir sind auch schon einige wirklich sehr abwertende Kommentare von Wissenschaftlern zum langgezogenen und langsamen Dauerlauf untergekommen. Aber wie man in den Wald hineinruft, so schallt es heraus ...

Wer das aerobe Training in den Vordergrund rückt, durchbricht damit den Teufelskreis der chronisch überhöhten Kardiobelastung. Wenn die Workout-Intensität über das aerobe Niveau hinaus steigt, nimmt der Anteil der Glukoseverbrennung permanent zu. Die Glukose ist die bevorzugte Treibstoffquelle, wenn Sauerstoff Mangelware ist. Dadurch steigt die Abgabe von Stresshormonen und Milchsäure in den Blutkreislauf. Es ist zwar durchaus sinnvoll, im Training ab und zu hoch intensive Leistungen auf Wettkampfniveau nachzustellen. Wenn jedoch die ganze Zeit im Training kleine Wettkampfsituationen simuliert werden, ist das tödlich: Im schwarzen Loch oberhalb des aeroben Maximalwerts von 82, 85 oder 90 Prozent der maximalen Herzfrequenz ist die Belastung zwar nicht so groß wie im richtigen Wettkampf, aber trotzdem so hoch, dass du damit deine sportlichen Fortschritte und deine Gesundheit aufs Spiel setzt.

Lydiards Philosophie ist bei vielen klugen modernen Trainern wie Maffetone hoch angesehen. Maffetone hat in den 1990ern durch seine Zusammenarbeit mit Top-Triathleten wie Mark Allen, Mike Pigg und Tim DeBoom als Erster das öffentliche Interesse auf das aerobe Trainingsprinzip gelenkt. Mark Allens Geschichte ist besonders mitreißend. Wir sprechen hier über einen Sportler, der zu Beginn seiner Karriere den Spitznamen »Grip« trug, wie in »Grip of Death« (etwa: die Todeskralle). Der Beiname rührt daher, dass es auf Trainingsfahrten nur dann möglich war, mit Allen mitzuhalten, wenn man sich richtig am Lenker festkrallte. Allen war in seinen Anfangsjahren bekannt dafür, dass er sich praktisch die ganze Zeit über voll reinhängte. Schwimmer sind allgemein sehr umfangreiche und intensive Trainingsprogramme gewöhnt. Schon viele von ihnen mussten feststellen: Außerhalb des Schwimmbeckens funktioniert der atemlose Vollgasmodus nicht besonders gut. Allen musste schließlich aufgrund lästiger Verletzungen in seinen ersten Profijahren seine Strategie neu überdenken und die wettkampfähnliche Intensität herunterschrauben.

Zusammen mit Maffetone machte sich Allen daran, seinen Stoffwechsel umzustellen, um den aeroben Anteil zu stärken und nicht mehr übermäßig auf den anaeroben Beitrag angewiesen zu sein. Dazu blieb er

Mark Allen, »The Grip«, der größte Triathlet der Geschichte, hat sich sehr früh mit dem aeroben Grundlagentraining befasst. Hier kämpft er gerade gegen das berühmt-berüchtigte »Beast« auf St. Croix – einen 1.000 Meter langen Monster-Anstieg mit durchschnittlich knapp 20-prozentiger Steigung. Von einer aeroben Herzfrequenz konnte er dabei nur träumen.

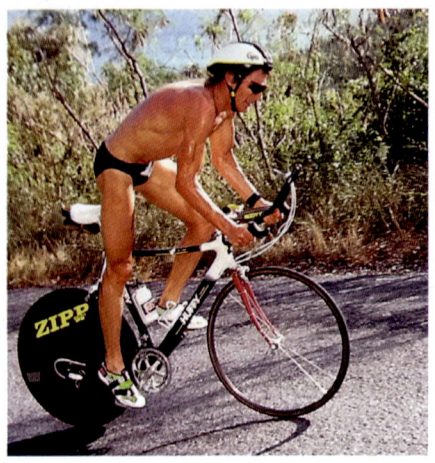

mehrere Monate lang in sämtlichen Workouts unterhalb oder bei seiner maximalen aeroben Herzfrequenz von 150 Schlägen pro Minute. Das führte zunächst einmal zu einer absurden Situation. Allen hatte so lang mit hoher Intensität trainiert, dass er seine Standard-Trainingsläufe im Schritttempo absolvieren musste, um nicht den gefürchteten Herzfrequenz-Alarm seiner Uhr auszulösen.

»The Grip« war wie eine gut geölte anaerobe Ausdauermaschine. Als er sich aber beim *aeroben* Training der Marke von 5 Minuten pro Kilometer näherte, lief er bereits Gefahr, die Schwelle zu überschreiten. Allen blieb auf Kurs und schaffte es, den gewaltigsten und effektivsten Fettverbrennungsmotor zu entwickeln, den die Triathlonszene je gesehen hat. Seine Schlagzahl im aeroben Bereich, gemessen anhand des weiter unten beschriebenen MAF-Tests zur Messung der maximalen aeroben Funktion, sank dabei ständig. Er machte dabei einen Riesensatz von 5 auf einmalige 3,2 Minuten pro Kilometer auf einer Teststrecke von 8 Kilometern – und das bei ein und derselben Herzfrequenz von 150 Schlägen pro Minute.

Natürlich blieb Allen durch das anaerobe Programm auch vor Verletzungen, Krankheiten und Überlastungserscheinungen verschont. Seine Leistungen über die Ultradistanzen verbesserten sich dabei drastisch. Gerade bei solchen Streckenlängen ist es ja noch wichtiger als beim zweistündigen Triathlon über die Kurzdistanz, primär Fett zu verbrennen und sich die Glykogenreserven zu sparen. Bei seinem berühmten »Ironwar«-Duell mit Dave Scott beim Ironman Hawaii 1989 erreichte er eine überwältigende Zeit von 2:40 im Marathon. Bei diesem Wettkampf fuhr er den ersten seiner sechs großen Siege ein. Bei der Zeitnahme war er schon 3,86 Kilometer im

Aerobes Training im Primal-Stil

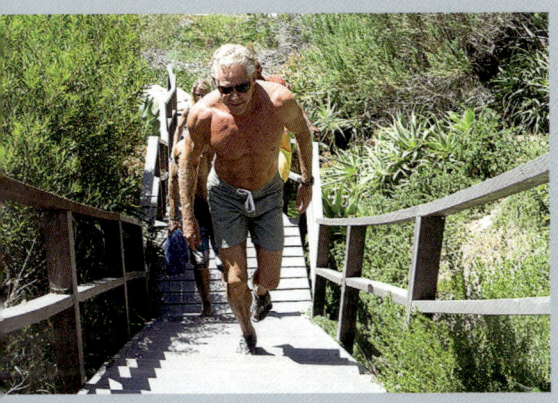

Ich möchte an dieser Stelle kurz den Bogen zur Primal-Philosophie spannen: Der Mensch ist von seiner Evolutionsgeschichte her fest auf ein Wechselspiel zwischen kurzen lebensbedrohlichen Situationen (mit allen zugehörigen Stressreaktionen) und ausgiebigen Erholungsphasen eingestellt. Mit anderen Worten: Wir sind einfach nicht dafür gemacht, uns Tag für Tag abzustrampeln und dabei immer wieder über längere Phasen hinweg bis zur Erschöpfung unter Strom zu stehen.

Das Training im aeroben Bereich (*180 – Alter*) oder darunter erlaubt es dir, die Fettverbrennung anzukurbeln und eine starke Fitnessbasis aufzubauen. Ohne die chronisch

überhöhte Kardiobelastung besteht nicht mehr die Gefahr, dass du dich selbst verheizt und irgendwann zusammenbrichst. Es gibt durchaus Situationen, in denen es sinnvoll ist, sich richtig zu fordern, um die nächste Entwicklungsstufe zu erreichen. Trotzdem könnten Hobbysportler und Profis gleichermaßen davon profitieren, das Volumen sowohl ihrer aeroben als auch ihrer hoch intensiven Trainingseinheiten allgemein zu reduzieren. Plane weniger Einheiten mit Spitzenbelastung zur sportlichen Weiterentwicklung ein und achte noch mehr auf die Qualität dieser speziellen Workouts, um deine Ressourcen zu schonen.

Mit aeroben Trainingsrunden in angenehmem Tempo verbrennst du zwar nicht die unglaublichen Mengen an Kalorien wie bei chronischer Trainingsüberlastung. Doch die gesunde und natürliche Ernährung nach dem Primal-Prinzip ist ohnehin wichtiger als der Kalorienumsatz, wenn es ums Abspecken geht. Der Sport ist nicht dazu da, einfach nur Kalorien zu verbrennen. Im Vordergrund stehen der Spaß an der Bewegung, der Aufbau eines soliden Ausdauer-Fundaments, einer stabilen Muskulatur und starker Knochen sowie die positive Wirkung der aktiven Lebensgestaltung auf die Psyche.

Pazifik geschwommen und 180,2 Kilometer mit dem Rad gefahren. Beim Laufen kam dazu auch noch die drückende Nachmittagshitze inmitten der Lavafelder von Kona. Allens Marathon-Rekord bei dem Rennen bleibt auch ein Vierteljahrhundert später noch ungebrochen.

Dadurch, dass sich Allen durch einen weniger stressigen aeroben Trainingsansatz fit hielt, konnte er seine Profi-Karriere bis zum

Alter von 37 Jahren erfolgreich fortsetzen. Bei seinem allerletzten Rennen, dem Ironman 1995, bewies Allen mit einem Comeback nach 13,5 Minuten Rückstand im Marathon sein Stehvermögen – der bislang größte Rückstand des am Ende erstplatzierten Teilnehmers in der Geschichte des Ironman. Mit der Aufholjagd schlug er seinen 26 Jahre alten deutschen Rivalen Thomas Hellriegel, um damit seinen sechsten Sieg auf Hawaii einzufahren.

DIE GLORREICHEN SIEBEN: DIE BAUSTEINE DES HOCH-EFFEKTIVEN NATÜRLICHEN AUSDAUERTRAININGS

Die folgende Übersicht enthält alle sieben zentralen Bausteine zum Aufbau natürlicher Ausdauer nach dem Primal-Prinzip:

1. **Erholsamer Schlaf:** Der Schlaf steht nicht umsonst an erster Stelle. Er kann dir vor allem beim Ausdauersport auf die nächste Leistungsstufe helfen. Als Sportler brauchst du deutlich mehr Schlaf. Vergiss die allgemeine Empfehlung von acht Stunden pro Nacht. Viel wichtiger ist dein individueller Bedarf. Außerdem gibt es zwei Grundregeln: Achte nach Einbruch der Dunkelheit darauf, möglichst wenig Kunstlicht und digitalem Input ausgesetzt zu sein und versuche jeden Morgen frisch und energiegeladen ohne Wecker aufzustehen. Je mehr du trainierst, umso mehr Schlaf brauchst du. Solltest du die genannten Grundprinzipien nicht erfüllen können, stelle das Training so lange ein, bis es möglich ist. Falls die Nachtruhe einmal zu kurz ausfällt, leg am nächsten Tag eine Siesta ein – und zwar anstelle deines Workouts! Mehr zu diesem Thema findest du in Kapitel 8.
2. **Ausgleich zwischen Be- und Entlastung:** Das natürliche Ausdauertraining im Primal-Stil sieht größere Ausschläge zwischen Belastung (Workouts mit Maximalbelastung zur sportlichen Weiterentwicklung) und Entlastung (Pausen, kurze und lockere Workouts zur Regeneration und Training vorwiegend unterhalb der maximalen aeroben Herzfrequenz) vor. Von diesem Wechselspiel aus Spitzenleistung und Erholung profitiert deine Wettkampfleistung weit mehr als von der überholten Strategie der konstanten Trainingsleistungen. Außerdem solltest du dir klarmachen, dass praktisch alle Sportler vom Einsteiger bis zum Profi zu viel trainieren und nicht genug pausieren. Fahr sowohl die Kilometerzahl als auch die Intensität zurück, schlaf länger, rück die Regeneration in den Vordergrund und nutze die Möglichkeiten zum sportlichen und anderweitigen Ausgleich.
3. **Intuitiver und individueller Ansatz:** Gestalte dein Training vernünftig, intuitiv, flexibel und mitunter sogar spontan, statt alles starr und streng durchzuplanen. Bezieh den Alltag, deine Motivation, deine Stressbelastung, dein Energieniveau, deine Immunfunktion und deine Stimmung mit in die Trainingsplanung ein. Mit anderen Worten: Lass es langsamer angehen, wenn du müde bist, drück aber für einen kleinen Leistungssprung auch ruhig einmal richtig auf die Tube, wenn du dich topfit fühlst! Es ist wichtig, das Ganze wie ein großes Experiment zu betrachten. Nur so findest

du den Ansatz, der für dich persönlich am besten funktioniert. Außerdem gilt: Was letztes Jahr noch geklappt hat, bringt dir jetzt vielleicht gar nichts mehr. Bleib also immer flexibel. Am wichtigsten ist, dass du den Sport genießt und darauf vertraust, dass dich das Programm Schritt für Schritt weiterbringt.

4. **Konzentration auf aerobe Trainingsanteile:** Der Erfolg in den Ausdauerdisziplinen hängt in erster Linie von der aeroben Effektivität ab. Nichts bringt dich so viel weiter wie eine gute aerobe Basis. Und die erreichst du eben am besten, indem du in rein aeroben Workouts und Trainingsphasen mit der Herzfrequenz nicht über den aeroben Maximalwert hinausschießt. Halt dich fern von der Todeszone und wag dich erst an die hoch intensiven Trainingsblöcke heran, wenn du ein starkes Fundament aufgebaut hast.

5. **Wohldosierte intensive Trainingsphasen:** Mit intensiven Trainingsintervallen können Ausdauersportler hervorragende Ergebnisse erzielen – vorausgesetzt, sie verfügen über eine starke Grundlagenausdauer. Beim hoch intensiven Training sollten die Workouts nur kurz dauern, dafür aber umso intensiver sein. Solche Einheiten sind nur dann sinnvoll, wenn du hoch motiviert bist und voller Energie steckst. Sie sollten auf keinen Fall unnötig in die Länge gezogen werden. Dazu ist es wichtig, diese intensiven Phasen in einen Programmablauf aus aerober Vorbereitung sowie anschließender Erholungsphase einzubetten.

6. **Maßnahmen zum Ausgleich:** Mehr Bewegung im Alltag, spontanes und unstrukturiertes Spielen, Mobilisierung durch Technikübungen und dynamisches Dehnen, Übungsformen wie Yoga und Pilates sowie hoch intensives Krafttraining – all das sind wichtige Elemente eines erfolgreichen Programms. Vor allem in der heutigen Zeit, wo der Mensch die meiste Zeit seines Lebens im Sitzen verbringt, ohne sich körperlich groß anzustrengen. Auch beim Wettkampf geht es schließlich nicht darum, wer am besten stillsitzen kann. Wenn du jeden Tag lang ein einstündiges Workout abspulst, den Rest der der Zeit aber im Bürostuhl, im Auto oder auf der Couch verbringst, wirst du im Rennen nicht so weit kommen wie die Konkurrenz, die ihre Fitness auf ein breiteres Fundament gestellt hat! Erweitere deinen Horizont, um zum kompletteren Sportler zu werden und ein aktives und energiegeladenes Leben zu führen.

7. **Periodisierung:** Ein Programm zur Saisonvorbereitung beginnt immer mit einem aeroben Grundlagentraining von mindestens acht Wochen Dauer. Wenn das erfolgreich abgeschlossen ist, können im Anschluss hoch intensive Trainingsblöcke folgen, die über maximal jeweils vier Wochen gehen sollten. Vor der nächsten intensiven Belastungsphase brauchst du dann immer erst eine kurze Pause, gefolgt von einer aeroben Phase. Erst danach kann es mit der nächsten intensiven Phase beziehungsweise Wettkampfphase weitergehen. Den Abschluss der Saison bildet eine ausgiebige Regenerationsphase oder komplette Auszeit. Steig nach der Saisonpause zuerst wieder mit einer aeroben Aufbauphase ein, um ein neues Saisonprogramm zu starten. Dies ist eine sehr flexible Programmstruktur. Wichtig ist nur, dass du dabei die Abfolge der einzelnen Trainingsphasen konsequent einhältst. Dieses Grundgerüst ist anders als die Dimension der einzelnen Bausteine fest vorgegeben.

Zusammenfassung des Kapitels

- Verabschiede dich von jeglicher chronisch überhöhten Kardiobelastung
- Handle flexibel und intuitiv
- Schaffe mit der Formel 180 – Alter ein solides Fundament
- Halte dich fern von der Todeszone

Bei der herkömmlichen Herangehensweise an das Ausdauertraining werden die Sportler abhängig vom Endorphin-Kick – sehr zum Nachteil der dauerhaften Gesundheit und der aeroben Entwicklung. Unablässiger Stress und vor allem chronische Überlastungen im Training beanspruchen in der modernen Welt über Gebühr das empfindliche System zur Regulation der Stressreaktion, das in unseren Genen festgeschrieben ist.

Ein erfolgreiches Ausdauertraining geht weit über das viel diskutierte Spannungsfeld zwischen Qualität und Quantität hinaus. Es ist vielmehr ein intuitiver und individueller Prozess, der die Grundgesetze der Trainingsphysiologie

Was hat ein Foto von einer gemütlichen Wanderung in einem Buch zum Thema Ausdauertraining zu suchen? Ganz einfach: Laut Dr. Phil Maffetone regt das Kardiotraining bei sehr schwacher Intensität die Bildung oxidativer aerober Enzyme an, wovon der Sportler dann auch bei intensiveren Ausdauerleistungen profitiert. Wer den lockeren Intensitätsbereich ständig überspringt und immer nur am Limit des aeroben Bereichs (oder noch schlimmer im »schwarzen Loch« oberhalb der aeroben Maximalleistung) arbeitet, untergräbt damit die eigene aerobe Entwicklung.

berücksichtigt, dabei aber noch genug Raum für eine flexible Trainingsgestaltung lässt.

Die heutzutage überall zu beobachtende **ständige sportliche Überlastung führt zu chronischen Entzündungen sowie einer erhöhten Anfälligkeit für Herz-Kreislauf-Er-**

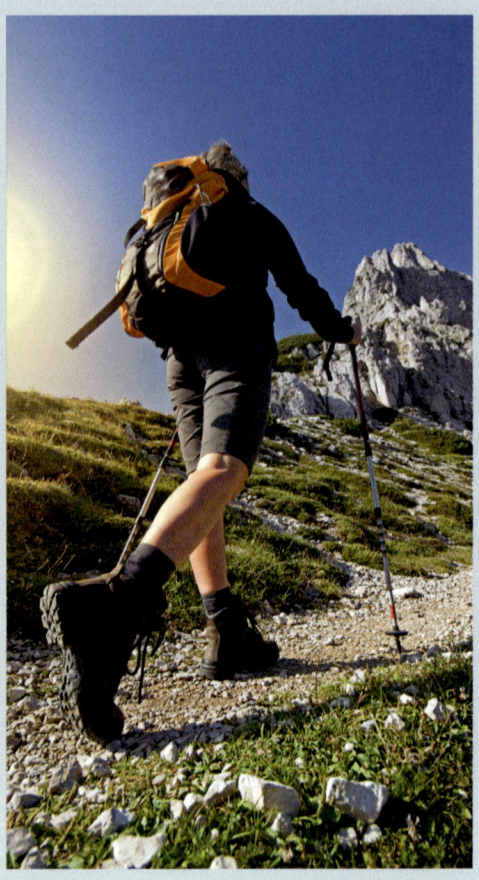

krankungen und trägt zur Entwicklung von **Hormonstörungen bei.** Das wirkt sich negativ auf die Ausdauer, Kraft, explosive Power, kognitive Leistungsfähigkeit, Libido und Immunabwehr aus. Am Ende mündet die chronisch überhöhte Kardiobelastung im Burnout. Selbst wenn das Workout nur ein wenig zu hart ist, kann das den Stoffwechsel dahingehend beeinträchtigen, dass die Fettverbrennung gebremst wird und die Abhängigkeit von Kohlenhydraten (KH) zunimmt. Und zwar nicht nur während des Workouts, sondern auch noch Stunden danach.

Der Aufbau einer aeroben Basis ist in allen Ausdauerdisziplinen der Schlüssel zum Erfolg. Dafür ist es nötig, dass der Sportler über einen längeren Zeitraum (mindestens zwei Monate zu Saisonbeginn) seine maximale aerobe Herzfrequenz nicht überschreitet. Zum Aufbau natürlicher Ausdauer nach dem Primal-Prinzip empfehlen wir dir **Dr. Maffetones Formel (*180-Alter*) zur Ermittlung der maximalen aeroben Herzfrequenz.** Der Sprechtest oder die Atmung durch die Nase verrät dir, ob du dich wirklich im aeroben Bereich bewegst. Am verlässlichsten ist natürlich ein drahtloser Herzfrequenzmesser mit akustischem Alarm.

Es ist wichtig, dass du wirklich konsequent unterhalb des aeroben Maximalwerts bleibst, um eine gute Ausdauergrundlage zu haben

und vor einem kompletten körperlichen und mentalen Einbruch verschont zu bleiben. Vielen hoch motivierten Athleten fällt es allerdings schwer, das Tempo dermaßen weit unter das gewohnte Niveau zu drosseln. **Das sogenannte schwarze Loch liegt oberhalb des aeroben Maximalwerts und unterhalb der anaeroben Schwelle.** In dieser Todeszone ist das Training nicht hart genug, um als hoch intensive Einheit durchzugehen, aber auch zu hart, um die schnelle Regeneration zu unterstützen. Elitesportler vermeiden es, sich zu lang in diesem Bereich zu bewegen. Hobbysportler hingegen sind recht häufig in der Todeszone unterwegs. Schließlich deutet das subjektive Belastungsempfinden darauf hin, dass das Training wirklich »reinzieht«.

Es gibt sieben Verhaltensregeln, die dir bei deiner Entwicklung zum hoch effektiven Primal-Ausdauersportler den Weg ebnen. Das sind im Einzelnen: gesunder Schlaf, die Balance zwischen Be- und Entlastung (sowohl im Sport als auch außerhalb), die intuitive und individuelle Trainingsgestaltung, die Betonung der aeroben Entwicklung, die richtige Dosis hoch intensiver Workouts und Trainingsblöcke, das Ausgleichs- und Beweglichkeitstraining sowie das übers Trainingsjahr hinweg periodisierte Programm.

Kapitel Zwei

AUSGEWOGENES TRAINING AUS DEM BAUCH HERAUS

Schluss mit der chronischen

Überlastung im Training und der

KH-Abhängigkeit, her mit dem effektiven

Fettverbrennungsmotor

Der typische Ausdauersportler verfällt bei der Trainingsgestaltung in blinden Aktionismus und klammert sich dabei an starren Systemen fest. Mit einem solchen Programm ist es aber nicht möglich, ein ausgewogenes Verhältnis von Be- und Entlastung herzustellen. Erfolgversprechender ist hier der intuitive Ansatz. Dort bleibt genug Raum für andere Lebensbereiche und etwaige Stressfaktoren. Der Schwierigkeitsgrad der Workouts wird dabei an das Energieniveau, die Motivation und den gesundheitlichen Zustand am jeweiligen Tag angepasst.

Unter Periodisierung versteht man die Verwendung unterschiedlicher Trainingsarten während der verschiedenen Phasen eines Kalenderjahres. Die Periodisierung steckt dabei den groben Rahmen für den gesamten Saisonverlauf ab. Das Jahr beginnt mit dem Aufbau der aeroben Basis. Danach kommen kurze Blöcke mit intensiven Trainingsphasen, jeweils gefolgt von einer Pause und einer aeroben Phase. Dieser Zyklus aus intensiver Phase, Pause und aerober Phase kann sich im Saisonverlauf je nach persönlichem Fortschritt und Wettkampfzielen wiederholen. Zum Abschluss der Wettkampfsaison gibt es dann noch eine längere Auszeit.

Es ist ganz wichtig, das Training sehr intuitiv und flexibel zu gestalten, sich dabei aber trotzdem immer an den Grundlagen der Periodisierung zu orientieren. Der Stellenwert ewig gleicher Leistungen beim Ausdauertraining beruht auf einem großen Missverständnis. Ein solcher Ansatz kann schnell zu schlechten Leistungen, chronischer Überlastung und letztendlich zum Burnout führen. Das ideale Programm entwickelt sich aus sich selbst heraus. Es ist flexibel und kann auch während der Saison noch angepasst werden. Außerdem trägst du letztendlich selbst die volle Verantwortung dafür.

Vielleicht hattest du ja auch schon Kontakt mit Bodybuildern und den amüsanten Glaubenssätzen, die in der Szene kursieren. Wenn sich eine erlesene Gruppe gleichgesinnter Ausdauersportler am Parkplatz des Fitnesscenters trifft, werden immer wieder gern Anekdoten aus dem Studio zum Besten gegeben – natürlich erst, wenn man den Parkplatz weit hinter sich gelassen hat und außer Hörweite ist. Eine ernüchternde Erkenntnis ist aber: Die Jungs aus der Muckibude haben uns einiges voraus, was den Ausgleich zwischen An- und Entspannung angeht. Ganz recht: Die gut gebildete Leserschaft der Triathlonmagazine kennt sich mit einer der einfachsten Trainingsgrundlagen schlechter aus als die kahlrasierten Muskelberge im nächstgelegenen MacMucki. Wer es schafft, seine Muskeln wachsen zu lassen und den eigenen

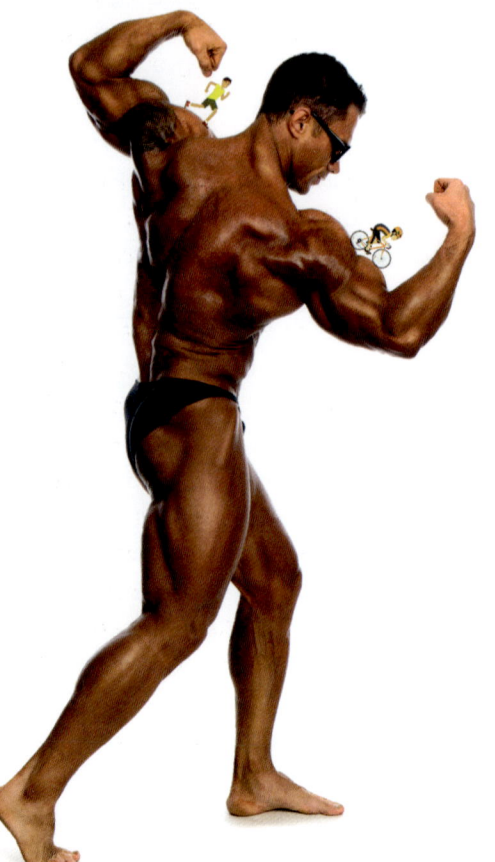

Körper so weit aufzupumpen, dass er damit fast aussieht wie eine Cartoon-Figur (oder zumindest ein Football-Profi), hat nämlich eines ganz bestimmt im Griff: die Balance zwischen An- und Entspannung. Anders ist es gar nicht möglich, sich solche Fleischberge auf die Knochen zu packen. Sobald es ein Bodybuilder mit dem Masseaufbau übertreibt und in ein chronisches Überlastungsmuster abdriftet, kommt es zum Muskelabbau, und die Luft aus dem prall gefüllten Feinripp-Muscleshirt ist raus.

Jeder Bodybuilder hält sich an ein einfaches, aber logisches Prinzip: erst den Muskel maximal fordern, dann dem Gewebe genug Zeit geben, damit es sich erholen, neue Nährstoffe aufnehmen und regenerieren kann. (Oft wird natürlich auch mit der einen oder anderen verbotenen Substanz nachgeholfen, was aber das eigentliche Argument nicht abschwächen soll). Während dieser Auszeit wird der Muskel stärker und größer. Im Ausdauersport läuft das ganz anders: Dort werden die Muskulatur, das Herz-Kreislauf-System, das Hormonsystem und das Immunsystem bis zum Anschlag geschunden. Und am nächsten Tag folgt gleich das nächste Training, in dem sich der Sportler erneut tüchtig die Sporen gibt, obwohl er eigentlich eine Pause bräuchte. Ein Bodybuilder würde da nur kopfschüttelnd sagen: »Mann, wo liegt eigentlich dein Problem?!«

Zugegeben: Wir haben hier die stolze Gemeinschaft der Ausdauersportler etwas durch den Kakao gezogen. Mit der Flachserei wollen wir aber letztendlich natürlich erreichen, dass du das Problem erkennst und ernst nimmst. Wenn du zu verkopft, analytisch, strukturiert, methodisch und übereifrig an die Sache herangehst, wirst du damit nicht so erfolgreich sein wie mit einem einfachen, intuitiven, spontanen und ressourcenschonen-

> Wenn du zu verkopft, analytisch, strukturiert, methodisch und übereifrig an die Sache herangehst, wirst du damit nicht so erfolgreich sein wie mit einem einfachen, intuitiven, spontanen und ressourcenschonenden Programm.

den Programm. Eine bittere Pille für uns Ausdauersportler. Schließlich sehnen wir uns als blitzgescheite und ehrgeizige Sportler nach einem methodischen Ansatz. Zudem genießt in unserer modernen Gesellschaft die To-do-Liste einen hohen Stellenwert als erfolgreiches Planungswerkzeug. Es werden spezifische und messbare Ziele niedergeschrieben und Etappenziele formuliert. Danach nimmt man sich selbst in die Verantwortung, um mithilfe der eigenen außergewöhnlichen Disziplin und Willenskraft unbeirrbar auf Kurs zu bleiben. Am Ende winkt dann der erfolgreiche Schulabschluss, die Zulassung als Jurist, die erreichte Quartalsvorgabe für den Verkauf, der Börsengang mit der Firma oder eben der Triathlonsieg in der Altersklasse.

Nur leider lässt sich der Mensch nicht in ein solches lineares Konzept pressen. Körperliche Fitness ist eine dynamische Angelegenheit, abhängig von Dutzenden wichtiger Variablen, die weit über die Workout-Planung hinausgehen. Schlaf- und Essgewohnheiten, sonstige Formen von Stress außerhalb des Sports, die emotionale Verfassung und der Wohnort sind nur ein paar der Faktoren, die deine sportlichen Fortschritte und die Auswirkung des Programms auf deine Gesundheit beeinflussen. Du kannst natürlich versuchen, ein wissenschaftlich fundiertes, methodisches

Trainingsprogramm zu entwerfen, das darauf ausgelegt ist, dich aufs Siegertreppchen zu hieven. Der Plan muss aber immer genug Raum für Kurskorrekturen bieten. Sonst hast du keine Chance, falls das anstehende Workout gerade nicht mit deinem Gesundheitszustand, deinem subjektiven Energieniveau oder deiner Motivation vereinbar ist.

Dich überfordert die Vorstellung, aus dem Bauch heraus ein ausgewogenes Programm mit anspruchsvollen und entspannenden Phasen zu entwerfen, statt dich auf festgeschriebene Muster wie »ein Tag hart, ein Tag locker« oder langatmige Programme aus der Hand eines Fachmanns zu verlassen? Dann solltest du dir vor Augen führen, dass du als Sportler bereits Experte in eigener Sache bist. Tief in dir weißt du genau, welche Entscheidung jeweils die richtige ist, um das Gleichgewicht aus Be- und Entlastung herzustellen. Oft sind wir es selbst, die durch unser Ego, eigene Unsicherheiten oder unsere Zwanghaftigkeit die intuitive Stimme wieder zum Schweigen bringen, die uns leiten will.

Der Ausgleich zwischen Belastung und Ruhe ist ein so komplexes Thema, dass sich damit allein ein komplettes Buch füllen ließe. Wir wollen das Ganze auf eine einfache Richtlinie herunterbrechen: **Der Schwierigkeitsgrad des Trainings muss jeden Tag zum individuel-**

DAY 1 WEEK 1 DATE 4/1/12

1 - 10 SCORE

Energy:	"Big M":	Health:	Mood:	Stress:
7	7	9	9	1

DATA

Weight:	Fat %:	Fast	Knee
161	7.7	2	0

MACRONUTRIENT CALCULATIONS

Carbs:	Protein:	Fat	Calories:
112	122	165	2,335

DIET Success Score: 7

Meals: 10:15am - Primal smoothie
(2 scoop, ½ banana, ½ can
coco milk, flakes, ice) = Perfect

23pm - Tuna salad stuffed
red pepper (pesto + sundried tomato)

7pm - Thompson Wagyu ground beef w/ Mozzarella, onions,
peppers, squash

Snacks: Mac nuts, carrots in pm. Dark chocolate (Ethereal from
Santa Barbara waters) at Farhad's art show

Comments: whole Foods run. coco milk, flakes, salsa, beets,
kale, red cabbage. Diestel turkeys - ordered 2 for par
Morning energy fine so 14hr fast

PRIMAL LIFESTYLE Success Score: 8

Sleep (1-10): 8 Comments: Lites out 10:20pm Woke 6:30am
Sun (1-10): N/A Comments: Cloudy. April
Play (1-10): 7 Comments: Frisbee dogs 5pm
Brain (1-10): 6 Comments: A few drum lesson drills pm
Move (1-10): 7 Comments: Gettin dogs out 2x/day is great

PERSONAL

Comments: Email discipline gonna okay. Try 1 hour
start in am then block out period

EXERCISE Success Score: 8 Effort Score: 8

Workout: "Skyridge 100"
Location: Skyridge Loop Duration: 20 min

Exercise 1: Decline pushups	Weight:	Reps/Time: 30	Set 2:	Set 3:
Exercise 2: Decline - trail	Weight:	Reps/Time: 25	Set 2:	Set 3:
Exercise 3: Decline - wall	Weight:	Reps/Time: 15	Set 2:	Set 3:
Exercise 4: Decline - picnic	Weight:	Reps/Time: 8	Set 2:	Set 3:
Exercise 5: Decline - upper lot	Weight:	Reps/Time: 20	Set 2:	Set 3:
Exercise 6: Decline - dugout	Weight:	Reps/Time: 12	Set 2:	Set 3:

Comments:
Sprints: 2x grass, 2x upper field 110!
1x uphill drive
Jog 5 min before and after. Elbow fine

Workout: Frisbee Dogs
Location: 5pm Railhead Distance: Duration: 15 min
Comments:
60x Spiderman, 60x Frog Squat w/ Jog/walk 15 m

SUMMARY

Tomorrow: Bball 11:45am - warmup fully
This Week: This Month: Track 400m trial next
Wins: Love PEM isolation. Try pullups/Frog squats combo
Challenges:
Comments: Do n=1 for morning meal time / I.F.
More frog squats - help knee

One Word	Success Score (1-10)
Nice! I like!	10

Ein Tagebuch kann dabei helfen, sich an die Abstimmung des Workouts aufs subjektive Energieniveau, die verfügbare Motivation und den aktuellen Gesundheitszustand zu gewöhnen. Hier ein Beispiel auf Englisch.

---

len Energieniveau, zur Motivation und zum Gesundheitszustand passen. Mach jeden Tag eine kurze Bestandsaufnahme und schätze jede der drei Kategorien auf einer Skala von 1 bis 10 ein. Falls du eine Orientierungshilfe brauchst: In *The Primal Blueprint 90-Day Journal* findest du (englischsprachige) Trainingstagebücher, die speziell zu diesem Zweck gemacht sind. Ansonsten kannst du auch deine Tageswerte in einen einfachen Spiralblock schreiben oder in den Computer eingeben.

Wenn du frisch und energiegeladen aus den Federn steigst, dein Immunsystem voll intakt ist und es dich nach draußen zieht, solltest du dir in den drei Bereichen 8, 9 oder 10 Punkte geben. Stresst dich hingegen gerade eine Abgabefrist bei der Arbeit, während dir familiäre Probleme oder Beziehungsstress zu schaffen machen und du jeden Tag kaputt mit steifen Muskeln und Gelenken aus

den Federn kriechst? Dazu kratzt der Hals, du kommst schnell ins Schwitzen und hast allgemein nicht wirklich Lust aufs Training? Bewerte dann die drei Kategorien Energie, Motivation und Gesundheit entsprechend niedrig mit einer 2 oder 3.

Tief in dir weißt du genau, welche Entscheidung jeweils die richtige ist, um ein optimales Gleichgewicht aus Be- und Entlastung herzustellen.

Der Trick besteht nun darin, den Schwierigkeitsgrad des Workouts entsprechend anzupassen, und zwar ebenfalls auf einer Skala von 1 bis 10 (1 steht für die geringstmögliche, 10 für die höchstmögliche Belastung). Eine 1 oder 2 entspräche beispielsweise einer lockeren Regenerationseinheit, während du dich bei einer 10 mit Maximalleistung in einen

Wettkampf oder ins Training stürzen kannst. Wenn du die Werte auf die Art abgleichst, bist du schon auf dem besten Weg – nein, nicht zu dicken Muskelpaketen, sondern zu einem

erfüllten und erfolgreichen Läuferleben, das dich gesundheitlich weiterbringt, statt dich fix und fertig zu machen.

PERIODISIERUNG: DIE RICHTIGE BALANCE ZWISCHEN AEROBEM TRAINING, HOCH INTENSIVEN WORKOUTS UND PAUSEN

Wahrscheinlich ist dir die Sache mit der absolut freien Trainingsgestaltung aus dem Bauch heraus noch nicht ganz geheuer. In den ersten Abschnitten des Kapitels haben wir eigentlich nur versucht, dich mental darauf einzustimmen und dich vom übermäßig analytischen Ansatz abzubringen.

Sobald du die Bedeutung dieser intuitiven Herangehensweise erkannt hast, bist du bereit für einige allgemeine grobe Richtlinien in Form einer Saisonvorlage zur Periodisierung. In dem Begriff steckt nicht umsonst das Wort »Periode«. In der Tat geht es hier darum, zum Beispiel ein komplettes Kalenderjahr in kleinere Perioden/Blöcke mit unterschiedlichen Trainingsschwerpunkten zu unterteilen.

Es handelt sich dabei aber mitnichten um festgeschriebene Zeitspannen mit vorgegebener Dauer. Dein Trainingsprogramm richtet sich auch nicht an einem bestimmten Datum oder Wettkampftag aus, an dem du dein Topniveau erreichen sollst. Eine solche Struktur ist vielleicht für Olympiasportler relevant, die eine extrem große Kontrolle über den eigenen Alltag haben und ihr ganzes Leben auf den einen großen Tag und die Mission »Goldmedaille« ausrichten. Zu unseren Zwecken werden wir uns zwar an die grundlegenden Prinzipien des periodisierten Trainings halten. Trotzdem soll noch genug Raum für flexible Entscheidungen und Kurskorrekturen bleiben, wie sie im normalen Alltag immer wieder nötig sind.

Der Begriff *Periodisierung* beschreibt die Unterteilung der Saison in kleinere Zeitblöcke mit unterschiedlichen Trainingsschwerpunkten. Dabei soll aber immer noch genug Raum für flexible Entscheidungen und Kurskorrekturen bleiben.

Das Verhalten vieler Ausdauersportler spricht dafür, dass sie vom Prinzip der Periodisierung nichts halten. Stattdessen wird versucht, jede Woche die unterschiedlichen Energiesysteme zu trainieren und sportspezifische Fähigkeiten zu erwerben. Eine rein aerobe Vorbereitung mit Grundlagentraining ist dabei nicht vorgesehen. Auch richtige Saisonpausen mit drastisch reduziertem Trainingsvolumen stehen nicht hoch im Kurs. Die Sportler versuchen vielmehr, das ganze Jahr über in Bestform oder nahe am Wettkampfniveau zu bleiben. In vielen Fällen werden sogar Ausdauerwettkämpfe im Winter eingeplant.

Wie immer, wenn wir Warnungen aussprechen und kein Blatt vor den Mund nehmen, gilt auch hier: Wir wollen dir nicht sagen, wie du zu leben hast. Wir wollen dir nur einen Ansatz ans Herz legen, der dir im Wettkampf den größtmöglichen Erfolg sowie den maximalen Genuss bietet und dabei so gut es nur geht die Gesundheit schont. Wenn du dein ganzes Leistungspotenzial voll entfalten willst, kommst du nicht an präzise definierten Trainingsphasen mit klarer Ausrichtung vorbei. Uns ist nur nicht klar, warum es so schwer sein soll, das Ganze umzusetzen. Wie auch Pete Snell in Kapitel 1 bringt uns ebenfalls der Gedanke an die gängigen Methoden auf die Palme. Wir können auf eine jahrzehntelange Erfolgsgeschichte beim Training nach dem Prinzip der Periodisierung auf Eliteniveau zurückblicken. Wenn wir aber die Magazine aufschlagen oder einen Podcast herunterladen, um uns die enthaltenen »ausgewogenen Trainingsprogramme« anzusehen, wird uns ganz anders. Die Pläne sind mit Einheiten im Ultrabereich, Workouts in hohem Tempo, Intervall- und Krafttraining vollgepackt. So ein Programm ist nicht ausgewogen, sondern ganz im Gegenteil extrem *einseitig*. Es ist durch zu viel Stress und eine zu geringe Spezifität gekennzeichnet!

Der wichtigste und wahrscheinlich am meisten unterschätzte Aspekt der Periodisierung sind aber die Pausen. Es ist nicht von der Hand zu weisen, dass jeder ernsthafte Sportler von einer längeren Trainingspause pro Jahr profitieren kann. Die Auszeit fällt normalerweise auf das Ende der langen Saison und damit in die Wintermonate. Eigentlich die perfekte Jahreszeit, da es ohnehin jeden Tag relativ früh dunkel wird und auch ziemlich kalt ist. Der Körper kann sich erholen, nachdem seine Bedürfnisse monatelang ehrgeizigen Fitnesszielen untergeordnet wurden. Auch der Geist kann etwas abschalten, weil endlich

nicht mehr das Training und andere Verpflichtungen unter einen Hut zu bringen sind – ganz zu schweigen von der mentalen Energie, die nötig ist, um sich über verlockende sportliche Ziele Gedanken zu machen. Eine solche Pause ist unglaublich erfrischend und wohltuend.

Jeder Ausdauersportler von der Weltspitze bis zum Neueinsteiger profitiert außerdem beim Start in die Wettkampfsaison von einer ausgedehnten Phase, die ausschließlich dem aeroben Grundlagentraining dient. In dieser Zeit kannst du dich voll auf die Fettverbrennung konzentrieren, ohne dass dir der Glukose-Stoffwechsel in die Quere kommt und du Angst haben müsstest, durch die Belastung hoch intensiver Workouts an den Rand der Belastbarkeit und darüber hinaus getrieben zu werden. Weiterhin erreicht jeder Sportler beim intensiven Training die besten Ergebnisse, wenn dafür nur kurze Zeitblöcke eingeplant werden. Das allgemeine Trainingsvolumen und die Arbeit an den aeroben Grundlagen sollten dabei drastisch reduziert werden. Auf solche intensiven Phasen folgt immer eine ausreichend lange Trainingspause sowie eine kleine aerobe Periode zum Neuaufbau der Grundlagenausdauer. Erst danach ist es sinnvoll, wieder einen neuen intensiven Block ins Auge zu fassen.

Wir haben unsere Richtlinien absichtlich verallgemeinert. Der Grund dafür: Die Philosophie eines periodisierten Primal-Trainings sieht keine Lösung von der Stange vor. Im Vordergrund stehen vielmehr allgemeine trainingsphilosophische Leitsätze, wobei viel Spielraum für eine flexible und individuelle Trainingsgestaltung bleibt. Die Leute nutzen heutzutage gerne das Angebot von Trainern, die ihre Dienstleistung übers Internet verkaufen. Dabei werden oft leider immer wie-

> Trainingsprogramme, die zu sehr mit Ultra-distanzen, hohen Schlagzahlen, Krafttraining und mörderischen Intervallen überfrachtet sind, bieten dir keine vernünftige Balance. Solche einseitigen Programme stellen eine hohe Belastung für Körper und Geist dar!

der komplizierte und langatmige Programme entworfen, die ausschließlich auf irgendeinen weit in der Zukunft liegenden Wettkampftermin eingestellt sind. Wir haben von einem Spitzensportler gehört, der sich angeblich mittels eines *38-wöchigen Programms* auf den wichtigsten Wettkampf seiner Saison vorbereitet hat (was übrigens am Ende nicht gut ging). Eine katastrophale Art der Periodisierung, oder zumindest ein hoch riskantes Programm. Eine kleine Erkältung oder Verletzung beziehungsweise eine kleine Durststrecke wirft bereits das ganze Programm über den Haufen.

Uns tun alle Sportler leid, die mit Leib und Seele bei der Sache sind und sehenden Auges ins Verderben rennen, indem sie einem solch starren Trainingsplan hinterher hecheln.

Ganz anders sieht die Periodisierung nach dem Primal-Prinzip aus. Das Schöne daran ist: Sämtliche Phasen und Minizyklen können flexibel organisiert werden. Letztendlich ist außerdem auch immer deine intuitive Bewertung der Situation wichtig. Du weißt selbst am besten, was dir am meisten bringt. So baust du bei kleinen Rückschlägen wie Krankheiten oder Verletzungen beispielsweise den Plan einfach etwas um, damit die harte Arbeit der vorherigen Wochen nicht umsonst war. Solltest du merken, dass dir die Energie und die Motiva-tion ausgehen oder die Immunabwehr schwächelt, kannst du deine Ziele anpassen und eine kürzere oder längere Pause einlegen. Solltest du auf der anderen Seite top in Form sein und bei einem Rennen einen Erfolg feiern, kannst du dich von dem positiven Impuls etwas länger tragen lassen als geplant und dann zu einem späteren Zeitpunkt eine entsprechend längere Auszeit einplanen. Warum sollst du schließlich nicht das Maximum herausholen, wenn du dich dafür vorher so angestrengt hast? Lass dich immer von deiner Intuition leiten, während du die Grundprinzipien des periodisierten Trainings stets im Hinterkopf behältst.

Ein Ansatz, dem wir hier vehement widersprechen, ist die Praxis, auch im Training immer konstante Leistung abrufen zu wollen. Das Einzige, was dabei wochen- und monatelang konstant bleibt, ist nämlich die ständige körperliche Überlastung. Das schmälert deine Leistungsfähigkeit und hindert dich daran, in Wettkampfphasen die Bestleistung abzurufen. Außerdem geht damit auch ein stark erhöhtes Burnout-Risiko einher. Der größte Makel ist allerdings, dass dabei die ganze Zeit immer sämtliche Energiesysteme auf einmal trainiert werden, und zwar in einem Wochenprogramm voller Ultradistanzen, hoch intensiver Workouts, Einheiten zum Kraftaufbau (besonders ungünstig: die Mischform mit Kraft- und Ausdauerkomponenten – mehr dazu in Kapitel 5) sowie festgeschriebenen Regenerationstagen. Wenn du es so anpackst, wirst du dich im besten Fall irgendwann konstant auf mittelmäßigem Niveau bewegen, noch wahrscheinlicher aber konstant dem Burnout entgegensteuern.

Leider passiert genau das in den fehlgeleiteten Trainingseinheiten vieler Ausdauersportler, die sich auf die Konstanz versteifen. Es ist fast so, als hätten sie Angst davor, außer Tritt oder außer Form zu geraten oder zumindest ihre Ausdauer, ihr Tempo oder das Gefühl fürs Wasser zu verlieren, wenn sie eine Woche lang nur ein kleines bisschen vom festgelegten Trainingsplan abweichen.

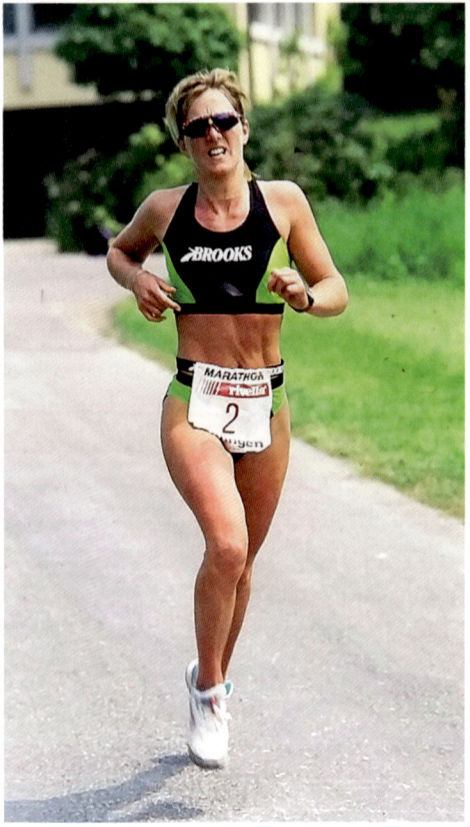

(Eine kleine Randnotiz: Vielen ist dabei gar nicht bewusst, dass die Körperzusammensetzung zu 80 Prozent von der Ernährung abhängt, vor allem aber von der KH-Zufuhr).

Der hohe Stellenwert konstanter Leistungen beim Ausdauertraining führt letztendlich nur zu konstantem Stress, mittelmäßigen Leistungen und zum Burnout.

Wir gehen einfach einmal davon aus, dass du es mit dem Sport ernst meinst, klare Leistungsziele hast, frisch und gesund bleiben willst, ein positives Vorbild für deine Kinder abgeben möchtest usw. Wenn du wirklich nichts weiter willst, als nach draußen zu stürmen, das Trainingsshirt vollzuschwitzen und dich voll auszupowern, um mit dem Stress des hektischen Alltags klarzukommen, dann ist dies das falsche Buch für dich.

Logisch ist es immer noch besser, die Sportschuhe zu schnüren und bei jeder Einheit voll aufzudrehen, als die ganze Zeit über nur auf der Couch herumzusitzen. Je mehr Zeit und Energie du aber ins Training steckst und je wichtiger dir deine Leistung wird, umso mehr musst du die Prinzipien der Periodisierung berücksichtigen. Der durchschnittliche Freizeitsportler, der dienstags Basketball spielt, donnerstags mit den Arbeitskollegen eine Runde ins Fitnesscenter geht und am Wochenende seine fünf Kilometer läuft, hat keine hormonellen Schwankungen, keine Überdehnung der rechten Herzkammer und sonstige Folgeerscheinungen eines Übertrainings zu befürchten. Bei einem ehrgeizigen Ausdauersportler sieht die Sache aber schon anders aus.

DIE PERIODISIERUNG IN DER PRAXIS

In diesem Kapitel wollen wir unser Versprechen aus der Einleitung des Buches einlösen. Wir liefern dir hier eine vereinfachte Ansicht eines einjährigen Trainingsplans und einer Wettkampfsaison, inklusive aller Haupt- und kleinen Zwischenphasen. Das Programm berücksichtigt die drei grundlegenden Trainingsaspekte, die für den erfolgreichen Ausdauersport notwendig sind: die aerobe Entwicklung, hoch intensive Workouts sowie die Pausen und Regenerationsphasen.

Ein optimaler Trainingsplan fürs ganze Jahr sieht folgendermaßen aus: Zu Beginn der Saison geht es erst einmal darum, die **aeroben Grundlagen** zu schaffen, um überhaupt ins Programm starten zu können. Danach folgen **kurze Phasen mit hoch intensiven Workouts** (inklusive Wettkämpfe) bei gleichzeitig stark reduziertem aerobem Trainingsanteil und allgemeinem Trainingsvolumen. Im Anschluss an die intensiven Phasen helfen dir **kleine Zwischenpausen** und ein **erneutes kurzes aerobes Grundlagentraining** bei der Erholung. Danach kann dieser Zyklus mit einer weiteren intensiven Phase wieder von vorn beginnen. Zum Saisonabschluss legst du schließlich eine **ausgiebige trainingsfreie Zeit/Saisonpause** ein. In dieser Zeit beschränkst du den Sport auf ein Minimum. Hoch intensive Workouts sind in dieser Periode komplett tabu. Das wäre bereits der komplette Jahresplan. Sobald du in eine neue Saison startest, fängst du wieder mit einer längeren Phase zum Aufbau der Grundlagenausdauer an.

Ein Periodisierungsmuster über eine Saison sieht gleich zu Beginn eine ausgedehnte Zeitspanne zum Aufbau des aeroben Fundaments vor. Daran schließen sich Zyklen aus je einer kurzen hoch intensiven Phase, einer Erholungsphase und einer Phase zum aeroben Neuaufbau an. Den Abschluss bildet eine ausgiebige trainingsfreie Zeit/Saisonpause.

Mit dieser Methode kannst du über die Saison hinweg mehrmals deine Bestform erreichen und aufrechterhalten. Außerdem bist du damit übers gesamte Sportjahr gesehen extrem flexibel. Dir bleiben dabei noch genügend Freiräume, um andere Stressfaktoren abzufedern beziehungsweise voll durchzustarten, wenn der Tank voll ist. In den folgenden Abschnitten gehen wir noch genauer auf den Inhalt der zentralen Trainingsphasen ein.

Aerobes Grundlagentraining: Trainiere zum Einstieg in die Saison mindestens acht Wochen lang konsequent unterhalb der aeroben Herzfrequenz. Auch wenn sich die Experten nicht ganz einig sind: Wir favorisieren Dr. Phil Maffetones Ratschlag, ausschließlich mit aerobem Training ein Fundament für die Grundlagenausdauer zu schaffen. Das bedeutet, dass in dieser Zeit jegliche Art von Krafttraining (eine von Natur aus anaerobe Trainingsform), die wöchentlichen Basketballspiele mit der Hobbygruppe und alle anderen Aktivitäten mit anaeroben Anteilen gestrichen sind. Die einzige Ausnahme ist das Krafttraining zu Reha- oder Präventionszwecken, mit dem du beispielsweise Gelenkprobleme oder Dysbalancen behebst. Falsch wäre es hingegen, sich in der Phase zum Aufbau

Lockeres Training, große Erfolge

Es lohnt sich, einen zweiten Blick auf die beeindruckenden Erfolge Mike Piggs bei dessen Zusammenarbeit mit Dr. Maffetone zu werfen, von denen wir dir im Zusatzartikel der Einleitung berichtet haben. Wo Pigg in den 1980ern auch auftauchte: Er überrollte beim Radfahren immer das komplette Feld. Für seine internationalen Erfolge zahlte er aber einen hohen Preis: Über ihm schwebte ständig das Damoklesschwert des Burnouts. »Ende 1989 war ich komplett ausgebrannt«, erinnert sich Pigg. »Ich war mehrere Jahre lang durch die Welt getourt und hatte mich dabei in jedem Rennen komplett verausgabt. Dabei war ich mir selbst gegenüber gnadenlos. Ich fordere mich durch extreme Strecken und hoch intensive Einheiten ständig selbst, meist beim Einzeltraining in meiner Heimatstadt Arcata in Kalifornien. Beim Schwimmen in verunreinigten Gewässern hatte ich mir bei irgendeinem Wettkampf eine Infektion zugezogen, eine sogenannte *Giardiasis*. Ich wurde die Magenkrankheit einfach nicht mehr los. Bei Langstreckenrennen ging das stark auf die Leistung. Ich konnte in diesem Bereich nicht mehr mit der Elite mithalten. Ich rechnete damals eigentlich schon damit, dass meine Karriere bald vorbei sein würde, weil ich einfach nicht mehr dazu in der Lage war mich zu pushen.«

Dr. Maffetone verordnete Pigg die passende Therapie: Er sollte für unbestimmte Dauer seine maximale aerobe Herzfrequenz nicht mehr überschreiten, um so sportlich besser ins nächste Jahrzehnt zu starten. Trotz des ganzen Drucks und aller Erwartungen, die

auf einem Elitesportler wie ihm lasten, brachte er den Mut auf, monatelang die Finger vom Tempotraining zu lassen. So schraubte er eine ganze Zeit lang bei 155 Schlägen pro Minute an seinem durchzugsstarken aeroben Ausdauermotor. Nachdem er sich die ganze Zeit lang streng an die Vorgabe gehalten hatte, normalisierten sich Piggs Gesundheitszustand und sein Energieniveau. Endlich hatte er sich von der unablässigen Stressbelastung hoch intensiver Workouts befreit.

Pigg blieb bis zum Startschuss seines ersten großen Events im Rennkalender eisern unterhalb der aeroben Schwelle. Er trat damals im April beim America's Paradise Triathlon in St. Croix an. Du willst sicher wissen, wie er abgeschnitten hat ... Pigg war bekannt dafür, nach dem Schwimmen mit einem Rückstand in den Sattel zu steigen, danach aber mit dem Rad das Feld von hinten aufzurollen. Als er aber diesmal aus dem Wasser stieg, lag er bereits so weit vorn, dass er bereits außer Sichtweite war, als der Pulk erst die Wechselzone erreichte.

Seine Konkurrenten warteten die ganze Zeit darauf, dass er sie einholen würde. Als er nicht mehr auftauchte, gingen sie davon aus, dass er das Rennen abgebrochen haben musste ... zumindest, bis er ihnen mit ganzen anderthalb Kilometern Vorsprung per pedes entgegenkam, während sie noch nicht einmal die Wechselzone für den Umstieg vom Rad auf die Laufstrecke erreicht hatten!

Pigg, der in der Vorbereitung keinerlei Tempotraining absolviert hatte, legte in St.

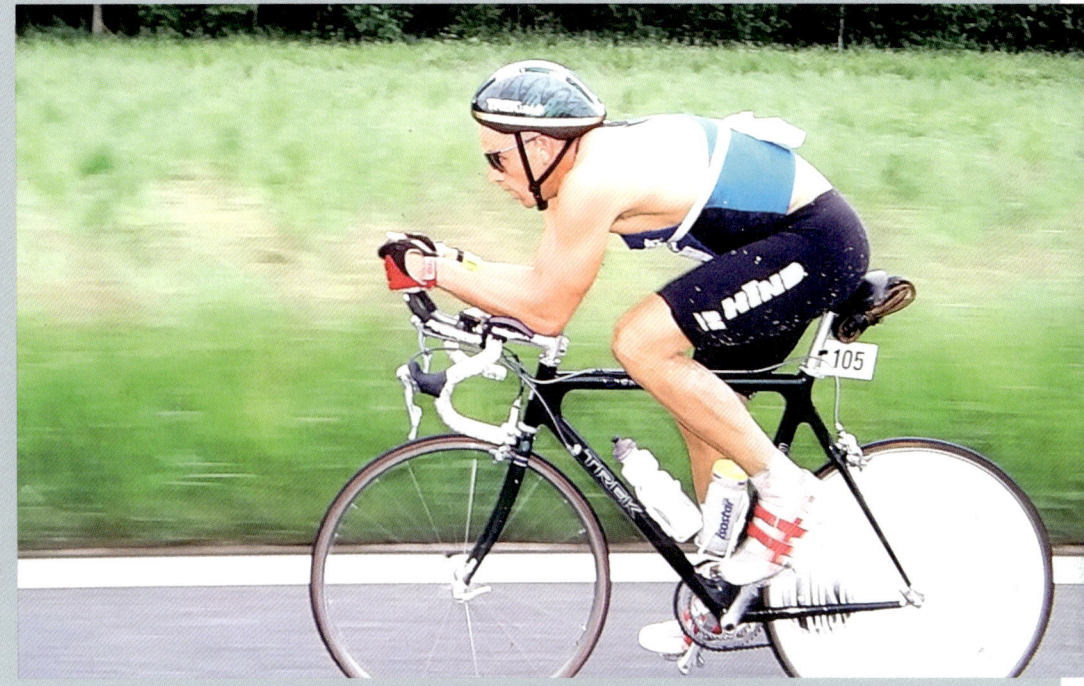

Croix eine Weltklasseleistung hin – genauso wie beim nächsten, übernächsten und überübernächsten Wettkampf. So ging das zwei komplette Triathlon-Saisons weiter, in denen er praktisch alle Preise und Trophäen abräumte, die man sich nur vorstellen kann. In jener Zeit Anfang der 1990er waren die Wettkämpfe selbst Piggs Tempotraining. Im »richtigen« Training konzentrierte er sich einzig und allein auf die Ausbildung der aeroben Ausdauer und die Belastungssteuerung. Nun hatte Pigg zugegebenermaßen schon viele hoch intensive Rennen und Workouts in den Beinen, aus der Zeit vor 1990, bevor er sein Training umgestellt hatte. Dennoch lässt sich die Tatsache nicht verleugnen: Selbst der schnellste Triathlet der Welt konnte noch deutlich mehr aus sich herausholen, als er das Training langsamer anging und die aerobe Ausdauer in den Mittelpunkt rückte. Dabei hielt er das Konzept nicht nur über die

mindestens erforderliche Zeitspanne von acht Wochen, sondern über zwei komplette Kalenderjahre hinweg durch. Danach verbrachte er noch viele weitere Jahre an der Weltspitze seiner Sportart, dank einer drastisch reduzierten Intensität und Stressbelastung im Training.

Wenn Pigg beim Training doch einmal in den höchsten Gang schaltete, dann in der Regel nur aus Jux und Tollerei. »Alle zwei- bis dreimal pro Monat hatte ich einfach Lust, ein bisschen mehr Gas zu geben«, dazu Pigg. »Ab und zu wollte ich sehen, was in mir steckt. Dabei konnte ich aber praktisch nie voraussagen, wann es wieder so weit sein würde. Ich folgte dabei rein meiner Intuition. Es wäre schön, wenn ich diese Methode schon zu einem früheren Zeitpunkt meiner Karriere gekannt hätte. Indem ich den Akzent aufs aerobe Training verschob, konnte ich meine Karriere um sage und schreibe *sieben weitere Jahre* ausdehnen.«

der Grundlagenausdauer an den Gewichten oder bei anderen außerplanmäßigen Aktivitäten auszutoben – eine Praxis, die schockierenderweise viele führende Ausdauertrainer befürworten.

Für die Profi-Triathleten, die Mark immer in Los Angeles betreut hat und unter denen sich auch Brad befand, waren die Wintermonate eine willkommene Chance, von der Straße ins Gelände zu wechseln und auf locker strukturierten Mountainbiketouren im Schlamm zu baden. Das Mountainbiken im Winter war ein toller mentaler Ausgleich zu den ganzen Standardtouren, gestoppten Bergfahrten und nach Herzfrequenz getakteten Einheiten mit dem Straßenrad. Als Mark die Gruppe einmal bei der Schlammschlacht begleitete, fiel ihm aber etwas auf, was ihm ganz und gar nicht gefiel: Das Mountainbiken ist wirklich hart! Die Fahrer ließen dafür alle ihre Brustgurte zu Hause. Also gab es auch keine Signale, die die Sportler davor warnten, dass ihre Herzfrequenz immer wieder steil anstieg – vor allem bei großem Gefälle oder bei häufigen Wechseln im anspruchsvollen Gelände vom Rad zum Laufen und zurück in den Sattel. Besonders krass war es, wenn neue erholte Athleten zur Gruppe dazustießen – echte Mountainbike-Spezialisten, die nur zu gern den nach der Saison geschlauchten Triathleten zeigten, wo der Hammer hängt.

Zu einer sauberen Vorbereitungsphase gehören Workouts im bequemen und entspannten Tempo. Die Intensität sollte so gering sein, dass du dich im Anschluss ans Training leicht erholst, nicht das Bedürfnis hast, dir die nächstbeste Fertigpizza in den Rachen zu schieben und am nächsten Tag nicht mit steifen Muskeln und Gelenken aus dem Bett kriechst.

Bereits eine einzige Langstrecke pro Woche zur Leistungsentwicklung und das schiere Trainingspensum können zur Überlastung führen. Selbst beim Aufbau der Grundlagenausdauer sind daher Regenerationstage, lockere Trainingstage und lockere Trainingswochen wichtige Bestandteile des Programms. Unumgänglich ist es auch, wirklich konsequent unterhalb der maximalen aeroben Herzfrequenz zu bleiben – und zwar ausnahmslos!

Du denkst, dass ein freundschaftlicher Sprint bis zum nächsten Ortsschild während einer langen aeroben Radtour als kleine Abwechslung zwischendurch nichts ausmacht? Von wegen! Selbst wenn du den aeroben Bereich nur ganz kurz verlässt, kann sich eine geringe Menge Milchsäure im Blut sammeln, während das Hormonsystem mit einem leichten Ausschlag auf die kleine Stressbelastung reagiert. Dazu wird auch der Glukose-Stoffwechsel ganz leicht angeschoben – zum Nachteil des Fettstoffwechsels. Wenn du dann in die aerobe Zone zurückkehrst, normalisieren sich diese anaeroben Stoffwechselprozesse natürlich wieder ein bisschen, allerdings nicht vollständig. Bereits ein paar unüberlegte oder unabsichtliche Temposteigerungen von nur wenigen Minuten Gesamtdauer können die positiven Effekte eines zweistündigen aeroben Laufs oder einer vierstündigen Radtour zu einem großen Teil wieder zunichtemachen.

Bereits ein kurzes Ausbrechen aus dem aeroben Bereich kann während eines langen Workouts den Trainingserfolg untergraben, die Abhängigkeit des Körpers vom Zucker sogar noch steigern und dabei die Umstellung auf die Fettverbrennung zusätzlich erschweren.

Der richtige Zeitpunkt für intensive Einheiten

Versteif dich nicht auf ein starres Programm, sondern folge einem intuitiven Ansatz. So machst du im aeroben Bereich größere Fortschritte, während du ein besseres Gespür dafür bekommst, wann du das Gaspedal auch mal voll durchdrücken kannst. Deine maximale aerobe Funktion, gemessen durch den MAF-Test, ist der beste Beleg dafür, dass sich deine aerobe Ausdauer verbessert. Absolviere für diesen Test mit einer festen Herzfrequenz (deiner maximalen aeroben Herzfrequenz) eine festgelegte Distanz/Route und nimm die Zeit. Du kannst acht Runden auf der Bahn laufen, dir einen bestimmten Berg aussuchen oder kalibriertes Trainingsequipment verwenden. Wichtig ist nur, dass die Aufgabe jedes Mal identisch ist. Deine Herzfrequenz wird etwas schwanken. Versuch trotzdem, nach Möglichkeit immer auf dem aeroben Maximalwert zu bleiben. Such dir einen Tag aus, an dem du dich richtig gut fühlst, und bring den Test alle paar Wochen hinter dich.

Hier sind einige Aspekte, die zuerst abgehakt sein müssen, bevor du dich mit höheren Intensitäten beschäftigst:

- mindestens acht Wochen Vorbereitung im aeroben Bereich mit stetiger Weiterentwicklung beim MAF-Test (mindestens drei Tests);
- keine Krankheiten, Verletzungen oder Trainingsunterbrechungen während der Vorbereitung;
- optimale Schlafgewohnheiten, erfrischtes Aufwachen mit vollen Energiespeichern, meist ohne Wecker;
- stabiles Energieniveau und gleichmäßiger Appetit im Ruhezustand über den ganzen Tag hinweg;
- starke Motivation, intensive Einheiten mit ins Programm einfließen zu lassen.

Diese Punkte sind kein leeres Gerede. Es ist wirklich wichtig, dass du dich sogar bei den längsten Workouts immer richtig schön frisch, energiegeladen, geschmeidig und stark fühlst, bevor du das intensive Training ins Auge fasst. Der Entwicklungsbereich, von dem du im Ausdauersport bei Weitem am meisten profitierst, ist zweifellos die aerobe Kapazität.

Die kurzen hoch intensiven Einheiten sind später nur noch ein zusätzlicher Bonus. Sie helfen dir, auch noch die letzten Prozent herauszukitzeln.

Uns ist klar, dass das nur schwer zu glauben und zu akzeptieren ist. Sicher macht ein solches Training auch nicht so viel Spaß, wie von einer Sekunde auf die andere ins Wettkampftempo hochzuschalten. Aber gerade dieses Basistraining ist ein hervorragender Anlass, sich einmal eingehender mit den eigenen Prioritäten zu befassen. Stell dir die Frage, ob du wirklich im Einklang mit deinen Zielen handelst. Und ob dir nicht vielleicht das eigene Ego im Weg steht, was den Aufbau der Grundausdauer und die Persönlichkeitsentwicklung angeht – beides Bereiche, in denen du Fortschritte machst, wenn du diszipliniert bleibst und dich bei Bedarf auch einmal einschränkst. Dr. Phil Maffetone versteht es hervorragend, die negativen Auswirkungen von Disziplinlosigkeiten beim aeroben Training auf den Stoffwechsel darzustellen. Daher empfehlen wir dir die Lektüre des Buchs *The Big Book of Endurance Training and Racing*, wenn du hier eine besondere Schwachstelle hast und etwas mehr Unterstützung brauchst (Titel nur auf Englisch erhältlich).

Hervorgehoben werden sollte außerdem auch noch einmal, dass acht Wochen wirklich *das Minimum* sind, um das Fundament für die Ausdauer zu legen. Es gibt in dieser Phase wirklich genügend anspruchsvolle Ziele, die zu erreichen sind: die konsequente Einhaltung der Obergrenze, diverse Einheiten mit extremer Streckenlänge zum Aufbau der Leistungsfähigkeit, die Weiterentwicklung beim MAF-Test usw. Dafür sind acht Wochen fast schon zu knapp. In vielen Fällen zieht eine längere Phase zur Ausdauerentwicklung eine aerobe Leistungssteigerung nach sich, was sich an den stetigen Fortschritten im MAF-Test ablesen lässt. Du steckst dadurch sozusagen immer mehr PS in den Fettverbrennungsmotor. Das aerobe Training bietet in allen sportlichen Disziplinen maximale Leistungszuwächse bei minimalem Einsatz.

Intensivierungs-/Wettkampfphase: Beginne mit dieser Phase wirklich erst dann, wenn du über mindestens acht Wochen hinweg erfolgreich die aeroben Grundlagen ge-

schaffen hast und zudem komplett ausgeruht und energiegeladen bist. Schließlich nimmst du im nächsten Schritt ein explosives Sprint- und Krafttraining in Angriff. Ein Hinweis: Wenn du im Winter zum Snowboarden in die Berge fährst oder zwei Wochen lang mit einer Erkältung flachliegst, darfst du das keinesfalls mit in die achtwöchige Vorbereitung einrechnen. Die Zeit zählt in beiden Fällen noch mit zur Saisonpause!

Die Intensivierungs-/Wettkampfphase nimmt *maximal* vier Wochen in Anspruch. Dr. Maffetone zufolge liefern anaerobe Blöcke von nur zwei oder drei Wochen Dauer die besten Resultate. Eine vierwöchige Intensivierungsphase bringt seiner Meinung nach nur den fittesten und erfahrensten Sportlern etwas. Wenn du die Intensivierungsphase voll ausreizt, ergibt sich zusammen mit dem achtwöchigen Grundlagentraining zum Aufbau der aeroben Basis allerdings auch ein schönes Drei-Monats-Programm. Nach vier Wochen intensivem Training sind zwei oder mehr Wochen Pause angesagt. Im Anschluss kommen dann noch einmal zwei oder mehr Wochen zum Neuaufbau der aeroben Basis. Wenn du ausgeruht und regeneriert bist, kannst du mit der nächsten Intensivierungs-/Wettkampfphase in einen weiteren Zyklus starten. Auf diese Mikro-Zyklen innerhalb des Saisonverlaufs wollen wir in Kürze noch genauer eingehen.

Wenn es in die Intensivierungs-/Wettkampfphase geht, musst du deinen Trainingseifer hinsichtlich des Trainingspensums und der Kilometerzahlen im Zaum halten. Auch von dem Anspruch, ein durchgehend gleich hohes Leistungsniveau zu erreichen, musst du dich verabschieden. Richte das Hauptaugenmerk stattdessen auf die Qualität der intensiven Trainingsanteile und vergiss nie, nach einer solchen Einheit jedes Mal auch wieder zur Ruhe zu kommen und zu regenerieren. Im Ausdauersport wird immer wieder gepredigt, wie wichtig ein freier Tag pro Woche ist. Bei unserem Ansatz zum Aufbau natürlicher Ausdauer steht dieses Prinzip noch weit mehr im Vordergrund. Wir raten dir, drei bis vier Regenerationstage pro Woche einzuplanen, an denen du entweder wirklich gar nichts machst oder kurze und lockere Runden zur Regeneration drehst. Nutze die Auszeit, um dich beispielsweise wieder mal um deine Familie zu kümmern, ein Buch zu lesen, dich mit digitalen Medien zu beschäftigen, Yoga-Unterricht zu nehmen, dich mit der Schaumstoffrolle selbst zu massieren oder eine Sportmassage zu buchen.

In den Intensivierungs-/Wettkampfphasen musst du drei bis vier Regenerationstage pro Woche einplanen, an denen du entweder wirklich gar nichts machst oder kurze und lockere Runden zur Regeneration drehst.

Die Forschung liefert stichhaltige Belege dafür, dass ein Sportler keinerlei Rückschritte zu befürchten hat, wenn er das Trainingsvolumen während der Intensivierungsphase deutlich einschränkt. Einer der führenden Forscher im Bereich Tapering zur Leistungssteigerung und auch einer der größten Befürworter der Methode ist Dr. David Costill vom hoch angesehenen Human Performance Laboratory an der Ball State University im amerikanischen Bundesstaat Indiana. In einer der genannten Forschungsarbeiten sollten College-Schwimmer das Trainingsvolumen um 66 Prozent kappen.

Dabei ging es um eine Reduzierung des Leistungsumfangs von gut neun auf knapp drei Kilometer am Tag über 15 Tage hinweg. Im Anschluss folgte ein Leistungstest. Dabei erreichten die Probanden herausragende Leistungszuwächse von vier Prozent. Wer sich im Schwimmen auskennt, wird wissen, dass der Unterschied von 1:00 auf 0:57,6 über 100 Meter gewaltig ist. Dafür sind 25-prozentige Zuwächse an Muskelkraft erforderlich. In einer anderen Studie aus Japan sollten Läufer ihre Kilometerzahl um *90 Prozent* herunterschrauben und eine Woche lang nur noch Intervalltraining im Wettkampftempo absolvieren. Dadurch erreichten sie im Wettkampf über 5.000 Meter echte Leistungssprünge.

Zahlreiche wissenschaftliche Untersuchungen deuten darauf hin, dass es sich nicht negativ auf die Fitness oder maximale Leistungskapazität auswirkt, wenn der Sportler mehrere Wochen lang nur einen Bruchteil seines normalen Trainingspensums absolviert. Die Autoren einer Studie gelangten zu der Schlussfolgerung, dass ein Tapering zwischen 60 bis 90 Prozent des normalen Trainingsvolumens über Zeiträume von vier bis 28 Tagen hinweg hervorragende Resultate liefert. Dennoch gilt es dabei zu beachten, dass ein optimales Tapering auch regelmäßige hoch intensive Workouts als Ausgleich für das geringere Trainingsvolumen beinhaltet. Ein ganz anderes Thema sind wiederum komplette Trainingspausen. Wenn du krank wirst oder aus einem anderen Grund gar nicht mehr trainierst, verlierst du sehr schnell einen großen Teil deiner Fitness. Aber keine Angst: Du holst dir deine Fitness genauso schnell auch wieder zurück, sobald du wieder ins normale Training einsteigst.

Wiederaufbau nach Trainingspause: Auge um Auge

Auch wenn dieser Sachverhalt nur sehr schwer in Zahlen zu fassen ist: Eine ganze Reihe an Berichten aus der Praxis deuten darauf hin, dass nach einer kompletten Trainingspause der Wiederaufbau zurück zum ursprünglichen Niveau vor der Auszeit oder einer drastischen Einschränkung *genauso lang dauert wie die Pause selbst*. Wenn du dir also eine Grippe einfängst und drei Wochen lang nicht wirklich Sport treiben kannst, wirst du mit großer Wahrscheinlichkeit auch komplette drei Wochen brauchen, um nach deiner Genesung allmählich wieder den vorherigen Status zu erreichen. Oder nehmen wir an, dass du ganze sechs Monate aus dem Training aussteigst, weil du Nachwuchs bekommst oder arbeitest wie

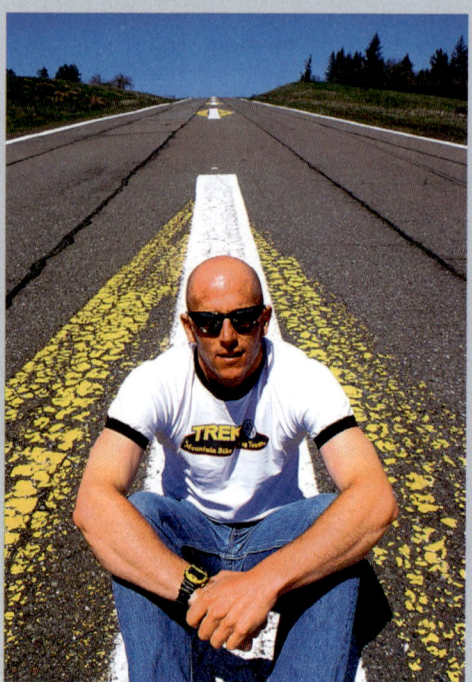

ein Verrückter, um eine Beförderung zu bekommen. In dem Fall kannst du dich darauf einstellen, dass du deine alte Form auch erst in sechs Monaten wieder erreichst.

Die Tatsache, dass der Wiederaufbau auf dem Prinzip »Auge um Auge, Zahn um Zahn« beruht, ist in gewisser Hinsicht doch auch unglaublich beruhigend und motivierend. Wie es scheint, ruft der Gedanke an eine komplette Auszeit bei vielen Sportlern düstere Ängste und Beklemmungsgefühle hervor. Daher scheuen viele von ihnen die mysteriöse und unheilvolle Trainingspause wie der Teufel das Weihwasser. Und das, obwohl die Leute doch wiederholt schon selbst die Erfahrung gemacht haben, dass sie nach einer Erkältung oder längeren Reise recht schnell wieder zurück in die Spur finden. Wenn dich dein Alltag oder besondere Umstände wieder einmal vom normalen Training abhalten, kannst du ganz entspannt bleiben. Du hast die Gewissheit, dass dein Körper sofort wieder voll aufs Training anspricht, sobald du erneut einsteigst und dich an dein gewohntes Niveau herantastest.

Außerdem haben die Tapering-Studien bestätigt: Selbst, wenn du nur einen Bruchteil des normalen Trainingsumfangs beibehältst, bremst du dadurch massiv den Abbau. Mit anderen Worten: Du kannst als Triathlet problemlos aus einem stressigen Programm mit zehn bis 15 Trainingsstunden pro Wo-

Das wohl weltweit einzige Foto, auf dem Mike Pigg tatsächlich einmal stillsitzt.

che aussteigen, um eine Zeit lang nur noch ein paar Jogging-Runden unter der Woche und zwei lockere Stunden auf dem Rad am Wochenende zu absolvieren. Du wirst damit auch über einen längeren Zeitraum von zwei bis drei Monaten nur einen sehr kleinen Teil deiner Fitness verlieren.

Auch, wenn es unglaublich klingt: Es gibt zahlreiche Belege aus der Praxis, die diese These bestätigen. Genau wie in der Geschichte Peter Snells weiter vorne im Buch: Der Mann ist nur etwas durch die Sanddünen gejoggt, hat sich dann direkt an die Startlinie zum 800-Meter-Lauf gestellt und den Weltrekord geknackt.

Viele Hobbysportler berichten von ähnlichen Erfahrungen: direkt vom Grundlagentraining zum persönlichen Rekord im Schwimmbecken oder beim Zeitfahren am Berg. Du hast also gute Chancen, dass sich dein erster anaerober Leistungsnachweis nach monatelanger Abstinenz als persönliche Bestmarke entpuppt. Wenn du im Anschluss – wie es in den Ausdauerdisziplinen Usus ist – im Anschluss ans Basistraining länger als vier Wochen in der Intensivierungs-/Wettkampfphase hängen bleibst, wirst du mit großer Wahrscheinlichkeit einen allmählichen Leistungsabfall feststellen. Und der mündet letztendlich im kompletten Zusammenbruch, einer Krankheit oder einer Verletzung – alles körperliche Warnsignale, dass du dein hartnäckiges Ego eine Zeit lang in den Urlaub schicken solltest.

Mit moderatem Training kannst du dir also deine Fitness lange Zeit erhalten, während du mit einem Basistraining sogar beim ersten Wettkampf der Saison direkt eine persönliche Bestleistung aufstellen kannst. Wenn du jedoch eine Zeit lang komplett die Segel streichst (sprich: die Muskulatur und das Herz-Kreislauf-System kein bisschen mehr stimulierst), gerätst du mit deiner Fitness ziemlich schnell in einen Abwärtsstrudel. Gehörst du zu den ehrgeizigen Veteranen auf der Laufstrecke, die schon aktiv waren, als es das Konzept des Crosstrainings noch nicht gab? Dann wirst du dich sicher noch mit Schrecken an die ersten Läufe nach einer vier- oder sechswöchigen Verletzungspause erinnern. Für den Fall, dass du noch nicht das zweifelhafte Vergnügen hattest, weil du noch relativ jung oder erst neu eingestiegen bist: Das hat sich damals so angefühlt, als wärst du dein ganzes Leben lang noch keinen einzigen Schritt gelaufen! Die ehemals schlanken und durchtrainierten Oberschenkel fangen schon nach anderthalb Kilometern an zu brennen. Am nächsten Tag wachst du mit Schmerzen vom Scheitel bis zur Sohle auf und bist steif wie eine Mumie – wegen einer Trainingseinheit, die vor der Verletzungspause für dich als Cool-down durchgegangen wäre. Glücklicherweise dauerte es danach aber tatsächlich nur vier oder sechs Wochen, bis die alte Bestform wieder erreicht war.

Heutzutage entspricht es zum Glück nicht mehr der gängigen Praxis, über einen längeren Zeitraum hinweg die Hände in den Schoß und die Beine hochzulegen und rein gar nichts mehr zu machen. Der komplette Konditionsabbau sollte also im Normalfall kein großes Thema mehr sein. Und falls doch, dann kommst du eben im schlimmsten Fall einen oder zwei Monate lang wegen einer Krankheit, Verletzung oder besonderen Umständen nicht zum Training. Selbst dann hast du die Sicherheit, dass du mit Geduld und Spucke genauso schnell wieder deine gewohnte Leistungsstufe erreichst, wie du an Kondition eingebüßt hast.

Saisonpause: Nach Abschluss der Saison musst du dem Körper und dem Geist *mindestens vier Wochen* lang die Chance geben, sich komplett zu erholen. Die Zeit kannst du nutzen, um dich währenddessen um Lebensbereiche und Interessen zu kümmern, die während der Saison zu kurz gekommen sind. Wichtig ist, nicht nur die Finger vom Training zu lassen, sondern sich auch *mental nicht mehr mit dem Sport zu beschäftigen.* Nur so kannst du neue Kraft schöpfen und die Batterien wieder aufladen. Die oben erwähnte Gruppe von Triathleten, die ich in Los Angeles zum Mountainbiken geschickt habe, kamen bei den weniger strukturierten und dynamischeren Mountainbike-Touren im Gelände auf etwas andere Gedanken. Allerdings war das nicht genug, um nach dem unglaublich umfangreichen Ausdauertraining mental komplett abzuschalten, geschweige denn körperlich zur Ruhe zu kommen.

Der Sport ist schon eine tolle Sache. Er macht einfach Spaß und ist ein wichtiger Gegenpol zum bewegungsarmen Alltag. Dazu verbringst du am Beckenrand, im Wasser oder auf der Straße Zeit mit den Kolleginnen und Kollegen im Verein. Trotzdem solltest du dich jedes Jahr eine Zeit lang ausklinken, um wieder dein inneres Gleichgewicht zu finden und auch einmal auf andere Gedanken zu kommen. Es ist ja kein Geheimnis, dass Ausdauerdisziplinen – allen voran die zeitaufwendigen Ultraläufe, die deine ganze Freizeit auffressen – ziemlich schnell aufs Beziehungs-, Familien- und Sozialleben gehen können. Frag dich, ob du wirklich zu den Ausdauersportlern gehören willst, die mit Scheuklappen durchs Leben laufen, die Balance zwischen Sport und Alltag nicht hinbekommen und nie richtig Zeit für ihre Kinder haben. So lange, bis du vom Lebenspartner oder den Leuten aus deinem nächsten Umfeld behutsam den gut gemeinten Ratschlag bekommst: Du solltest langsamer treten, dir etwas Zeit zum Nachdenken nehmen, und wieder dein Gleichgewicht finden, weil es im Leben schließlich auch noch etwas anderes gibt als den Sport ...

Nimm dir fest vor, eine Saisonpause einzulegen. Du wirst mit großer Wahrscheinlichkeit davon profitieren. Entdecke dabei die goldene Mitte zwischen An- und Entspannung neu, lass auch mal wieder fünf gerade sein, amüsier dich ein wenig.

Iss und trink mit gutem Gewissen Sachen, die normalerweise tabu für dich sind, sprich mit interessanten Leuten, die nicht für den Sport leben oder geh einfach einmal auf deiner Lieblings-Laufstrecke spazieren! Du musst nicht befürchten, gleich in ein faules Lotterleben abzudriften, wenn du einen Monat lang mal nicht gleich frühmorgens schwimmen oder nach einem langen Tag im Büro mit der Stirnlampe laufen gehst.

Wenn du dich mental und körperlich ganz auf die Saisonpause einlässt, wirst du

> In der Saisonpause solltest du nicht nur die Finger vom Sport lassen, sondern dich auch mental nicht mehr damit beschäftigen.

> Nimm dir die Freiheit, so lang zu faulenzen wie nötig. Steig erst wieder ins Training ein, wenn du richtig frisch und energiegeladen bist!

dich anfangs ohne Training möglicherweise sogar erst einmal etwas müder, träger und steifer fühlen. Woran das liegt? Ganz einfach: Dein Körper schüttet keine Stresshormone mehr aus, sondern bewältigt endlich die ganze aufgestaute Erschöpfung. Das mag zunächst merkwürdig klingen. Doch eigentlich ist das Prinzip dasselbe wie bei einem guten Urlaub. Du kennst bestimmt die Situation: Du hast eine Woche frei und musst dich deshalb ein paar Tage lang nicht mehr mit dem gewohnten hektischen Treiben beschäftigen. Du schläfst jeden Morgen so richtig aus und liegst den Rest des Tages über im Garten. Oft kommt erst in dem Moment die Erkenntnis: »Puh, die Auszeit war jetzt aber bitter nötig!«

Dazu kommt noch ein weiterer Aspekt: Gut möglich, dass du als Vollblutsportler kein Problem damit hast, sehr früh aufzustehen und gleich schwimmen oder abends bei Regen und Schnee noch laufen zu gehen. Wenn du während der Saisonpause aber morgens liegen bleibst und 90 Minuten länger schläfst oder dir abends Zeit für deine Hobbys nimmst, zeigt dir das erst so richtig, was für eine Sportskanone du bist und auf welche Annehmlichkeiten du dafür verzichtest.

Für eine echte Erholung reichen nicht nur einfach paar Herzschläge pro Woche weniger. Du brauchst dafür auch Abstand von dem konstanten Zeitdruck, unter dem du heutzutage als Ausdauersportler stehst, wenn du deine Workouts protokollierst und in einen ohnehin schon engen Terminkalender hineinzwängen musst. Nimm dir die Freiheit, so lang zu faulenzen, dass sich der Körper und der Geist komplett erholen können. Und fang erst wieder an, wenn du genug Motivation getankt hast, um am Ende mit neuen sportlichen Zielen vor Augen in die nächste Saison zu starten und den Sport wieder in vollen Zügen genießen zu können.

Eine gute Orientierungshilfe für die Dauer deiner Auszeit: Wenn du das Gefühl hast, dass es in dir brodelt und du den Druck nicht mehr aushältst, ist der richtige Zeitpunkt gekommen. Genau wie beim aeroben Grundlagentraining kann es auch hier sehr viel bringen, mehr als nur eine Minimaldauer von vier Wochen einzuhalten.

Dass es Unfug ist, den eigenen Trainingsplan mit den Programmen der internationalen Elite zu vergleichen, haben wir ja bereits angesprochen. In diesem Zusammenhang darf auch nicht unerwähnt bleiben, dass die Profis so etwas wie beruflichen oder familiären Zeitdruck praktisch nicht kennen. Ein Profisportler hat normal nicht das Problem, dass er verschiedene Lebensbereiche unter einen Hut bringen muss. Stell dir doch für einen Augenblick einmal vor, du würdest nicht deiner regulären Beschäftigung nachgehen, sondern wärst in deiner Wunschdisziplin als Profi unterwegs. Das heißt, das Training wäre dein Beruf. Wäre das nicht purer Luxus? Keiner würde dich daran hindern, jeden Tag so lang zu trainieren, wie du willst, und richtig auszuschlafen. Du hättest die Gewissheit: Solange ich genug schlafe und trainiere, gibt es nur wenige Stressfaktoren, die meine Zeit oder Aufmerksamkeit in Anspruch nehmen. Deine Regenerations- und Leistungsfähigkeit nehmen dadurch natürlich zu!

Die Sache ist: Der Sport ist zwar hervorragend dazu geeignet, den Berufsstress wieder abzuschütteln und die negativen Auswirkungen der Bewegungsarmut abzufedern, die das moderne Leben mit sich bringt.

Allerdings musst du dir darüber bewusst sein, dass auch der Sport für den Körper eigentlich nur einen weiteren Stressfaktor darstellt. Mit anderen Worten: Die Trainingszeit ist auf der Soll-Seite deines Stresskontos zu verbuchen – zusammen mit dem täglichen Verkehrschaos auf dem Weg zum Arbeitsplatz, dem Ärger mit dem pubertierenden Nachwuchs und dem beruflichen Termindruck. Stress ist im Grunde genommen nichts anderes als ein äußerer Reiz. Für die Hormone, die den Kampf- oder Flucht-Modus steuern, macht es keinen Unterschied, ob die Stimulation wie beim Workout als genussvoll oder wie etwa im Verkehrsstau als unangenehm empfunden wird.

Der Sport ist zwar ein hervorragender Ausgleich, muss aber auf der Soll-Seite des Stresskontos verbucht werden – zusammen mit dem täglichen Berufs- und Verkehrsstress, Streitgesprächen und weiteren belastenden Faktoren unseres schnelllebigen Alltags.

Genau aus dem Grund sollte sogar die mentale Beschäftigung mit dem Ausdauersport als deine große Leidenschaft in der Saisonpause tabu sein. Ganz recht: Du sollst in dieser Zeit nicht einmal im Internet surfen, um dir beispielsweise Listen mit Einzelleistungen anzusehen oder neuen Input fürs Workout zu holen. Lass mindestens einen Monat lang alles ruhen, um am Ende hoch motiviert in die neue Saison starten zu können.

Die Triathlonlegende Andrew MacNaughton – im Triathlon der stärkste Mann am Berg – hat sich bei der Trainingsplanung von seinem Bauchgefühl leiten lassen. Eine weise Entscheidung, die ihn in seiner Disziplin an die internationale Spitze brachte.

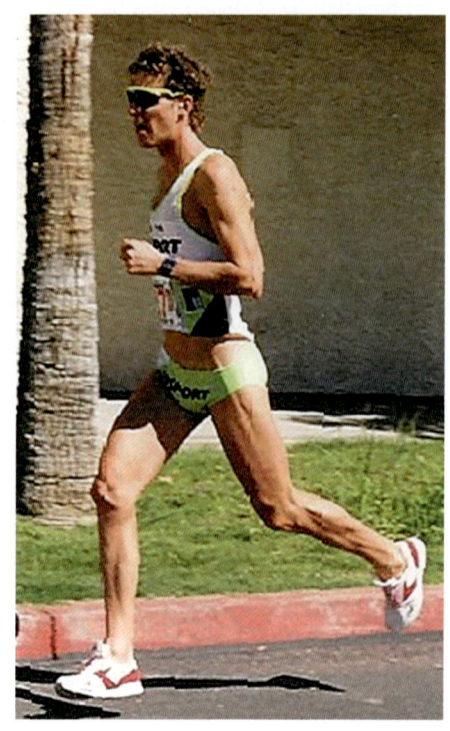

Periodisierung: Ein ganz einfaches Konzept

Vielleicht hast du in Büchern oder Artikeln schon schickere und anschaulichere Synonyme für das Wort »Periodisierung« gelesen, wie etwa »mehrstufige Wettkampfvorbereitung«. Es ist schon witzig, welche komplexen Konzepte und Regelkataloge sich manche Leute aus den Fingern saugen, um ein so einfaches Prinzip wie die Periodisierung darzustellen. Die modernen Trainer vertreten zwar zu einem großen Teil wissenschaftlich und vom gesunden Menschenverstand her gut fundierte Trainingsansätze. Doch im Hobbysport eine solche Haarspalterei zu betreiben, wenn sich im Leben der Menschen das Verhältnis zwischen Be- und Entlastung in Schieflage befindet, wäre etwa so, als wollte man bei der Jungfernfahrt der Titanic die Liegestühle auf dem Oberdeck geraderücken.

Selbst wenn ein Sportler für den richtigen Ausgleich sorgt und alle Voraussetzungen für hochspezifische und wissenschaftlich gut fundierte Workouts erfüllt, lohnt es sich, ihn an die gehaltvolle Aussage Dr. Phil Maffetones zu erinnern: Alle Arten des anaeroben Workouts haben einen ähnlichen körperlichen Trainingseffekt.

Ob absteigende Pyramide im Schwimmbecken, aufsteigende Pyramide auf der Laufbahn, Bergtraining mit unterschiedlichen Gängen auf dem Rad oder Workouts auf dem Laufband mit wechselnder Neigung: Wenn du dir im anaeroben Bereich einen Vorsprung vor der Konkurrenz verschaffen willst, kannst du dir sicher sein, dass die Details deiner hoch intensiven Workouts *keine große Rolle spielen.* Du hast mehr davon, wenn du das Magazin, Buch, Browser- oder E-Mail-Fenster mit den Trainingstipps schließt und ein Stück länger schläfst. Wichtig ist nur, zum richtigen Zeitpunkt den Turbo zu zünden – und zwar mit dem Workout, das dir am meisten Spaß bereitet und dich am meisten interessiert. Du kannst mit einem bunten Mix an intensiven Trainingsmethoden für Abwechslung sorgen oder Jahr für Jahr das gleiche Tempo-Workout abspulen wie verschiedene internationale Champions in unserem Bekanntenkreis. Hier gilt wieder einmal der alte Spruch: Alle Wege führen nach Rom, sprich: aufs Siegerpodest. (Was mit umgekehrten Vorzeichen genauso gilt, wie wir ja bereits gesehen haben: Es gibt auch viele Wege, die zum Burnout führen).

Es gibt bestimmte Gemeinsamkeiten, die alle Spitzensportler miteinander teilen. Und das ist nicht etwa der Aufbau ihres Trainingsprogramms. Es gibt andere Aspekte, die wichtiger sind. Dazu gehört die feste Überzeugung: Der Ansatz, den ich für mich gewählt habe, ist genau der richtige. Außerdem genießen die Top-Athleten das gewählte Training und das ganze Drumherum. In den Zeiten, wo Mark als Coach mit Brad und seinen anderen Schützlingen im weltweiten Profi-Triathlon-Zirkus unterwegs war, gab es Elitesportler in allen möglichen Formen und Größen. Zugegeben: Sie waren alle schlank. Aber am Start stand beispielsweise der 1,72 Meter kleine und 79 Kilo schwere Top-Schwimmer direkt neben dem

1,93 Meter großen Laufspezialisten. Die Athleten kamen aus aller Herren Länder und verwendeten teilweise absurd unterschiedliche Trainingsphilosophien.

Die Leute aus Florida oder dem Mittleren Westen Amerikas konnten sich oft mit dem Rad am Berg vorne absetzen. Den Sportlern aus kälteren Klimazonen wiederum schien eine warme Witterung besonders entgegenzukommen. Nicht etwa wegen irgendeiner besonderen genetischen Veranlagung, sondern eher, weil diese Leute allgemein gut austrainiert, ausgeruht und mit ihrer Trainingsumgebung in heimischen Gefilden zufrieden waren.

Ich erinnere mich noch an einen Wettkampf in einer frühen Phase der Saison in St. Croix auf den amerikanischen Virgin Islands. Inmitten der dampfigen Atmosphäre kämpften vor allem die Athleten aus dem Foxcatcher-Stall des berühmt-berüchtigten und bereits verstorbenen Sponsors John E. DuPont um die vorderen Plätze. Die Jungs hatten in ihrem Trainingszentrum in Pennsylvania gerade erst einen extrem schneereichen Winter erlebt. Das Training im Freien war praktisch nicht möglich. Trotzdem ließen sie die zahlenmäßig überlegenen und nicht minder hochrangigen Athleten aus den wärmeren Gebieten hinter sich. Und zwar wahrscheinlich einfach deshalb, weil sie nach der Zwangspause im Winter gut ausgeruht waren und nicht wie die Sportler aus San Diego sogar über die Feiertage echte Killer-Einheiten hinter sich bringen mussten.

Im Vorfeld des olympischen Marathons im August 1984 in Los Angeles war das internationale Teilnehmerfeld angesichts der Wettervorhersage ziemlich besorgt. Das Rennen war für den Nachmittag angesetzt, und es wurden Hitze und Smog angekündigt. Der Amerikaner Alberto Salazar war damals der international bestplatzierte Marathonläufer. Er verlegte damals sogar extra seine Trainingsbasis von Oregon im Nordwesten des Landes in das schwülwarme, feuchte Atlanta im Südosten der USA, um sich optimal auf den olympischen Lauf vorzubereiten. Er unterzog sich sogar ausgiebigen Tests in einem Labor für Leistungssportler. Dabei ließ er seinen Schweißausstoß untersuchen, um die ideale Strategie zum Auffüllen seiner Flüssigkeitsspeicher wählen zu können. Als Salazar in Los Angeles an der Startlinie stand, hatte er sich sogar Schlitze in sein schönes USA-Trikot geschnitten – für eine bessere Durchlüftung. Summa summarum hatte er also viel Zeit und Energie in die Planung und Vorbereitung gesteckt, wobei er sich viele Gedanken und wahrscheinlich auch viel Stress wegen der angekündigten Hitze gemacht hatte.

Kurz zur besseren Einordnung: Selbst unter den Einheimischen gehen in Atlanta im Sommer nicht viele Sportler freiwillig raus in die Hitze zum Joggen. Was Salazar aber nicht davon abhalten konnte, seinen Trainingsschwerpunkt vorübergehend dorthin zu verlegen. Durch den Umzug unterbrach er das Trainingsprogramm, das ihn zum besten Läufer der Welt gemacht hatte. Er ersetzte sein gewohntes Umfeld durch ein Trainingslager mit extremen klimatischen Bedingungen. Durch seinen Versuch, sich an das warme Wetter anzupassen, unterwanderte er mit großer Wahrscheinlichkeit die eigene Leistungsfähigkeit beim großen olympischen Rennen. Er entzog sich damit sozusagen selbst seine körperlichen und mentalen Energiereserven. Im Labor stellten die Experten

zudem fest, dass er extrem viel Schweiß produzierte – ein entscheidender Nachteil bei
einem Wettkampf bei heißer Witterung. Mit
diesem belastenden Gedanken im Hinterkopf
trainierte Salazar dann in der schwülwarmen
Umgebung. Ein böses Eigentor!

Wir beide hatten das Glück, das Rennen
mit freundlicher Unterstützung von NBC-TV
als Wettkampfbeobachter in Los Angeles aus
nächster Nähe miterleben zu dürfen. Dabei
sahen wir, wie ein abgeschlagener Salazar
nur den für ihn katastrophalen 15. Platz erreichte. Das Klima in Los Angeles war an
jenem Tag für die Jahreszeit ungewöhnlich
angenehm. Der befürchtete braune Smog
zog nicht auf. Die Temperaturen lagen um
17.00 Uhr beim Start am Strand um die 21
Grad, die Spitzenwerte beim Zieleinlauf im
Zentrum von Los Angeles erreichten noch
erträgliche 29 Grad. Klar sind das alles andere
als Idealbedingungen für einen Marathon. Es
war aber nicht so, dass man Angst haben
musste, jemand würde wegen der Hitze aus
den Sportschuhen kippen.

Während Salazar versuchte, nicht den
Anschluss zu den führenden Läufern zu verlieren, trabte durch seine Mitstreiter verdeckt
auch der 37-jährige Carlos Lopes aus Portu-
gal in der Führungsgruppe mit. Nach gut 30
Kilometern der Strecke stürmte Lopes, den
niemand so richtig auf der Rechnung hatte,
plötzlich vorneweg und locker als Erster ins
Ziel zur Goldmedaille. Die Zeit von 2:09:24
war für die warme Witterung beeindruckend.
Er stellte damit einen olympischen Rekord
auf, der 24 Jahre lang hielt. Der unerwartete
Sieger hatte vor den Spielen nur drei Mara-

thonläufe versucht, von denen er nur einen zu
Ende bringen konnte. Dazu trug Lopes immer
noch kleine Verletzungen mit sich herum, die
gerade einmal 15 Tage alt waren. Er hatte vor
dem Wettkampf nämlich als Fußgänger einen
Zusammenstoß mit einem Auto gehabt. Dabei war er über die Motorhaube gerollt und
mit dem Ellbogen in die Windschutzscheibe
geschlagen.

Nach dem Wettbewerb wurde der bis dato
älteste olympische Goldmedaillengewinner
im Marathon bei einem Interview gefragt, wie
er es geschafft habe, sowohl dem Wetter als
auch der Konkurrenz die Stirn zu bieten. Woraufhin er erklärte, er habe sich ums Wetter
keine großen Gedanken gemacht, in Portu-
gal im gemäßigten Klima seines Heimatortes
am Meer trainiert und einfach versucht, seine
Bestform zu erreichen.

Es gibt zwar Studien zu den Vorteilen einer körperlichen Anpassung ans Klima, an die
Höhe, ans Gelände oder sogar die Tageszeit.
Was diese Studien aber nicht berücksichtigen, ist der Stress, der sich durch die Unterbrechung der gewohnten Abläufe und den
Ortswechsel ergibt. Ist der Aufwand, um sich
überhaupt an die Wettkampfsituation anzupassen, so groß, dass sich dadurch eine große
körperliche oder psychische Belastung ergibt
und das Training weniger Spaß macht, ist es
möglicherweise besser, wie Carlos Lopes einfach weiter zu Hause zu trainieren. Außerdem
ist es egal, wie gut du dich auf extreme äußere
Bedingungen wie die Hitze oder die Höhe
eingestellt hast: Wenn die Witterung dem Körper zu schaffen macht, musst du so oder so
einen Gang herunterschalten.

Minizyklen: Du weißt inzwischen, dass zum Saisonauftakt eine ausgiebige Phase zum Aufbau der aeroben Grundlagenausdauer gehört, gefolgt von einer ersten Intensivierungs-/Wettkampfphase. Im Anschluss brauchst du eine Phase zur Erholung und zum Neuaufbau, bevor du im weiteren Saisonverlauf mehrere weitere Minizyklen anschließen kannst. Den Abschluss bildet die Saisonpause. Gestaltung und Dauer der Zyklen hängen stark von den individuellen Bedürfnissen und Zielen ab und sind sehr flexibel. Du musst dich eigentlich nur an die allgemeinen Rahmenbedingungen halten: mindestens acht Wochen Basistraining zum Einstieg, nie mehr als vier Wochen Intensivierung ohne Pause und am Ende immer eine ordentliche Saisonpause von mindestens vier Wochen Dauer.

Im Folgenden stellen wir dir die Regeln und Richtlinien für die Minizyklen vor. Zunächst einmal muss auf jede Intensivierungs-/Wettkampfphase eine Regenerationsphase von vergleichbarer Dauer folgen, in der du dich erholst und ausschließlich im aeroben Bereich bewegst. Wenn du also in der Intensivierungs-/Wettkampfphase tatsächlich die maximale Dauer von vier Wochen ausreizt, musst du mindestens vier Wochen (oder mehr) einplanen, in denen du Zeit hast, durchzuatmen und die aerobe Basis neu aufzubauen. Erst danach kannst du mit der nächsten Intensivierungsphase in den nächsten Zyklus starten.

Nehmen wir einmal an, dass du einen dreiwöchigen Block aus Wettkämpfen und/oder hoch intensiven Workouts hinter dir hast. Dann solltest du die darauffolgenden drei Wochen ausschließlich damit verbringen, dich zu erholen und im aeroben Bereich zu trainieren.

Um ein Gleichgewicht zwischen Be- und Entlastung herzustellen, musst du auch hier wieder *mindestens* die genannte Vorgabe erfüllen, dir im Idealfall aber sogar noch mehr Zeit geben. Es ist wahrscheinlich, dass du nach dem vierwöchigen intensiven Programm ziemlich erschöpft bist. Vielleicht hast du sogar das Pech, dass dich eine Krankheit oder Verletzung erwischt. Das heißt, du musst dich erst einmal zwei, drei oder vier Wochen lang ausruhen, bis du wieder einigermaßen gesund und vital den Alltag bewältigen kannst. Erst dann kann die Phase mit dem Wiederaufbau der aeroben Grundlagen beginnen. Das bedeutet, dass vor dir weitere zwei, drei oder vier Wochen liegen, in denen du nur dein aerobes System trainieren darfst – bis du beim MAF-Test bessere Resultate erzielst und dich am Ende so energiegeladen und motiviert fühlst, dass du dich wieder an Wettkämpfe oder hoch intensive Workouts heranwagen kannst.

So flexibel und anpassungsfähig die Periodisierung auch ist – die Grundregeln und Grundprinzipien musst du unbedingt beachten. Ansonsten ist das Risiko hoch, dass du irgendwann einbrichst und ausbrennst. Dazu wieder ein Fallbeispiel: Ein Langstreckenläufer legt mitten in der Saison eine lange Erholungsphase von mehreren Wochen ein, trainiert im Anschluss ein paar weitere Wochen mit niedriger Herzfrequenz, fühlt sich danach aber immer noch ungelenkig, müde und ausgebrannt, während ihm alles wehtut, er die ganze Zeit irgendwie erkältet ist und ihm sein IT-Band ständig Probleme bereitet. In dieser Situation ist vom hoch intensiven Workout abzuraten. Sicher könnte der Mann jetzt die Grundregeln der Periodisierung einfach ein bisschen lockerer auslegen. Indem er sich beispielsweise sagt, dass es »einfach Zeit wird«, wieder auf die Strecke zu kommen. Aber damit würde er sich keinen Gefallen tun.

Die Trainingsprogramme der internationalen Elite lassen den Sportlern sehr viel Freiraum für intuitive und flexible Entscheidungen. Und das, obwohl diese Leute normalerweise viel dafür tun, alle anderen Parameter des Alltags so gut es geht unter Kontrolle zu bekommen und alle möglichen und unmöglichen Stressfaktoren abzudämpfen. Wenn sich ein Spitzensportler nicht gut fühlt, wird er auch nicht aus allen Töpfen feuern. Auf der anderen Seite stehen Heerscharen an Amateuren, die auf ihrer Jagd nach sportlichen Erfolgen bei jeder Gelegenheit hartnäckig und verbissen voll aufs Gas steigen. Es ist wichtig, in sich zu gehen und sich klarzumachen, wie widersinnig das Ganze ist. Wir raten jedem Sportler, unsere hier dargestellten einfachen Trainingsregeln

umzusetzen und unseren wohlwollenden Rat anzunehmen: Hol jeden Tag immer nur so viel Energie aus deinem Körper heraus, wie auch in ihm steckt.

Beim intuitiven und vernunftorientierten natürlichen Training im Primal-Stil geht es darum, jeden Tag immer nur so viel Energie aus dem Körper herauszuholen, wie auch in ihm steckt.

Sobald du dich entspannst, nicht mehr nur auf Trainings- und Wettkampferfolge schielst, auf deine innere Stimme hörst und den wissenschaftlich bestätigten Prinzipien des erfolgreichen Ausdauertrainings vertraust, wirst du eine wunderbare Erfahrung machen: *Du wirst tatsächlich schneller!* Es ist eigentlich ganz einfach. Du brauchst dafür nur die richtige Balance und ausreichend Pausen.

ABSCHIED VOM WOCHENPLAN

Wenn die Leute das Prinzip des periodisierten Saisonplans und der Minizyklen einmal einigermaßen verstanden haben, lautet oft die nächste Frage: »Wie soll denn mein Wochenplan aussehen?« Ehrlich gesagt: Allein beim Ausdruck »Wochenplan« stellen sich uns schon die Nackenhaare auf. Eine Woche ist eine willkürlich gewählte Zeiteinheit ... gut, vielleicht nicht komplett willkürlich gewählt. Die babylonischen Astrologen haben sich bei der Einführung der Sieben-Tage-Woche etwas von den Mondzyklen leiten lassen. Trotzdem: Die Unterteilung der Zeit in Wochen ist bei dynamischen Prozessen wie beim Fitnessaufbau oder beim Ausgleich zwischen Be- und Entlastung fehl am Platz. Im durchstruktu-

rierten Alltag unserer modernen Gesellschaft spielen Wochentage und Wochenenden sicher eine bedeutende Rolle. Beim Training fährst du aber besser, wenn du dich vom konventionellen Ansatz verabschiedest. Du willst mehr Erfolg, Sicherheit und Spaß im Training? Dann verzichte darauf, dir im Voraus eine Schablone für »die perfekte Trainingswoche« zu schnitzen, in die du dann immer wieder dein Programm hineinzupressen versuchst. Wenn du ein analytisch veranlagter Mensch bist, wirst du an dieser Stelle vielleicht verwundert die Augenbrauen hochziehen. Doch wir können wirklich nicht oft genug betonen, wie wichtig es ist, bei der Trainingsgestaltung frei und ungebunden zu sein.

Die optimale Trainingsgestaltung ist gar keine so komplexe Sache. Du brauchst dafür keine vorgefertigte Schablone nach dem Muster »ein tag hart, ein tag locker«. Es reicht, wenn du dich allein von deiner Intuition leiten lässt.

Selbst ein auf den ersten Blick vernünftiges Konzept wie der Ansatz, einen Tag hart und einen Tag locker zu trainieren, ist noch zu starr und realitätsfern. Der Fitnessaufbau und das gesundheitliche Gleichgewicht sind dafür einfach zu dynamische und organische Prozesse. Dementsprechend werden dir persönlich wahrscheinlich auch Trainingsprogramme aus Magazinen und Büchern nicht viel helfen – egal, wie wissenschaftlich fundiert, ausgeklügelt, strategisch geschickt und gut ausgearbeitet sie auch sein mögen.

Eigentlich müsste es also nicht heißen »So ein Trainingsplan ist komplizierter, als man denkt«, sondern vielmehr: »So ein Trainingsplan ist einfacher, als man denkt«! Es gibt keinen vernünftigen Grund, vorgefasste Programme oder feste inhaltliche Vorgaben zu verwenden. So könnte beispielsweise der eine geplante trainingsfreie Tag pro Woche zu wenig sein. Genauso wenig erschließt sich die Faustregel, die Kilometerzahl nie um mehr als zehn Prozent pro Woche zu erhöhen. Warum denn eigentlich nicht? Ein gesunder Sportler, der den Ausgleich zwischen Be- und Entlastung im Griff hat und über eine starke aerobe Basis verfügt, kann zwischendurch einen stärkeren Anstieg des Trainingsvolumens sicher gut wegstecken oder sogar davon profitieren. Die Liste ließe sich noch endlos fortführen.

Solche und ähnliche Leitsätze sind nichts weiter als ein Notbehelf aus früheren Zeiten. Sie sollten den Sportler vor sich selbst schützen – davor, dass er übermäßig verbissen trainiert und zu wenige Pausen einlegt. Wir haben ja weiter oben bereits einmal erwähnt, dass der Ausdauersport dem holzschnittartigen Motto »Was dich nicht umbringt, macht dich nur härter« entsprungen ist. Nach aktuellem Stand und mit unseren ganzen Erfahrungswerten im Gepäck können wir aus heutiger Sicht sagen: Der Ausdauersportler sollte sich primär von seiner Intuition leiten lassen. Die ideale Trainingsplanung entwickelt sich aus sich selbst heraus. Ein gutes Programm ist flexibel und kann auch während der Saison noch angepasst werden. Es sollte sogar möglich sein, ein Workout noch während des Trainings selbst abzuändern. Außerdem sollte *jeder Sportler selbst* die volle Verantwortung dafür übernehmen – ganz gleich, wie viele hoch bezahlte Trainingsexperten ihn umgeben.

Das ideale Programm entwickelt sich aus sich selbst heraus. Es ist flexibel und kann auch während der Saison noch angepasst werden. Außerdem sollte jeder Sportler selbst die volle Verantwortung dafür übernehmen.

Diese dynamische Programmstruktur ist einfach weitaus besser mit dem restlichen Leben vereinbar. Es sei denn, du lebst in einem Höhenzelt in einem Olympia-Stützpunkt, wo in jedem einzelnen vorskizzierten Workout deines sorgfältig ausgearbeiteten Programms alles voll auf deine 100-prozentige körperliche und mentale Präsenz und volle Leistungsbereitschaft ausgerichtet ist ... Wie eingangs schon erwähnt, musst du einfach nur den Schwierigkeitsgrad des Trainings auf dein Energieniveau, deine Motivation und deinen Gesundheitszustand abstimmen. So bewahrst du dich selbst davor, zum Fitness-Roboter zu werden und einfach nur noch zu funktionieren – sehr zum Vorteil deiner Gesundheit sowie deiner allgemeinen Balance. Ruf dir dafür einfach *Rocky IV* ins Gedächtnis, wo der roboterhafte, im Labor trainierte sowjetische Boxer Drago gegen den selbstbestimmten Rocky den Kürzeren zieht.

DAS AUF UND AB ALS ERFOLGSREZEPT: BRADS FALLSTUDIE

Wir wollen das Thema des aus sich selbst heraus entstehenden intuitiven Programmaufbaus noch weiter vertiefen. Es ist nämlich auch durchaus denkbar, harte Trainingstage aneinanderzureihen, um im Anschluss eine noch längere Pause einzulegen. Als Mark Anfang der 1990er Brad als Coach betreute, testeten sie einen gewagten alternativen Ansatz zur Verteilung der intensiven Workouts über die Woche. Brad versuchte seinem langen und anstrengenden Dienstagslauf gleich am Mittwoch eine ähnliche Leistung folgen zu lassen. Danach kamen vier Tage mit minimaler Belastung, darunter zwei Tage komplett ohne Training.

Wir haben es mit diesem Aufbau versucht, weil Brad Probleme mit der Regeneration hatte. Sein vorheriges Wochenprogramm (das wir dir gleich vorstellen werden) sah eigentlich ganz vernünftig aus. Dir wird auffallen, dass darin alle typischen in den meisten Plänen empfohlenen Elemente enthalten sind, darunter auch der strategische Wechsel von anspruchsvollen mit lockeren Tagen sowie die obligatorische eintägige Trainingspause.

Das Programm schien ihm aber nicht gut zu tun. Seine Wettkampf-Resultate wurden immer schwächer, und die Leistung war viel zu schwankend. Er war immer noch ein Athlet von internationaler Klasse. Gleichzeitig wussten wir aber auch, dass mit den nötigen Anpassungen am Training mehr für ihn drin sein würde. Dabei stellten wir fest: Wenn Brad an seinen zwei großen Trainingstagen jeweils Spitzenleistungen brachte, war der Rest der Woche eigentlich nur noch Beiwerk. Es reichte, wenn er dann nur gerade so viel machte, dass er bis zum nächsten »Doppelschlag« wieder vollkommen erholt war.

Sehen wir uns doch mal Brads typischen Wochen-Trainingsplan aus den 1980ern im Vergleich zu seinem Ansatz in der Saison 1990-1991 an. Kleine Zusatzaufgabe für dich: Überleg dir doch einmal, mit welchem Programm die Gefahr eines Übertrainings geringer und die Chance auf Spitzenleistungen am Wettkampftag größer ist:

Der stressfreie Ansatz des Olympioniken Nick Willis

Tief in dir sträubt sich etwas bei der Aussage, dass ein locker-lässiges Training effektiver sein kann als ein rigider und reglementierter Plan? Dann solltest du dir vielleicht ansehen, was einer der schnellsten Läufer der Welt, der Neuseeländer Nick Willis, dazu zu sagen hat. Nick war bei den Spielen 2008 olympischer Silbermedaillengewinner über 1.500 Meter sowie der neuseeländische Rekordhalter (3:29). Er war lange im Geschäft und lief auf konstant hohem Niveau in der internationalen Weltspitze der Mittelstreckler mit, wo ein extrem hoher Wettbewerbsdruck herrscht. Nick nennt seinen Ansatz Simply Running (zu Deutsch: einfach laufen) und gibt uns in einigen Blogbeiträgen unter theteamwillis.wordpress.com einige bemerkenswerte Einblicke. »Mit meiner Methode, dem Simply Running, geht es mir nicht darum, den ultimativen Plan zu entwickeln, der sämtliche Energiesysteme meines Körpers ans Maximum bringt. Ich strebe damit vielmehr ein Programm an, das mich von jeglichem Stress befreit und es mir erlaubt, meinen Sport zu genießen. Genau damit scheinen nämlich bessere und konstantere Leistungen möglich zu sein«, meint Nick.

Wenn Nick seine einfache und minimalistische Trainingsroutine beschreibt, ist es nur schwer zu glauben, dass er tatsächlich olympischer Silbermedaillengewinner ist! Hier ist das Prinzip, das sich in der Praxis unter härtesten Wettkampfbedingungen bewährt hat: »Ich gehe einmal am Tag laufen und nehme mir einen Tag pro Woche frei. Die zwei bis drei 30-minütigen Zusatzläufe, mit denen ich früher die wöchentliche Kilometerleistung nach oben trieb, habe ich gestrichen. Dadurch hatte ich viel mehr Freiraum, um Zeit mit der Familie zu verbringen, mich anderen Hobbys zu widmen, als Vollzeit-Student auf einen Master zu lernen, an professionellen Speedgolf-Turnieren teilzunehmen und allgemein das Leben mehr zu genießen.«

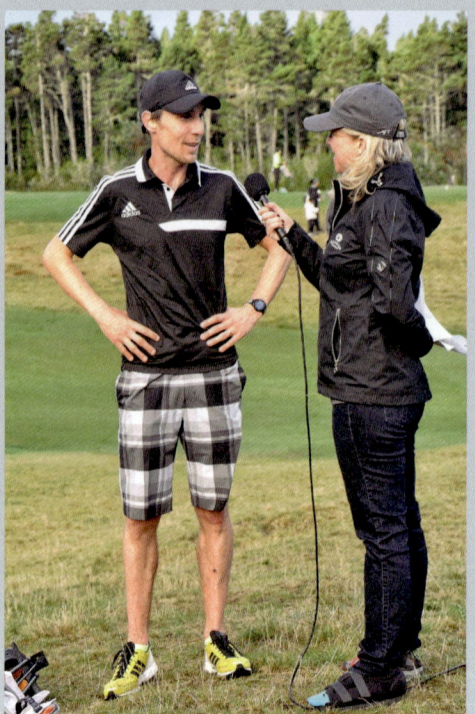

Nick Willis' lockerer Auftritt bei der Speedgolf-WM. Nicks unkonventionelle Herangehensweise an den Wettkampf ist die natürliche Fortsetzung seiner ausgewogenen Einstellung zum Mittelstreckenlauf auf Eliteniveau.

»Mit meiner Methode, dem Simply Running, geht es mir nicht darum, den ultimativen Plan zu entwickeln, der sämtliche Energiesysteme meines Körpers ans Maximum bringt. Ich strebe damit vielmehr ein Programm an, das mich von jeglichem Stress befreit und es mir erlaubt, meinen Sport zu genießen.«
NICK WILLIS

Weiter erklärt Nick: »Außerdem habe ich das Training im Fitnesscenter abgeschafft, das mir von allen Einheiten immer am wenigsten gefallen hat. Stattdessen mache ich jetzt einmal pro Woche Hügelsprints sowie drei- bis fünfmal pro Woche jeweils fünf Minuten plyometrische Übungen. Das Training an den Gewichten ist sicher ein wichtiger Teil vieler Trainingsprogramme. Aber ich persönlich habe festgestellt, dass in meinem Fall die positive Wirkung des Krafttrainings nicht so groß ist, dass es die negativen Aspekte aufwiegt [weshalb Nick das Gewichtstraining durch kürzere und für ihn interessantere Workouts ersetzt]. Fünf Minuten Plyometrietraining sind eine weitaus kleinere zeitliche Investition als ein 60- bis 90-minütiger Besuch im Fitnesscenter.« Für alle Fans haben wir hier einen einwöchigen Ausschnitt aus Nick Willis' Trainingsplan aufgelistet:

Montag Trainingsfreier Tag
Dienstag Zweistündiger Lauf, 16-20 km
Mittwoch Eine Stunde lockeres Joggen (gut 4:20 pro Kilometer)
Donnerstag 70-minütiger Lauf mit 3:43 pro Kilometer, mit Zusatzübungen sowie Sprints über 4 × 70 Meter am Berg

Freitag Zweistündiger Lauf über 16-20 km.
Samstag Zweistündiger Lauf über 21-29 Kilometer mit 4:02 pro Kilometer
Sonntag 45-minütiger Lauf + plyometrische Übungen, dazu Sprints über 5 × 100 Meter

---

Bei seiner Begründung für diese einfache wenn nicht sogar lässige Herangehensweise ans Profigeschäft offenbart Nick die edelsten Absichten. Gleichzeitig ist seine Methode auch unglaublich praktisch: »Wenn der Sport einen wichtigen aber nicht alles überstrahlenden Teil deines Lebens ausmacht, lernst du einen emotional sehr reifen Umgang mit Erfolg und Niederlage. Dadurch nimmst du bei Wettkämpfen viel Dampf vom Kessel. Wenn du dann an die Startlinie gehst, hast du eine viel bessere Chance, dein maximales Potenzial auszuschöpfen, weil kein unnötiger Erwartungsdruck auf dir lastet.«

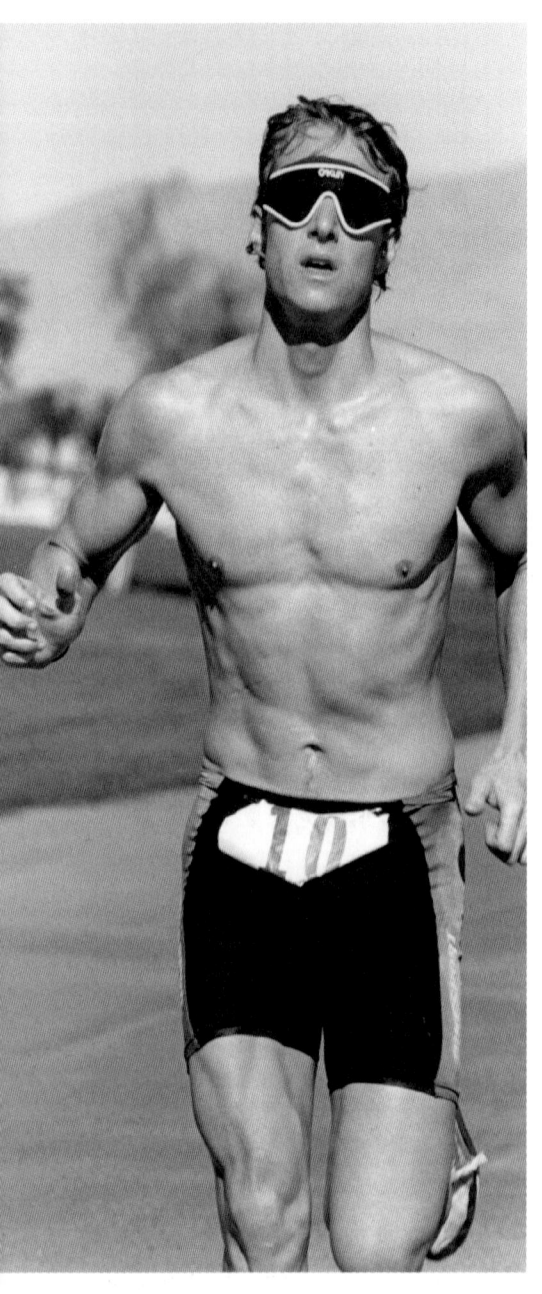

Ein Foto, das wir wieder ausgegraben haben: der überraschende Sieger des ersten Desert Princess World Championship Series Duathlon 1986. Kein Shirt, keine Sponsoren und keine Konkurrenz in Sicht – nur karges Wüstenland, so weit das Auge reicht.

ALTER PLAN (1987-1989)

Montag: 3.200 Meter Schwimmen, 1:30 Radfahren im aeroben Bereich, 0:30 lockeres Laufen

Dienstag: 5:00 Bergtour mit dem Rad (gut 1.500-2.100 Höhenmeter), **0:20** lockeres Laufen, gut 900 Meter lockeres Schwimmen

Mittwoch: 0:40 lockeres Laufen, gut 1.800 Meter lockeres Schwimmen

Donnerstag: Anstrengender Lauf über 1:20 (gut 19 Kilometer Bergtour mit anaerobem Schwellentraining, dabei 6×3 Minuten an der anaeroben Schwelle mit jeweils 30-sekündigen Intervallen zur Erholung), 2:30 Radfahren im aeroben Bereich (zum Gipfel und zurück)

Freitag: 1:30 Radfahren im aeroben Bereich, 1:10 Laufen im aeroben Bereich, 3.200 Meter Schwimmen

Samstag: 3:00 Radfahren im aeroben Bereich, gut 1.350 Meter lockeres Schwimmen

Sonntag: Trainingsfreier Tag

Wöchentliches Gesamtvolumen
Schwimmen: gut 10.500 Meter
Radfahren: 13:30
Laufen: 4:00
Trainingseinheiten: 15
Stunden gesamt: 21:30

NEUER PLAN (1990)

Montag: Gut 2.275 Meter Schwimmen, 1:00 lockeres Radfahren

Dienstag: Anstrengender Lauf über 1:20 (gut 19 Kilometer Bergtour mit anaerobem Schwellentraining, dabei 6 × 3 Minuten an der anaeroben Schwelle mit jeweils 30-sekündigen Intervallen zur Erholung), gut 900 Meter lockeres Schwimmen

Mittwoch: 7:00 Bergtour mit dem Rad (gut 2.100-3.600 Höhenmeter)

Donnerstag: Ausschlafen bis 10.30 Uhr, dann Massage, gut 900 Meter lockeres Schwimmen, am ganzen Nachmittag und Abend Filme schauen

Freitag: 0:40 lockeres Laufen, gut 1.350 Meter Schwimmen

Samstag: 1:00 Laufen im aeroben Bereich, 2:00 Radfahren im aeroben Bereich, gut 2.725 Meter Schwimmen

Sonntag: Trainingsfreier Tag

Wöchentliches Gesamtvolumen

Schwimmen: Gut 8.225 Meter
Radfahren: 10:00
Laufen: 3:00
Trainingseinheiten: 11
Stunden gesamt: 16

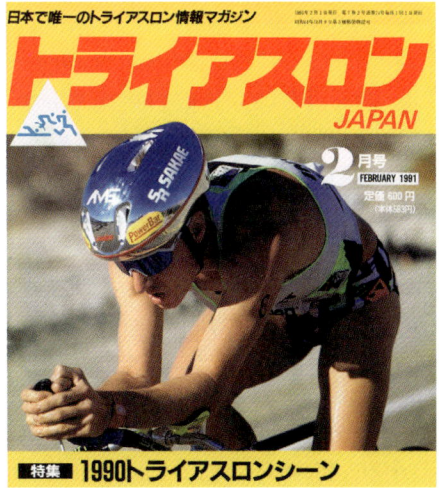

Man beachte den feschen Helm und die leuchtende Kleidung zur Ablenkung der Konkurrenz ...

Der alte Plan sieht verdächtig danach aus, als hätte jemand die Kilometerzahl pro Woche nach oben pushen wollen und dabei versucht, in jeder Sportart eine vorgegebene Zahl an Workouts zu erreichen. So sieht das typische Programm eines Ausdauersportlers aus, der Angst hat, an Leistung einzubüßen, wenn er zwei Tage am Stück mal nicht in den Sattel steigt oder ins Wasser springt. Charakteristisch für diesen Ansatz: das hohe Volumen und der Anspruch, konstant Höchstleistungen abzurufen.

Der neue Plan enthält ein paar wichtige Änderungen. Zunächst einmal wird dir auffallen, dass die Belastung in den intensiven Einheiten höher ausfällt. So nimmt etwa der Schwierigkeitsgrad der langen wöchentlichen Radtour in den Bergen noch zu: Es sind fünf statt sieben Stunden vorgesehen, und die Route beinhaltet härtere Anstiege. Auf der anderen Seite verdienen aber die Erholungsphasen auch tatsächlich diesen Namen: Zwei Tage lang gibt es fast gar keine Belastung, an zwei weiteren Tagen wird mit einer lockeren Schlagzahl trainiert. Im Grunde genommen hat Brad bei seinem Dienstagslauf und seiner Radtour am Mittwoch ähnlich viel geleistet wie die Konkurrenz bei ihren harten Trainingseinheiten. Da bei Brad aber die erhöhte Gefahr eines Übertrainings bestand, schränkten wir das Gesamt-Trainingsvolumen im Vergleich zu den anderen Top-Profis stark ein. Viele seiner Kollegen absolvierten schier übermenschliche Distanzen. Wochenbilanzen mit über 22.000 Metern Schwimmen, knapp 500 Kilometern Radfahren und 80 Kilometern auf der Laufstrecke waren die Regel (wofür insgesamt um die 35 Trainingsstunden nötig sein dürften).

Brads neuer Plan schien ganz gut zu funktionieren. Schließlich gewann er damit im Jahr 1990 sechs Rennen, während er bei zahlreichen anderen großen Wettbewerben unter den ersten drei zu finden war. Nichtsdestotrotz gab es zwischendurch immer noch ein paar kleine Ausreißer. Einige Rennen musste er während dieser Siegesserie sogar abbrechen. Wir hatten dabei aber gemerkt, dass es uns weiterbringt, wenn wir die herkömmlichen Methoden und die Idealvorstellung konstanter Höchstleistungen hinterfragen. Deshalb wagten wir den Versuch, uns noch viel weiter von den Trainingsnormen des Triathlon zu entfernen. Und wir sollten dafür belohnt werden: Das Jahr 1991 wurde Brads erfolgreichste Profi-Saison.

Für die Zeit ab 1991 würde es mir schwerfallen, überhaupt noch etwas sowie ein wöchentliches Trainingsprogramm wie die beiden oben abgedruckten Pläne zusammenzubekommen. Da begann nämlich die Phase, in der wir komplett von der Vorstellung abrückten, ein schönes, pralles Wochenpaket an Workouts zu schnüren. Wir nahmen nicht einmal mehr das Wort »Wochenplan« in den Mund. Stattdessen sahen wir uns an, welche großen Saisonziele Brad verfolgt, wo seine Stärken und Schwächen liegen, welche Trainingsmethoden in der Vergangenheit bei ihm gut angeschlagen hatten, und welche nicht. Die Höchstleistungen auf zwei aufeinanderfolgende Tage zu komprimieren, war aber bereits schon viel besser, als atemlos von einer Belastungssituation zur nächsten zu hetzen.

Die erfolgreiche Umstellung hatte uns gezeigt, dass zumindest in Brads Fall das ganze Training flexibel sein muss. Zu diesem Zeitpunkt hatte Brad schon ein hohes Fitnessniveau erreicht. Deshalb verschoben wir zum Abstecken des Zeitrahmens einfach den Fokus und sahen uns immer gleich die komplette Saison an, statt uns jede Woche zu fragen, was diesmal auf dem Programm steht.

In folgenden Zeilen beschreibt Brad die Schritte dieser Entwicklung:

Die erste große Änderung, die wir 1991 zeitgleich mit meinem Umzug von Los Angeles nach Nordkalifornien vornahmen, war der Umstieg aufs Einzeltraining. Das gab mir die Möglichkeit, mein Trainingstempo auf mein jeweiliges Energieniveau abzustimmen. Ich musste nicht mehr wie zuvor noch in Los Angeles im Pulk mitfahren und -schwimmen. Diese Einheiten haben zwar Spaß gemacht und auch etwas für die Kondition gebracht. Sie waren aber auch ziemlich aufreibend. Zweitens verließ ich mich fortan bei der Gestaltung meiner Workouts jeden Tag fast vollständig auf meine Intuition. Für die Planung und Strategie zog ich wie gewohnt weiterhin Mark zurate. Aber so etwas wie einen vorgefertigten Wochenplan gab es jetzt nicht mehr.

Der dritte Schritt: Für 1991 legte ich mir nicht mal mehr ein Trainingstagebuch zu. Jeder, der schon einmal so ein Protokoll geführt hat, weiß, wovon ich rede: Das Teil entwickelt irgendwann ein Eigenleben und treibt ein böses Spiel mit dir, indem es dich zum Übertraining verleitet. Ich besorgte mir stattdessen einen günstigen Spiralblock, in den ich jeden Tag frei von der Leber weg meine Gedanken zum Training und zum Alltag eintrug. Das habe ich mir von Mike Pigg abgeschaut, der mir einen Einblick in seine Trainingsnotizen gab, als wir uns einmal zusammen ein Hotelzimmer teilten. Als ich seinen Notizblock öffnete, hätte ich eigentlich erwartet, bombige Zwischenzeiten und andere saftige Workout-Details zu Gesicht zu bekommen. Stattdessen lag da vor mir im Grunde genommen nichts weiter als ein formloses persönliches Tagebuch. Er hatte zu jeder Einheit etwas geschrieben, aber technische Details waren rar gesät. Die Einträge lasen sich ungefähr so: »Schleife von Bridgeville nach Kneeland – frostig. Danach 2.750 Meter Schwimmen, dabei 15 × 100 Yards [gut 91 Meter] mit 1:10. Immer noch gestresst wegen des Klamotten-Werbevertrags. Rechte Schulter etwas

lockerer, besser aber noch eine Woche leichtes Training und jeden Abend Dehnübungen.«

»Schleife von Bridgeville nach Kneeland – frostig.« Klingt nach einem Jogger, der gerade eine Runde im Stadtpark gelaufen ist. In Wahrheit handelt es sich dabei um eine 160 Kilometer lange Killerstrecke weit in den Shasta-Trinity National Forest hinein (ein Staatswald ganz im Norden Kaliforniens). Dabei fährst du zunächst einmal 80 Kilometer auf einer flachen Straße gen Süden. Im Anschluss folgt ein 53 Kilometer langer wilder Ritt bergauf und bergab über unbefestigte Straßen, bevor du am Ende wieder in der Nähe deines Startpunktes ausgespuckt wirst. Unterwegs wirst du immer wieder mit unglaublichen Panoramablicken auf die Pazifikküste belohnt. Der schönste Anblick, an den ich mich aber bei meiner gemeinsamen Fahrt mit Pigg erinnere, war die große Staubwolke am Fuß eines der Feldwege. Es war Pigg, den es aus der Kurve geschmissen hatte, nachdem er mit zu viel Speed hineingefahren war. Kein Wunder, dass er der vielleicht beste Abfahrer im Triathlon war – der Mann übte auf Lehmstraßen und Schotterpisten!

BRANDNEUER PLAN (1991)

Schwimmen: Da dies Brads schwächste Disziplin war und das Schwimmen den Körper weniger belastet als das Laufen oder Radfahren, versuchte Brad so oft wie möglich ins Wasser zu kommen – in der Regel viermal pro Woche. Statt also im Gruppentraining Intervalle abzuspulen, zog er in angenehmem Tempo seine Bahnen. Dabei konzentrierte er sich auf die Verbesserung seiner Schwimmtechnik und seiner aeroben Grundlagen.

Typischer Wochenablauf beim Schwimmen:

- 1-3 Tage Schwimmen zur Regeneration über gut 900-1.350 Meter. Konzentration aufs Stretching und die Revitalisierung nach Wettkämpfen, Reisen oder anstrengenden Tagen.
- 1-3 richtige Trainingseinheiten über 2.750-4.575 Meter. Konzentration auf Schwimmtechnik, oft in einem nahegelegenen See.

Radfahren: Das Herzstück von Brads Trainingsprogramm war der unglaublich anspruchsvolle »Death Ride«, den er einmal pro Woche in Angriff nahm. Er fuhr dabei eine 172 Kilometer lange Runde durch die Sierra Nevada Kaliforniens. Dabei galt es an den extremen Steigungen der von Flüssen in die Berge geschliffenen Canyons 3.870 Höhenmeter zu überwinden. Manche dieser Anstiege sind steiler als die härtesten Berge der Tour de France. Nach den ganzen Jahren im Profigeschäft wussten wir, dass Brads Erfolg darauf beruhte, dass er die Laufetappe frisch und temporeich in Angriff nehmen kann. In den Einheiten die Kilometerzahl zu erhöhen oder mehr Tempotraining zu absolvieren, ist ein sehr riskantes Unterfangen. Also verlegten wir uns darauf, durch Touren mit äußerst anspruchsvollem Profil und extremen Streckenlängen seine Kraftbasis aufzubauen, ohne dabei jedoch die aerobe Schwelle zu überschreiten. Der Plan war, dadurch nicht nur seine Leistungen im Sattel, sondern auch seine Effektivität beim Laufen zu steigern.

Brad denkt noch heute gern an die Tage seiner Death Ride-Touren zurück:

Nachdem ich von Los Angeles weggezogen war, gab es für mich kein Intervalltraining, keine Rennen gegen die Uhr, keine Bergsprints und keine Fahrten im Pulk mehr. Ich konnte mich stets gut für die verrückten Gruppenfahrten in Los Angeles motivieren. In den darauffolgenden Tagen war ich aber immer fiebrig und müde. Die Fahrten durch die Sierra Nevada waren auch bei niedriger Herzfrequenz kein Honigschlecken. Aber die Touren haben Spaß gemacht und boten beeindruckende Bergblicke. Zudem stellte ich fest, dass ich mich davon schneller erholte als vom schnellen Radfahren.

Ich habe immer versucht, dienstags für den Death Ride so frisch und ausgeruht wie möglich zu sein. Wenn ich mich nicht absolut top fühlte, habe ich die Mission normalerweise abgebrochen. An diesen Tagen fuhr ich einfach den ersten Teil der Strecke, bei dem es 90 Minuten lang nur bergauf geht, bis zu einer Tankstelle – für die darauffolgenden vier Stunden die letzte Gelegenheit, sich noch einmal eine Erfrischung zu gönnen, bevor es über alte Straßen, hauptsächlich für die Holzfäller und Bergarbeiter angelegt, tief in die Sierra Nevada hineingeht. Wenn meine Beine bei diesem ersten Anstieg nicht zumindest einigermaßen gut mitspielten, machte ich kehrt, um wieder zurück ins Tal zu fahren. Die dadurch gewonnene Freizeit nutzte ich dazu, Filme zu schauen und zu schlafen. Ich gab die Route auch immer gern meinen Trainingspartnern, wenn sie mich besuchten, mit den Worten an: »Viel Glück!« Mir ist klar, dass das alles andere als gastfreundlich war und sie eigentlich erwartet hätten, dass ich sie begleite. Aber unsere Teamphilosophie gab eben vor, dass jeder Sportler nur das tun soll, was ihn selbst am meisten weiterbringt – und zwar jeden Tag und in jedem Workout. So hatten wir die Freiheit, ohne Konsequenzen oder schlechtes Gewissen Verabredungen abzusagen, wenn sie nicht ins Konzept passten.

Selbst wenn alle Zeichen auf Leistung standen – ich also geschlafen hatte wie ein Stein und an den Tagen zuvor die Trainingsbelastung gut dosiert hatte: In 25 bis 33 Prozent der Fälle brach ich die Tour ab! So sinnvoll ein guter periodisierter Trainingsansatz auch ist: Zwischendurch kann es selbst einem engagierten Profi-Athleten passieren, dass etwas nicht

»Ich lernte endlich, nur so viel Energie aus meinem Körper herauszuholen, wie auch in ihm steckt.«
BRAD

98

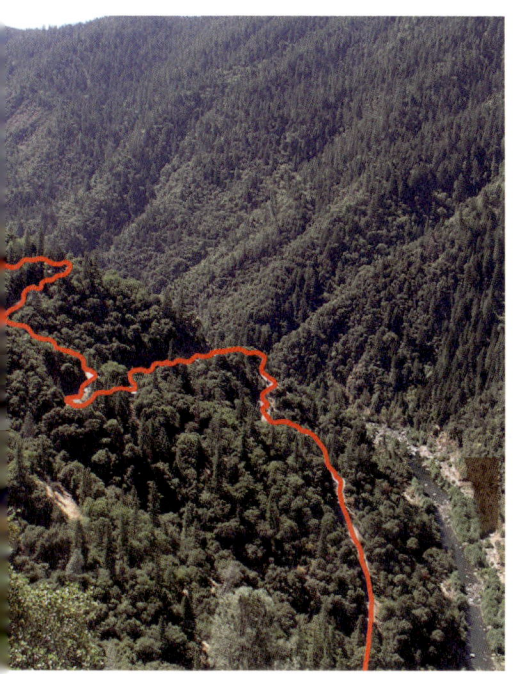

Die berühmt-berüchtigte Corkscrew Wall in der Sierra Nevada Kaliforniens. Bei dem Anstieg vom Rubicon River aus hatte Brad auf gut fünfeinhalb Kilometern 670 Höhenmeter zu überwinden. Das Steilstück liegt etwa auf halber Strecke der »Death Ride«-Tour.

Ein typischer Wochenablauf beim Radfahren:

- 1-3 Touren im aeroben Bereich/zur Regeneration über 1:00-2:30. Hügeliges Profil, mit einer Herzfrequenz hauptsächlich zwischen 100-120 (bei einem aeroben Maximum von 155).
- 1 Death Ride über 7:00. 172 Kilometer in der Sierra Nevada mit 3.870 Höhenmetern. Komplette Tour im aeroben Bereich, bis auf den Anstieg an der Corkscrew Wall (670 Höhenmeter über 5,5 Kilometer), wo es nicht möglich war, unter dem aeroben Grenzwert zu bleiben. Nach dieser Trainingserfahrung waren das Zeitfahren über 40 Kilometer und der 10-Kilometer-Lauf das reine Zuckerschlecken.

Laufen: Zu seiner aktiven Zeit im internationalen Spitzensport war Brad unglaublich viel auf der ganzen Welt zu den unterschiedlichsten Wettkämpfen unterwegs. Im Training ging es daher für ihn nicht darum, konditionstechnisch große Sprünge zu machen. Brad achtete vielmehr in jedem einzelnen Workout auf sein Wohlbefinden. An manchen Tagen musste er dafür ins Schildkrötentempo wechseln, an anderen flog er flink wie ein Windhund in einem beeindruckenden Tempo über die Laufstrecken des Auburn State Park, ohne dabei jemals den aeroben Ausdauerbereich zu verlassen. Die hochriskanten Einheiten auf der Laufbahn (Achtung: Hals- und Wadenschmerzen!), wie er sie in der Frühphase seiner Karriere absolviert hatte, klammerten wir aus. Richtig aufgedreht haben wir nur bei ausgedehnten Bergläufen, wo er zwischendurch 6 × 3 Minuten im 10.000-Meter-Wettkampftempo mit jeweils 30-sekündigen Zwischenpausen zur Erholung absolvierte. Beim

nach Plan läuft. Da ich von Natur aus den Konkurrenzkampf liebe, war ich ohnehin dazu bereit, so hart wie möglich an mir zu arbeiten, um als Profi Erfolg zu haben. Doch nun lernte ich endlich, wirklich nur so viel Energie aus meinem Körper herauszuholen, wie auch in ihm steckt. Indem ich den Death Ride nur dann durchzog, wenn ich gut oder sogar richtig gut drauf war, hatte ich am Ende lauter aerobe Ganztagestouren absolviert, bei denen sich meine Beine und mein Körper richtig gut anfühlten und durch die ich Kilometer für Kilometer immer stärker wurde – und zwar sowohl im Sattel als auch auf der Laufstrecke.

Lauftraining im Triathlon geht es primär darum, sich auch mit müden Beinen noch sauber bewegen zu können. Daher kam es uns in diesem Bereich mehr auf die Kraft als auf die Höchstgeschwindigkeit an.

Wöchentliche Durchschnittswerte über ein gesamtes Trainingsjahr:

- 1-3 Dauerläufe im Regenerationstempo über 0:20-0:45 (Brad hatte Wadenprobleme und konnte nach einem Wettkampf immer drei Tage lang keine Stufen hochlaufen. Das Wochenpensum lag also zwischen gut 15-30 Kilometern).
- 1 Lauf über gut 16-19 Kilometer (1:30), dabei 6 × 3 Minuten im Wettkampftempo mit jeweils 30-sekündigen Pausen (wenn gerade kein Rennen anstand).

Übersicht sämtlicher Trainingseinheiten:

- 1 komplett trainingsfreier Tag pro Woche.
- 1-2 weitere Tage mit einer Stunde Gesamttrainingszeit oder weniger.
- 2-4 Tage mit rein aeroben Workouts, 3-4 Stunden Gesamttrainingsdauer.
- 1-2 Tage mit ausgedehnten/mehreren Workouts (z. B. Death Ride).
- Jede Nacht 10 Stunden Schlaf, dazu 1-2 Stunden Nachmittagsschlaf (Brad hat während seiner neun Profijahre die Hälfte der Zeit geschlafen!).

An diesem Bericht und anhand der wissenschaftlichen und praktischen Erkenntnisse der letzten 25 Jahre im Ausdauerbereich wird klar: Wir sind mit der Zeit immer mehr von der konventionellen Trainingsplanung abgekommen. Das betrifft vor allem den Wochenplan, der einer vollkommen willkürlich gewählten Zeitspanne entspricht, in die dann Trainings-

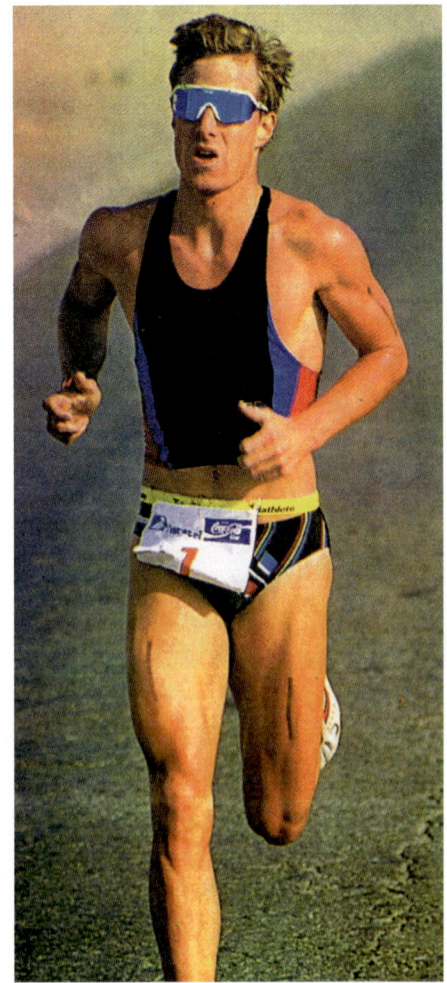

Die Abkehr von den strukturierten Wochenplänen hat sich für Brad voll gelohnt. Dieses Bild zeigt ihn auf der Laufstrecke in Eilat (Israel) im Jahr 1991, wo er in Kürze als Erster die Ziellinie überqueren wird. Von 1990 bis 1991 durfte er sich bei 15 Events über Platz 1 freuen, unter anderem bei der amerikanischen Landesmeisterschaft über die Sprintdistanz und beim Coke Grand Prix der National Series. Er war 1991 die Nummer 3 der Weltrangliste und schloss die Saison mit einer Serie von sieben Siegen am Stück ab.

inhalte hineingequetscht werden. Versuche die grundlegenden Richtlinien zur Periodisierung in diesem Kapitel einzuhalten, um optimale Ergebnisse zu erzielen. Innerhalb dieses Rahmens kannst du jedoch das Training aus dem Bauch heraus vollkommen frei gestalten.

Wenn du gern den Prinzipien der Logik folgst, werden dich die ganzen Empfehlungen, ab sofort intuitiver und weniger durchstrukturiert zu trainieren, wahrscheinlich erst einmal etwas verwirren. Es sei noch einmal betont: Wenn du von Grund auf technikbegeistert bist oder eine methodische und datengestützte Programmgestaltung bevorzugst, ist das nicht von Grund auf falsch oder schädlich. Sehr wahrscheinlich fährst du aber trotzdem besser, wenn du auch immer subjektive Faktoren in die Entscheidungsfindung mit einbeziehst – ganz gleich, wie objektiv, präzise und technisch hochentwickelt deine bevorzugten Hilfsmittel fürs Training auch sein mögen.

Zusammenfassung des Kapitels

- Ressourcenschonende, intuitive und periodisierte Trainingsgestaltung
- Abstimmung der Workouts auf das Energieniveau, die Motivation und die Gesundheit
- Einteilung in Saisonphasen und Minizyklen mit Basistraining, Intensivierung und Pausen
- Unterschiedliche Intensitäten als Schlüsselfaktor!

Ausdauersportler sind meist hoch motiviert und sehr zielorientiert. Das führt oft dazu, dass die Leute sich überlasten.

Ein methodischer, durchstrukturierter, wissenschaftlich fundierter und sorgfältig ausgearbeiteter Trainingsplan kann schnell durch bestimmte Lebensumstände und andere Stressfaktoren an Effektivität und Relevanz verlieren. Ein gutes Programm lässt dem Sportler genügend Freiräume, um den Plan nach Bedarf noch abzuändern. Das letzte Wort muss immer der Sportler haben – unabhängig vom Status der Quelle, aus der er sein Programm bezogen hat. **Jeder Mensch weiß intuitiv, welches gerade der richtige Weg für ihn ist, um im Gleichgewicht zu bleiben und den Stress zu bewältigen.** Das Bauchgefühl sollte immer einen höheren Stellenwert haben als das eigene Ego und der Wunsch nach schnellem Erfolg.

Eine einfache Maßnahme, um das Training intuitiver und ausgewogener zu gestalten: **die Anpassung des Schwierigkeitsgrads an die gerade zur Verfügung stehende Energie und Motivation sowie den aktuellen gesundheitlichen Zustand des Immunsystems.** Du kannst jeden dieser drei Parameter auf einer Skala von 1-10 bewerten und deine Ergebnisse in einem Trainingstagebuch festhalten. Das hilft dir, mit der Zeit ein Gefühl dafür zu entwickeln, wie die Anpassung des Workouts an das subjektive Empfinden funktioniert.

Bei der Periodisierung geht es darum, die Saison in bestimmte inhaltliche Blöcke zu unterteilen. **Die drei wichtigsten Phasen des Kalenderjahres: der Aufbau der aeroben Grundlagen, hoch intensive Workouts/Wettkämpfe sowie Pause/Regeneration.** Die Trainingsgestaltung zum Aufbau einer natürlichen Ausdauer nach dem Primal-Prinzip lässt dir große Freiräume zur flexiblen Entscheidung und Anpassung deines Programms. Wichtig ist dabei nur, immer die grundlegenden Richtlinien des periodisierten Trainings zu befolgen. Der erste Eckpfeiler der Periodisierung über ein Sportjahr hinweg besteht im **Aufbau der aeroben Grundlagen über mindestens acht Wochen oder eine noch längere Phase hinweg.** In diesem ersten Block werden sämtliche Workouts mit der maximalen aeroben Herzfrequenz oder darunter durchgeführt. Danach kann eine erste Phase mit hoch intensiven Workouts/Wettkämpfen folgen. Die Voraussetzung dafür: erfolgreiches Abschneiden beim MAF-Test (Test für die maximale aerobe Funktion), ein verletzungsfreier und gesunder Körper, guter Schlaf, ein hohes Energieniveau und viel Motivation.

In diesen **maximal vierwöchigen Intensivierungsphasen** (danach muss unbedingt eine Erholungsphase folgen) wird das Volumen drastisch heruntergefahren, zugunsten von hoch intensiven Kraft- und Sprint-Workouts, regenerativen Einheiten und zusätzlichen Erholungsphasen. **Im Anschluss an jede Intensivierungs-/Wettkampfphase folgt eine obligatorische Erholungsphase von mindestens vier Wochen Dauer** oder mehr. Die Erholungsphase entspricht einer körperlichen und mentalen Auszeit nach den Strapazen des intensiven Ausdauertrainings.

Nach der Vorbereitungsphase sowie der ersten Intensivierungs-/Wettkampfphase können im Saisonverlauf mehrere aufeinanderfolgende **Minizyklen** folgen. Das Grundmuster dieser Minizyklen sieht vor, dass **neben der intensiven Phase zusätzlich eine fast genauso lange Zeitspanne zur Erholung und zum Neuaufbau der aeroben Grundlagen** eingehalten wird. Das Verhältnis zwischen Erholung und aeroben Anteilen ist dabei flexibel. Nach einer vierwöchigen Wettkampfphase wäre es beispielsweise sinnvoll, zwei Wochen zur Erholung vorzusehen, gefolgt von zwei weiteren Wochen zum Wiederaufbau der aeroben Basis (eine Alternative wären drei Wochen zur Erholung und eine Woche Training im aeroben Bereich). Danach kann es mit der nächsten Intensivierungs-/Wettkampfphase weitergehen.

Wir raten davon ab, in jedem Training mit der gleich hohen Intensität zu arbeiten oder einem starren und vorgefassten Plan zur Periodisierung zu folgen. Die besten Ergebnisse bringt eine flexible und anpassungsfähige Trainingsgestaltung, die körperliche Reaktionen aufs Training und andere Stressfaktoren des Alltags berücksichtigt. Aus diesem Grund ist auch der Ansatz des idealtypischen vorgefertigten Wochenplans unlogisch. Eine Woche ist nämlich ein willkürlich definiertes Zeitfenster. Der Fitnessaufbau sollte als organischer und dynamischer Prozess nicht in solch ein starres Raster gepresst werden. **Das ideale Programm entwickelt sich aus sich selbst heraus. Es ist flexibel und kann auch während der Saison noch angepasst werden.** Außerdem trägt letztendlich *der Sportler selbst* die Verantwortung für sein Training. Beispielsweise kann ein effektiver – wenn auch unkonventioneller – Ansatz so aussehen, dass du zwei Tage lang richtig hart trainierst, dafür aber im Anschluss längere Zeit pausierst.

Die Entwicklung von Brad Kearns' Ansatz über die Jahre hinweg hat es gezeigt: Auf die ausgefeiltesten Trainingsmethoden kommst du nicht, indem du immer wieder das gleiche Muster abspulst, sondern indem du intuitiv an die Sache herangehst und dabei immer die langfristige Entwicklung deiner Fitness im Auge behältst. Passe den Schwierigkeitsgrad jeden Tag von Neuem an dein Energieniveau, deine Motivation und deinen Gesundheitsstatus an. Beachte außerdem die allgemeinen Grundlagen der Periodisierung und hole immer nur so viel Energie aus deinem Körper heraus, wie auch in ihm steckt.

Kapitel Drei

LEITBILD DER NATÜRLICHEN ERNÄHRUNG

Überwinde die Abhängigkeit von

Kohlenhydraten und entwickle dich zur

Fettverbrennungsmaschine!

Jetzt ist für dich der Zeitpunkt gekommen, die natürliche Ernährung im Primal-Stil zielgerichtet mit in dein Leben als Ausdauersportler einzubauen, um zur echten Fettverbrennungsmaschine zu werden! In diesem Kapitel erfährst du, wie die Umstellung von der herkömmlichen getreide- und kohlenhydratlastigen Zufuhr auf die natürliche Ernährung im Primal-Stil gelingt. Am Ende wirst du nur noch natürliche Vollwertkost zu dir nehmen, die nicht nur extrem nahrhaft, sondern auch äußerst sättigend ist. Das Primal-Prinzip erlaubt es dir, endlich das lästige überschüssige Körperfett loszuwerden, die Ausdauerleistung zu steigern, den oxidativen Stress des Ausdauertrainings abzudämpfen und nicht mehr auf Kohlenhydrate (kurz: KH) als Energielieferanten von außen angewiesen zu sein.

Damit der Umstieg auf eine natürliche Ernährung nach dem Vorbild der Primal-Philosophie klappt, musst du zuerst einmal auf die drei schädlichsten Lebensmittel der modernen westlichen Ernährung verzichten: Zucker, Getreide und stark raffinierte Pflanzenöle mit mehrfach ungesättigten Fettsäuren. Zucker und Getreide führen zur KH-Abhängigkeit und fördern Fetteinlagerungen. Die industriell produzierten Öle bewirken direkt in den Zellen oxidative Schäden. Dadurch beschleunigt sich die Zellalterung, während das Erkrankungsrisiko steigt.

Im nächsten Schritt gilt es bessere Entscheidungen zu treffen. Du musst dich daran gewöhnen, hauptsächlich auf nahrhafte und extrem sättigende ursprüngliche Lebensmittel zurückzugreifen. Dazu gehören Fleisch, Fisch, Geflügel, Eier, Gemüse, Obst, Nüsse und Körner. Unser Ansatz der natürlichen Ernährung ist keineswegs eine Diät mit strengen Vorschriften. Die Primal-Küche richtet sich vielmehr an deinen persönlichen Vorlieben aus. Du bist bei der Zusammenstellung flexibel und findest selbst aus dem Bauch heraus den für dich idealen Speiseplan. Am wichtigsten ist dabei aber, dass du das Essen als eines der größten Geschenke des Lebens wahrnimmst und genießt.

Die optimale KH-Zufuhr hängt davon ab, ob du überschüssiges Körperfett mit dir herumträgst oder nicht. Schränk die KH-Aufnahme entsprechend der Primal-Zielwerte ein, bis du die ideale Körperzusammensetzung erreicht hast. Optimiere anschließend die Menge der KH zur Regeneration nach dem Sport je nach persönlicher Präferenz.

Für den Umstieg auf den Fettstoffwechsel musst du eine Übergangsphase von drei Wochen einplanen. In dieser Zeit darfst du wirklich nur im aeroben Herzfrequenzbereich trainieren. Gleichzeitig musst du alle raffinierten KH aus dem Speiseplan streichen. Sei konsequent, um sicherzustellen, dass du nicht den Verlockungen zucker- und getreidehaltiger Produkte erliegst. Nach dem Umstieg auf Fett als Energielieferant solltest du die erste Mahlzeit des Tages immer erst dann zu dir nehmen, wenn du wirklich Hunger hast. Dadurch stellst du den Hormonhaushalt optimal auf die Fettverbrennung ein, während du schnell überflüssige Pfunde verlierst.

Die Vorteile einer hohen aeroben Effektivität im Ausdauersport haben wir bereits eingehend erläutert. Dabei geht es im Wesentlichen um die Fähigkeit des Körpers, bei submaximaler Trainingsintensität mehr Fett und weniger Glukose zu verbrennen. Durch den Wegfall der chronischen Stressbelastung und die Konzentration aufs aerobe Training trimmst du den Körper darauf, alle Arten von Fett effektiver zu verwerten. Es wird dich aber wahrscheinlich freuen, dass auch die Ernährung einen großen Beitrag zur sportlichen Leistungsfähigkeit liefern kann.

Bei der natürlichen Ernährung im Primal-Stil geht es darum, sich industriell stark verarbeitete KH wie Körnerprodukte und Zucker abzugewöhnen und sie durch pflanzliche und tierische Vollwertkost mit hoher Nährstoffdichte zu ersetzen. Dadurch soll der Ausstieg aus der KH-Abhängigkeit gelingen, sodass der Körper zur echten Fettverbrennungsmaschine wird. Zunächst einmal kannst du dadurch endlich überflüssige Pfunde schnell und kompromisslos loswerden. Bei ansonsten gleichen Voraussetzungen haben nämlich immer diejenigen Teilnehmer mit der ungünstigeren Körperzusammensetzung beim

> Mit der natürlichen Ernährung steigst du aus der KH-Abhängigkeit aus und entwickelst dich zur Fettverbrennungsmaschine!

Wettkampf das Nachsehen – ganz einfach, weil sie mehr Gewicht mit sich herumschleppen. Der zweite Vorteil: Die Regeneration läuft mit der Primal-Ernährung schneller ab, weil du mehr Nährstoffe und Antioxidantien abbekommst, der Körper weniger zu Entzündungsreaktionen neigt und nicht mehr so viele freie Radikale entstehen. Last, but not least programmierst du deine Hormone genetisch um, sodass dein Körper fortan Fett statt KH als Treibstoff nutzt – und zwar sowohl während als auch außerhalb des Trainings. Das verschafft dir einen wesentlichen Vorsprung im Ausdauerbereich – ganz abgesehen davon, dass du damit gesünder lebst und organische Alterungsprozesse hinauszögerst.

Mit dem Primal-Ansatz zum Abspecken kannst du getrost auf das sinnlose Kalorienzählen verzichten, das irrsinnigerweise oft von einem gleichzeitigen chronischen Übertraining begleitet wird. Vielleicht bist du ja auch selbst schon darauf gekommen: So ein Kaloriendefizit ist weder besonders angenehm noch auf lange Sicht erfolgversprechend. Unser Ansatz funktioniert anders: Du schwächst damit die Insulinproduktion infolge der Nahrungszufuhr ab und stellst den Stoffwechsel auf eine neue Brennstoffquelle um.

Statt aus KH beziehst du fortan deine Energie aus Fett, das gleichzeitig auch einen größeren Sättigungseffekt hat. Das Resultat: Du bringst den Appetit unter Kontrolle, hast weniger Heißhunger auf Süßes und aktivierst verstärkt die für die Fettverbrennung verantwortlichen Gene. So schrumpft der Bauch, ohne dass du überhaupt groß darauf achten musst.

Allerdings ist der Ausstieg aus der getreide- und zuckerlastigen westlichen Ernährung kein Zuckerschlecken – was du gern wörtlich nehmen darfst. Dr. Maffetone hat dazu bereits einen sehr schönen Beitrag geliefert. Er macht die Hersteller von Sportnahrung zu einem gewissen Teil mit dafür verantwortlich, dass sich in der Ausdauerszene hartnäckig ein altes Dogma hält. Die Produzenten verbreiten nämlich unbeirrbar die überholte Auffassung, ein Ausdauersportler brauche unbedingt Energydrinks, Energieriegel und -gels und sonstige Produkte zur Energiezufuhr, um die Höchstleistungen durchhalten zu können. Phinney und Volek beschreiben in ihren Publikationen auch, wie die Hersteller wissenschaftliche Studien finanzieren und die Ergebnisse entsprechend beeinflussen, um die Verbreitung ihrer Produkte zu fördern. Ganz ähnlich also wie in der Pharmaindustrie, wo in Studien immer wieder zweifelhafte Schlussfolgerungen gezogen werden, die letztendlich nur den Produzenten der Produkte in die Karten spielen.

Die Werbemaschinerie will uns davon überzeugen, dass wir vor dem Sport, währenddessen und danach unbedingt Zucker brauchen, weil wir sonst zusammenbrechen. Dieser Aussage sollten wir skeptisch gegenüberstehen. Die Wahrheit ist nämlich: Diese Aussage ist nur dann korrekt, wenn der Stoffwechsel des Sportlers von KH abhängig ist, der Betreffende also die Ernährungs- und Trainingstrends der westlichen Welt und der Ausdauerszene mitmacht, sprich: sich auf Dauer überwiegend von Körnerprodukten ernährt und beim Sport chronisch überlastet. Wer bei einem harten Workout schon einmal ein Zuckerloch erlebt hat, wird wissen, wovon ich spreche.

Für alle, die nicht Bescheid wissen: Das Zuckerloch ist nicht etwa das Gegenteil des Zuckerbergs, sondern ein Synonym für eine Unterzuckerung des Körpers. Das heißt, die Glukosevorräte im Blut sind komplett aufgebraucht, was zur Folge hat, dass das Gehirn und der restliche Körper »dichtmachen«. Das typische Szenario: Ein harter Lauf im gleichmäßigen Tempo, bei dem der Sportler komplett auf die eigene Leistung konzentriert ist und dazu vielleicht noch mit einer Gruppe von Konkurrenten mithalten möchte. Wenn es dann zu Unterzuckerung kommt, fällt schlagartig die Konzentration ab und der Betreffende kann nur noch an eines denken: Er braucht so schnell es geht etwas Süßes, weil sich sonst die Beine weigern, ihn auch nur einen einzigen Schritt weiter zu tragen. Dazu kann es sogar zu Empfindungsstörungen, Halluzinationen und zur Orientierungslosigkeit kommen. Es hat schon Leute gegeben, die im Zuckerloch kehrtgemacht und zurück zur Ziellinie gelaufen sind. So eine Unterzuckerung kommt praktisch ohne Vorwarnung. Eine Tankanzeige mit Frühwarnsystem wie im Auto gibt es leider nicht. Die Unterzuckerung schlägt von einer Sekunde auf die andere zu. Jeder, der schon einmal auf die Art »gegen die Mauer gelaufen« ist, weiß: Ein Hungerast (ein weiteres Synonym für das Phänomen) ist wirklich beunruhigend.

Es reicht dafür schon, wenn du eine Mahlzeit ausgelassen oder bei einem langen Lauf kein Gel in der Tasche hast. Wenn das Gehirn merkt, dass es keinen Zucker mehr gibt, schaltet es kurzerhand alle Funktionen ab, die es für unnötig hält. Ein weiterer Aspekt in diesem Zusammenhang ist das hochgelobte »Regenerationsfenster«. Du brauchst demzufolge nach dem Training möglichst schnell einen ordentlichen Schlag KH und Eiweiß. Das sind die Nährstoffe, welche die Muskulatur bei leeren Glykogenspeichern am schnellsten aufnehmen kann. Wenn du zu lange wartest, kann das tatsächlich deine Regeneration beeinträchtigen. Es ist eine Tatsache: Wer große Mengen an KH zu sich nimmt und verbrennt, ist voll abhängig von einer konstanten Zufuhr des schnell wirksamen Treibstoffs, der aber vergleichsweise unsauber verbrennt und auch nur in kleinen Mengen gespeichert werden kann. Die Fettreserven des Körpers sind im Gegensatz dazu eine fast unerschöpfliche körpereigene Ressource.

Die Abhängigkeit der Leute von den KH ist eine lukrative Einnahmequelle für die Hersteller unterschiedlicher Sportpulver, -gels und -riegel. Für den Sportler wiederum ist es einfach nur lästig, ständig seinen kleinen Glukosetank wieder auffüllen zu müssen. Wenn dich weiter oben der Vergleich zwischen Trabi und BMW noch nicht abgeschreckt hat, dann stell dir jetzt mal vor, dein Trabi-Motor hätte zu allem Übel nur einen 5-Liter-Tank! Hättest du Lust, mit so einem Gefährt in eine 1.000 Kilometer lange Urlaubsreise zu starten, wenn du weißt, dass du alle 100 Kilometer nachtanken musst?

Die Anpassung an den Fettstoffwechsel bringt zahlreiche Vorteile mit sich: Es kommt zu weniger Entzündungsreaktionen, die Laktatproduktion in der beanspruchten Muskulatur wird eingedämmt, die schlanke Muskelmasse besser geschützt und die Regenerationsdauer stark verkürzt.

Es spricht immer mehr für die außerordentliche Wirkung der fettbasierten und ketogenen Nährstoffzufuhr: Entzündungsreaktionen werden besser in Schach gehalten und die Laktatproduktion in der beanspruch-

ten Muskulatur wird gebremst. Dazu ist die schlanke Muskelmasse besser geschützt, weil der Körper nicht mehr jedes Mal gleich in den Notfallmodus umschaltet und neue Glukose bilden will, wenn du eine Mahlzeit auslässt oder dir bei einem langen Workout der Blutzucker ausgeht. Außerdem ist mit dieser Ernährungsstrategie die Regenerationsdauer stark verkürzt, da bei der Verbrennung von Fett und Ketonen weit weniger oxidativer Stress in Form freier Radikale entsteht als bei der Glukoseverbrennung. Lies dazu auch Timothy Olsons Geschichte in Kapitel 7. Olson reichte im Anschluss an seine Teilnahme beim Western States Endurance Run (auch bekannt als Western States 100) und eine einmonatige Regeneration *eine einzige Woche*, um auf die Primal-Ernährung umzusteigen – und sich schlagartig besser zu fühlen.

Die Primal-Ernährung bewirkt über die Ernährung und das Training eine körperliche Anpassung, die eine hoch effektive Fettverbrennung mit sich bringt. In der Folge verbrennst du mühelos 24 Stunden am Tag Fett, bis du die ideale Körperzusammensetzung entsprechend deiner genetischen Veranlagung und deinem individuellen Trainingsniveau erreicht hast. Mit anderen Worten: Selbst, wenn du von Natur aus etwas besser gepolstert bist als die Covermodels der ganzen Magazine, wirst du in kurzer Zeit deine *persönliche optimale Körperzusammensetzung* erreichen, wenn du dein Training und deine Ernährung am natürlichen Primal-Ansatz ausrichtest.

Selbst schlanke Ausdauersportler sind nicht immun gegen die zusätzlichen oxidativen Schäden, die eine KH-Abhängigkeit mit sich bringt.

Dem gegenüber stehen die eingangs beschriebenen KH-abhängigen Ausdauersportler, die den normalen westlichen Ernährungsgewohnheiten folgen. Die im wahrsten Sinn des Wortes breite Masse der Ausdauerszene schleppt trotz eines beeindruckenden Trainingsvolumens und einer disziplinierten Ernährung überschüssiges Fett mit sich herum. Gut, vielleicht mit einer Ausnahme: Es gibt unter diesen Ausdauersportlern auch eine kleine Gruppe, die tatsächlich ziemlich durchtrainiert aussieht – was diese Leute aber dem glücklichen Umstand zu verdanken haben, dass sie einfach von Natur aus weniger zu Fetteinlagerungen neigen. Doch selbst die drahtigsten Typen an der Startlinie sind mit Sicherheit nicht immun gegen die zusätzlichen oxidativen Schäden, die mit der KH-lastigen Ernährung einhergehen. Darüber hinaus müssen auch sie bis zur Ziellinie hoffen und beten, dass der Körper die zugeführten KH wirklich richtig aufnimmt.

Das Unfairste dabei ist wohl, dass die unterschiedlichen Körperformen, die heutzutage beim Triathlon oder Marathon an der Startlinie zu beobachten sind, tatsächlich vom genetischen Glücksrad bestimmt werden. Du kannst also Schulter an Schulter mit einem Trainingspartner üben, dieselben Mahlzeiten essen und trotzdem mehr überflüssige Fracht mit dir herumtragen, falls du die entsprechende genetische Veranlagung hast. Erfreulicherweise kannst du mithilfe des natürlichen Ernährungs- und Fitnesskonzepts nach dem Primal-Prinzip einen entscheidenden Einfluss nehmen, damit der genetische Glücksfaktor keine große Rolle mehr spielt – indem du deinem Körper beibringst, den ganzen Tag lang effektiv Fett zu verbrennen. Gut möglich, dass deine persönliche Bestform

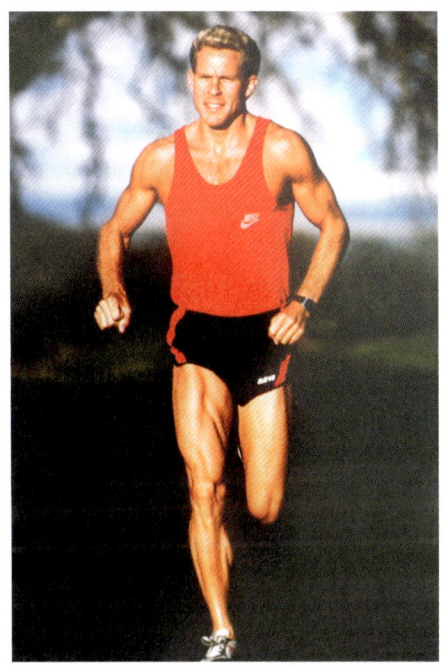

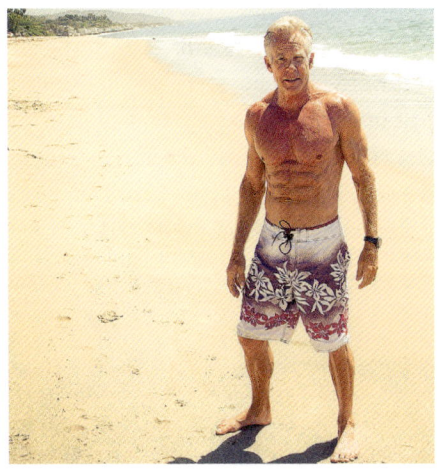

Mark trainierte damals in den 1980ern 20 Stunden pro Woche, um sich seinen athletischen Körperbau zu bewahren. Heute, mit 62 (Stand 2016), schafft er es, mit einem überraschend geringen Trainingsvolumen problemlos denselben Körperfettanteil aufrechtzuerhalten wie zu seinen Zeiten als Elitesportler mit hohem Trainingsvolumen.

nicht der des professionellen Covermodels mit dem knackigen Waschbrettbauch auf dem Fitnessmagazin am Bahnhofskiosk entspricht. Manche Leute sind einfach von Natur aus etwas besser ausgestattet. Trotzdem wirst du wohl nichts dagegen haben, wieder mindestens genauso topfit auszusehen wie zu deiner Teenager-Zeit und dich auch entsprechend gut zu fühlen.

Ein Aspekt, auf den wir noch nicht genauer eingegangen sind, ist die Schutzwirkung der natürlichen Ernährung.

Du kannst damit tatsächlich die negativen Auswirkungen des extremen Ausdauertrainings eindämmen. Dazu gehören der oxidative Stress und die hormonellen Belastungen, die den körperlichen Alterungsprozess beschleunigen. Vielleicht denkst du auch, dass du mit deinen Trainingsstunden dein Leben um Jahre verlängerst. Und wenn du dich vernünftig be- statt chronisch überlastest und nährstoffreiche Kost statt Unmengen raffinierter KH zu dir nimmst, könntest du dein Ziel sogar erreichen. Der typische hoch motivierte Ausdauersportler ist jedoch

im Grunde genommen ein Paradebeispiel dafür, wie man es am besten nicht machen sollte. Die meisten dieser Sportler werden von chronischen Entzündungen geplagt und überschütten den Organismus mit Stresshormonen. Zum entzündungsfördernden Effekt des chronischen Übertrainings kommt auch noch der entzündungsfördernde Effekt der KH-reichen Ernährung.

Ein vorwiegend aerobes Training kann in Verbindung mit einem gut austarierten Gleichgewicht zwischen Stress und Ruhe sowie einem periodisierten Programm einen Großteil der von Grund auf schädlichen Wirkung des chronischen Übertrainings abfedern. Fakt bleibt aber: Wer ernsthaft Ausdauersport betreibt, kann damit auch ernsthaft der Gesundheit schaden und die körperlichen Alterungsprozesse beschleunigen. Je weiter die Strecken, je größer die Zahl der Wettkämpfe, je kürzer und seltener die Pausen und je länger die aktive Wettkampfzeit, umso mehr steigt das Risiko, einzubrechen, auszubrennen, vorzeitig zu altern und krank zu werden. Die größte gesundheitliche Gefahr ist aber möglicherweise

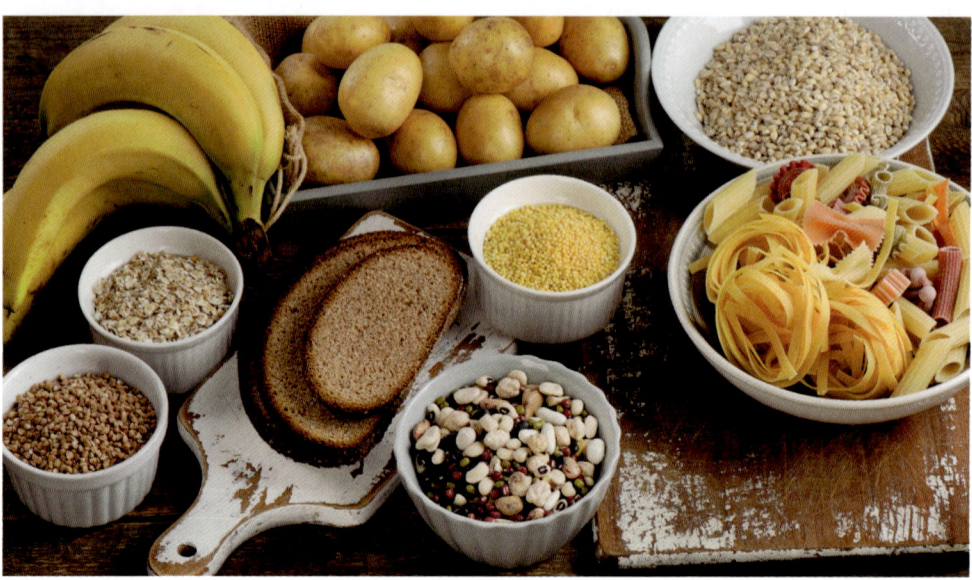

die KH-lastige Ernährung, die mit dem Ausdauersport oft Hand in Hand geht. In diesem Kapitel lernst du eine verlockende Alternative zur KH-Abhängigkeit kennen. Wir wollen dir helfen, die natürliche Ernährung und das natürliche Training nach dem Primal-Prinzip in die Praxis umzusetzen und zur Fettverbrennungsmaschine zu werden. Vielleicht schaffst du es ja sogar, auf eine ketogene Ernährung umzusteigen (mehr dazu in Kapitel 4).

DER 1. SCHRITT ZUR NATÜRLICHEN ERNÄHRUNG: SCHLUSS MIT ZUCKER, GETREIDE UND INDUSTRIELL HERGESTELLTEN ÖLEN

Wenn du dich vom Zucker unabhängig machst, schaffst du Platz für leckere Lebensmittel mit hohem Nährwert. Du musst dann deinen Tank nicht mehr ständig mit minderwertigen und industriell stark verarbeiteten KH füllen. Genau das ist das Grundprinzip der Primal-Ernährung. Vielleicht hast du irgendwo gehört oder gelesen, die Primal/Paleo/Paleo/Steinzeit-Ernährung sei eine fettreiche Lowcarb-Diät – und hast vorsichtshalber lieber die Finger davon gelassen. Die Beschreibung ist zwar nicht ganz falsch, wenn man den Ansatz mit der normalen westlichen Ernährung vergleicht, die unerhörte Mengen industriell verarbeiteter KH und nicht genügend Nährstoffe enthält. Doch die Primal-Ernährung, die unserem Leitbild zum natürlichen Lebensstil entspringt, ist extrem flexibel und anpassungsfähig. Im Mittelpunkt stehen dabei Lebensmittel, die dir schmecken und dir helfen, Bestleistungen abzurufen. Gleichzeitig trägt diese Ernährungsstrategie der einfachen entwicklungsgeschichtlichen Tatsache Rechnung, dass sich der Mensch über Millionen von Jahren mithilfe einer natürlichen und nicht etwa einer künstlichen Kost weiterentwickelt hat.

Daher werden die verschiedenen stark industriell verarbeiteten modernen Lebensmittel, auf denen die heutige westliche Ernährung aufbaut, außen vor gelassen. Der Grund dafür ist, dass der Mensch einfach nicht dafür gemacht ist, diese Nahrungsmittel zu sich zu nehmen, die sich entsprechend negativ auf die Gesundheit auswirken. Ganz allgemein gesprochen geht es darum, auf Zucker, Körnerprodukte und industriell hergestellte Öle zu verzichten. Das sind drei der größten Kalorienbomben auf den Speiseplänen der Industrienationen – und drei Lebensmittel, die dich mit hoher Wahrscheinlichkeit irgendwann ins Grab bringen, wenn du sie über Jahre hinweg verwendest.

Die Primal-Ernährung, die dem Leitbild zum natürlichen Leben entspringt, ist extrem flexibel und anpassungsfähig. Sie enthält im Unterschied zur ungesunden Ernährung der modernen Industrienationen einen hohen Fettanteil, eine moderate Menge an Eiweiß und nur so viele KH wie nötig.

Zucker: In letzter Zeit verdichten sich die Beweise für die schädliche Wirkung des Zuckers in gesüßten Getränken, Snacks, Süßigkeiten und sogar in den Energydrinks, Energieriegeln und -gels für Ausdauersport-

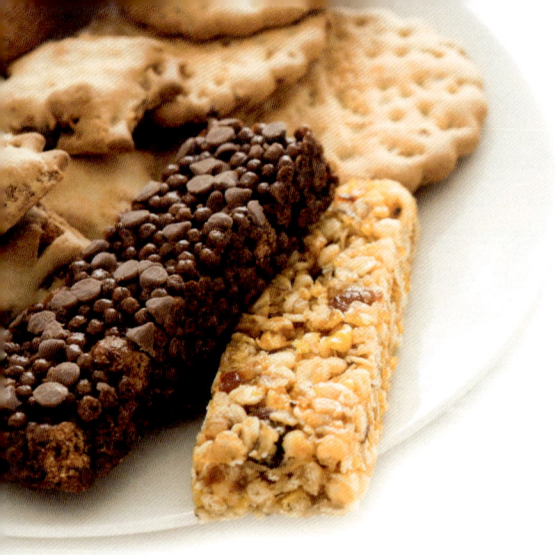

tion nach oben treibt, manipuliert er nämlich auch die Appetithormone, während er körperliche Stressreaktionen auslöst. Auf den schnellen Zuckerkick folgt außerdem immer das Zuckerloch mit Heißhunger, Stimmungsschwankungen, Entzündungsreaktionen und einer unterdrückten Immunabwehr.

Getreide: Eine traurige Nachricht für alle Getreidefans ist, dass in der Primal-Philosophie von Zerealien abgeraten wird. Getreide ist für dich unter Umständen sogar das gesundheitlich bedenklichste Lebensmittel, wenn du zu viel Körperfett mit dir herumträgst und/oder Gluten beziehungsweise andere darin enthaltene schädliche Substanzen nicht verträgst. Zunächst einmal solltest du wissen, dass zugeführte Kohlenhydrate (kurz: KH) immer direkt zur Zuckerform Glukose umgewandelt werden. Wenn wir also allgemein »Zucker« für Fetteinlagerungen verantwortlich machen, beziehen wir uns damit eigentlich auf *alle* überschüssigen Formen von Kohlenhydraten. Ob du nun nach dem Workout 200 Kalorien in Form einer Schüssel mit braunem Reis oder in Form einer Handvoll Kaudragees zu dir nimmst: Die Wirkung auf die Körperzusammensetzung und die Insulinausschüttung ist unter dem Strich dieselbe. Oft wird das Argument angeführt, dass langsam verdauliche Vollkornprodukte doch gesünder und weniger bedenklich seien als raffinierte Getreideprodukte oder zuckerhaltige Lebensmittel und Getränke. Dabei darfst du aber eins nicht vergessen: und zwar, dass *alle* industriell verarbeiteten KH-haltigen Lebensmittel nur einen minimalen Nährwert bieten. Sie tragen zur überschüssigen Insulinproduktion bei und können bei entsprechender Anfälligkeit das Immunsystem

ler. Sicher ist der Zucker ein geringeres Problem, wenn jemand jeden Tag große Mengen an Kalorien verbrennt. Doch selbst dann hat die Zuckerzufuhr immer noch einen entzündungsfördernden Effekt. Der Zucker kann sich also negativ auf die Gesundheit und die Regeneration nach dem Sport auswirken. Dazu trägt er zu Oxidations- und Entzündungsprozessen im Blut bei, stellt also die eigentliche Ursache von Herzerkrankungen dar – auch beim ranken, schlanken und leistungsfähigen Konditionswunder.

Wenn du dazu noch überschüssiges Körperfett mit dir herumträgst, ist eine Einschränkung der Zuckerzufuhr die wichtigste Veränderung, die du vornehmen kannst, um die nächste Fitness-Stufe zu erreichen und schnell Fortschritte zu machen. Ein Merksatz unserer Primal-Philosophie: *Zucker steigert die Insulinproduktion, die Insulinproduktion fördert Fetteinlagerungen.*

Je mehr Zucker du zu dir nimmst, umso größer wird die Wahrscheinlichkeit, dass sich bei dir unnötiges Körperfett anlagert und du süchtig nach dem süßen Stoff wirst. Dadurch, dass der Zucker die Insulinproduk-

Die familiäre und allgemeine genetische Ausstattung

Vielleicht ist dir schon aufgefallen, dass Menschen mit einem ähnlichen Lebenswandel einen vollkommen unterschiedlichen Körperfettanteil aufweisen können. Die Gene in deiner Familie bestimmen das Körpergewicht und die Körperzusammensetzung genauso wie den Knochenbau, die Körpergröße usw. Manche Leute neigen einfach stärker dazu, lästige Fettpolster anzusetzen, während andere Unmengen an Zucker in sich hineinschütten und trotzdem schlank bleiben – und das selbst bei einem ungleich geringeren Trainingsvolumen.

Das liegt einfach an dem Erbmaterial, das du von deinen Eltern mit auf den Weg bekommen hast. Gegen deine genetische Veranlagung kannst du nicht viel machen. Aber genau das ist auch der Knackpunkt: Es handelt sich dabei nur um eine *Veranlagung*. Wenn die Gene nicht durch äußere Umwelteinflüsse aktiviert werden, dann passiert ... rein gar nichts. Bei diesen Einflüssen handelt es sich in unserem Fall um die Lebensmittel, die du zu dir nimmst. Du gibst deinem Körper nur dann das Signal, mehr Körperfett zu speichern, wenn du dich so ernährst, wie wir es bei uns in den modernen Industrienationen inzwischen gewohnt sind. Andernfalls wird das für Fetteinlagerungen zuständige genetische Erbmaterial nämlich erst gar nicht aktiviert.

Du kannst dir also merken: Wenn du auf die KH-lastige Ernährung verzichtest, die den Insulinspiegel in die Höhe schießen lässt, kommen auch die für Fetteinlagerungen verantwortlichen Gene nicht übermäßig zum Tragen, die du von Haus aus in dir trägst. Umgekehrt bringt dir

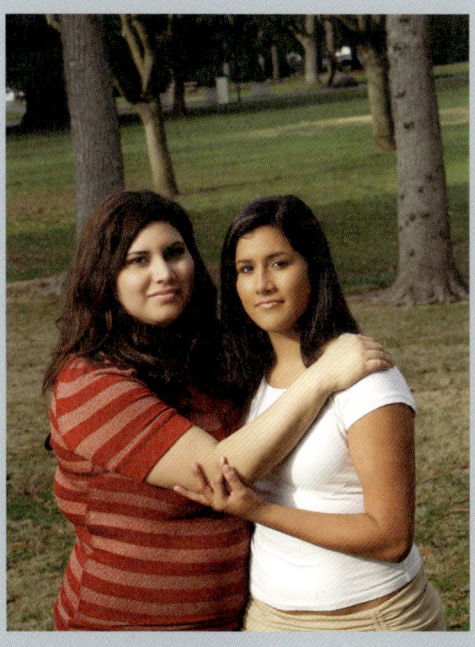

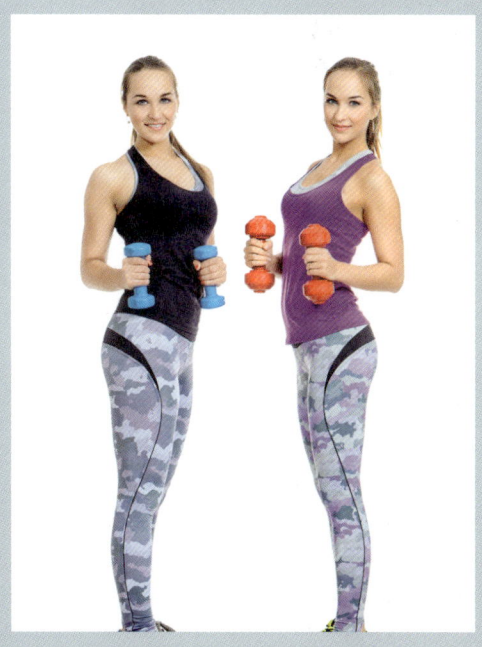

auch die beste genetische Ausstattung nichts, wenn du nicht trainierst. Dann wirst du nämlich nie dein ganzes Potenzial als Ausdauersportler entfalten. Genauso gut kann es sein, dass ein Sportler eine genetische Veranlagung für Lungenkrankheiten oder Alkoholismus hat. Wenn er aber gar nicht raucht oder trinkt, spielen diese Anlagen nicht die geringste Rolle. Diese Liste ließe sich ewig fortführen. Aber du hast die Kernaussage sicher verstanden. Ist es nicht ein unglaublich motivierendes und befreiendes Gefühl, zu wissen, dass jeder Mensch zu einem gewissen Grad selbst seines Glückes Schmied ist? Du bist nicht der Sklave eines vorgegeben genetischen Fahrplans. Du kannst vielmehr selbst die Signale auf Erfolg stellen, um dein Leben in die richtigen Bahnen zu lenken – sowohl, was dein sportliches Potenzial angeht, als auch, was deine Körperzusammensetzung und Gesundheit betrifft.

Das genetische Erbmaterial kommt erst dann zum Tragen, wenn es aktiviert wird. Konzentrier dich darauf, deinem Körper durch die Auswahl der Lebensmittel, die Trainingsgestaltung sowie den eigenen Lebensstil die richtigen Signale zu senden, um so die Signale zum Erfolg zu stellen.

Dennoch solltest du dir aber bewusst machen, dass du dich dabei auch immer innerhalb bestimmter *individueller Grenzen* bewegen wirst. Versuch also, dein persönliches Potenzial zu entfalten, statt dich immer nur mit Covermodels, Elitesportlern oder auch jüngeren Trainingspartnern zu vergleichen. Indem du dein aktuelles Trainings- und Ernährungsprogramm auf das Primal-Prinzip ausrichtest, erreichst du einen konstanten Abbau von überschüssigem Körperfett, eine bessere sportliche Leistungsfähigkeit, eine effektivere Regeneration und Stressbewältigung sowie Fortschritte in vielen anderen gesundheitlichen Bereichen. Ob du damit auch aufs Siegerpodest kommst, steht in den Sternen. Für den sportlichen Erfolg spielen genetische Faktoren nämlich definitiv eine große Rolle, und mit steigendem Wettkampfniveau nimmt die Bedeutung der Veranlagung sogar noch zu.

Wir wollen dich lediglich dahin bringen, dass du so topfit aussiehst und dich so gut fühlst, wie es mit deiner *persönlichen genetischen Ausstattung* möglich ist. Ein wichtiger Aspekt dabei ist aber auch, dass wir alle über eine *identische genetische Grundausstattung* verfügen. Mit anderen Worten: Jeder Mensch reagiert positiv auf gesunde Lebensgewohnheiten, wie sie in einer der ältesten und am genauesten untersuchten wissenschaftlichen Disziplinen der Menschheitsgeschichte beschrieben werden. Die Rede ist von der Evolutionstheorie.

Der moderne Mensch ist das Ergebnis eines Millionen Jahre währenden gnadenlosen Selektionsprozesses. Unsere Vorfahren mussten sich gegen unvorstellbar harte Umweltbedingungen durchsetzen. Sie haben sich an die Spitze der Nahrungskette gesetzt – mithilfe bestimmter Lebensmittel und Lebensgewohnheiten. Dazu zählen ausreichend Bewegung an der frischen Luft und im Sonnenlicht, gesunder Schlaf usw. Sämtliche Ratschläge in diesem Buch sind durch die moderne Epigenetik und Evolutionsbiologie als sinnvolle Maßnahmen bestätigt. Nicht nur, was die Gesundheit und die sportliche Entwicklung angeht, sondern auch hinsichtlich ihrer Schutzwirkung vor dem körperlichen Zusammenbruch infolge übermäßiger Stressbelastung, chronischen Übertrainings und ungesunder Ernährungsgewohnheiten.

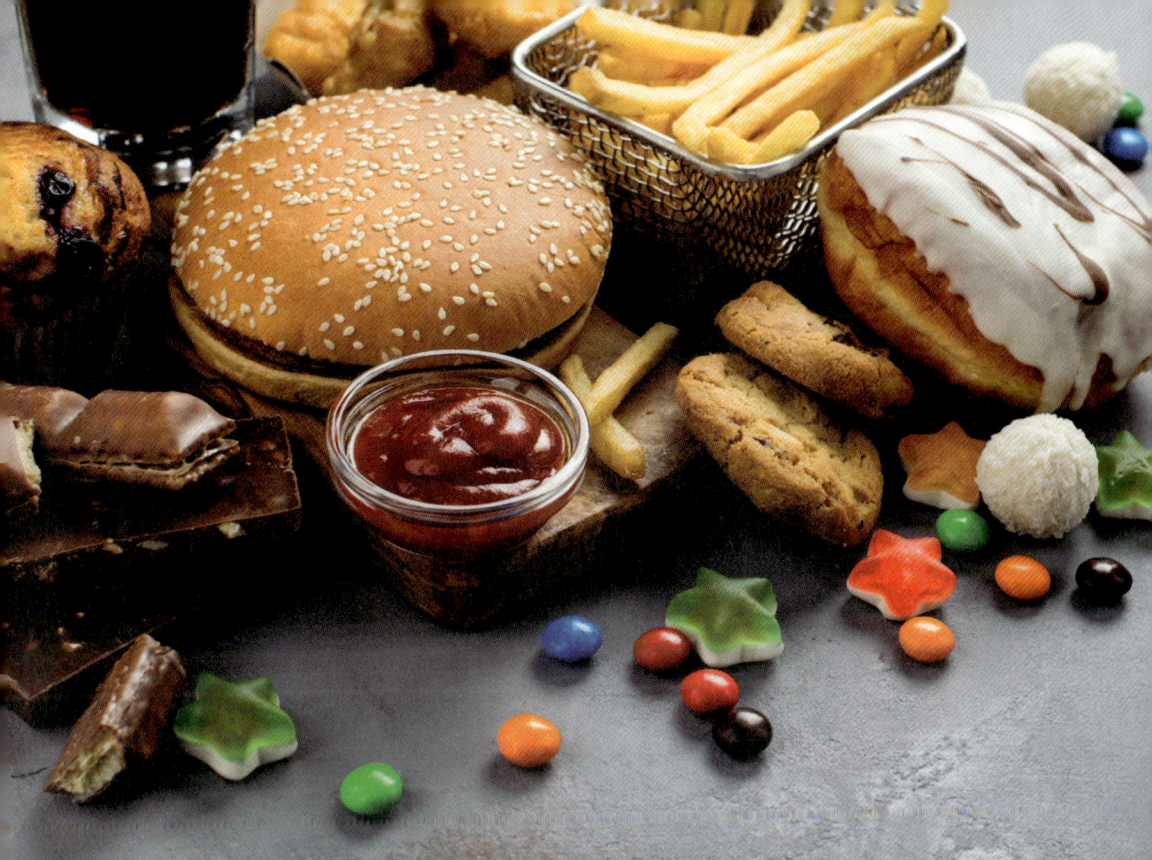

sowie die Verdauung empfindlich stören. Dr. Phil Maffetone zufolge landen von allen zugeführten KH (also von der Limo bis hin zur Süßkartoffel) volle 40 bis 50 Prozent in den Fettspeichern des Körpers.

Getreide ist nichts weiter als ein billiger Kalorienträger, der sich leicht lagern und mit hohem Profit an die Kunden verkaufen lässt. Mark hat einen schönen Begriff geprägt, um alle Körnerprodukte treffend zu beschreiben. Er bezeichnet sie als »hellbraune Pampe«. Brot, Zerealien, Nudeln, Reis, Mais, Pfannkuchen, Brötchen, Kekse, Kuchen, Mehl usw. sind ein Grundbaustein unserer westlichen Ernährung und Speisekarten. Doch handelt es sich dabei im Grunde genommen um leere Kalorien, die nichts weiter bewirken als einen Anstieg des Insulinspiegels und die Bildung von Fettreserven.

> Getreideprodukte sind »hellbraune Pampe« – leere Kalorien, die zwar einen schnellen Energiekick mit sich bringen, dafür aber den Insulinspiegel steil ansteigen lassen und die Bildung von Fettreserven fördern.

Zugegeben: Die Produktion von Körner-produkten war der Antrieb für die kulturelle Entfaltung des Menschen und den entscheidenden Entwicklungsschritt vom Jäger und Sammler hin zum zivilisierten Wesen. Ich will dich hier nicht dazu bringen, auf die Annehmlichkeiten der modernen Zivilisation zu verzichten und wieder zum ursprünglichen Leben als Jäger und Sammler zurückzukehren. Mir geht vielmehr darum, bei der Auswahl von Lebensmitteln unsere Vergangenheit und unser evolutionäres Erbe wieder mehr in den Vordergrund zu rücken.

Getreide macht den modernen Menschen müde, krank und fett, weil er einfach von seiner genetischen Ausstattung her nicht dafür gemacht ist, solche gewaltigen Mengen an KH zu verdauen. Noch krasser wird das Ganze, wenn dann zur getreidehaltigen Mahlzeit auch noch süße Getränke, Snacks und Leckereien dazukommen. Der Insulinstoffwechsel des Menschen und aller anderen Lebewesen ist äußerst sensibel und empfindlich. Wir können nur eine bestimmte Menge an Glukose direkt zu Energie verarbeiten. Jeglicher Überschuss wandert in die Fettspeicher. Das ist eine große evolutionäre Errungenschaft. Unsere urzeitlichen Vorfahren aßen wahrscheinlich im Sommer frische Beeren, wodurch sie für die Herbst- und Wintermonate ein kleines Fettpolster anlegten. So waren sie besser auf die Saure-Gurken-Zeit vorbereitet. Der moderne Mensch jedoch stopft über Jahre und Jahrzehnte hinweg dreimal täglich getreidehaltige Mahlzeiten in sich hinein. Dadurch überlastet er die empfindlichen hormonellen Regelkreise des Körpers, die der Regulierung des Energieniveaus, der Stimmung, des Appetits und der Körperzusammensetzung dienen. Der Körper wird dadurch auf Dauer schwach, krank und dick.

Über die letzten Jahrzehnte hinweg haben wir ständig eingetrichtert bekommen, dass Getreide gesund sei. Immer wieder wurde gepredigt, wie nahrhaft vor allem Vollkornprodukte seien, denen im Gegensatz zum raffinierten Getreide, das nur aus Endosperm (Stärke) besteht, nicht komplett die Kleie (Ballaststoffe) und Keime (Öl) entzogen werden. Es stimmt zwar, dass industriell verarbeitetes Getreide den Blutzuckerspiegel rasanter nach oben schnellen lässt und auch weniger nahrhaft ist als Vollkorn-Getreideprodukte.

Trotzdem ist es wichtig, darauf hinzuweisen, dass im Vergleich zu *ursprünglichen Lebensmitteln* wie Gemüse, Obst, Fleisch, Fisch, Geflügel, Eiern, Nüssen und Körnern *alle Getreideprodukte* nur einen vergleichsweise geringen Nährwert haben.

Sämtliche getreidebasierten Lebensmittel – selbst Vollkornprodukte – weisen im Vergleich zu ursprünglichen Primal-Lebensmitteln nur einen minimalen Nährwert auf.

Darüber hinaus finden sich in Vollkornprodukten größere Mengen gesundheitlich bedenklicher Inhaltsstoffe in Form von Lektin, Gluten und Phytaten. Lektin ist ein natürliches pflanzliches Gift, das die empfindliche Auskleidung des Dünndarms angreift. In der Folge können unverdaute körperfremde Eiweißpartikel in den Blutkreislauf gelangen und eine Autoimmunreaktion hervorrufen. Dieser Effekt wird allgemein als »intestinale Permeabilität« bezeichnet – als krankhaft erhöhte Durchlässigkeit des Darms.

Das hauptsächlich im Weizen vorkommende Gluten ist eine stark allergene Lektin-Art. Die Zufuhr von Gluten bewirkt je nach

Mensch eine leichte bis starke Entzündungsreaktion. Die Verdauungs- und Immunfunktionen werden dadurch eingeschränkt. Bleiben noch die Phytate. Diese Pflanzenstoffe gehen im Verdauungstrakt mit den Nährstoffen ähnliche Verbindungen ein wie die Ballaststoffe. Phytate bringen bei moderater Zufuhr zwar ein gewisses Maß an Nährwert mit sich. Eine übermäßige Aufnahme kann allerdings einen Nährstoffmangel nach sich ziehen, vor allem in Verbindung mit einer getreidelastigen Ernährung.

Das Bewusstsein und der allgemeine Kenntnisstand der Bevölkerung hinsichtlich der Problematik der Glutenunverträglichkeit und intestinalen Permeabilität nehmen zwar zu. Menschen mit ausgeprägtem Interesse an gesunder Ernährung wissen auch meist sehr gut über den eigenen Status Bescheid. Die Primal-Philosophie sieht aber vor, *alle Menschen* für das Thema zu sensibilisieren und darauf hinzuweisen, dass der menschliche Körper von seiner genetischen Ausstattung her nicht dafür gemacht ist. Mark beschreibt hier seine persönlichen Erfahrungen, nachdem er sich von der getreidelastigen Ernährung verabschiedet hatte und auf die Primal-Methode umgestiegen war, wofür er bis Anfang der 2000er gebraucht hatte.

Erst, als ich versuchte, sämtliche Getreideprodukte aus dem Speiseplan zu streichen, fiel mir auf, wie sehr mich das Ganze gesundheitlich runterzog. Der aufgedunsene Bauch und die Blähungen nach den Mahlzeiten, die morgendliche Reizbarkeit des Verdauungstraktes, die Müdigkeit nach einer kohlenhydratlastigen Mahlzeit mit Pasta – all diese Symptome führte ich auf die Trainingsbelastung oder den Stress im Beruf zurück. Dabei übersah ich vollkommen, dass ich die ganze Zeit meinen Verdauungstrakt mit Lebensmitteln bombar-

dierte, die mir Löcher in die Darmauskleidung rissen, wodurch Fäkalien in meine Blutgefäße gelangten.

Jeder Mensch reagiert mehr oder weniger empfindlich auf Gluten und die anderen gesundheitlich bedenklichen Nährstoffe.

(Die unverdauten großen körperfremden Proteine, die über eine beschädigte Darmauskleidung in den Blutkreislauf gelangen, werden tatsächlich als Fäkalien klassifiziert). Diese Abfallstoffe wirken natürlich denkbar ungünstig auf die wichtigen Strukturproteine in den Organen und Systemen des gesamten Körpers.

Selbst die Arthritis, auf die ich beim Golfspielen mit gut 40 erschrocken gestoßen war, ging größtenteils auf eine leichte Entzündungsreaktion des gesamten Körpers infolge der Glutenzufuhr zurück. (Die Arthritis war einer der Faktoren, die mich an der Teilnahme der Champions Tour hinderten. Der zweite Faktor war, dass ich an jedem Loch einen oder zwei Schläge hinter den Profis lag). All diese dezenten, aber lästigen Symptome, die ich zuvor dem Alltag, dem Stress und meinem zunehmenden Alter zugeschrieben hatte, verschwanden innerhalb weniger Wochen, als ich das Getreide absetzte. Es gibt einfach keinen vernünftigen Grund, als Mensch überhaupt Getreide zu essen – dafür aber umso mehr Gründe, darauf zu verzichten.

Industriell hergestellte Öle: Es ist allgemein bekannt, dass chemisch veränderte trans-Fette und teilweise gehärtete Fette direkt nach dem Verzehr das Erbmaterial der Zellen beschädigen können. Diese Fette kommen in stark industriell verarbeitetem Junkfood und billigem Fastfood vor. Sie sind jedes Jahr mutmaßlich mitverantwortlich für Hunderttausende von tödlichen Krebserkrankungen.

Der Unterschied zum konventionellen Lowfat-Ansatz

Das Getreide ist der Knackpunkt. Hier unterscheidet sich die Primal/Paleo/Steinzeit-Bewegung grundlegend vom konventionellen Lowfat-Ansatz, der Getreideprodukte in den Vordergrund rückt und den Fettverzicht predigt. In einem Punkt sind sich beide Philosophien allerdings einig: dass der pflanzliche Anteil an der Ernährung gesund ist. Beim Primal/Paleo-Prinzip werden jedoch neben pflanzlichen Nährstoffen auch ausdrücklich tierische Quellen wie Fleisch, Fisch, Geflügel und Eier aus hochwertigen Bezugsquellen empfohlen. Zu den weiteren erlaubten Nährstofflieferanten zählen Nüsse und Körner, dazu auch stark fetthaltige Milcherzeugnisse sowie stark fetthaltige pflanzliche Lebensmittel wie Avocados, Oliven und Olivenöl sowie Kokosprodukte.

Die Eckpfeiler des Primal-Ansatzes von der hohen Gemüsezufuhr über den maßvollen Verzehr frischer Früchte bis hin zur strengen Einschränkung von Getreide und Zucker entsprechen einer Ernährung mit hohem Fett- und geringem KH-Anteil. Also das genaue Gegenteil der Essgewohnheiten eines durchschnittlichen Ausdauersportlers, der sich KH-reich und fettarm ernährt, Vollkornprodukte als Basisnährstoff verwendet und außerdem viel Glykogen zu sich nimmt.

Diese einander widersprechenden Informationen können verwirren und beunruhigen. Vor allem, wenn die Kollegen beim Sport zur Regeneration alle immer schön brav innerhalb von 30 Minuten nach dem Workout Berge an KH und moderate Mengen an Eiweiß verzehren, die Ärzte das Cholesterin und die gesättigten Fettsäuren ständig verteufeln und ein Artikel nach dem anderen vor dem Verzehr von rotem Fleisch warnt, weil es das Krebsrisiko erhöhen soll. (Wer genauer nachliest, erfährt, dass sich die Warnung vor allem auf Hotdogs, Fleischwurst und anderen industriell verarbeiteten Müll bezieht). Wir legen dir die Lektüre des Buchs *Primal Blueprint* oder eines anderen beliebten Paleo-Ernährungsratgebers ans Herz (*Die Paleo Strategie* und *Die Paleo-Ernährung von Prof. Dr. Loren Cordain*). Dort findest du weitere Informationen zur evolutionär begründeten Ernährungs- und Gesundheitsbewegung.

Für unsere Zwecke reicht es, wenn du weißt: Die Vertreter des Gesundheitswesens bezeichnen unisono das metabolische Syndrom als größte Epidemie der modernen Gesellschaft. Der weit gefasste Begriff umspannt ernährungsbedingte Probleme wie überschüssiges Körperfett, hohe Triglyceridwerte und sonstige Risikofaktoren für Herzerkrankungen. Das Syndrom geht vor allem auf eine überschießende Insulinproduktion zurück, die wiederum durch die übermäßige KH-Zufuhr befeuert wird. Bei den meisten Schulmedizinern gelten diese Vorgänge als unbestritten.

Die lange Zeit gültige Annahme, die Aufnahme von Lebensmitteln mit hohem Anteil an gesättigten Fetten und Cholesterin erhöhe das Erkrankungsrisiko, wird mittlerweile durch renommierte Studien wie die Framingham Heart Study immer mehr widerlegt. Bei der genannten Studie handelt es sich um die längste und umfassendste epidemiologische Untersuchung, die jemals durchgeführt wurde. Die Forscher analysieren darin seit 1948, wie sich die Ernährung und der Lebensstil gesundheitlich auf die Einwohner der Stadt Framingham (im amerikanischen Bundesstaat Massachusetts) auswirkt. Gesättigte Fettsäuren und Cholesterin werden demnach erst bei einem Überangebot von Kohlenhydraten und Insulin problematisch.

Oder wie es Gary Taubes wunderbar in seinem Buch *Why We Get Fat* ausdrückt: Es wurde bislang keine einzige Studie veröffentlicht, die darauf hindeutet, dass gesättigte Fettsäuren für sich genommen ungesund wären. Nur in Kombination mit einer extrem übertriebenen KH-Zufuhr und anderen entzündungsfördernden Umständen wie einer starken Stressbelastung im Alltag werden gesättigte Fettsäuren potenziell zum Problem. Gesättigte Fettsäuren sind für den Körper eine saubere Energiequelle und ein wichtiger Bestandteil der Zellmembranen.

In der menschlichen Evolution gehört Fett seit 2,5 Millionen Jahren zu den zentralen Bausteinen der Ernährung. Die Evolutionsbiologen nehmen sogar an, dass die Aufnahme tierischer Produkte mit hoher Nährstoffdichte dem Menschen einen wichtigen Entwicklungsschub gegeben hat. Es sollen vor allem die Omega-3-Fettsäuren in Meeresfrüchten, Landtieren und Eiern gewesen sein, die es unseren Vorfahren erlaubt haben, sich von ihren vorwiegend vegetarischen Verwandten (den Affen) zu emanzipieren. Sie sollen dadurch größere und komplexere Gehirne ausgebildet haben, die es ihnen ermöglichten, die Spitze der Nahrungskette zu erklimmen. Der Gorilla, mit dem wir uns 98 Prozent unserer DNA teilen, verbringt heute noch jeden Tag 14 Stunden damit, die Gegend nach Stängeln, Trieben, Obst und Ameisen abzusuchen!

Was das Cholesterin angeht, so wird dessen angeblich schädliche Wirkung größtenteils falsch dargestellt. Das Cholesterin spielt eine wichtige Rolle für zahlreiche Stoffwechsel-

funktionen, darunter auch die Produktion von Vitamin D und Testosteron. Die Experten sind sich einig, dass HDL-Cholesterin gesund ist. Es beseitigt oxidierte LDL-Moleküle und andere Abfallprodukte aus den Blutgefäßen und transportiert sie zurück zur Leber, wo sie repariert und recycelt werden. Das LDL (das sogenannte ungesunde Cholesterin) wird indes nur gefährlich, wenn gleichzeitig auch andere Risikofaktoren vorliegen. Dazu gehören Oxidations- und Entzündungsprozesse im Blutkreislauf (worauf hohe Triglyceridwerte hindeuten können). Und die gehen vor allem auf eine übersteigerte KH-Zufuhr und Insulinproduktion zurück.

Darüber hinaus konnten weder die Framingham Study noch andere angesehene medizinische Forschungsarbeiten einen Zusammenhang zwischen der Cholesterinzufuhr über die Ernährung und den Cholesterinwerten im Blut feststellen. Der Körper braucht Cholesterin, und es wäre ein Fehler, es aus der Ernährung auszuklammern. In dem Fall produziert der Körper nämlich einfach selbst mehr Cholesterin, um seinen Bedarf an der für den Stoffwechsel so wichtigen Substanz abzudecken. Arzneistoffe wie Statin versprechen auf wundersame und mühelose Art gesundheitliche Risiken minimieren zu können. Solche Medikamente packen das Übel aber nicht an der Wurzel, wo die Oxidationsprozesse und Entzündungsreaktionen im Körper entstehen. Zudem senken sie den Anteil an gesundem HDL-Cholesterin – wodurch sie das individuelle Risiko unter Umständen sogar noch erhöhen.

Daneben sollten wir uns auch die Gefahren der Pflanzenöle vor Augen führen, die uns seit Jahrzehnten als gesunde Produkte verkauft werden. Dazu zählen Raps-, Mais-, Soja-, Sonnenblumen- und sonstige Pflanzenöle, butterartige Aufstriche und Sprays sowie die unzähligen Tiefkühlprodukte, die solche Öle enthalten.

Dr. Cate Shanahan, Autorin der Bücher *Deep Nutrition* und *Food Rules*, ist die leitende Ernährungsberaterin der Los Angeles Lakers.

Sie tritt als Rednerin auf der Paleo-Messe PrimalCon auf, ist immer wieder im Primal Blueprint-Podcast zu hören und ist als Hausärztin in Denver (Colorado) niedergelassen. In ihrer Praxis hat sie sich auf die medizinisch überwachte Gewichtsreduktion mithilfe einer natürlichen Ernährung nach dem Primal-Prinzip spezialisiert. Sie bezeichnet die stark verarbeiteten mehrfach ungesättigten Pflanzenöle als freie Radikale in der Flasche.

Sie warnt vor der oxidativen Wirkung dieser Öle direkt nach dem Verzehr. Ihr zufolge beschleunigen sie die körperlichen Alterungsprozesse, während sie mit einer ganzen Palette an Krebserkrankungen in Verbindung stehen, das Immunsystem sowie das Herz-Kreislauf-System in Mitleidenschaft ziehen und die Fähigkeit zum Abbau von überschüssigem Körperfett beeinträchtigen. Nach Cates Dafürhalten sind die unmittelbaren Schäden dieser industriell hergestellten Öle auf Zellebene »von der schädlichen Wirkung

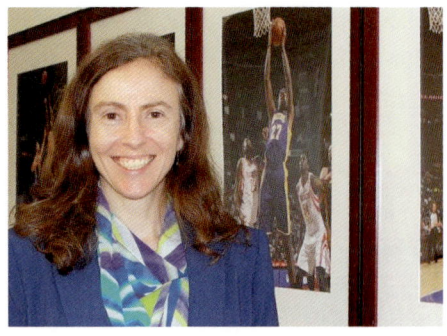

Dr. Cate Shanahan arbeitet als niedergelassene Ärztin in Denver (Colorado). In ihrer Praxis hat sie sich auf die medizinische überwachte Fettreduktion mithilfe einer natürlichen Ernährung nach dem Primal-Prinzip spezialisiert. Daneben leitet sie die Ernährungsberatung der Los Angeles Lakers. Sie achtet darauf, dass die Basketballprofis gesunde Nährstoffe zu sich nehmen und Junkfood aus dem Weg gehen.

her vergleichbar mit der Aufnahme von strahlenverseuchtem Material«. Klingt alles andere als gesund. Falls du also zu Hause irgendwo Pflanzen- oder Kernöl herumstehen hast, solltest du die Flasche direkt in den Müll werfen.

Sobald du das Rapsöl und die butterartigen Aufstriche entsorgt hast, folgt der nächste etwas schwierigere Schritt: Scanne die Etiketten abgepackter Snacks, Salatdressings und pulverförmiger Nahrungsersatzmittel auf ungesunde Inhaltsstoffe und achte auch auf andere versteckte Gefahren in der Ernährung. Selbst hinter Produkten, die an sich ganz gesund klingen, verbergen sich oft Soja-, Raps- oder Palmöl als Hauptbestandteile. Dasselbe gilt für Sportnahrungsmittel, die zur Regeneration nach dem Workout gedacht sind!

DER 2. SCHRITT ZUR NATÜRLICHEN ERNÄHRUNG: KONZENTRATION AUF URSPRÜNGLICHE LEBENSMITTEL

Im Anschluss an den Bestseller *Primal Blueprint* (veröffentlicht 2009, nur auf Englisch verfügbar) haben wir das Werk *Primal Blueprint 21-Day Total Body Transformation* herausgebracht. Darin beschreiben wir Schritt für Schritt den fließenden Übergang zur natürlichen Primal-Ernährung über 21 Tage hinweg. Auch an dieser Stelle wollen wir Nägel mit Köpfen machen und dir eine spezifische Anleitung zur Ernährungsumstellung geben, nach dem Leitbild zum natürlichen Lebensstil. Wenn du weitere Informationen und Gründe brauchst, kannst du natürlich auch das (englischsprachige) Buch lesen oder online an unserem 21-tägigen Programm zur Transformation teilnehmen (primalblueprint. com, Service nur auf Englisch).

Es ist eigentlich ganz einfach. Du musst dafür nur die schädlichen Lebensmittel der westlichen Küche durch natürliche Lebensmittel ersetzen, indem du fortan nur noch Fleisch, Fisch, Geflügel, Eier, Gemüse, Obst, Nüsse, Körner und eine kleine Menge hochwertiger KH (Süßkartoffeln, wilder Reis, Quinoa) zu dir nimmst. Dazu ist auch eine kleine Auswahl anderer Lebensmittel erlaubt, die eigentlich die Vorgaben der natürlichen Ernährung nicht erfüllen, darunter Milchprodukte mit hohem Fettgehalt sowie zwischendurch einmal ein Happen dunkler Schokolade. Die Details bei der Gestaltung des Speiseplans bleiben ganz und gar dir überlassen. Das eigentliche Ziel besteht darin, dass du deine Mahlzeiten im vollen Umfang genießt. Du magst keinen Fisch, liebst aber Frikadellen und Steaks? Du hasst Brokkoli, bist aber Blaubeer-Fan? Dann greif zu! Vielleicht gehörst du ja auch zu den Leuten, die keinen Schinken riechen können. Auch in dem Fall hast du bei der Primal/Paleo-Ernährung immer noch genug Alternativen in der Hinterhand. Die Anhänger der Szene machen oft Witze darüber, wie genussvoll, einfach und sättigend die natürliche Ernährung nach dem Primal-Prinzip doch ist. Ein Beispiel gefällig? Gern: gönn dir zum Frühstück ein Käse-Omelette mit Spinat und Pilzen, mittags einen fetten Salat mit Putenfleisch, Schinken und Avocados, und abends ein Steak mit gedünstetem Gemüse und viel Butter. Klingt nicht gerade nach Askese, oder?

> Der Umstieg auf die Primal-Ernährung ist ziemlich einfach: Lass die giftigen modernen Lebensmittel weg und konzentrier dich auf natürliche Nahrungsmittel mit hohem Nährwert, die den Menschen in seiner gesamten Entwicklungsgeschichte begleitet haben.

Wer auf eine solche natürliche Ernährung umsattelt, muss weder leiden noch kämpfen noch eine strenge Diät einhalten. Du musst dich einfach nur an die wichtigen Grundregeln halten. Mit anderen Worten: kein Zucker, kein Getreide und keine industriell hergestellten Öle. Greif stattdessen auf frische, nahrhafte Vollwertkost aus der breiten Palette der Lebensmittel zurück, die bereits den Jägern und Sammler früherer Zeiten zur Verfügung standen.

Wer gern kocht, wird Dutzende von Kochbüchern für die Primal/Paleo-Küche finden. Oder magst du eher einfache Gerichte und die Routine? Dann kannst du dir jeden Tag ein schönes Omelette oder einen leckeren Salat zubereiten, ohne groß aufkochen zu müssen.

So einfach und flexibel das zugrundeliegende Prinzip aber auch ist: Es kann durchaus sein, dass dir der Abschied vom Getreide und vom Zucker zunächst einmal schwerfällt. Möglicherweise isst du schließlich schon seit Jahren oder Jahrzehnten KH-reiche Lebensmittel in Mengen – und das wahrscheinlich mit schöner Regelmäßigkeit. Mal ehrlich: Wann hast du das letzte Mal eine oder zwei Mahlzeiten hintereinander verpasst? Wenn du aufs Primal-Prinzip

umgestiegen bist, wird dir das immer wieder passieren – meist sogar, ohne dass du es überhaupt merkst. Das liegt daran, dass du dann nicht mehr körperlich von KH als Hauptbrennstoff abhängig bist. Doch zurück zum Thema: Selbst wenn du morgens ein Omelette gegessen und danach als sättigenden Snack ordentlich Macadamia-Nüsse gefuttert hast, kann es sein, dass du zu Beginn erst einmal weiter von Krapfen, Muffins und Eistee träumst.

Chronisch übertrainierte und zuckerabhängige Sportler berichten manchmal davon, dass sie sich in den ersten Wochen des Umstiegs nachmittags träge fühlen und abends Heißhunger auf Schokolade haben. Das sind alles Anzeichen dafür, dass sich der Körper nach der langjährigen Abhängigkeit erst einmal daran gewöhnen muss, dass der Zucker- und Insulinspiegel ab sofort niedriger ist. Vertrau darauf, dass es etwa 21 Tage dauert, bis sich dein Körper genetisch und hormonell auf Fett als hauptsächlichen Energielieferanten eingestellt hat und keinen Zucker mehr braucht. Nach dieser Zeit werden die für die Fettverbrennung verantwortlichen Gene erst richtig aktiv, während die für die

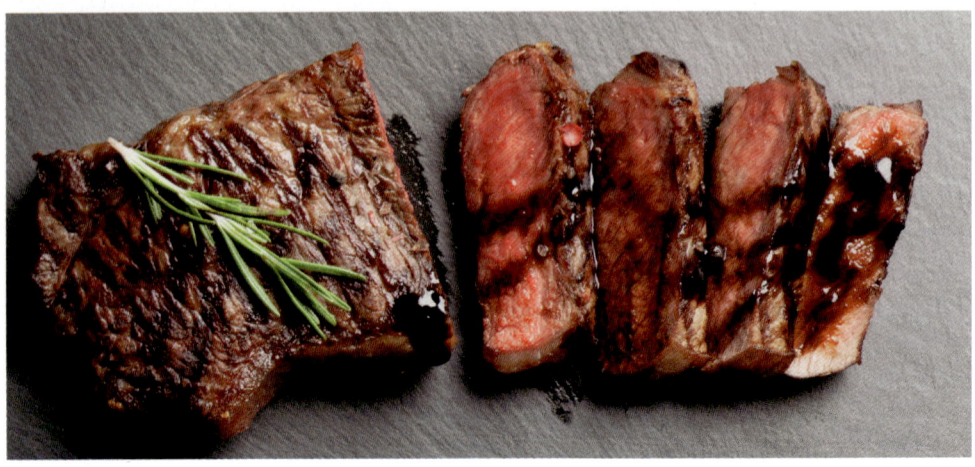

Zuckerverbrennung zuständigen Gene ihren Wirkungskreis einschränken.

Zur Unterstützung kannst du in den ersten paar Wochen auf jegliches anaerobe Training verzichten. Wähle in dieser Zeit beim Sport eine bequeme Schlagzahl, damit der Körper erst einmal lernt, im Ruhezustand Fett als Brennstoff zu bevorzugen. Ein weiterer Pluspunkt dieser Strategie: *Du dämmst damit die nahrungsbedingte Insulinproduktion ein*, indem du einen Bogen um Zucker, Getreide und industriell hergestellte Öle machst. Dadurch setzt du der Berg- und Talfahrt des Insulinspiegels ein Ende, die den Teufelskreis aus Zuckerverbrennung und Heißhunger am Leben hält. Du wirst lernen, stattdessen mit dem neuen Angebot an Nährstoffen zurechtzukommen, sprich: viel Fett, ein gesundes Maß Eiweiß und nur so viele KH wie zur Regeneration nach dem Workout nötig.

Dabei wirst du dich vom industriell verarbeiteten Junkfood und dem zwanghaften Essverhalten verabschieden, das für die KH-Abhängigkeit so typisch ist. Letzten Endes wird das extrem sättigende Fett zu deiner Haupt-Bezugsquelle für Kalorien. Fett ist eine hervorragende und lang anhaltende Energiequelle, die nicht zu einem solchen krassen Anstieg des Blutzucker- und Insulinspiegels führt wie KH. Fett ist seit 2,5 Millionen Jahren der Treibstoff der menschlichen Evolution.

GESUNDE ERNÄHRUNG FÜR MEHR AUSDAUER

Wenn du der chronisch überhöhten Kardiobelastung ein Ende setzt, kannst du damit auch die Abhängigkeit vom Zucker besiegen. Du fühlst dich dann nämlich nicht mehr die ganze Zeit ausgezehrt, weil du dich beim Training nicht mehr übermäßig im Glukoseabbaubereich bewegst. Der effektivste Weg, die Gene und Hormone neu zu programmieren und dadurch zur Fettverbrennungsmaschine zu mutieren, führt jedoch über die Ernährung. In den ersten Kapiteln haben wir versucht, dir eine neue Einstellung zum Training näherzubringen – noch bevor wir das Thema Ernährung überhaupt angesprochen haben. Genauso gut könntest du den Umstieg auf die Primal-Ernährung aber auch als ersten wichtigen Schritt in deiner Entwicklung vom zuckerabhängigen Ausdauersportler mit Fettpolstern und Leistungsdefiziten hin zur Fettverbrennungsmaschine betrachten, die eine persönliche Bestleistung nach der anderen aufstellt.

In jedem Fall kannst du bereits zeitgleich zum Grundlagentraining den neuen Speiseplan einführen. Oder du folgst einfach drei Wochen lang den Vorgaben zur natürlichen Ernährung im Primal-Stil, noch ohne dir groß übers Training Gedanken zu machen. Ein guter Zeitpunkt dafür wäre etwa die Saisonpause. Auf jeden Fall solltest du nicht ausgerechnet dann in die Primal-Ernährung einsteigen, wenn du ohnehin schon durchs Training chronisch überlastet bist oder eine intensive Trainingsphase durchläufst.

Du musst dich unbedingt darauf konzentrieren, den Fettstoffwechsel anzukurbeln und vom Zucker wegzukommen. Mit einem intensiven Trainingsprogramm wird dieses Vorhaben äußerst schwierig, wenn nicht sogar unmöglich.

Richte dich mithilfe eines natürlichen Speiseplans im Sinne des Primal-Ansatzes genetisch neu aus und züchte durch ein Grundlagentraining von mindestens acht Wochen Dauer deinen eigenen extrem effektiven aeroben Ausdauermotor. Wenn die Zeit dafür gekommen ist, wirst du dann auch in den hoch intensiven Einheiten brillieren. Dein Hormonsystem wird effektiver arbeiten, während du über einen ausgewogeneren Hormonhaushalt verfügst. Du befindest dich nicht mehr ständig im Kampf- oder-Flucht-Modus und gönnst dem für die Stressreaktion verantwortlichen Regelkreis auch einmal eine Auszeit. Darüber hinaus wirst du feststellen, dass im ganzen Körper weniger Entzündungsreaktionen auftreten, weil du die entzündungsfördernden Lebensmittel Zucker, Getreide und raffiniertes Öl aus dem Speiseplan verbannt hast und zudem auch im Training keine Entzündungsreize in Form einer chronisch überhöhten Kardiobelastung mehr setzt. Außerdem päppelst du durch deine Ernährungsstrategie das Immunsystem auf, indem du die Konzentration an Stresshormonen eindämmst. Dadurch, dass du kein Gluten und auch keine anderen Lektine mehr zu dir nimmst, sorgst du überdies für eine gesündere Verdauung.

Es geht vollkommen in Ordnung, in kritischen Trainingsphasen mit höherem KH-Bedarf die Zufuhr an KH mit hohem Nährwert zu erhöhen.

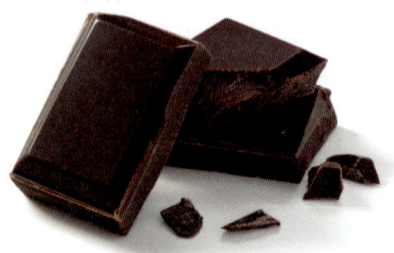

Sobald dann der Zeitpunkt gekommen ist, wieder hart zu trainieren, werden die hoch intensiven Workouts voll anschlagen, statt dich fix und fertig zu machen. Da du dir die Zeit zum Aufbau eines durchzugsstarken Verbrennungsmotor genommen hast, den du noch dazu mit hochwertigem und sauberem Kraftstoff (Fett) statt schmutzigem minderwertigem Sprit (Zucker) betankst, wirst du innerhalb kürzester Zeit das nächste Fitnessniveau und den anvisierten Körperfettanteil erreichen. Du brauchst dafür nur etwas Geduld. Du kannst dir sicher sein: Wenn du dich an die Vorgaben hältst, wirst du am Ende mit einem sportlichen Sixpack dastehen und aus allen sechs Zylindern feuern.

Es ist kein Problem, im Zuge der natürlichen Ernährung nach dem Primal-Leitbild in hoch intensiven Trainingsphasen nach einem starken Glukoseabbau die KH-Zufuhr zu erhöhen, um die Glykogenspeicher in der Muskulatur wieder vollständig aufzufüllen und eine optimale Regeneration zu ermöglichen. Es ist gar nicht so schwer, als Primal-Sportler Glykogendefizite effektiv auszugleichen. Viele Athleten stellen zudem fest, dass ihr Glukosebedarf nach anstrengenden Workouts deutlich geringer ausfällt, wenn sie einmal voll auf die Fettverbrennung umgestiegen sind. Im Grunde genommen ist es nur erforderlich, die Ernährungsprinzipien des Primal-Ansatzes weiter zu beherzigen und sich in Trainingsphasen mit erhöhtem KH-Bedarf etwas üppigerer Portionen nahrhafter KH-Quellen zu bedienen. Gut dafür geeignet sind frische Früchte, Süßkartoffeln und andere stärkehaltige Knollengewächse, Quinoa, Wildreis sowie dunkle Schokolade mit 75 Prozent Kakaoanteil oder mehr.

DIE ABSTIMMUNG DER KH-ZUFUHR AUF DEN NATÜRLICHEN AUSDAUERSPORT

Die alles entscheidende Frage lautet: Was ist die optimale Menge an KH für einen Primal-Sportler? Lassen wir zur Beantwortung dieser Frage erst einmal den ketogenen Trainingsansatz weg, der eine strenge Einhaltung einer extrem reduzierten KH-Zufuhr voraussetzt. Nehmen wir stattdessen an, du willst deinen Körper einfach von KH unabhängig machen und ans Fett gewöhnen. Um die dafür optimale KH-Zufuhr zu ermitteln, musst du unterschiedliche Variablen berücksichtigen. Dazu zählen etwa deine derzeitige Körperzusammensetzung, die aktuelle Trainingsphase, das Geschlecht sowie individuelle genetische Faktoren. Beantworte nacheinander die folgenden Fragen, um herauszufinden, wie die optimale KH-Aufnahme für deine spezielle Situation aussehen sollte. Wir werden im weiteren Verlauf des Buches noch öfter auf das Thema zu sprechen kommen. Trotzdem möchten wir dir schon jetzt eine einfache Übersicht an die Hand geben, die du dir gut merken kannst. Damit möchten wir etwaige Unklarheiten hinsichtlich anstehender Alltagsentscheidungen gleich aus dem Weg räumen.

Trägst du überschüssiges Körperfett mit dir herum? Von deiner Antwort auf diese Frage hängt der weitere Weg ab. Wenn du diese Frage **bejahen** kannst, ist die Einschränkung der KH-Zufuhr die wichtigste Stellschraube für dich, um das überschüssige Körperfett möglichst mühelos abzuschütteln. Du kannst sofort alle Vorgaben direkt umsetzen, um im Handumdrehen abzuspecken oder einen sanfteren Weg wählen, wenn dir eine zu abrupte und große Umstellung des Speiseplans zu schwerfällt. Um die KH-Aufnahme so weit herunterzufahren, dass du in den Fettverbrennungsbereich oder sogar in die ketogene Zone kommst, musst du dich vor chronischer Überlastung im Sport hüten und deine hoch intensiven Workouts wirklich ganz kurz halten. Nur so kannst du es vermeiden, infolge kräftezehrender Workouts Heißhunger auf KH zu bekommen. Die Primal-Zielwerte sind eine gute Orientierungshilfe für die im Sinne der gewünschten Körperzusammensetzung empfohlene durchschnittliche KH-Zufuhr pro Tag.

Dafür ist es dringend erforderlich, dass die Mahlzeiten den maximalen Nährwert mit sich bringen. Daher musst du den Fokus auf ursprüngliche Lebensmittel legen, während du auf die zuvor genannten zuckerhaltigen Nahrungsmittel, Getreideprodukte und industriell hergestellten Öle verzichtest. Gut möglich, dass du eine schlanke Sportskanone bist. Das ist aber noch lange kein Freibrief dafür, beispielsweise raue Mengen Malzbier in sich hineinzuschütten – auch nicht direkt im Anschluss an einen legendären 30-Kilometer-Lauf oder eine revolutionäre Radtour.

Lebensmittel und Getränke dieser Kategorie gehen auf die Leistung, indem sie die

> Am Anfang steht die Frage: Trage ich überschüssiges Körperfett mit mir herum?

Fettverbrennung beeinträchtigen. Sie treiben dich in die KH-Abhängigkeit und geben dir Kalorien ohne jeglichen Nährwert. Und das zu einem Zeitpunkt, wo der Körper eigentlich nach Nährstoffen lechzt. Ob du nun einen ganzen Haufen Süßigkeiten auf einmal in dich hineinstopfst oder die ganze Zeit immer ein bisschen was zum Knabbern brauchst: Immer, wenn du auf solche ungesunden Nährstoffe zurückgreifst, schaffst du den Nährboden für körperliche Entzündungsreaktionen und oxidative Schäden in den Zellen. Damit verstärkst du unnötig die oxidative Wirkung einer anstrengenden Trainingseinheit.

Auch wenn ich dir damit jegliche Lust auf Süßigkeiten, Malzbier, Cola, Limo und Co. nehme: Der ehrgeizige Ausdauersport ist mit diesen Zuckerbomben genauso wenig vereinbar wie mit einem Übermaß an Pasta, Reis, Brot und Müsli. All diese Lebensmittel sind keine gute Nährstoffbasis. Sicher will man ab und zu auch einfach einmal etwas genießen, ohne sich gleich schuldig zu fühlen oder über die WhatsApp-Trainingsgruppe direkt einen Rüffel dafür abzuholen. Was wäre schließlich das Leben ohne Omas leckere Weihnachtsplätzchen direkt aus dem Ofen oder ein Stück selbst gebackenen Käsekuchen zum 16. Geburtstag der eigenen Tochter? Uns geht es hier vielmehr um festgefahrene Essgewohnheiten. Wirklich schädlich ist erst die tagtägliche und dauerhafte KH- und Getreide-Zufuhr – vor allem, wenn der Sport als Vorwand für diese ungesunde Angewohnheit dient.

Um dich ein für alle Mal von den KH loszusagen, ist es wichtig, dass du dir ab sofort vor langen Touren auch keine Energiegels und Energydrinks mehr als Notfallration ins Trikot oder in den Gürtel stopfst (ganz davon abgesehen, dass es weder schön noch

umweltfreundlich ist, die Straße oder Strecke mit leeren Päckchen und Beuteln zuzumüllen). Versuch es bei langen Läufen oder Fahrten stattdessen mit stark fetthaltigen Nahrungsmitteln wie Avocados, Kokosnuss- oder Mandelbutter. Eine gute Alternative sind auch innovative Produkte nach neuen Rezepturen von UCAN SuperStarch. Die Firma stellt langsam verdauliche KH-Präparate mit hohem molekularem Gewicht her.

Der ehrgeizige Ausdauersport ist mit Zuckerbomben genauso wenig vereinbar wie mit einem Übermaß an Pasta, Reis, Brot und Müsli. All diese Nahrungsmittel sind keine gute Nährstoffbasis.

Nur damit wir uns nicht falsch verstehen: Das sind alles keine starren Vorschriften. Wenn du beim Training unbedingt Zucker brauchst, solltest du dir keinen Zwang antun. Schnapp dir in dem Fall einfach die nächste verfügbare Zuckerquelle und zieh sie dir rein, um noch bis nach Hause oder zurück in die Zivilisation zu kommen, ohne den Notarzt holen zu müssen. Die Insulinreaktion ist infolge der körperlichen Belastung ohnehin eingedämmt. Der Sportriegel im Training hat also keine so große negative Wirkung auf den Stoffwechsel wie der Schokoriegel nachmittags im Büro, wenn du einfach nur vor dem Computer sitzt.

Timothy Olson hat den Western States Endurance Run (ein Ausdauerlauf über 160 Kilometer) zweimal gewonnen. Er zählt zur Weltspitze der Ultramarathon-Läufer. Olson hält sich im Alltag an die Vorgaben des Primal-Prinzips und nimmt dadurch nur wenige KH zu sich. Am Wettkampftag hat er aber kein Problem damit, schnell verfügbare Energie in Form von KH zu sich zu nehmen, um bis ins Ziel zu kommen.

Auch an diesem Beispiel ist wieder zu erkennen: Was zählt, sind die langfristigen Angewohnheiten. Betrachte Langstreckenläufe oder -fahrten nicht als willkommene Gelegenheit, die neuesten Leckereien in der Bäckerei bei Kilometer 100 zu testen. Solche Touren geben dir vielmehr die Möglichkeit, dich ans Fett als Energielieferanten zu gewöhnen und die Effektivität deines Stoffwechsels zu erhöhen. Und dafür solltest du wirklich nur die KH zu dir nehmen, die du brauchst, um die gewünschte Energieleistung und Konzentration aufrechtzuerhalten. Mit der Zeit wird dein Körper nach dem Aufstehen, bei ausdauernden Einheiten und in der Regenerationsphase direkt nach dem Workout immer weniger KH brauchen. In dem Zusammenhang möchte ich dir auch noch einmal Dr. Maffetones Aussage aus Kapitel 1 ins Gedächtnis rufen. Demzufolge reicht es, einmal eine richtig dicke Ladung KH zu sich zu nehmen, um den Fettstoffwechsel nicht nur über die nächsten zwei Stunden absacken zu lassen, in denen die Insulinwerte nach oben schnellen. Der Fettstoffwechsel bleibt nach einem solchen Exzess vielmehr über mehrere Tage hinweg auf einem niedrigen Niveau. Phinney und Volek stützen diese These mit unwiderlegbaren Daten aus dem Labor.

Im bemerkenswerten Zusatzartikel über den Speedgolfer Rob Hogan in Kapitel 4 beschreibt Dr. Shanahan den folgenden Effekt: Widersteht der Sportler dem Drang, nach einer ausdauernden Trainingseinheit große Mengen an KH in sich hineinzustopfen, zwingt er damit das Ghrelin und andere Appetithormone zur Anpassung an den Fettstoffwechsel. Du hast zu Hause nach deiner Rückkehr das Bedürfnis, deine tolle sportliche

> ## Die Aufnahme von Fett anstelle von KH nach dem Workout bewirkt eine Umstellung der Appetithormone.

Leistung mit einer richtig üppigen Mahlzeit zu feiern? Dann greif zu stark fetthaltigen Leckereien. Ich erinnere mich noch daran, als wir uns einmal mit der alten Trainingsgruppe zur Super-Bowl-Party trafen, um uns zusammen das Finale der US-amerikanischen American-Football-Profiliga anzusehen. An jenem Tag hatten alle Fahrer bereits eine 160-Kilometer-Tour hinter sich gebracht, und einer der Sportler tauchte mit einer Tüte Chips und einer riesigen Schüssel Guacamole am Treffpunkt auf, in der ganze neun Avocados steckten. Die Schüssel wollte er nicht etwa mit den anderen teilen. Er behielt sie vielmehr während des ganzen Spiels im Schoß, und die anderen Athleten wagten nicht einmal, kurz zum leckeren Dip hinüber zu schielen.

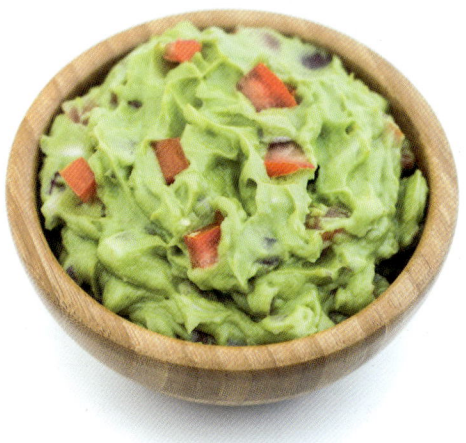

Natürliche Primal-Zielwerte für die KH-Zufuhr

0 bis 50 Gramm am Tag: *Ketose und beschleunigte Fettverbrennung.*

Eine hervorragende Triebfeder für den schnellen Abbau von überschüssigem Körperfett. Neueinsteigern ist bei einer derart geringen Zufuhr nur ein minimales Trainingsvolumen mit niedriger Herzfrequenz zu empfehlen. Sportler, die ausreichend Erfahrung mit der ketogenen Ernährung haben, können mit dieser Strategie beeindruckende Ausdauerleistungen abrufen.

50 bis 100 Gramm am Tag: *laut Primal-Ansatz die magische Grenze zur mühelosen Gewichtsreduktion.*

In diesem Bereich wird die Insulinproduktion gehemmt, der Fettstoffwechsel hingegen beschleunigt. Durch die Abdeckung des durchschnittlichen täglichen Eiweißbedarfs, die Zufuhr von nahrhaftem Obst und Gemüse sowie die Appetitregulierung anhand leckerer stark fetthaltiger Lebensmittel (Fleisch, Fisch, Eier, Nüsse, Körner, Kokosnuss, Avocado) kannst du an dieser »magischen Grenze« jede Woche knapp 500 bis 1.000 Gramm abnehmen.

100 bis 150 Gramm am Tag: *laut Primal-Ansatz die perfekte Menge zum Halten des Körpergewichts.*

Der aus genetischer Sicht optimale Bereich zur Fettverbrennung, zum Muskelaufbau und zum mühelosen Halten des Gewichts. Auf dieser Stufe nimmst du viel Gemüse, eine gesunde Auswahl an Obst und hin und wieder KH in Form von Nüssen, Körnern, stärkehaltigen Knollengewächsen und dunkler Scho-

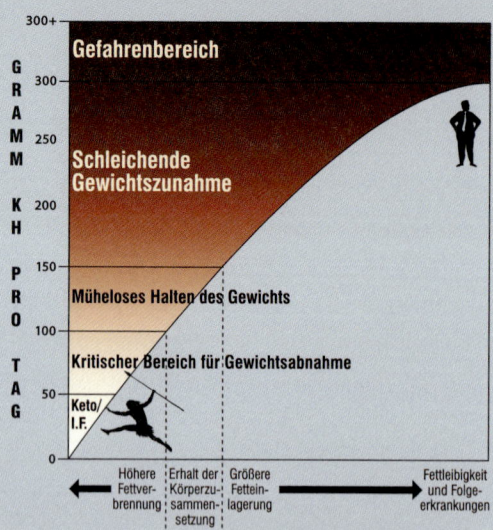

kolade zu dir. Raffinierte Getreideprodukte, Zucker und Süßgetränke sind indes tabu.

150 bis 300 Gramm am Tag: *gleichmäßige und schleichende Gewichtszunahme.*

Ein chronischer Insulinüberschuss bremst den effektiven Fettstoffwechsel und bedingt zahlreiche gesundheitliche Probleme. Chronisch überlastete Sportler, aktive Jugendliche im Wachstum und Menschen mit körperlich anspruchsvollen Berufen können sich über längere Zeit in diesem Bereich bewegen, ohne an Fett zuzulegen. Auf lange Sicht kommt es aber mit hoher Wahrscheinlichkeit zu Fetteinlagerungen und/oder Stoffwechselproblemen.

Selbst Sportler mit einer gesundheitsbewussten Ernährung driften schnell in diesen Bereich ab, wenn sie neben dem obligatorischen Obst und Gemüse stark auf Getreideprodukte bauen und auch immer wieder süße Getränke und Snacks zu sich nehmen.

300 Gramm am Tag und mehr: *dunkelrote Zone!*

In diesem Gefahrenbereich bewegt sich der durchschnittliche KH-abhängige trainingsversessene Ausdauersportler, der Unmengen an Kalorien und KH wie Kuchen und Limo vertilgt und raffinierte KH verwendet, um seine ausgedehnten Workouts durchhalten zu können.

Der Verzehr derartiger Mengen an KH ist hauptverantwortlich für eine ganze Reihe ernst zu nehmender gesundheitlicher Einschränkungen, darunter auch Fettleibigkeit und Diabetes Typ 2 – beides gesundheitliche Beeinträchtigungen, die in der westlichen Welt mittlerweile epidemische Ausmaße angenommen haben. Auch wer die Mehrzahl seiner Kalorien aufgrund einer extremen Trainingsbelastung wieder verbrennt, ist nicht vor den Oxidations- und Entzündungsprozessen gefeit, die eine KH-lastige Ernährung mit sich bringt. Es ist in diesem Fall unumgänglich, die Zufuhr von Getreide und anderen industriell verarbeiteten KH sofort drastisch zu reduzieren.

KH-Vorgaben für Ausdauersportler: Durch den Spielraum von 50 bis 200 Kalorien innerhalb der verschiedenen Stufen versuchen wir individuellen Unterschieden im Energiehaushalt gerecht zu werden. Eine leichte und mäßig aktive Frau wird sich tendenziell am unteren Ende des Spektrums bewegen, während die Ausschläge bei einem schweren und körperlich aktiven Mann wahrscheinlich eher an der oberen Grenze liegen.

Ausdauersportler vertragen aufgrund ihres höheren Energiebedarfs größere Mengen ausgesuchter KH mit hoher Nährstoffdichte bei ähnlichen Erfolgen hinsichtlich der Gewichtsreduktion. Diese Pufferzone fällt allerdings individuell sehr unterschiedlich aus. Du kannst versuchen, über den Tag hinweg für jede Stunde Sport bei mittlerer bis hoher Intensität jeweils 100 Gramm und für jede Stunde aerobes Training etwa 50 KH zusätzlich zu dir zu nehmen.

Im Zuge dieses »KH-Experiments« musst du zunächst einmal die KH-Zufuhr auf das anvisierte Körpergewicht abstimmen und zudem für eine ausreichende Regeneration nach dem Workout sorgen. Die Leute versteifen sich oft auf die Feinheiten der KH-Zufuhr. Darüber solltest du dir aber keine allzu großen Gedanken machen. An deinem Appetit kannst du ziemlich gut ablesen, welche Lebensmittel und Makronährstoffe du in welchem Verhältnis brauchst. Du musst dabei gar nicht besonders auf die Mengen achten oder gar Buch führen. Gut möglich, dass du in hoch intensiven Phasen oder sogar in der Saisonpause einen verstärkten KH-Bedarf hast. (Selbst wenn du dich als Primal-Sportler systematisch an die Vorgaben hältst und auf eine optimale Balance achtest, bist du nach einer langen und harten Wettkampfzeit einfach erschöpft).

Im Zuge deines »KH-Experiments« musst du zunächst einmal die KH-Zufuhr auf das anvisierte Körpergewicht abstimmen und zudem für eine ausreichende Regeneration nach dem Workout sorgen.

Bei einem natürlichen Ernährungs- und Trainingsplan, der sich am Primal-Prinzip ausrichtet, kommt es innerhalb einiger Wochen oder Monate zur gewünschten Gewichtsreduktion – je nach Ausgangslage. Speckst du nicht so viel ab wie gewünscht, musst du die KH-Zufuhr eine Zeit lang reduzieren und allgemein darauf achten, nicht zu viel Nahrung aufzunehmen. Damit treibst du den Fettabbau massiv voran. Wenn dir dieser Punkt echte Probleme bereitet, besteht der nächste Schritt darin, ein Ernährungstagebuch zu führen. Zusätzlich kannst du deine Daten in einen Onlinerechner wie fitday. com eingeben (Service nur auf Englisch), um dir einen genauen Überblick über deine KH-Aufnahme zu verschaffen. Vergleich deine KH-Statistik im Anschluss mit den Primal-Zielwerten und nimm die erforderlichen Anpassungen vor, um die gewünschte Körperzusammensetzung zu erreichen.

Du hast das Gefühl, dass dir dadurch beim Rennen gegen die Uhr oder beim intensiven Krafttraining viel Power verloren geht, dein Körperfettanteil zu stark sinkt oder die Regeneration nach hoch intensiven Einheiten länger dauert? Dann solltest du versuchen, insgesamt mehr Kalorien und mehr KH mit hohem Nährwert zu dir zu nehmen. Allerdings gibt es nicht viele Leute, die mit derartigen Problemen zu kämpfen haben. Allgemein sorgt das Gehirn in Verbindung mit dem für die Appetitregulierung verantwortlichen Teil des Hormonsystems von sich aus genau für die richtige Balance. Was du beispielsweise daran merkst, dass dir zum gegebenen Zeitpunkt der Magen knurrt. Dennoch gibt es unter den hoch disziplinierten Primal-Anhängern einige Leute, die gelegentlich tatsächlich ihren Energiebedarf nicht ausreichend abdecken und dadurch die Regeneration verzögern.

Zum Auffüllen der KH-Lager solltest du als Primal-Ausdauersportler idealerweise die Zufuhr von Obst und stärkehaltigen Knollengewächsen wie Süßkartoffeln und Jamswurzeln hochfahren, Naturreis und Quinoa mit in den Speiseplan einbauen und unter Umständen Bohnen mit ins Programm aufnehmen, insofern keine Allergie auf Hülsenfrüchte bekannt ist. Das alles natürlich vor dem Hintergrund, dass du ohnehin viel Gemüse, eine gesunde Auswahl an Obst, zusätzliche KH in Form von Nüssen, Körnern, stärkehaltigen Knollengewächsen sowie dunkler Schokolade mit einem Kakaoanteil von 75 Prozent oder höher zu dir nimmst.

Der richtige Weg für Sportler mit geringem und normalem Körperfettanteil: Du hast auf die Frage zum Körperfettanteil und zum Übergewicht mit einem deutlichen »Nein« geantwortet, weil du nur wenig Speck auf den Knochen hast? Dann solltest du dich bei der KH-Aufnahme am maximalen Nährwert und der optimalen Regeneration nach dem Training (vor allem nach intensiven Einheiten) orientieren. Daneben solltest du versuchen, den Stoffwechsel auf Fettverbrennung umzustellen, um leistungsmäßig und gesundheitlich voll auf der Höhe zu sein. Du

Körperfettanteil, Hormonhaushalt und körperliche/ mentale Fitness bei Ausdauersportlerinnen

Das genetische Programm der Frau ist vor allem auf die Reproduktion ausgerichtet, und ein minimaler Körperfettanteil widerspricht dieser unumstößlichen evolutionsbedingten Veranlagung. Ausdauersportlerinnen mit einem extrem niedrigen Körperfettanteil haben vielleicht eine gute Chance, auf dem Siegerpodest zu landen. Allerdings sind sie auch besonders anfällig für Störungen der Hormon- und Stoffwechselfunktionen, die eine Kombination aus geringer KH-Zufuhr und extremem Ausdauertraining mit sich bringt. Darüber hinaus verrate ich kein Geheimnis, wenn ich sage, dass bei Ausdauersportlerinnen auf Spitzenniveau Ess-Störungen weit verbreitet sind.

Im Zweifelsfall sollten die Gesundheit sowie das körperliche und mentale Gleichgewicht immer Vorrang haben. Hat eine Frau ein paar Pfund mehr auf den Rippen, dafür aber ein optimal eingestelltes Hormonsystem, wird sie auf Dauer auch die superschlanken Gazellen im Teilnehmerfeld einholen – ganz davon abgesehen, dass sie so auch weniger mit Verletzungen und Krankheiten zu kämpfen hat, die sie vom Wettkampf abhalten. Die Laufsteg-Läuferinnen, die nur den Sieg im Kopf haben, sich einer hohen Trainingsbelastung aussetzen und dabei auf einen minimalen Körperfettanteil hinarbeiten, erhöhen damit weniger ihre Chancen, auf dem Siegertreppchen zu landen, als vielmehr das Risiko, sich Verletzungen, Erkrankungen und einen Nährstoffmangel einzuhandeln.

Die Behandlung von Ess-Störungen gehört natürlich in die Hände von Experten. Trotzdem behaupten wir, dass die Primal-Ernährung von der selbstzerstörerischen Tendenz wegführt, die eigene Körperzusammensetzung mit der täglichen Kalorienbilanz gleichzusetzen.

Will sich eine Frau ihren idealen Körperfettanteil erarbeiten und erhalten, kommt es vielmehr auf die Stabilisierung des Insulin- und Hormonspiegels an und nicht auf das nervenzehrende Aufrechnen von zugeführten und verbrauchten Kalorien. Wer sich das vor Augen führt, geht die Sache entspannter an und schützt sich dabei vor einer weitverbreiteten Ursache für ungesundes Essverhalten: vor dem zwanghaften Kalorienzählen. Mach dir bewusst, dass dein Energieniveau nicht allein von der Kalorienzufuhr abhängt und du dich auch einfach »aus dem Bauch heraus« ernähren kannst. Das bedeutet, dass du gelegentlich auch einmal so richtig reinhauen kannst, ohne gleich Angst haben zu müssen, dass du sofort zunimmst.

Diese Sichtweise bildet die Grundlage einer gesünderen Einstellung zum Essen.

Will sich eine Frau ihren idealen Körperfettanteil erarbeiten und erhalten, kommt es auf die Stabilisierung des Insulin- und Hormonspiegels an und nicht auf das nervenzehrende Aufrechnen von zugeführten und verbrauchten Kalorien.

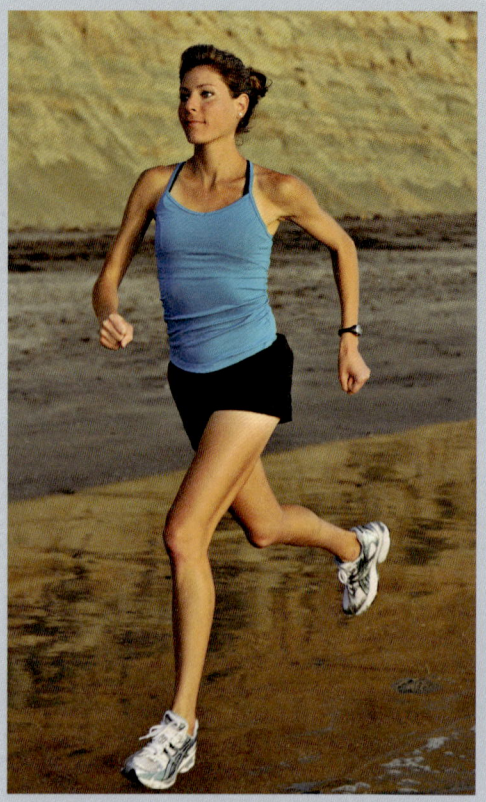

rung bei Ess-Störungen, fügt aber eine kleine Fußnote aus ärztlicher Sicht an.

Deans sagt, sie habe ihren Patienten durch die reduzierte Zufuhr von Zucker und industriell stark verarbeiteten Lebensmitteln im Zuge der Primal-Ernährung schon mehrfach helfen können. Weiter erklärt sie: »Die Loslösung von der KH-Abhängigkeit auf hormoneller, psychischer und biochemischer Ebene kann bei Menschen mit fehlerhaften Essmustern dann dazu führen, dass sie sich vom Heißhunger und der ambivalenten Selbstsicht verabschieden können, die das krankhafte Essverhalten bedingen. Eine Ernährung, die den Menschen gesund hält, alle notwendigen Nährstoffe enthält und allgemein dazu führt, dass wir weniger über Nahrungsmittel und das eigene Körperbild nachdenken, ist tendenziell am sinnvollsten. Mit dieser Einstellung ist es leichter, sich aus den psychologischen Verstrickungen zu lösen, die zu der Krankheit beitragen. Allerdings ist es sehr wichtig, sich auf körperlicher und mentaler Ebene selbst gut einschätzen zu können, bevor man eine solche große Umstellung wagt, vor allem im Zuge eines strukturierten Ernährungsprogramms. Wer schon einmal ernsthafte Ess-Störungen hatte, sollte sich zunächst vor Ort Hilfe holen.«

Wie bei den anderen Eckpfeilern der Primal-Philosophie empfiehlt sich auch hier eine entspannte, intuitive und prozessorientierte Herangehensweise. Die Gesellschaft übt einen enormen Druck auf uns aus. Unser Aussehen, unser Verhalten und unsere Leistungsfähigkeit werden an den willkürlichen Standards unseres kulturellen Umfeldes gemessen. Da ist es schnell passiert, dass sich ein Sportler zu sehr in die Wettkampfzeiten, gelaufenen Kilometer und Idealvorstellungen vom Körperbau in seiner sportlichen Disziplin hineinsteigert. Das

Viele engagierte Ausdauersportler werden sich zu einem gewissen Grad in diesen ungesunden Ess- und Lebensgewohnheiten wiedererkennen. Hast du schon einmal emotionalen Stress mit einer großen Torte bekämpft? Hat dir dein Essverhalten schon einmal Angst, Schuldgefühle oder Frust bereitet? Dann solltest du versuchen, dir eine gesündere Einstellung zum Essen anzugewöhnen.

Die Medizinerin (MD) und Psychiaterin Emily Deans unterrichtet an der Harvard Medical School und schreibt für das Fachjournal *Psychology Today*. Sie ist bekannt für ihren evolutionsbasierten gesundheitlichen Ansatz bei der Behandlung von Ess-Störungen und anderen seelischen Erkrankungen. Sie ist begeistert von der Wirkung der Primal-Ernäh-

kann so weit gehen, dass die Betreffenden gar nicht mehr dazu in der Lage sind, ganz unbeschwert und entspannt eine nahrhafte und sättigende Mahlzeit zu genießen.

Du bist gefrustet, weil du einen so hohen Körperfettanteil hast? Dann vergiss die ganzen Lippenbekenntnisse und lass den Worten Taten folgen, indem du einfach die Verhaltensweisen ablegst, die deiner persönlichen Zielsetzung widersprechen. Dabei solltest du dich aber nicht von Ärger, Ängsten oder gesellschaftlichen Vorstellungen leiten lassen. Dasselbe gilt für den Fall, dass du eine mehr oder weniger ungesunde Einstellung zum Essen hast: Es ist wichtig, die notwendigen Schritte zu unternehmen, um das Problem in Angriff zu nehmen. Nimm dein Schicksal selbst in die Hand, indem du nicht nur deine Ernährung, sondern dein gesamtes Leben am Primal-Leitbild ausrichtest und dir bewusst machst, dass es vor allem darauf ankommt, das Leben zu genießen. Falls du beim Essen einfach keinen richtigen Genuss mehr empfinden kannst oder anderweitige Probleme hast, die deine Zufriedenheit, dein Selbstwertgefühl und deine mentale Belastbarkeit betreffen, solltest du nicht davor zurückscheuen, dir professionelle Hilfe zu holen.

hast eigentlich ein gesundes Körpergewicht, hast aber beispielsweise als KH-abhängiger Sportler in der Winterpause überschüssiges Körperfett aufgebaut? Dann deutet das darauf hin, dass du mehr KH zu dir nimmst, als du eigentlich bräuchtest, um in den Genuss der oben genannten Vorzüge zu kommen. Reduzier in dem Fall die Aufnahme, bis du wieder die ideale Körperzusammensetzung erreicht hast.

Es kann auch sein, dass du ständig müde bist (vor allem als Folgeerscheinung hoch intensiver Workouts), dich immer nur langsam erholst oder gar zu viel Körperfett verlierst. All das deutet darauf hin, dass du die KH-Zufuhr vor allem in Verbindung mit hoch intensiven Workouts etwas höher ansetzen kannst. Zu diesem seltenen Szenario kann es bei disziplinierten Sportlern kommen, die das Primal-Prinzip voll verinnerlicht haben, dabei hoch intensive Leistungen abrufen, in ihren Workouts viel Glukose verbrennen, in den darauffolgenden Stunden und Tagen jedoch die aufgebrauchten Reserven nicht adäquat ersetzen.

Beachte auch, dass dein Stoffwechsel voll auf Homöostase geeicht ist. Im Körper laufen bestimmte Prozesse ab, die den aktuellen Zustand zementieren und dadurch den Umstieg auf die Fettverbrennung erschweren. Leider Gottes behindert dich diese Tendenz zur Aufrechterhaltung des aktuellen Status, wenn du etwas Fett loswerden willst. Es handelt sich dabei um eine weitere festgeschriebene Überlebensstrategie, die darauf abzielt, das Energieniveau bei schwankender Kalorienzufuhr aufrechtzuerhalten.

Genau aus dem Grund ist es komplett widersinnig, sich in der Kalorienbilanz zu verbeißen. Versuch einfach nur, dich von den giftigen modernen Lebensmitteln zu verabschieden. Dazu zählen vor allem Zucker, Getreide und industriell gefertigte Öle. Rücke stattdessen natürliche Lebensmittel mit hoher Nährstoffdichte in den Mittelpunkt, die dem Primal-Prinzip und deinen

> Verabschiede dich von den giftigen modernen Lebensmitteln und der chronischen Überlastung im Training, um dem lästigen überschüssigen Körperfett ein für alle mal den Garaus zu machen.

persönlichen Vorlieben entsprechen. Verlass dich außerdem auf deinen naturgegebenen Appetit, der dir sagt, wie viel Treibstoff du jeweils brauchst – auch nach anspruchsvollen Workouts. Solltest du überflüssige Pfunde mit dir herumschleppen, die du so schnell wie möglich ein für alle Mal loswerden möchtest, musst du dafür einfach nur von Getreide, Zucker und einer chronischen Überlastung im Sport Abstand nehmen. Richte den Fokus stattdessen auf den puren Genuss leckerer Lebensmittel. Hör bei der Auswahl der Nahrungsmittel auf deinen Bauch und dein Sättigungsgefühl, um nicht übers Ziel hinauszuschießen.

DIE FETTVERBRENNUNG ALS GEWALTIGER LEISTUNGSVORSPRUNG

Seit Jahrzehnten sind die Sportwissenschaftler davon ausgegangen, dass die relativ geringe Menge an Glykogen im Körper den einzigen limitierenden Ausdauerfaktor darstellt. Von dieser KH-Form kann der Körper in der Leber und im Muskel einen Vorrat anlegen, um beim Training die Muskulatur mit Energie zu versorgen. Der Mensch kann nur 400 bis 500 Gramm davon in der Leber und im Muskelgewebe speichern, was 1.600 bis 2.000 Kalorien entspricht. (Gut austrainierte Athleten können diese Grenzwerte noch etwas nach oben verschieben). Die Glukose-Konzentration im Blut beträgt dabei immer nur um die fünf Gramm.

Im Zuge der Energieverbrennung während des Sports gelangt die Glukose als Treibstoff sozusagen tröpfchenweise in den Blutkreislauf. Dafür werden entweder von außen zugeführte Kalorien verwendet oder die inneren Glykogenlager angezapft. Das Ziel besteht darin, immer die optimale Glukosekonzentration aufrechtzuerhalten. Diese fünf Gramm sind eine im Vergleich zum gesamten Blutvolumen des Körpers (durchschnittlich fünf Liter) sehr geringe Menge. Gerät dieses empfindliche Gleichgewicht nur etwas in die Schräglage, indem wir beispielsweise zu lang zu viel Gas geben, dabei die Glykogenreserven aufbrauchen und nicht genug zusätzlichen Treibstoff nachtanken, kommt es relativ schnell zum Leistungseinbruch.

Das Ziel des Trainings muss also darin bestehen, die aerobe Effektivität zu erhöhen

– damit unabhängig von der Gangart genug Sauerstoff verfügbar ist, um verstärkt Fett zu verbrennen und die Glukoselager zu schonen. Mit zunehmender Fitness brauchst du unabhängig von der Belastungsintensität immer weniger Glukose. Du kannst dann ganz locker weiterschwimmen/-rudern/-laufen/-fahren, während der schlechter trainierten Konkurrenz langsam der Saft ausgeht. Das ist auch der Grund, warum manche afrikanischen Marathonläufer nach zwei Stunden ganz locker über die Ziellinie schweben. Sie bewegen sich selbst bei einer Schlagzahl von gut 3 Minuten pro Kilometer über die gesamten 42 Kilometer hinweg im aeroben Bereich.

Genau deshalb hält ein durchschnittlicher Sportler auch nur die ersten zwei Minuten mit der Marathon-Elite mit. Auch auf den ersten acht bis 16 Kilometern der 180 Kilometer langen Radtour beim Ironman würden wohl viele Hobbyfahrer mit der Spitze mitziehen können. Danach schalten aber die meisten Sportler hoch in den anaeroben Gang, während der Spitzensportler weiter ausschließlich aufs aerobe System zurückgreift. Die Fettverbrennung bleibt dadurch aus, weshalb der Körper als Nächstes die knappen Glukosereserven angreift. Und das passiert je nach Sportler und individuellem Fitness-Stand eben etwas früher oder etwas später.

Mit anderen Worten: Irgendwann bricht jeder zusammen, wenn er zu lang zu viel Gas gibt. Wenn du während des Sports mit Drinks und Gels nachhilfst, zögerst du damit nur den unvermeidlichen Punkt des Zusammenbruchs hinaus. Daran siehst du: Glukose ist eine unglaublich empfindliche und unzuverlässige Energiequelle.

Die Fettreserven des Körpers sind im Gegensatz dazu fast unerschöpflich. Selbst

> Mit steigender aerober Effektivität (sprich: mit zunehmender Fitness) brauchst du unabhängig von der Gangart immer weniger Glukose. Du schwimmst, ruderst, läufst oder fährst dann ganz locker weiter, während der schlechter trainierten Konkurrenz langsam der Saft ausgeht.

ein spindeldürrer 1,80 Meter großer Spitzenläufer mit 62 Kilo Körpergewicht und fünf Prozent Körperfettanteil verfügt über mindestens 20.000 Kalorien in Form von Fettreserven.

Mit anderen Worten: Jeder Mensch hat 10- bis 20-mal so viele Fett- wie Glukosereserven. Und trotzdem klammern wir uns alle an den KH fest, als würden unser Leben und unsere Leistungsfähigkeit nur davon abhängen. Und das nicht nur bei ausdauernden sportlichen Leistungen, sondern auch bei der Arbeit im Büro oder unterwegs im Auto. Was passiert, wenn ein durchschnittlicher Mensch auch nur eine einzige Mahlzeit auslässt? Richtig: Er wird nach kurzer Zeit müde, mürrisch und fahrig und sehnt sich nach dem schnellen Energiekick in Form von KH. Die Berg- und Talfahrt des Insulinspiegels wirkt sich katastrophal aus. Sie ist schuld daran, dass im ganzen Land die Leute in den Büros nachmittags ins Energieloch fallen – wenngleich der Effekt natürlich nicht so drastisch ausfällt wie bei einem Ausdauersportler, der unterwegs »gegen die Wand« läuft.

DIE ERSTEN SCHRITTE MIT DER PRIMAL-ERNÄHRUNG

Wir haben in diesem Buch bereits eine breite Auswahl an Strategien und Philosophien beschrieben. Widmen wir uns jetzt doch einmal dem konkreten Aktionsplan zum Ausstieg aus der KH-Abhängigkeit und zur Umstellung auf eine hoch effektive Fettverbrennung. Der zeitliche Rahmen des Vorgangs ist schnell erklärt: Du musst einfach nur dem Hormonsystem drei Wochen lang die Möglichkeit geben, sich die KH abzugewöhnen und das genetische Programm zur Fettverbrennung in Gang zu bringen. Dieses Ziel kannst du auf zweierlei Art erreichen:

1. **Langsames Training:** Beweg dich bei all deinen Workouts innerhalb der maximalen aeroben Herzfrequenz, damit der Körper während des Trainings in erster Linie Fett verbrennt. Auf die Art vermeidest du es, die Glykogenreserven zu stark anzugreifen und in ein Zuckerloch zu fallen. Gleichzeitig beschleunigst du durch das aerobe Training die Umstellung des Körpers, der dadurch immer mehr auf das für die Fettverbrennung zuständige genetische Programm zurückgreift. Am Ende wirst du mit einer Rate des zehnfachen Grundumsatzes Fett verbrennen. Sobald dir nach einer ausgiebigen Phase mit ausschließlich aeroben Trainingseinheiten und Mahlzeiten nach Vorgaben des Primal-Programms

einmal der Wechsel zum Fettstoffwechsel geglückt ist, kannst du wieder einige hoch intensive Workouts mit in den Trainingsplan einbauen. Vorerst sind solche Einheiten aber erst einmal tabu.

2. **Keine KH aus industrieller Herstellung:** Verzichte auf Zucker, Süßigkeiten, gesüßte Getränke, Getreideprodukte wie Brot, Reis, Nudeln, Zerealien, Backwaren, Frühstücksmüslis, Sportriegel etc. und auch auf industriell hergestelltes Pflanzen- und Kernöl. Es wird kein einfaches Unterfangen, plötzlich die ganzen geliebten Produkte wegzulassen, die dich ein Leben lang begleitet haben, das heißt aber nicht, dass du deshalb hungern musst. Es ist sogar wichtig, dass du dir den Übergang so einfach wie möglich machst. Und dafür solltest du bei den erlaubten stark sättigenden und nahrhaften natürlichen Lebensmitteln nach Herzenslust zugreifen. Iss also so viel Fleisch, Fisch, Geflügel, Eier, Gemüse, Obst, Nüsse, Körner und dunkle Schokolade mit hohem Kakaoanteil, bis du satt bist.

Bleib 21 Tage lang am Ball, um einen fließenden Wandel zu vollziehen, der dauerhaft Bestand hat. Am wichtigsten ist dabei, die Zuckerzufuhr ganz einzuschränken, auch

Die zwei Phasen des Umstiegs: Erst die Fettverbrennung, dann das Abspecken

Wir haben ausgiebig über die Gewichtsreduktion mithilfe der Primal-Strategie gesprochen. Allerdings solltest du dir darüber in den ersten 21 Tagen noch keine großen Gedanken machen. Wenn du während dieser Phase träge wirst und Appetit auf Seelentröster in Form von KH-haltigen Lebensmitteln bekommst, kannst du dir einfach mit stark fetthaltigen Snacks und Mahlzeiten behelfen. Dabei ist es nicht so wichtig, dass du fast deine ganze Energie aus den Mahlzeiten beziehst und die eigenen Fettreserven erst einmal unangetastet bleiben. Starte mit einem riesigen Avocado-Omelette in den Tag und iss dazu drei Scheiben Speck. Das wird dir helfen, erst einmal den Appetit auf die gewohnten Frühstückszutaten wie Haferbrei, Toast und Orangensaft zu überwinden. Du hast mitten am Nachmittag ein Tief und schielst gierig auf den Schokoriegel im Automaten in der Kantine, von dem du dir einen Energiekick versprichst? Dann kannst dich mit einer Handvoll Macadamia-Nüsse, einigen Selleriestängeln mit Mandelbutter, etwas getrocknetem Rindfleisch und ein paar Rippen dunkler Schokolade über den süßen Riegel hinwegtrösten. Vielleicht reicht ja aber auch schon der bloße Gedanke an das große saftige Steak mit dem gedünsteten Buttergemüse, das zum Abendessen auf dich wartet.

Das Hauptziel der ersten 21 Tage besteht darin, sich körperlich von Zucker auf Fett umzustellen und die entsprechenden genetischen Programme zu aktivieren.

Wenn du dafür eine hohe Fettzufuhr brauchst und die Fettspeicher des Körpers im Gegenzug noch unberührt bleiben, ist das in Ordnung.

Sobald der Wandel vollzogen ist, kannst du problemlos überschüssiges Körperfett loswerden, indem du ganz einfach auf dein Bauchgefühl hörst und dich vernünftig ernährst – mit gesunder, nährstoffreicher Vollwertkost. Die stark fetthaltigen und sättigenden Mahlzeiten bringen innerhalb kurzer Zeit den Appetit und die für Fetteinlagerungen verantwortlichen Hormone (darunter Ghrelin und Leptin) ins Gleichgewicht – wahrscheinlich zum ersten Mal seit Jahrzehnten der KH-Abhängigkeit. Dadurch greift dein Körper nicht mehr nur auf Glykogen und Ketone zurück, sondern auch auf die großen Mengen an Körperfett, die schon zur Verbrennung bereitstehen. So wirst du dich Schritt für Schritt mühelos auf die für deinen Lebensstil ideale Körperzusammensetzung zubewegen.

Das Ziel bei der Optimierung der Körperzusammensetzung ist ein ausgeglichenes Verhältnis zwischen verbrannten und eingelagerten Kalorien – nicht zu verwechseln mit der herkömmlichen Kalorienbilanz, bei der die verbrannten und zugeführten Kalorien gegeneinander aufgerechnet werden.

Wenn du ein begeisterter Ausdauersportler bist, wirst du nach einer Zeit auch tatsächlich so aussehen, als könntest du zu Fuß 42 Kilometer am Stück zurücklegen.

Noch einmal zur Verdeutlichung: Du musst alles dafür tun, dich zuerst aus der KH-Abhängigkeit zu befreien und auf Fettverbrennung umzuschalten. Danach wirst du ganz automatisch durch den optimierten Hormonhaushalt Fett verbrennen. Das ist ein komplett anderer Ansatz als die katastrophale und verhängnisvolle Methode des Kalorienzählens, bei der du einfach nur versuchst, mehr Kalorien zu verbrennen, als du zu dir nimmst.

Das Ziel bei der Optimierung der Körperzusammensetzung ist ein ausgeglichenes Verhältnis zwischen verbrannten und *einge-* *lagerten* Kalorien – nicht zu verwechseln mit der herkömmlichen Kalorienbilanz, bei der die verbrannten und *zugeführten* Kalorien gegeneinander aufgerechnet werden. Bei moderater Insulinproduktion funktionieren auch die Appetithormone wie Leptin und Ghrelin optimal. Du nimmst dann automatisch genau die Menge an Kalorien auf, die du brauchst, um das Energieniveau aufrechtzuerhalten, die Muskelmasse zu schützen und zu reparieren und letztendlich die Körperzusammensetzung zu optimieren. Das erreichst du mithilfe eines gesunden und aktiven Lebenswandels, der dir hilft, überschüssiges Körperfett loszuwerden.

am Wochenende konsequent zu bleiben usw. Also: keine halbherzigen Versuche.

Alles andere wäre absoluter Unsinn. Ein bisschen Zucker hier, ein bisschen Zucker da, und das ganze Projekt scheitert. Dein Hormonsystem wird dann nämlich mit großer Wahrscheinlichkeit wieder ins alte Muster zurückfallen und Glukose statt Fett verbrennen, während du entsprechend Heißhunger auf KH bekommst.

Die Umprogrammierung der Gene ist ein schwieriger Schritt, der viel Engagement erfordert. Experten schätzen das Suchtpotenzial von Zucker und Getreide als genauso groß ein wie bei illegalen Drogen. In seinem Bestseller *Weizenwampe: Warum Weizen dick und krank macht* spricht der Autor Dr. William Davis über die stark appetitregulierende Wirkung des Proteins *Gliadin*. Es handelt sich dabei um das am weitesten verbreitete Eiweiß in den genetisch modifizierten Weizensorten der USA. Der appetitanregende Effekt ist so ausgeprägt, dass manche Weizenkonsumenten dazu getrieben werden, durchschnittlich 400 zusätzliche Kalorien am Tag zu sich zu nehmen. Gliadin wird nach der Aufnahme im Magen-Darm-Trakt zu opioidartigen Polypeptiden namens Exorphinen abgebaut. Diese Exorphine durchqueren dann die Blut-Hirn-Schranke, um sich im Gehirn an Opioidrezeptoren zu binden. In der Folge nimmt der Appetit deutlich zu, während es zu Verhaltensänderungen kommt, wie etwa zur Symptomsteigerung bei ADHS oder manischen Erkrankungen. Zu weiteren Konsequenzen zählen allergische Reaktionen sowie die Beeinträchtigung der Immunabwehr und neurologischer Funktionen. Dr. Davis geht davon aus, dass die Lebensmittelproduzenten vor etwa 25 Jahren gemeinsam beschlossen, zu sämtlichen industriell hergestellten Lebensmitteln Weizen hinzuzufügen, als sie feststellten, wie stark Gliadin den Appetit anregt.

Dass Zucker fast so wirkt wie eine Droge, gilt inzwischen ohnehin als weitestgehend anerkannte Tatsache – mit allen Konsequenzen, wie man sie auch von verbotenen Substanzen her kennt: vom exzessiven Konsum über Entzugserscheinungen wie Angstzustände und Depressionen bis hin zum starken Verlangen infolge der erhöhten neurochemischen Motivation zum Konsum. Auch die gesteigerte lokomotorische Reaktion auf andere Substanzen wie Alkohol oder Nikotin gehört mit zum Symptombild. Zucker verändert den Dopaminhaushalt und die Funktion der Opioidrezeptoren im Gehirn ähnlich wie echte Betäubungsmittel, wenn auch zu einem geringeren Grad. Wir können also durchaus von einer *Zuckerabhängigkeit* oder *-sucht* sprechen.

Da Zucker und Weizen körperlich regelrecht süchtig machen, kann es zu einer Art von Entzugserscheinung kommen, wenn wir nach Jahrzehnten chronischer Abhängigkeit den exzessiven Konsum raffinierter KH einstellen. Dr. Davis nennt einige der Symptome, die auftreten können, sobald alle Weizenprodukte vom Speiseplan getilgt wurden. Dazu zählen Kopfschmerzen, Müdigkeit, Übelkeit, Depressionen und ein starkes Verlangen nach den abgesetzten Nahrungsmitteln.

> Die Fettverbrennung macht aus einem stinkenden Zweitakter ohne Katalysator einen funkelnagelneuen blitzsauberen Sechszylinder.

Wer jahre- oder jahrzehntelang raffinierte KH in sich hineingestopft hat, wird zu Beginn seine Probleme mit der Umstellung auf den natürlichen Primal-Ansatz haben. Daher empfiehlt es sich, in der Übergangszeit (sozusagen als »Ersatzdroge«) nach Lust und Laune auf stark sättigende Lebensmittel der Primal-Küche zurückzugreifen. Damit sollte der Ausstieg leichter fallen. Jeder Tag ohne die süchtig machenden Lebensmittel und die damit einhergehende überschießende Insulinproduktion gibt dir mehr Schwung. Mit der Zeit wird es dir immer leichter fallen, in der Spur zu bleiben.

ZEICHEN DES ERFOLGREICHEN UMSTIEGS

Du hast drei Wochen lang dein Bestes gegeben. Du hast die Trainingsintensität eingeschränkt, um nicht über den aeroben Bereich hinauszuschießen. Du hast auf Getreide, Zucker sowie ungesunde Öle verzichtet und natürliche Nahrungsmittel mit hohem Sättigungsgrad verwendet. Dadurch hast du die Insulinproduktion eingedämmt, um die für die Fettverbrennung verantwortlichen Gene zu aktivieren und nicht mehr auf Zucker als Haupt-Treibstoffquelle angewiesen zu sein. Dein Appetit und dein Energieniveau sollten entsprechend stabiler sein, wobei der schnelle KH-Energiekick keinen so großen Reiz mehr auf dich ausübt. Du kannst mittlerweile wahrscheinlich auch problemlos Mahlzeiten auslassen oder verschieben. Dadurch beschleunigt sich der Abbau der Fetteinlagerungen am Körper noch einmal. Auf der Trainingsstrecke sollte sich bei aerober Herzfrequenz die Umstellung in einer größeren Effektivität niederschlagen, die sich durch regelmäßige MAF-Tests nachweisen lässt.

Eine tolle Art, die eigenen Fortschritte einzuschätzen, ist ein verspätetes Frühstück. Warte so lang mit der ersten Mahlzeit, bist du wirklich Hunger hast. Momentan kann es sein, dass dir noch direkt nach dem Aufwachen der Magen knurrt. Vor allem dann, wenn du bisher das klassische stark KH-lastige Power-Frühstück des typischen Ausdauersportlers gewöhnt warst: eine Salatschüssel voller Müsli oder ein ganzer Stapel Pfannkuchen. Wenn du dranbleibst, wird die Fettverbrennung mit der Zeit so effektiv, dass du nach dem Aufstehen direkt in den Tag starten kannst.

Du kannst dann direkt loslegen, ohne vorher Unmengen an Kalorien in dich hineinzuschaufeln – nicht nur auf der Arbeit, sondern auch beim Sport.

Der typische Abstand zwischen Abendessen und Frühstück beträgt bei dir normalerweise zwölf Stunden (sprich: Abendessen um 19:00 Uhr, Frühstück um 7:00 Uhr)? Dann bringt es eine ganze Reihe an Vorteilen für den Stoffwechsel mit sich, gelegentlich oder regelmäßig die Zeitspanne auf 16 oder sogar 18 Stunden auszudehnen (durch ein Frühstück um 11 oder 13 Uhr). Im Primal/Paleo-Jargon wird diese Methode auch als »intermittierendes Fasten« (kurz IF) bezeichnet. Wenn du durch solche vergrößerten Zeitfenster den Körper darauf trimmst, auch ohne einen ständigen Nachschub an Kalorien auszukommen, verbesserst du weiter die Fähigkeit des Organismus, anstelle von Glukose Fett und Ketone zu verbrennen. Damit führst du einen wirksamen Antiaging-Effekt herbei, weil du dadurch die Zellteilung verlangsamst und die *Autophagie* optimierst. Bei diesem komplexen Prozess reagiert der Körper auf den Zerfall von Zellen mit entsprechenden Regenerations- und Reparaturprozessen. Die langsamere Zellteilung und optimierte Autophagie ist ein im genetischen Programm des Menschen festgeschriebener Prozess, der dem Überleben des Organismus dient. Bei eingeschränkter Kalorienzufuhr läuft der Vorgang sauberer und sparsamer ab.

Neben den auf den Stoffwechsel bezogenen Vorzügen des IF kann dir das Aufschieben des Frühstücks (und auch anderer Mahlzeiten) helfen, ein besseres Gespür für das natürliche Hunger- und Sättigungsgefühl zu entwickeln. Diese Wahrnehmungen werden in der modernen Gesellschaft oft

Wie weit bist du schon gekommen? Schieb das Frühstück so lange auf, bis du hungrig wirst. Damit kannst du deine Fortschritte einschätzen.

Das empfindliche Gleichgewicht zwischen Diät und Regeneration

Ich halte mich seit inzwischen weit mehr als zehn Jahren an das Primal-Prinzip zur natürlichen Ernährung. Die erste Mahlzeit des Tages nehme ich nie vor 12 Uhr zu mir. Ich ernähre mich also im Zeitfenster zwischen 12 und 19 Uhr. Das heißt, dass ich jeden Tag effektiv 17 Stunden lang faste. Dafür muss ich mich nicht extra einschränken oder disziplinieren. Das Ganze ist für mich inzwischen zur Routine geworden. Eine Routine, die es mir erlaubt, meine Mahlzeiten maximal zu genießen und dabei auch noch in den Genuss der zuvor genannten Effekte zu kommen, sprich: Antiaging zu betreiben, die Zellreparatur zu optimieren und den Stoffwechsel zu unterstützen. Ich bin morgens nie hungrig und kann innerhalb der 12- bis 14-stündigen Perioden ohne Nahrung auch locker ein hoch intensives Krafttraining, eine Sprintrunde auf dem Rad oder eine zweistündige Wanderung absolvieren. Zudem versuche ich, nach intensiven Workouts eine bis drei Stunden lang nichts zu essen. Damit hole ich das Maximum aus den anabolen Hormonen in meinem Blutkreislauf heraus. Würde ich dem konventionellen Rat folgen und nach solchen Trainingseinheiten eine stark KH-haltige Mahlzeit zu mir nehmen, würde der daraus resultierende Anstieg des Insulinspiegels das ganze Testosteron und sämtliche Wachstumshormone im Blutkreislauf wieder eliminieren.

Sicher ist es wichtig für die Regeneration, nach einem intensiven Workout die leeren Glykogenlager der Muskeln wieder aufzufüllen. Beim Primal-Ansatz gehe ich dafür aber strategisch anders vor. Zunächst einmal ist mein Körper darauf eingestellt, auch bei hohen Intensitäten weniger Glukose zu verbrauchen. Das habe ich durch eine konsequente natürliche Ernährung nach dem Primal-Prinzip sowie ein vernünftiges Trainingsvolumen erreicht. (Will heißen: Ich vermeide es, mich chronisch zu überlasten). Das enge Zeitfenster

Morgens gönne ich mir immer eine Tasse Kaffee mit einer Prise Zucker (bitte nicht weitersagen). Dabei versuche ich, das berühmte Kreuzworträtsel der LA Times in weniger als 20 Minuten zu lösen. Zu essen gibt es aber zunächst einmal nichts. An den meisten Tagen warte ich damit bis nach 12 Uhr – selbst dann, wenn ein anstrengendes Workout vor mir liegt.

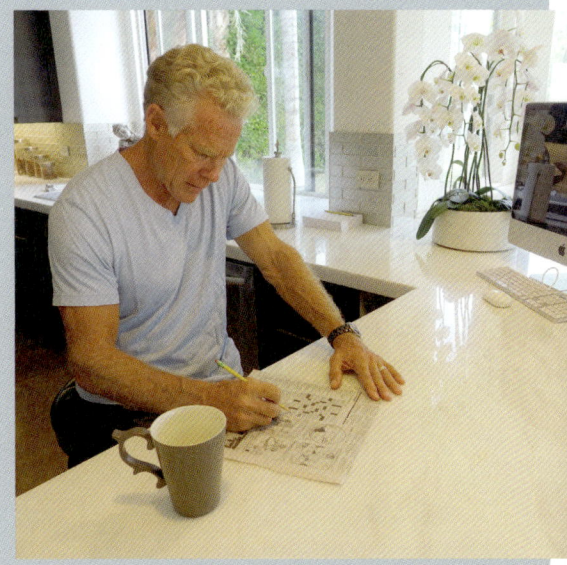

zur Nahrungsaufnahme, die ernährungsbedingt niedrige Insulinausschüttung sowie das weniger von der KH-Zufuhr abhängige Trainingsprogramm helfen mir, meine *Insulinempfindlichkeit* zu erhöhen – eine gesundheitlich sinnvolle Maßnahme. Mit anderen Worten: Ganz gleich, welche KH ich auch zu mir nehme – sie wandern direkt in die Glykogenspeicher in der Leber und in der Muskulatur, ohne dass ich dafür viel Insulin ausschütten muss. Die Zellen reagieren also sehr schnell auf das einschießende Insulin, das sie darauf vorbereitet, die wertvollen Nährstoffpakete (KH, Aminosäuren oder Fettsäuren) einzulagern. Zweitens dauern meine hoch intensiven Workouts selten länger als 30 Minuten. Ich leere also die Glykogenspeicher nie so extrem, dass ich das Gefühl habe, unbedingt eine riesige Pizza zu brauchen, um nicht direkt in Ohnmacht fallen.

Deshalb reicht mir zur Ernährung auch eine bunte Palette an Gemüse, neben einer gezielten Auswahl an Früchten der Saison, einer moderaten Menge stärkehaltiger Knollengewächse und anderer ausgesuchter KH (wie die Prise Zucker im ersten Kaffee des Tages). Mehr brauche ich nicht, um die Glykogenvorräte in der Leber und in der Muskulatur auf einem vernünftigen Level zu halten. Selbst wenn ich nicht jeden einzelnen Tag den Glykogentank bis oben hin fülle, laufe ich nicht Gefahr, am nächsten Tag die Reserven komplett zu erschöpfen. Mein Körper hat immer ausreichend Zeit, sich bis zur nächsten glukosezehrenden Einheit komplett zu erholen. Dies geschieht einerseits auf dem Weg der *Glukoneogenese.* Dabei handelt es sich um die moderate und auf den Bedarf abgestimmte Umwandlung zugeführter Aminosäuren (Proteine) zu Glukose. Wenn ich beim Training also viele KH verbrau-

che und nicht gleich Unmengen an Zucker nachschiebe, stellt mein Körper selbst Glukose her, wofür er vorrangig andere Treibstoffquellen wie Fett und Ketonkörper verwendet.

Bei chronischer Trainingsüberlastung und unablässigem KH-Nachschub kann sich hier ein ganz anderes Bild ergeben. Zunächst einmal ist davon auszugehen, dass in dem Fall gelegentlich oder sogar häufig zu viele Nährstoffe nachgetankt werden. Das ist auf den gestörten Regelkreis der Appetithormone zurückzuführen, seinerseits eine Folge übermäßigen KH-Verzehrs und chronischer sportlicher Überlastung. In der Folge kommt es zu einer jahrelangen schleichenden Gewichtszunahme, wie sie für die Menschen in den Industrienationen typisch ist. Der durchschnittliche Amerikaner nimmt beispielsweise von 25 bis 55 jedes Jahr knapp 700 Gramm an Fett zu, während er gleichzeitig knapp 250 Gramm an schlanker Körpermasse einbüßt.

Wenn du eine austrainierte Ausdauermaschine bist, wirst du als Erwachsener vielleicht nicht jedes Jahr infolge der übermäßigen KH-Zufuhr Fett einlagern. Allerdings fällt es dir aller Wahrscheinlichkeit nach schwer, unerwünschte Fettpolster loszuwerden – vor allem die dreieinhalb letzten lästigen Kilo, die im Zieleinlauf auf der Uhr den deutlichen Unterschied zwischen einer guten Platzierung in deiner Altersklasse und dem Platz auf dem Siegertreppchen ausmachen.

Du fragst dich, ob du tatsächlich zu viel isst? Dann beobachte einfach eine Zeit lang deine Körperzusammensetzung. Es kann auch sein, dass du sportlich noch keine Fortschritte machst oder noch nicht da angekommen bist, wo du eigentlich hinwolltest. Und das, obwohl du im Training vollen Einsatz zeigst. In dem Fall nimmst du mit deinen Mahlzeiten einfach zu viele KH auf. Vielleicht gehörst du ja auch zu den Leuten, die es für ein völlig normales und weitverbreitetes Phänomen halten, dass sie jeden Winter drei bis viereinhalb Kilo zulegen, wenn sie die Trainingslast herunterfahren – eine Haltung, die du unter Umständen einmal überdenken solltest. Es mag häufig vorkommen, dass Ausdauersportler in den Wintermonaten zulegen. Allerdings ist das nichts weiter als ein Hinweis darauf, dass die Betreffenden zu viel essen und eventuell durch eine chronische Überlastung das Hormongleichgewicht aus den Fugen gebracht haben.

Es ist wie in der Abspeck-Show im Fernsehen: Die Teilnehmer nehmen während der Aufnahmen massiv ab, doch im Anschluss schlägt der Jo-Jo-Effekt voll durch. Mitunter bringen die Leute nach der Diät sogar mehr auf die Waage als zuvor. Das ist die natürliche Reaktion des Körpers auf stressige und kräftezehrende Ess- und Trainingsgewohnheiten: Das Pendel schlägt im Anschluss voll in die Gegenrichtung aus. Erst wird gehungert und extrem an sich gearbeitet – im Fall der Fernsehshows zur Unterhaltung der Zuschauer beziehungsweise für saftige Siegprämien. Durch die chronische Überlastung, den Schlafmangel und die allgemeine Stressbelastung erreicht die Konzentration des Appetithormons Ghrelin ungeahnte Höhen. In der Folge schickt das für Fetteinlagerungen und das Sättigungsgefühl verantwortliche Hormon Leptin ans zentrale Nervensystem die Meldung, dass der Körper dringend große Mengen an Nahrung braucht. Anschließend werden die zugeführten Kalorien als Fett eingelagert. Es gibt eine weit bessere, einfachere und gesündere Art, um mühelos die ideale Körperzusammensetzung aufrechtzuerhalten, den Stress einzudämmen und gesund zu bleiben, ohne dabei von seinen ehrgeizigen sportlichen Zielen abzuweichen.

Zu Beginn musst du dafür einfach nur langsamer trainieren und dich von raffinierten KH verabschieden.

durch eine übermäßige KH-Zufuhr, zu starre Essenszeiten und eine allgemein übertriebene Nahrungsaufnahme überdeckt. Wenn die Appetithormone und das natürliche Hungergefühl optimal eingestellt sind, wirst du über den Tag und über die gesamte Lebenszeit hinweg weniger Kalorien verbrauchen. Das Essen dient dann nicht nur dem Überleben, sondern der Weiterentwicklung. Du wirst lernen, deine sättigenden Mahlzeiten als eines der großartigsten und natürlichsten Erlebnisse deines Daseins zu schätzen. Die Fähigkeit, mit weniger Kalorien auszukommen, ist Ausdruck eines effektiven Stoffwechsels. Und der ist wiederum eine der wirkungsvollsten Antiaging-Maßnahmen, die der Mensch kennt.

Über alle Arten und Spezies hinweg leben jeweils die Individuen am längsten, die über das gesamte Leben gesehen die geringste Menge an Insulin ausschütten.

DEINE 21-TÄGIGE TESTPHASE!

Du bist immer noch unschlüssig, ob du es probieren sollst? In Kapitel 7 findest du Erfolgsgeschichten aus der Praxis, von Ausdauersportlern, die mit dem Lowcarb-Ansatz nach der Primal-Methode abgenommen haben, die Konkurrenz stehen lassen und sich dabei auch noch gesünder und stärker fühlen. Endgültig überzeugt wirst du sein, wenn du 21 Tage lang die Primal-Strategie und deren Vorzüge am eigenen Körper erlebt hast. Du wirst den Schwung aus den ersten Wochen mitnehmen, in denen du Zucker, Getreide und ungesunde Öle vom Speiseplan gestrichen hast, um dich ganz ursprünglich und natürlich zu ernähren. Wenn du merkst, wie der Körperfettanteil sinkt, das Energieniveau steigt, der Heißhunger auf Süßes abnimmt, die Regeneration nach dem Workout von Mal zu Mal effektiver wird und die körperlichen Entzündungsreaktionen verschwinden, wirst du mühelos den Umstieg schaffen und langfristig auf den Primal-Zug aufspringen.

Die bessere Körperzusammensetzung wird dir leistungstechnisch viel bringen. Die positive Wirkung der Primal-Methode auf den Stoffwechsel wird dir aber möglicherweise sogar einen noch größeren Schub geben. Ist der Stoffwechsel einmal auf Fettverbrennung eingestellt, benötigst du unabhängig von der Trainingsintensität weniger Glukose. Diesen Zustand erreichst du durch eine Ernährung nach dem Leitbild des Primal-Prinzips sowie eine vernünftige Trainingsplanung, bei der du das Hauptaugenmerk auf die aerobe Zone, einen Ausgleich zwischen Be- und Entlastung sowie einen periodisierten Aufbau richtest. Diesen Schritt als große Errungenschaft zu bezeichnen, wäre untertrieben. Die Strategie, sich beim Sport (und allgemein im Alltag) von der extremen KH-Abhängigkeit zu lösen, ist vielmehr einer der größten Durchbrüche in der Geschichte des Ausdauertrainings und des sportlichen Leistungsaufbaus. Im Dokumentarfilm *Cereal Killer* unterstrich Dr. Tim Noakes diesen Sachverhalt vor laufender Kamera, indem er in seinem Büro theatralisch Seite für Seite ein ganzes Kapitel aus seinem eigenen Werk *Lore of Running* herausriss, das sich mit dem zentralen Stellenwert der KH für die Ausdauerleistung beschäftigte. Noakes Stellungnahme zu der Aktion: »Das Ganze ist inhaltlich eigentlich gar nicht so schlecht. Es ist nur so, dass es damals noch nicht genug Material zum Stellenwert der Fettzufuhr im Ausdauersport gab.«

Die Tage, in denen Ausdauersportler ständig vom Zuckerloch bedroht waren, Probleme mit der Aufnahme ihrer Kalorien hatten oder ihr Verdauungssystem durch all die »lebensnotwendigen« Gels, Riegel und Energydrinks unter Stress setzten, sind gezählt. (In einer Studie im Fachjournal *Medicine & Science in Sports & Exercise* ist zu lesen,

SCHON GEWUSST?

Zwei Wege führen zum großen Ziel, die allgemeine Ausdauerleistung durch einen reduzierten Glykogenverbrauch zu steigern: einerseits das jahrelange konsequente Training, andererseits eine direkte Ernährungsumstellung, bei der industriell gefertigte KH durch Fett ersetzt werden.

> Mit dem Primal-Ansatz ist der Ausdauer-
> sportler nicht mehr ständig von Unterzucke-
> rung und Verdauungsproblemen bedroht.
> Der moderne Athlet ist voll darauf getrimmt,
> körpereigene Treibstoffquellen zu nutzen.

dass *31 Prozent* der Teilnehmer beim Ironman mit ernsthaften Magen-Darm-Problemen zu kämpfen haben). Der moderne Ausdauerathlet ist voll darauf getrimmt, körpereigene Treibstoffquellen zu nutzen.

Natürlich wirst du bei ausdauernden sportlichen Leistungen trotzdem noch auf zusätzliche Kalorien angewiesen sein und auch davon profitieren. Das gilt vor allem für höhere Tempi wie etwa auf Eliteniveau. Allerdings ist dieser Erfolgsfaktor längst keine so heikle, schwer einschätzbare und frustrierende Angelegenheit mehr wie früher. In Kapitel 7 findest du einige spezifische Tipps unserer Sportler. Interessant ist dabei die folgende Beobachtung: Primal-Athleten, die auf eine natürliche Ausdauer bauen, bevorzugen sowohl beim Workout als auch beim Training stark fetthaltige natürliche Lebensmittel. Dazu zählen Avocados, Kokosnuss- und Mandelbutter sowie selbst gemachte Energieriegel aus Nüssen, Körnern,

Kokosnuss und unter Umständen etwas Honig als Süßmittel.

Es gibt auch einige interessante moderne Produkte als Alternative zu den gewohnten zuckerhaltigen Ergänzungsmitteln, die während des Sports zugeführt werden. Zu diesen modernen Erzeugnissen zählt etwa UCAN SuperStarch. Die Rezeptur baut auf langkettigen KH auf und treibt den Insulinspiegel nicht in die Höhe. Ein weiteres Produkt ist Iskiate Endurance. Die komplett aus natürlichen Superfoods bestehende Mischung ist dem legendären leistungsfördernden Präparat der Tarahumara-Läufer nachempfunden, das der Autor Chris McDougall einst als 10.000 Jahre altes Red Bull bezeichnete. Zu guter Letzt gibt es auch noch 3Fuel, eine Kombination aus Molkenprotein, Kokosmilch und langkettigen KH nach Vorbild des CrossFit Endurance-Chefs Brian MacKenzie, Autor des Buchs *Unbreakable Runner*.

Der Weg zurück zum gesunden Essverhalten und Lebensstil

Indem du dich von der chronisch überhöhten Kardiobelastung verabschiedest und die Balance zwischen Be- und Entlastung besser in den Griff bekommt, befreist du dich aus der Zuckerfalle. Du brichst damit aus dem Teufelskreis aus, der dich ständig runterzieht, indem er dich müde und anfällig für Krankheiten, Entzündungen und Fetteinlagerungen macht. Sobald der Ausstieg aus der chronischen Trainingsbelastung geglückt ist und sich der Insulinspiegel eingependelt hat, wirst du wieder dazu in der Lage sein, dich ganz normal zu ernähren, statt alles in dich heineinzufressen wie ein Scheunendrescher! Glaub mir: Ich weiß, wovon ich spreche. Mein Spitzname in der Schule war nämlich »Arnold«. Aber nicht, weil ich so aussah wie Schwarzenegger. Arnold war vielmehr der Name des Schweins in der TV-Sitcom *Green Acres*. Den Beinamen als Schweinchen Nimmersatt hatte ich mir eingehandelt, weil ich praktisch ohne Unterlass Kalorien in mich hineinstopfte. Und zwar mehr als jeder Footballspieler im Team des Williams Colleges. Ich verbrannte damals so viel Treibstoff aufgrund meines wöchentlichen Laufpensums von gut 150 Kilometern und meines Körpers, der sich noch im Wachstum befand.

Das Essen war so sehr ein zentraler Teil meines Lebens, dass ich im College angetrieben durch meinen Unternehmergeist irgendwann damit begann, vor Ort einen Versammlungsraum zu mieten, um dort jeden Dienstag eine Fress- und Trinkorgie ab-zuhalten: »Arnold's Beef & Brew Night«. Ich bestellte ein paar Fässer, billiges Grillfleisch (Rinderhals), das ich von einem Anbieter in der Nähe für 62 Cent pro Pfund bekam, und verlangte fünf Dollar Eintritt. Danach konnten die Gäste essen und trinken, so viel sie wollten. Geld machte ich letztendlich nur mit den Mädels. Die hungrigen Jungs waren ein Verlustgeschäft, weil alle zur Vorbereitung auf Dienstagabend vorher immer extra fasteten.

Ich war tatsächlich davon überzeugt, dass ich als fleißiger Läufer ungestraft essen könnte, was ich wollte. Mir ging es wie Millionen anderern Läufern und Ausdauersportlern, die denselben Denkfehler begehen und glauben, ein hohes Trainingsvolumen sei eine Lizenz zum Schlemmen. Der verstorbene Jim Fixx, Autor des Bestsellers *The Complete Book of Running* aus dem Jahr 1977, ist eine der Lichtgestalten des Laufsports, denen der folgende Leitsatz zugeschrieben wird: »Wenn der Ofen heiß genug ist, brennt alles.« Dieser Wahlspruch beschreibt ganz gut die Ernährungsstrategie des typischen Ausdauersportlers, der sich wahllos alles in den Rachen schiebt, was er in die Finger bekommt.

Fixx' Werk gilt als gewaltige Triebfeder des Laufsports, die dem großen Laufboom noch einmal zusätzlichen Schwung verliehen hat. Dass Fixx 1984 bei einem Routine-Trainingslauf im Alter von 52 Jahren plötzlich von einem Herzinfarkt getroffen wurde und tot umfiel, war wie eine kalte Dusche für die Laufszene. Auch meine eigene Laufbahn

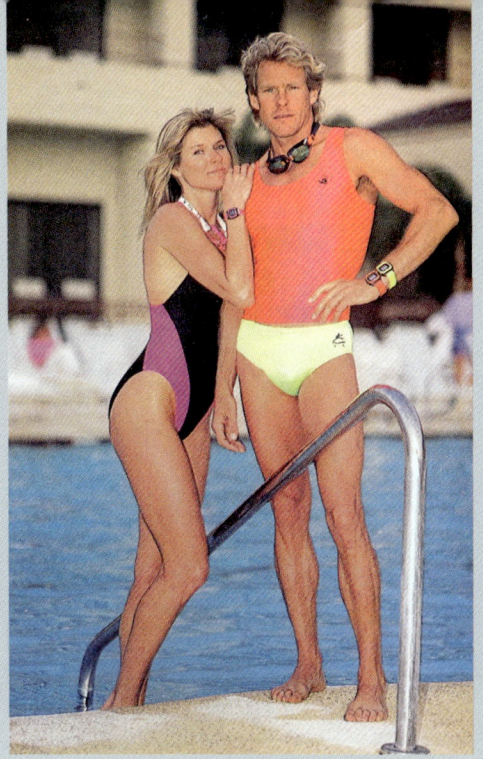

auf der Marathondistanz fand ein jähes und schmerzhaftes Ende, als ich es noch im besten Wettkampfalter mit unterschiedlichen Verletzungen und gesundheitlichen Problemen zu tun bekam. Ich war damals ein schlanker, leistungsfähiger und kalorienvernichtender Ausdauerathlet.

Äußerlich gab ich in den damals modernen bunten Boxershorts eine gute Figur ab. Innerlich sah es aber ganz anders aus: Ich war ein abgehetzter und ausgelaugter, von Entzündungen geplagter Sportler. Ich hatte mit chronischen Ermüdungserscheinungen, Knochen- und Gelenkentzündungen in beiden Füßen, starken Sehnenentzündungen im Hüftgelenk und genauso merkwürdigen wie schmerzhaften Magen-Darm-Problemen zu kämpfen, die ein moderner Arzt als »intestinale Permeabilität« (krankhaft erhöhte Durchlässigkeit des Darms) bezeichnen würde. Dazu war ich mindestens sechs Mal im Jahr von Infektionen der oberen Atemwege betroffen.

In meiner Karriere als Eliteläufer und Triathlet war ich neuen Trainings- oder Ernährungsansätzen gegenüber immer aufgeschlossen. Ich erhoffte mir dadurch einen Vorsprung vor der Konkurrenz. Gegen Ende meiner Laufbahn suchte ich jedoch einfach nur noch nach Möglichkeiten, um gesund und schmerzfrei weitermachen zu können. Der erste Schritt in diese Richtung besteht darin, das chronische Übertraining zu unterlassen, wie in den ersten Kapiteln des Buchs beschrieben. Sobald das Training und die Einstellung im Lot sind, ist der nächste Schritt die Ernährungsumstellung. Diese Maßnahme steigert nicht nur die allgemeine Leistungsfähigkeit. Auch die Gesundheit und das allgemeine Energieniveau profitieren davon, während die körperlichen Alterungsprozesse hinausgezögert werden. Diese Strategie kann sogar Leben retten, wenn ein entsprechendes Risikoprofil für Herzerkrankungen vorliegt.

Gut möglich, dass dir die kontroverse Primal/Paleo-Philosophie mit der Empfehlung für eine stark fetthaltige Lowcarb-Ernährung nicht ganz geheuer ist, weil du schließlich ein Ausdauersportler mit hohem Kalorienbedarf bist, der nicht wirklich Gewichtsprobleme hat.

Trotzdem möchte ich dich bitten, dir meinen Standpunkt unvoreingenommen anzuhören. Ich habe früher genauso gedacht. Ich hatte nie Gewichtsprobleme, bin jahrelang immer vorneweg gelaufen und habe mich trotzdem mit 40 ungefähr so gefühlt wie ein 80-Jähriger ... bis ich meine Ernährung umstellte.

Zusammenfassung des Kapitels

- Ausklammern von Zucker, Getreide und ungesunden Ölen
- Fokus auf sättigende natürliche Lebensmittel der Primal-Küche
- Stabiler Insulinspiegel = Abbau von überschüssigem Fett
- Seltenere Mahlzeiten, besseres Gefühl für den eigenen Nährstoffbedarf

Der Ausstieg aus der KH-Abhängigkeit ist kein einfaches Unterfangen. Vor allem nicht für Ausdauersportler, die Unmengen an Kalorien verbrennen und oft zum chronischen Übertraining neigen, welches wiederum den Heißhunger auf KH befeuert. **Das Umsatteln auf die Fett- und Ketonverbrennung bringt bemerkenswerte Vorteile mit sich: Es wird damit einfacher, überflüssiges Körperfett loszuwerden, während die Ausdauerleistung durch die umfassendere und leichter verfügbare Auswahl an Energiequellen steigt. Gleichzeitig nimmt die Abhängigkeit von äußeren Kalorienlieferanten ab. Ein weiterer Pluspunkt ist die Reduktion von Entzündungsreaktionen, oxidativem Stress und gesundheitlichen Risikofaktoren.**

Besonders interessant für Ausdauersportler ist die Möglichkeit, mithilfe des Primal-Ansatzes ganz einfach den Körperfettanteil herunterfahren zu können. Sportler in Ausdauerdisziplinen tun sich in der Regel schwer, die letzten paar Pfunde runterzubekommen – und das, obwohl die Leute sorgfältig auf ihre Kalorienzufuhr achten und ausgiebig trainieren. Ob jemand eine genetische Veranlagung zum Speichern von Körperfett hat oder nicht, spielt keine Rolle mehr, sobald der Insulinspiegel durch eine Ernährung nach dem Primal-Prinzip stabilisiert ist.

Der erste Schritt hin zur neuen Ernährung besteht darin, die drei gefährlichsten Lebensmittel der westlichen Ernährung wegzulassen: **Zucker, Getreide und stark raffinierte mehrfach ungesättigte Pflanzenöle.** Zucker wirkt entzündungsfördernd und enthält keine Nährstoffe. Er ruft eine überschießende Insulinproduktion hervor und zwingt den Körper dazu, in den Fettspeichermodus zu wechseln. Getreide (»hellbraune Pampe«) gilt vor allem im Ausdauersport allgemein als Grundlage einer gesunden Ernährung. Dabei bieten selbst Vollkornprodukte im Vergleich zu natürlichen Primal-Lebensmitteln nur einen minimalen Nährwert. Ganz davon abgesehen, dass sie die KH-Abhängigkeit und eine übersteigerte Insulinproduktion fördern. **Bei einer entsprechenden Empfindlichkeit kommen die negativen Auswirkungen der schädlichen im Getreide enthaltenen Substanzen (darunter Gluten, Lektine und Phytate) voll zum Tragen.** Dazu zählt etwa die Zerstörung der empfindlichen Auskleidung der Darmwand im Zuge der sogenannten *intestinalen Permeabilität* (krankhaft erhöhten Durchlässigkeit des Darms).

Stark raffinierte Pflanzen-/Körneröle bewirken direkt in den Zellen oxidative Schäden. Sie beschleunigen damit die allgemeinen Alterungsprozesse, während sie das Risiko ernsthafter gesundheitlicher Probleme erhöhen. Wir möchten dem Leser hier noch einmal Dr. Cate Shanahans Aussage ins Gedächtnis rufen: Das Bio-Rapsöl in der schicken

Flasche, das du im gut sortierten Reformhaus oder beim Lebensmittelhändler deines Vertrauens findest, ist von seiner schädlichen Wirkung her im Grunde genommen »eins zu eins vergleichbar mit [...] strahlenverseuchtem Material«.

Laut konventioneller Lehrmeinung sind Fett und Cholesterin ungesund. Lebensmittel mit diesen Nährstoffen sollen zu Herzerkrankungen und Fettleibigkeit führen. Diese überholte Meinung wird endlich durch angesehene wissenschaftliche Arbeiten widerlegt. Diese Studien zeigen: Die überschüssige KH-Zufuhr und übermäßiger Stress sind die wahren Übeltäter, die für die Oxidations- und Entzündungsprozesse verantwortlich sind, welche letztendlich zu Herz-Kreislauf-Erkrankungen führen.

Der zweite Schritt zum erfolgreichen Umstieg setzt voraus, dass du mit dem Primal-Ansatz vereinbare Lebensmittel wie Fleisch, Fisch, Geflügel, Eier, Gemüse, Obst, Nüsse und Körner auswählst, dazu **KH mit hohem Nährwert** und eine Reihe anderer erlaubter moderner Nährstoffquellen wie stark fetthaltige Milchprodukte. Dazu darfst du dir von Zeit zu Zeit auch einmal ein gesundes Maß dunkler Schokolade gönnen. Unser Ansatz der natürlichen Ernährung ist keineswegs eine Diät mit strengen Vorschriften. Die Primal-Küche richtet sich an deinen persönlichen Vorlieben aus. Du bist bei der Zusammenstellung

flexibel und findest selbst aus dem Bauch heraus den für dich idealen Speiseplan. Am wichtigsten ist dabei aber, dass du das Essen als eines der größten Geschenke des Lebens wahrnimmst und genießt. Anders als bei so vielen anderen Abspeckprogrammen kommt der Primal-Ansatz ohne große Entsagungen und ohne Tränen und Schweiß aus.

Der Anpassungsprozess für die KH-Zufuhr zum Aufbau natürlicher Ausdauer beginnt mit der folgenden Frage: **Trage ich überschüssiges Körperfett mit mir herum? Falls ja, ist eine KH-Einschränkung die geeignete Maßnahme, bis das gewünschte Gewicht erreicht ist.** In anderen Fällen kann es helfen, etwas herumzuexperimentieren. Ermittle das ideale Niveau der KH-Zufuhr, das es dir erlaubt, die ideale Körperzusammensetzung aufrechtzuerhalten und vor allem nach hoch intensiven Workouts gut zu regenerieren. Die KH-Aufnahme kann je nach Trainingsphase und persönlichen Begleitumständen schwanken. Dazu zählt beispielsweise die Optimierung des Hormonprofils bei Sportlerinnen.

Selbst ein niedriger Körperfettanteil ist kein Grund, größere Mengen an Zucker und raffinierten Getreideprodukten zu sich zu nehmen, die entzündungsfördernd wirken und nur wenige Nährstoffe bieten. Das Ziel beim Aufbau natürlicher Ausdauer ist es, sich körperlich immer mehr an Fett als Energielieferanten anzupassen. Es geht darum, sowohl im Alltag als auch beim Sport immer weniger auf von außen zugeführte KH-Quellen angewiesen zu sein.

Die Primal-Zielwerte für die KH-Zufuhr sagen voraus, welche Resultate hinsichtlich der Körperzusammensetzung bei unterschiedlichen KH-Durchschnittswerten zu erwarten sind. Ein Sportler, der sich nach dem Primal-Prinzip ernährt, verbraucht jeden Tag maximal 150 Gramm KH, während bei besonders anstrengenden Workouts leichte Ausschläge nach oben erlaubt sind. Ausdauersportler, die auf die ketogene Ernährung vertrauen, nehmen täglich 50 Gramm KH oder weniger zu sich. Die Einhaltung dieses empfindlichen Stoffwechselgleichgewichts erfordert eine strenge Disziplin.

Um dich als Ausdauersportler voll auf Fettverbrennung einzustimmen, musst du zunächst einmal das Tempo drosseln. Dadurch sinkt der Bedarf an Glukose als Energielieferant fürs Workout. Des Weiteren musst du auf industriell verarbeitete KH verzichten, um die Insulinproduktion zu stabilisieren. Es ist notwendig, diese Strategie drei Wochen lang durchzuziehen, um die für die Fettverbrennung verantwortlichen Gene zu aktivieren beziehungsweise die für die Glukoseverbrennung zuständigen Gene zu unterdrücken. In der Anfangsphase des Umstellungsprozesses solltest du dir über dein Gewicht keine großen Gedanken machen. Iss einfach so lange, bis du satt bist, und achte darauf, nicht ins Energieloch zu fallen (was während der KH-Entwöhnung schnell passieren kann). Die Umprogrammierung des Erbmaterials erfordert Konsequenz. Sowohl Zucker als auch Getreide haben Suchtpotenzial. Sie sprechen dieselben Belohnungszentren im Gehirn an wie harte Drogen.

Du kannst auch testen, wie weit du beim Umstieg schon gekommen bist. Nimm dafür die erste Mahlzeit des Tages immer erst dann zu dir, wenn du wirklich Hunger hast. Dadurch nutzt du jeden Tag das Prinzip des **»intermittierenden Fastens«**. Du steigerst damit noch das Fettverbrennungspotenzial des Körpers. Im selben Schritt erhöhst du die Insulinempfindlichkeit (ein gesundheitlich geschickter Schachzug) sowie die Fähigkeit der Zellen zur Reparatur und Regeneration, womit du Alterungsprozesse hinauszögerst. Wichtig ist dabei nur das ausgeglichene Verhältnis zwischen den Fastenperioden und dem Auffüllen der KH-Speicher nach intensiven glukosezehrenden Workouts.

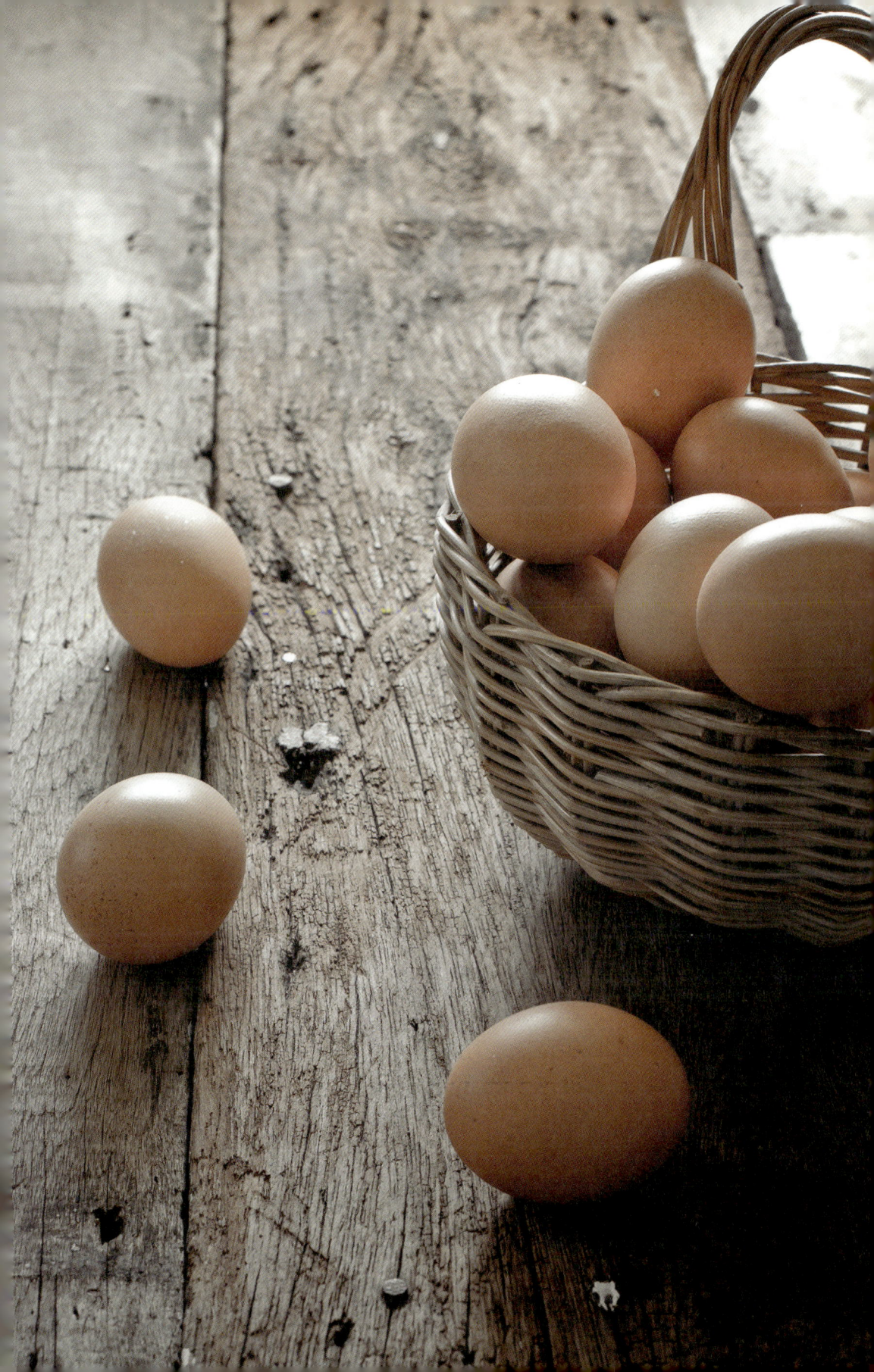

Kapitel Vier

KETOGENES AUSDAUER-TRAINING

Die ultimative Herausforderung

Nach mehreren erfolgreichen Monaten mit dem Primal-Programm kannst du dir überlegen, ob du dich ans ketogene Ausdauertraining heranwagen möchtest. Spitzensportler haben durch unglaubliche Leistungen bereits die Effektivität des Ansatzes belegt. Dabei werden hauptsächlich Ketone als Treibstoff für die Gehirnzellen und Fettsäuren als Brennstoff für die Muskelzellen genutzt. Mit dem kombinierten Fett-Keton-Ansatz kann dir bildlich gesprochen der »Mann mit dem Hammer« nichts mehr anhaben.

Bei der Ketose handelt es sich allerdings um einen empfindlichen metabolischen Zustand. Du musst dafür eine strenge Vorgabe von etwa 50 Gramm KH am Tag einhalten. Das kommt dem weitestgehenden Verzicht auf sämtliche KH-haltige Lebensmittel gleich, abgesehen vom Gemüse. Unter Umständen musst du dafür auch deine KH-Aufnahme mit einem Online-Nährstoffrechner kontrollieren.

Das Potenzial des ketogenen Ausdauertrainings im extremen Lowcarb-Bereich ist bemerkenswert. Ein auf Fett und Ketone eingestellter Ausdauersportler hält praktisch stundenlang durch, ohne jemals ins gefürchtete Zuckerloch zu fallen oder sich darüber Gedanken machen zu müssen, ob der Körper die zugeführten KH auch richtig verarbeitet. Ein noch größeres Potenzial hat die ketogene Ernährung beim Kampf gegen globale Epidemien wie Fettleibigkeit und Diabetes Typ 2.

Der Umstieg auf ketogene Ess- und Trainingsmuster kann ziemlich einschüchternd wirken. Dabei ist es aber vollkommen in Ordnung, wenn der Sportler immer nur phasenweise mittels einer extremen Lowcarb-Diät auf Primal-Basis in den ketogenen Bereich »eintaucht«, um dessen Vorzüge zu genießen, was die Leistung und die Körperzusammensetzung angeht.

Eine ursprüngliche Ernährung nach dem Vorbild unserer Vorfahren ist für sich genommen bereits so effektiv, dass sich andere Lowcarb-Ratgeber für Ausdauersportler fast komplett auf den Baustein Ernährung konzentrieren. Dazu zählen beispielsweise die Bücher *The Art and Science of Low Carbohydrate Performance* von Volek und Phinney sowie *The Paleo Diet for Athletes* von Cordain and Friel. Dir wird im weiteren Verlauf des Kapitels bei der Erörterung der bahnbrechenden wissenschaftlichen Erkenntnisse sowie in den Erfolgsgeschichten (Kapitel 7) auffallen, dass im Hintergrund eine echte Revolution im Gange ist. Sowohl Elite- als auch Hobbysportler aus verschiedenen Stilrichtungen von der Ultradistanz über den Triathlon bis hin zu anderen Ausdauersportarten experimentieren bereits mit dieser neuen Art des Lowcarb-Trainings und zeigen dabei beeindruckende Leistungen. So werden beispielsweise ganztägige Ironman-Wettkämpfe im nüchternen Zustand ganz ohne zusätzliche KH absolviert. Daneben gibt es Sportler, die in 45 Tagen von San Francisco bis nach Hawaii gerudert sind, mit einer Ernährung aus 70 Prozent Fett und nur neun Prozent KH. Nicht weniger imposant ist der Sieg beim WM-Lauf über 100 Kilometer bei minimaler Zufuhr zusätzlicher Kalorien und einer Laufleistung von 3:43 pro Kilometer über sechs Stunden hinweg.

An der Speerspitze dieser Revolution steht das *ketogene Ausdauertraining*. Die KH-Zufuhr ist dabei so stark eingeschränkt, dass der Körper fast ausschließlich Fett und Ketone als Brennstoff verwertet und praktisch überhaupt nicht mehr auf KH von außen angewiesen ist. Ketone sind ein energiereiches Abfallprodukt des Fettstoffwechsels

in der Leber. Sie liefern etwa fünf Kalorien Energie pro Gramm. Die Bildung erfolgt in der Leber, wenn die Glukose- und Insulinkonzentration infolge einer extremen diätetischen KH-Einschränkung gedrosselt ist. Das Gehirn, das Herz und die Skelettmuskulatur können Ketone genauso effektiv verbrennen wie Glukose. Die Ketone haben sich in der menschlichen Evolutionsgeschichte über zwei Millionen Jahre hinweg als fabelhafte körpereigene Energiequelle bewährt. Sie waren in der menschlichen Frühgeschichte, als die Kalorienzufuhr noch unzuverlässiger war, ein überlebensnotwendiger Schlüsselfaktor.

Ketone stellen bei eingeschränkter KH-Aufnahme eine herausragende körpereigene (in der Leber produzierte) alternative Energiequelle zur Glukose dar.

Nur durch strenge Einschränkung der KH-Aufnahme ist es möglich, den Zustand der sogenannten *Ketose* zu erreichen. Dabei sammeln sich die Ketone schneller im Blut, als der Körper sie verbrennt. Entgegen der landläufigen Meinung stellt die *Ketose* keinen lebensbedrohlichen Zustand dar. Häufig wird der Begriff selbst von medizinischem Fachpersonal (also Leuten, die es eigentlich besser wissen sollten) mit der *Ketoazidose* verwechselt. Eine Ketose hingegen ist weder ungesund noch gefährlich. Um in diesen Stoffwechselstatus einzutreten, ist es notwendig, eine ganze Zeit lang über die Ernährung keinerlei KH zuzuführen und konsequent auf andere Treibstoffquellen als den schnell verwertbaren, aber auch ineffektiven Brennstoff Glukose zu bauen, der bei KH-Zufuhr gebildet wird. Tatsächlich produziert ein gesunder

Stoffwechsel praktisch jeden Tag nach dem Aufstehen Ketone, wenn dem Körper nach der nächtlichen Ruhepause noch keine KH zur Verfügung stehen. Leider ist es so, dass selbst bei Zufuhr einer kleinen Menge an KH die Ketonproduktion abschaltet, weil dem Körper dann ein ausreichender Vorrat schnell verwertbarer Glukose zur Verfügung steht.

Wer diesen Zustand erreichen und aufrechterhalten möchte, muss sich an eine Vorgabe von durchschnittlich etwa 50 Gramm Kohlenhydraten (200 Kalorien) am Tag halten, wobei sich der genaue Wert je nach Aktivität, Geschlecht und Masse unterscheidet. Es ist auch möglich, sich mit einer größeren Menge an stark antioxidativem Gemüse im ketogenen Bereich zu halten. Dabei ist es jedoch wichtig, wirklich komplett auf Zucker, Getreide, gesüßte Getränke und stärkehaltige Knollengewächse wie Kartoffeln zu verzichten. Daneben ist selbst die Obstzufuhr entsprechend einzuschränken. So ist es möglich, die für die Fett- und Ketonverbrennung verantwortlichen Gene zu aktivieren und der Zuckerverbrennung »den Stecker zu ziehen«.

Das Umsatteln von der durchschnittlichen westlichen Ernährung mit hohem KH-Anteil und das Durchhalten der ketogenen Ernährung erfordert viel Disziplin. Das Tolle am ketogenen Ausdauertraining ist aber, dass dir damit »der Mann mit dem Hammer« praktisch nichts mehr anhaben kann. In diesem Zusammenhang gilt es ein weitverbreitetes Missverständnis aus dem Weg zu räumen: Zum sogenannten »Hungerast« kommt es nicht, wenn der Muskulatur selbst die Energie ausgeht, sondern wenn dem Gehirn nicht mehr ausreichend wertvolle Glukose zur Verfügung steht, die es braucht, um fehlerfrei arbeiten und die rich-

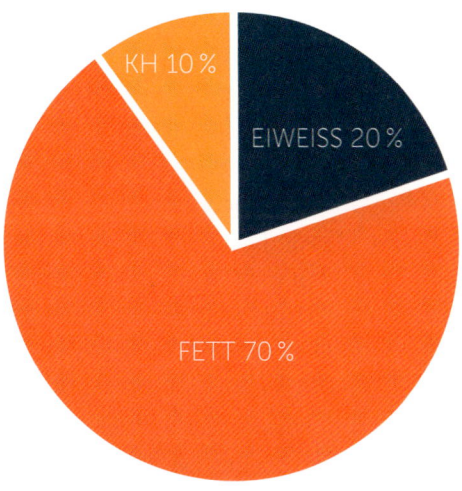

DIE KETOGENE ERNÄHRUNG
(ungefähre Werte)

tigen Signale an die Muskulatur weitergeben zu können. Sobald das Gehirn nicht mehr über ausreichend Glukosereserven verfügt, stellt es kurzerhand erst alle körperlichen und dann alle mentalen Dienste ein. Wenn der Körper seine Energie hauptsächlich aus Fettreserven und das Gehirn seine Leistung ausschließlich aus Ketonen bezieht (statt vollständig oder zusätzlich auf Glukose angewiesen zu sein), ist es möglich, Ausdauerleistungen länger durchzuhalten – und zwar, ohne auf Gedeih und Verderb der Aufnahme und erfolgreichen Verwertung KH-haltiger Energieträger ausgeliefert zu sein.

Solange der Körper Fett verbrennt, produziert er auch Ketone. Wir möchten dir noch einmal ins Gedächtnis rufen, dass unsere urzeitlichen Vorfahren im Alltag immer wieder über längere Phasen hinweg (etwa im Winter) große körperliche Leistungen vollbringen mussten. Und dabei stand ihnen – wenn überhaupt – nur wenig Brennstoff in Form von KH zur Verfügung! Der Neandertaler musste sich auf Nahrungssuche begeben, einen Unterschlupf bauen, sich um die Pflege seines Zufluchtsorts kümmern und vor gefährlichen Tieren in Acht nehmen. Und all das ohne den Luxus eines Trinkgürtels voller Gels und Energydrinks. Oft war der lange und harte Tag der damaligen Jäger und Sammler nicht von Erfolg gekrönt, und es gab dementsprechend nicht einmal ein bescheidenes Abendessen. Der Steinzeitmensch war auf seine körpereigenen Fett- und Ketonreserven angewiesen. Nur auf die Art konnte er so lang durchhalten, bis er endlich an eine richtige Mahlzeit herankam.

Als Ausdauersportler vor der Unterzuckerung gefeit zu sein, ist sicher ein erstrebenswertes Ziel. Interessant ist aber die Tatsache, dass die Vorzüge der Ketone weit über den sportlichen Bereich hinausgehen und bis in den medizinischen Bereich hineinreichen. In der Ketose nimmt im Gehirn die Konzentration bestimmter körpereigener Substanzen zu, unter anderem auch der Anteil des Neurotransmitters Adenosin. Das hat einen beruhigenden Effekt auf die Zellmembranen der Neuronen. Genau deshalb findet die ketogene Diät auch schon seit einem Jahrhundert bei epileptischen Anfällen Anwendung.

Es gibt ermutigende wissenschaftliche Untersuchungen und Erfolgsberichte, die darauf hindeuten, dass sich mithilfe der Ketose Erkrankungen wie Autismus und ADHS deutlich bessern. Die ketogene Diät ist ganz im Gegensatz zur KH-lastigen Ernährung eine effektive entzündungshemmende Maßnahme. Ketone verbrennen schlichtweg sauberer als KH. Dadurch bleiben in den Mitochondrien (den Kraftwerken der Zellen) nach der Verbrennung weniger Abfallprodukte und weniger freie Radikale zurück. Das schont die Membranen der Mitochondrien sowohl im Gehirn als auch in der Muskulatur. Bei ketogener Nahrungszufuhr berichten die Leute über eine entsprechend bessere Konzentrationsfähigkeit. Ausdauersportlern ermöglicht die Ketose nach der Trainingsbelastung eine schnellere Regeneration.

Die Ketose schützt den Sportler bei ausdauernden Workouts vor dem »Hungerast«. Ein auf Ketone eingestellter Stoffwechsel ist der Gesundheit zuträglich, weil er anders als die Glukoseverbrennung Entzündungsreaktionen und die schädliche Wirkung freier Radikale eindämmt. Ein weiteres gesundheitliches Plus ist die Stimulation der Biogenese in den Mitochondrien.

In einem Zusatzartikel in Kapitel 1 sind wir bereits auf die leistungs- und gesundheitsfördernde Wirkung der Bildung neuer Mitochondrien infolge des aeroben und anaeroben Trainings eingegangen. Forschungsergebnisse stützen zudem die These, dass sich der als Biogenese bezeichnete Vorgang auch durch eine Einschränkung der Kalorienzufuhr und eine ketogene Ernährung herbeiführen lässt. Wie bereits erwähnt, ist die Erschöpfung der Zellenergie die Voraussetzung für die körperlichen Anpassungsprozesse, in deren Verlauf neue Mitochondrien entstehen. Dieser Zustand kann durch ein ausgedehntes oder anstrengendes Training genauso gut erreicht werden wie im Zuge einer Fastenperiode oder der ketogenen Ernährung. Es gibt dazu auch interessante Tierversuche. Sie weisen darauf hin, dass der Körper durch die Einschränkung der Kalorienzufuhr über eine sogenannte Entkopplung der Mitochondrien auch besser vor Schäden durch freie Radikale geschützt ist. Wenn du eine Fettverbrennungsmaschine bist, die sich beim Training und bei der Ernährung an den Primal-Vorgaben ausrichtet, arbeiten deine Mitochondrien sauberer. Bei der Fett- und Ketonverbrennung entstehen dadurch weniger freie Radikale. Außerdem fallen dann auch die Entzündungsreaktionen weniger stark aus.

Die neuen revolutionären Erkenntnisse hinsichtlich der keton- und fettbasierten Verbrennung sowohl im Labor als auch in der Wettkampfpraxis lassen vermuten, dass der neue Ansatz eines Tages zur kompletten Umstrukturierung des Ausdauertrainings führt. Seit über mehr als 50 Jahren versuchen wir im Training verzweifelt Glykogen zu sparen und den Fettstoffwechsel zu verbessern. Dabei haben wir es allerdings versäumt, über den Tellerrand der KH-Zufuhr hinauszuschauen. Dank der großartigen neuen Erkenntnisse von Volek, Phinney und anderen Experten, die sich mit dem Ausdauertraining auf Basis einer ketonen Ernährung beschäftigen, gewinnt die Bewegung von Tag zu Tag neue Stoßkraft. Die imposanten Leistungen von Elite-Ausdauersportlern, die auf die Ketose bauen, tun ihr Übriges. In Kapitel 7 werden wir dir mehrere dieser Athleten vorstellen.

Dr. Noakes gilt seit Jahrzehnten als einer der führenden Forscher auf dem Gebiet. Er hat die wissenschaftlichen Untersuchungen zum Thema KH- und Glykogen-Abhängigkeit im Ausdauersport vorangetrieben und unser Bild von den zugrundeliegenden Vorgängen entscheidend geprägt. Noakes hat über die letzten Jahre hinweg hervorragende Arbeit geleistet, indem er öffentlich die Grundaussagen der Trainingsphysiologie infrage stellte – zugunsten eines neuen Leitbildes mit ganz

> Ein Sportler, dessen Energiestoffwechsel auf Ketonen und Fett aufbaut, ist praktisch immun gegen Leistungseinbrüche infolge von Energiemangel.

neuen Thesen. Wir würden das neue Konzept gern als Leitbild der Fettverbrennung bezeichnen – in der Hoffnung, dass der Begriff angenommen wird. Das Modell sieht vor, dass sich Fett sowohl im Sport als auch in der gesunden Küche als bevorzugter Brennstoff durchsetzt. In einem Endurance Planet-Podcast aus dem Jahr 2015 berichtet Dr. Volek begeistert von dem großen Potenzial eines auf die Fettverbrennung abgestimmten Ausdauertrainings. Dabei machte er seine Zuhörer auch darauf aufmerksam, dass daneben sogar noch eine größere Herausforderung existiert, für die der Umstieg auf die Fettverbrennung möglicherweise genau die richtige Lösung ist. Die Rede ist von der weltweit um sich greifenden Fettleibigkeit. Die einhellige Meinung der Experten geht dahin, dass diese Pandemie durch eine stark KH-lastige Ernährung mit überschießender Insulinproduktion hervorgerufen wird.

Beim ketogenen Ausdauertraining handelt es sich zweifellos um eine Strategie für Fortgeschrittene, die den begeisterten Hobbysportler möglicherweise überfordert. Gut möglich, dass es in zehn Jahren zum guten Ton

30 Jahre alte Belege für die Vorteile der Fettverbrennung

Bereits im Jahr 1983 führte Dr. Stephen Phinney an der amerikanischen State University in Chico (Kalifornien) eine einschlägige Studie durch (*Human metabolic response to chronic ketosis without calorie restriction*). Das Werk wurde im Fachjournal *Metabolism* veröffentlicht und lieferte unglaubliche Ergebnisse hinsichtlich der Vorzüge der Keton- und Fettverbrennung im Ausdauersport. Phinney untersuchte dafür eine Gruppe von schlanken, leistungsfähigen und austrainierten Radfahrern mit VO2max-Werten oberhalb von 65 ml/kg – mit anderen Worten: echte Kanonen! Die Probanden ließ er dann Rad fahren bis zur Erschöpfung. Die Athleten verbrannten dabei 900 Kalorien pro Stunde, was darauf hindeutet, dass sie wirklich Vollgas gaben.

Phinney und Volek beschreiben in ihren Büchern die wissenschaftlichen Hintergründe außergewöhnlicher Ausdauerleistungen in Verbindung mit Lowcarb-Diäten.

In vielen Studien zur sportlichen Leistungsfähigkeit werden untrainierte Freiwillige getestet, was die Relevanz der Studien für die Praxis potenziell beeinträchtigt. Die fitten Fahrer hielten mit einer stark KH-haltigen Ernährung durchschnittlich 147 Minuten durch, bevor sie einbrachen. Im Anschluss bekamen sie vier Wochen lang eine Diät mit 80 Prozent Fett und weniger als 10 Gramm KH pro Tag verordnet. In der anschließenden Testreihe konnten die Athleten im Durchschnitt 151 Minuten lang das hohe Tempo aufrechterhalten.

Die Studie kam in Radsportmagazinen entsprechend groß heraus und stieß bei weiten

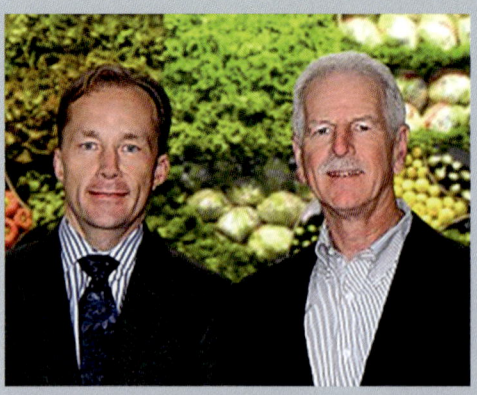

Dr. Jeff Volek, PhD, eingetragener Diätberater (links), und Dr. Stephen Phinney, PhD (rechts): die weltweit führenden Wissenschaftler im Bereich Lowcarb-Ernährung im Ausdauertraining

Teilen der Szene auf Unglauben. Einige altgediente Ausdauersportler reagierten darauf sogar mit Spott. Die eingefleischten Athleten machten sich über die Vorstellung lustig, dass mit Speckwürsten und Schweineschwarte im Bauch größere Maximalleistungen möglich sein sollten als mit Pasta und Haferbrei im Tank. Selbst Dr. Noakes gab vor Kurzem zu, dass die provokativen Aussagen in Phinneys ersten Forschungsarbeiten zum Fettstoffwechsel im Ausdauersport in der Welt der Wissenschaft mehr oder weniger ignoriert wurden. Die Studie geriet daher schnell in Vergessenheit, und die Szene verließ sich weiter brav auf den Zuckerstoffwechsel. In den darauffolgenden Jahren wurde der Verkauf von Energieriegeln, Sportgetränken und Sportgels zum Milliardengeschäft. Allen wurde eingetrichtert, dass die

KH-Zufuhr im Ausdauersport der Schlüssel zum Erfolg sei, wenn es darum geht, die Glykogenreserven zu schonen.

Bei der Jagd nach sportlichem Erfolg haben wir alle vollkommen übersehen, welch hoher Stellenwert der Ernährung selbst zukommt, wenn es darum geht, während des Sports den Fettstoffwechsel effektiver zu gestalten und die Glykogenlager zu schützen. Jeder Ausdauersportler weiß, wie schwer es ist, sich draußen auf der Straße seine Fitness zu erarbeiten. Wie ermutigend und beruhigend ist es da zu wissen, dass auch jede einzelne Mahlzeit zum Erfolg auf der Rennstrecke beiträgt. Ich weiß, wie wichtig und zufriedenstellend es ist, sich durch harte Arbeit weiterzuentwickeln. Wenn es aber noch einen zweiten einfachen und legitimen Weg gibt, sich einen Vorsprung vor der Konkurrenz zu verschaffen, wäre es fatal, ihn ungenutzt zu lassen!

gehört, als Ausdauersportler seinen Stoffwechsel auf die Fett- und Ketonverbrennung einzustimmen. In der heutigen Zeit bedarf es dafür aber eines großen persönlichen Engagements und der Bereitschaft, sich von den konventionellen Denkmustern zu lösen. Und das bei oft minimaler Unterstützung und nur begrenzten Möglichkeiten zum gemeinsamen Austausch innerhalb der Sportlergemeinschaft vor Ort, der allgemeinen Community oder sogar der eigenen Familie. Die Ketose ist zudem ein sehr instabiles Gebilde. Nur eine kleine Menge KH, und der Stoffwechsel schwenkt wieder um auf Glukose als Haupt-Energielieferant. Dafür reichen meist schon eine Banane oder ein kleiner Energieriegel zwischendurch. KH sind leicht verfügbar und schnell verdaulich, machen aber auch genauso schnell abhängig. Sie sind sozusagen der schmutzige Billig-Treibstoff für die Zweitakter unter den Ausdauersportlern.

Interessanterweise ist den Wissenschaftlern seit Jahrzehnten bekannt, dass durchtrainierte Sportler ohne Leistungseinbußen auf eine Lowcarb-Ernährung umsteigen können. Ob Athlet oder nicht: Jeder Organismus kann lernen, Fett als zentrale Energiequelle zu nutzen, es schneller zu verwerten und zur Muskulatur zu transportieren, mehr intrazelluläres Fett in den Muskeln einzulagern und Glykogen nur noch als Zusatz-Brennstoff zu verwenden.

DER WISSENSCHAFTLICHE UNTERBAU DES KETOGENEN AUSDAUERTRAININGS

Die aktuellsten Ergebnisse des neuen Wissenschaftszweigs zur Erforschung des KH-armen und ketogenen Ausdauertrainings sind wirklich erstaunlich. Wie es auch Noakes schon so schön formuliert hat: Die Sport-Physiologen in aller Welt sind dazu gezwungen, das komplette Jahrzehnte alte Konzept des KH-abhängigen Ausdauertrainings und alle dazugehörigen Parameter vollständig zu überdenken.

In der FASTER-Studie leistete die Fettverbrennung bei den entsprechend eingestellten Elite-Ultraläufern über mehrere Stunden hinweg einen Beitrag von mehr als 90 Prozent zum Energie-Umsatz. Bei Zach Bitter (hier im Bild zu sehen) lag der Anteil bei einer Schlagzahl von 4:21 pro Kilometer bei vollen 98 Prozent Fett!

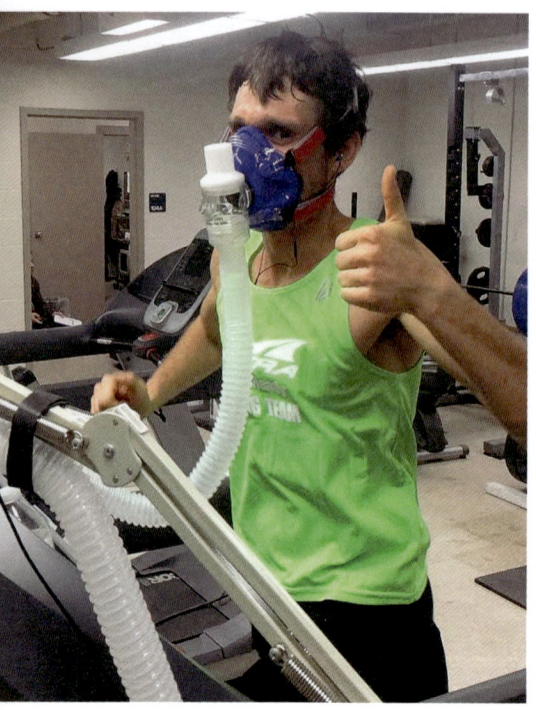

In einer Studie aus dem Jahr 2015 rüttelte Dr. Jeff Volek zusammen mit seinen Hochschulabsolventen an der University of Connecticut mit einigen bahnbrechenden Ergebnissen kräftig am Status quo des alten Paradigmas. In der sogenannten FASTER-Studie (kurz für: Fat Adapted Substrate Oxidation in Trained Elite Runners) beschäftigt er sich mit dem Fettstoffwechsel bei trainierten Eliteläufern. Dafür rekrutierte er eine sorgfältig ausgewählte Gruppe von Top-Ultraläufern zweier unterschiedlicher Ernährungslager. Die erste Gruppe verfolgte den Lowcarb-Ansatz mit Betonung des Fettstoffwechsels. Die Kalorienzufuhr dieser Gruppe bestand zu 10 bis 12 Prozent aus KH und zu 70 Prozent aus Fett. Die handverlesenen Probanden hatten bereits im Vorfeld der Studie über längere Zeit mit einer Lowcarb-Ernährung gearbeitet. Den Probanden dieser Gruppe wurden jeweils ähnlich leistungsfähige Testpersonen mit vergleichbarer Körperzusammensetzung einer zweiten Gruppe gegenübergestellt, deren Mitglieder auf die konventionelle KH-lastige Ernährungsstrategie vertrauten. Die Ernährung in der zweiten Gruppe (als High Carb Conventional-Gruppe bezeichnet) bestand aus durchschnittlich 60 Prozent KH und nur 25 Prozent Fett.

Vor dieser Studie gingen die Trainingswissenschaftler davon aus, dass gut trainierte Sportler maximal ein Gramm Fett pro Minute verbrennen können, wobei für die Mehrzahl der Athleten eine Frequenz von 0,45 bis 0,75 Gramm pro Minute angenommen wurde. Die FASTER-Studie brachte das komplette Gerüst zum Einstürzen. Für die auf Fettstoffwechsel eingestellte Lowcarb-Gruppe kam nämlich ein Wert von 1,1 Gramm Fett pro Minute als *mittlere* Fettverbrennungsrate heraus. Die maximale Frequenz lag bei einem Athleten bei sage und schreibe 1,8 Gramm pro Minute. Das ist fast doppelt so viel wie der Wert, der zuvor als absolutes physiologisches Limit galt!

Bei der Studie sollte jeder Sportler unter anderem drei Stunden lang bei submaximaler Belastung auf dem Laufband verbringen. Die Zielvorgabe für die Herzfrequenz lag bei lockeren 65 Prozent der VO2max (was in etwa der vorgenannten maximalen aeroben Herzfrequenz gleichkommt). Die auf den Fettstoffwechsel getrimmten Eliteläufer verbrannten dabei Stunde um Stunde über 90 Prozent Fett. In der Gruppe der auf die konventionelle hohe KH-Zufuhr eingestellten Athleten waren es hingegen nur zwischen 40 und 55 Prozent Fett. Den Rest ihrer Energie bezogen die Angehörigen der High-Carb-Conventional-Gruppe aus den knapp bemessenen KH-Speichern, die sich schnell leerten. Die Sportler durften während des gesamten dreistündigen Tests auf dem Laufband keine zusätzlichen Kalorien zu sich nehmen.

Zach Bitter, den wir in Kapitel 7 genauer vorstellen, erreichte bei einem anderen VO2max-Test während einer Zwischenmessung bei angenehmen 75 Prozent der VO2max eine maximale Fettverbrennung von *98 Prozent*. Bei dem Versuch sollte er sich von einem bequemen Tempo bis hin zur Maximalleistung steigern. Bitter trödelte jedoch bei 75 der VO2max keineswegs vor sich hin. Er bewegte sich stattdessen mit einem fixen Tempo von 4:21 pro Kilometer fort und griff dabei trotzdem hauptsächlich nur auf seine Fettreserven zurück. Dieser Test fiel zeitlich etwa mit Bitters großem Erfolg beim Mad City

100K zusammen. Bitter legte bei diesem Wettkampf über fast *sieben Stunden* hinweg einen Rhythmus von gut vier Minuten pro Kilometer vor und landete am Ende als amerikanischer Landesmeister auf dem Siegertreppchen. Dabei nahm er nicht mehr als 156 Kalorien pro Stunde zu sich!

Auf seinem beliebten Blog (zachbitter.com) teilte Bitter seinen Lesern eine wichtige Erkenntnis mit, die er im Zuge der Studie gewonnen hatte: »Ich bin der festen Meinung: Je weniger du während eines Rennens nachtanken muss, umso besser. So hat beispielsweise die Hitze einen großen Einfluss darauf, wie der Körper mit den zugeführten Kalorien zurechtkommt oder – wenn es extrem heiß ist – nicht zurechtkommt. Genau deshalb fällt bei heißer Witterung weit mehr Sportlern unter-

Dr. Peter Attia ist einer der führenden Wissenschaftler auf dem Gebiet der Leistungssteigerung mithilfe einer KH-armen Ernährung. Er ist aber nicht nur ein Mann der Theorie, sondern führt auch unzählige harte Leistungstests an sich selbst durch.

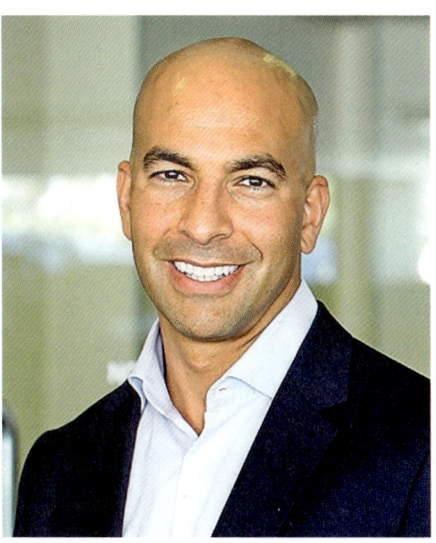

wegs das Essen wieder aus dem Gesicht. Wenn der Körper weniger mit der Verarbeitung von Lebensmitteln beschäftigt ist, kann er das wertvolle Blut stattdessen dazu verwenden, die Muskeln zu kühlen und funktionsfähig zu halten.«

Dr. Peter Attia, der experimentierfreudige Arzt aus San Diego, den wir in Kapitel 1 vorgestellt haben, hat einen systematischen Vorher-nachher-Test zur Wirkung des ketogenen Ausdauertrainings durchgeführt. Auf der englischsprachigen Seite eatingacademy.com berichtet er darüber, wie der Versuch gelaufen ist. Bevor Attia in den ketogenen Modus wechselte, führte er einen Ausdauertest bei submaximaler Belastung durch. Das Tempo entsprach 60 Prozent seiner VO2max – eine Belastung, die er nach eigenen Angaben »den ganzen Tag lang« hätte durchhalten können. Dabei interessierte ihn das Verhältnis zwischen Glykogen- und Fettverbrauch. Später wiederholte er denselben Test während einer längeren ketogenen Ernährungsphase. Das Verhältnis der verbrauchten Nährstoffe lässt sich anhand des sogenannten respiratorischen Quotienten (kurz: RQ) bestimmen. Dabei trägt der Proband eine eng anliegende Maske, die Nase und Mund bedeckt, während eine Maschine das Verhältnis an erzeugtem und verbrauchtem Kohlendioxid misst. Auf einer Skala von 0,70 bis 1,0 steht der Wert 0,70 für einen 100-prozentigen Beitrag des Fettstoffwechsels. Ein Ergebnis von 1,0 bedeutet hingegen, dass genauso viel Kohlendioxid ausgestoßen wie aufgenommen wurde, womit nur der Glukose-Stoffwechsel an der Energiebereitstellung beteiligt wäre.

Bei 60 Prozent der maximalen Sauerstoffaufnahme (kurz: VO2max) ermittelte Attia vor seinem Umstieg auf den ketogenen Stoffwechsel ein Verhältnis von 95 Prozent KH und nur 5 Prozent Fett. Bei einer Herzfrequenz von 104 Schlägen pro Minute (was einem sehr langsamen Tempo entspricht) lag die Verteilung bei 50:50. Nachdem er sich in der Folge 12 Wochen lang streng ketogen ernährt hatte, wiederholte er den Test – mit erstaunlichen Resultaten. Bei 60 Prozent seiner VO2max verbrannte Attia nun 22 Prozent Glykogen und fast 80 Prozent Fett! Um einen ausgeglichenen Anteil der Energiesysteme zu erreichen (50 Prozent KH und 50 Prozent Fett) musste er sich auf ein absolutes Hammertempo mit 162 Schlägen pro Minute steigern! Auch im »roten Drehzahlbereich« tat sich etwas: Vor der ketogenen Diät benötigte er an der anaeroben Schwelle noch 100 Prozent Glykogen als Treibstoff. Durch die Ernährungsumstellung hatte sich das Verhältnis zu 70 Prozent Glykogen und 30 Prozent Fett verschoben.

Ein weiteres Plus: Attia erreichte mit der ketogenen Methode die aerobe Schwelle erst bei einer höheren Wattzahl. In der Folge gelangte er zu der Annahme, dass die Ketone die Übersäuerung des Blutes eindämmen und dadurch bessere Leistungen ermöglichen – und das nicht nur im bequemen Fettverbrennungsmodus, sondern auch im roten Drehzahlbereich. Ein interessanter Nebenaspekt: Bei einer weiteren Steigerung auf 100 Prozent der maximalen Sauerstoffaufnahme bemerkte Attia im Zusammenhang mit der ketogenen Ernährung einen leichten Leistungsabfall. Seine sorgfältig aufgezeichneten Daten deuten darauf hin, dass die ketogene Strategie abgesehen vom absoluten maximalen Leistungsbereich auf praktisch allen Intensitätsstufen einen wesentlichen Vorteil mit sich bringt. Unter den Fahrern und Läufern draußen auf der Straße kursiert die Meinung, dass die ketogene Strategie hauptsächlich auf den Ultradistanzen im sehr niedrigen Tempo sinnvoll, für kürzere Wettkämpfe aber weniger gut geeignet sei. Die Forschungsergebnisse widerlegen diese These.

Der Triathlet Sami Inkinen, Weltmeister der Amateure beim Ironman 70.3, konnte auch mit präzisen Daten aus dem Labor belegen, dass eine extrem niedrige KH-Zufuhr von weniger als 10 Prozent des Gesamt-Kalorienanteils die Ausdauerleistung drastisch steigern kann. In nur drei Monaten mutierte Sami mithilfe eines hohen Fett- und niedrigen KH-Anteils in der Ernährung vom hoffnungslosen Zuckerjunkie zur echten Fettverbrennungs- und Ausdauermaschine. Während die Glukose zuvor bei einer relativ hohen Belastung von 300 Watt noch mit einem Anteil von ctwa 95 Prozent am Gesamt-Energieverbrauch zu Buche schlug, erreichte Sami durch die Nahrungsumstellung bei derselben Intensität eine Fifty-fifty-Verteilung von Zucker zu Fett. Gleichzeitig verdoppelte er dabei seine Fettverbrennungsfrequenz auf 400 Kalorien pro Stunde. Das ist ein für 300 Watt sehr ordentlicher Energieumsatz. Die Intensität entspricht in etwa einer Fahrt bei null Prozent Steigung mit etwa 40 km/h!

Noch erstaunlicher waren Samis Berechnungen der geschätzten Zeitabstände bis zum Zuckerloch bei schwächerer Intensität. Die Werte extrapolierte er aus den Prozentsätzen der Nährstoffverwertung bei seinen drei Leistungstests. Diese Berechnung sagt voraus, wann einem Sportler die Energie ausgeht, wenn er keine weiteren Kalorien von außen zuführt. Beim ersten Test vor der Umstellung auf den Fettstoffwechsel errechnete er eine Zeitspanne von 5,6 Stunden bei einer verhältnismäßig niedrigen Leistung von 200 Watt.

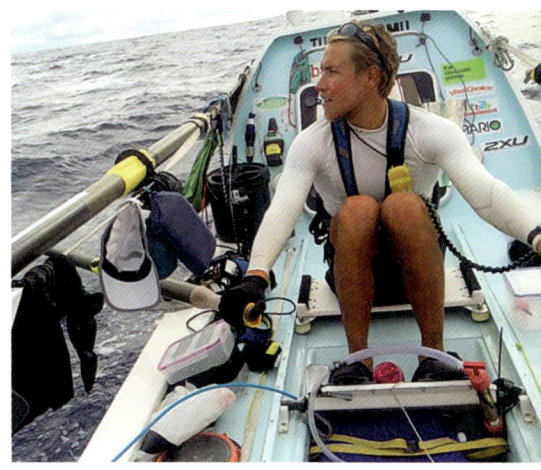

Sami Inkinen lotet mit seinen Spitzenleistungen im Triathlon-Amateurbereich und anderen übermenschlichen Herausforderungen (s. Kapitel 7) die Grenzen des Fettstoffwechsels und der menschlichen Leistungsfähigkeit neu aus.

Vor dem Test im Jahr 2014 hatte er fünf Jahre lang seine Ernährung und sein Training auf Fettverbrennung ausgerichtet. Dabei hatte er die Zeitspanne bis zum Zuckerloch bei 200 Watt auf *87 Stunden* ausgedehnt! In Kapitel 7 präsentieren wir dir Samis sorgfältig protokollierte Experimente mit dem Fettstoffwechsel eingehender. Dabei gehen wir auch genauer auf die übermenschlichen Leistungen ein, die er zusammen mit seiner Frau Meredith im Jahr 2014 zeigte, als er in 45 Tagen von Nordkalifornien bis nach Hawaii ruderte!

Phinney und Volek erwähnen in *The Art and Science of Low Carbohydrate Performance* ebenfalls, dass die ketogene Ernährung hilft, schlankes Muskelgewebe zu erhalten. Schließlich sind Fette und Ketone jederzeit als Energielieferanten leicht verfügbar. Bei einer KH-Abhängigkeit kommt es stattdessen zur Stressreaktion, sobald die Glukosevorräte zur

Neige gehen. Der Körper stellt sich dabei auf Kampf oder Flucht (sprich: Stress) ein. Darunter leidet das hart erarbeitete schlanke Muskelgewebe, das der konstanten Energiezufuhr zum Gehirn geopfert wird. Neben dem Muskelabbau und der übermäßigen Stressreaktion kommt es dabei auch noch zu einer deutlichen Verzögerung des Regenerationsprozesses.

Alles in allem ist die KH-Abhängigkeit also gleich in mehrerlei Hinsicht ein echtes Dilemma. Du hängst damit sozusagen am KH-Tropf. In langen Wettkämpfen und Trainingseinheiten steht und fällt die Leistung mit der instabilen Fähigkeit des Körpers zur Verwertung zugeführter Glukose. Dazu setzt du die Muskulatur aufs Spiel, die du dir hart erarbeitet hast: Immer, wenn die Glukosereserven knapp werden, besteht das Risiko, dass zur Zuckerneubildung Muskelgewebe geopfert wird. Und zwar selbst im Ruhezustand, wenn du einfach nur eine Mahlzeit versäumst. Dazu kommen natürlich noch die direkten gesundheitlichen Gefahren, die eine schmutzige, entzündungsfördernde und oxidativ wirkende Energiequelle mit sich bringt. Dieses Risiko ist beim aktiven Sportler noch weit stärker ausgeprägt als beim Durchschnittsmenschen, der sich nicht mehr bewegt als nötig.

Die KH-Abhängigkeit ist gleich in mehrerlei Hinsicht ein echtes Dilemma: Die schmutzige, entzündungsfördernde und oxidativ wirkende Energiequelle bringt direkte gesundheitliche Gefahren mit sich.

Wir hoffen, dass du dich jetzt nicht gleich total begeistert auf die ketogene Ernährung stürzt oder völlig eingeschüchtert davon abwendest. Mach erst einmal einen Schritt nach dem anderen. Taste dich langsam heran, indem du zunächst auf die Primal-Ernährung umsteigst. Die ist nämlich weitaus leichter durchzuhalten. Du kannst dabei weiterhin eine Auswahl hochwertiger KH-Quellen nutzen, ohne dir zu viele Gedanken über die engen Grenzen einer ketogenen Ernährung machen zu müssen.

Fang mit einer Testphase an, indem du zunächst einmal die ungesündesten Lebensmittel vom Speiseplan streichst. Gemeint sind diejenigen Nahrungsmittel, die dich auf Dauer tatsächlich umbringen können – ganz gleich, wie viele Stunden pro Wochen du damit verbringst, diese nutzlosen, stark oxidativen und entzündungsfördernden Treibstoffe wieder zu verbrennen. Die Rede ist von Zucker, Getreide und stark raffinierten Ölen aus industrieller Herstellung. Ersetze sie durch nährstoffreiche Lebensmittel, die mit dem Primal-Prinzip vereinbar sind. Dazu gehören Fleisch, Fisch, Geflügel, Eier, Gemüse, Obst, Nüsse und Körner. Du wirst mit Freude feststellen, dass dir die Primal-Strategie eine unglaublich breite Auswahl an Lebensmitteln offenhält, dazu extrem flexibel ist und sich stark auf den individuellen Geschmack abstimmen lässt. Beim Primal-Ansatz steht der Genuss leckerer und sättigender Mahlzeiten im Vordergrund. Du musst dich dafür weder groß anstrengen noch quälen. Beim Primal-Ansatz gibt es keine übermäßig strengen Vorgaben oder Einschränkungen.

Du musst dich einfach nur drei Wochen lang voll und ganz auf die Primal-Strategie einlassen. Damit versetzt du die richtigen Gene in Einsatzbereitschaft, um dich mit der Zeit zur echten Fettverbrennungsmaschine zu verwandeln. Danach folgt der nächste Schritt, bei dem du sechs Monate lang ein sinnvolles Training im aeroben Leistungsbereich absol-

Mentale Umstellung durchs Training

Wer bei dem allgemein verbreiteten Wahnsinn mitmacht, nach dem Workout so schnell wie möglich so viele KH wie möglich in sich hineinzustopfen, driftet schnell in die KH-Abhängigkeit ab. Die Appetithormone reagieren in diesem Zustand des Nährstoffmangels nämlich überaus empfindlich. Dazu Dr. Cate Shanahan:

Das Training ist eine der effektivsten Arten, die Appetithormone zu beeinflussen. Vor allem das Ghrelin bringt den Magen zum Knurren. Es handelt sich dabei um ein extrem schnell wirksames Hormon, das sowohl im Gehirn als auch im Magen Hungergefühle auslöst. Wenn sich während des Workouts die Nährstoffreserven leeren, schnellt der Ghrelinspiegel nach oben. Nimmst du dann nach dem Workout massenweise KH zu dir, schüttet der Organismus Dopamin und körpereigene Opioide aus. Diese Substanzen führen dann zu dem bekannten Hochgefühl. Sowohl der steile Ghrelin-Anstieg als Reaktion auf die erschöpften Reserven als auch die starke Dopamin- und Opioid-Ausschüttung als Reaktion auf die Nahrungszufuhr beeinflussen den sogenannten Nucleus accumbens, eine Kernstruktur im Hypothalamus. Auf diesem Wege steuern sie das neuronale Belohnungssystem im Gehirn.

Ist der Körper nach dem Training ausgezehrt, reagieren die Appetithormone sehr empfindlich. Sie sind dann extrem empfänglich für eine Neustrukturierung. Theoretisch sollte es möglich sein, das neuronale Belohnungssystem (die Ursache des Heißhungers) auszubremsen. Dafür müsstest du so lange fasten, wie du es eben aushalten kannst, oder das brennende Hungergefühl mit einer stark fetthaltigen Mahlzeit stillen. Das sollte zur Aktivierung der für die Fett- und Ketonverbrennung zuständigen Gene führen. Schließlich bringst du dem Körper damit bei, bei hohem Energiebedarf auch andere Quellen als KH anzuzapfen. Genau dasselbe Prinzip greift, wenn du Heißhunger bekommst und dann nährstoffreiche Lebensmittel zuführst, die zwar gesund sind, vielen aber nicht sonderlich schmecken. (Kleine Frage nebenbei: Magst du Sardinen und Leber?). Der Körper lernt dann, diese Rohstoffe zu hochwertigem Zelltreibstoff und Reparaturmaterial umzuwandeln. Durch das gute Gefühl nach dem Verzehr kann es sein, dass du irgendwann sogar automatisch richtig Lust auf diese Lebensmittel bekommst.

Führst du hingegen zur Belohnung Süßigkeiten mit minimalem Nährwert zu, verpasst du damit die Chance, deinen Appetit auf neue Lebensmittel auszurichten und den Heißhunger auf Süßes in Zukunft unter Kontrolle zu bringen. Stattdessen polst du dich selbst voll auf Zucker, wie eine Laborratte.

Das gilt nicht nur für die Zeit nach dem Workout, sondern auch allgemein während des Sports. Eine Erhöhung des Grundumsatzes auf das Zehn-, Zwanzig- oder Dreißigfache hat nämlich eine sehr ausgeprägte Wirkung auf den Stoffwechsel. Ein weiterer Aspekt, mit dem jeder Sportler vertraut ist, der schon einmal richtig viel Zucker in sich hineingestopft hat: Das Auffüllen der Nährstofflager mit

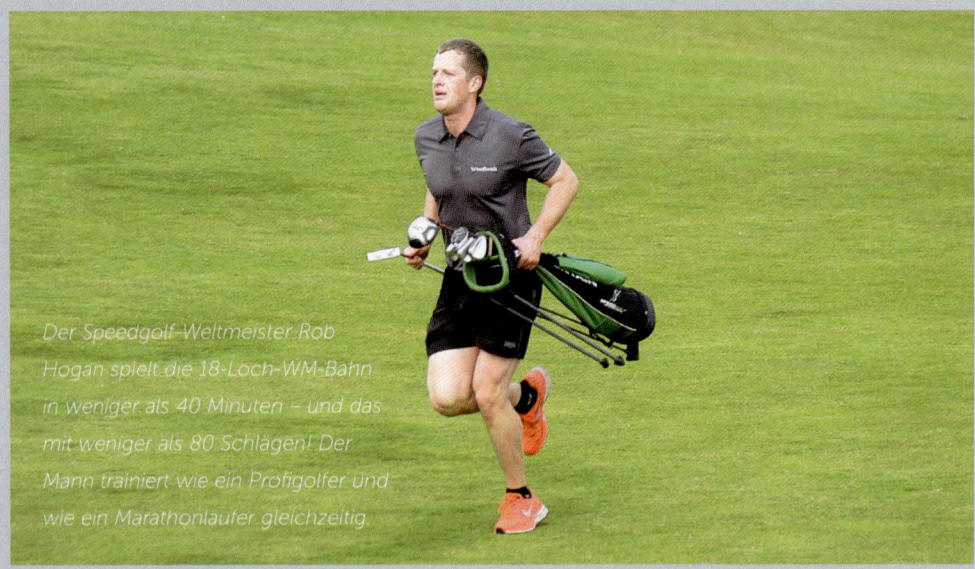

Der Speedgolf-Weltmeister Rob Hogan spielt die 18-Loch-WM-Bahn in weniger als 40 Minuten – und das mit weniger als 80 Schlägen! Der Mann trainiert wie ein Profigolfer und wie ein Marathonläufer gleichzeitig.

minderwertigen Lebensmitteln lässt den Heißhunger nur noch mehr wachsen. Was daran liegt, dass der Bedarf an richtigen Nährstoffen zur Regeneration nicht erfüllt wird. Auch der alte Tipp, mit leerem Magen nicht einkaufen zu gehen, ist nicht so verkehrt. Die Appetithormone können nämlich durchaus die Kaufentscheidungen beeinflussen.

Auch wenn es laut Dr. Shanahan nur »theoretisch« möglich sein sollte, das neuronale Belohnungssystem auszubremsen: Erfahrungsberichte aus der Praxis unterstützen die Hypothese, dass das Fasten nach dem Workout nutzbringend sein kann. So legen beispielsweise die Fahrer der Tour de France in der letzten Phase der Vorbereitung nach langen Trainingsfahrten gern kurze Fastenphasen ein, um den Körper verstärkt zur Fettverbrennung anzuregen. Wenn der Körper schon superschlank ist, schlagen normale Maßnahmen zum Abspecken nicht an, weil der Körper ein gewisses Maß an Körperfett aufrechterhalten will. Daher müssen Radfahrer zu extremen Mitteln greifen. Das ist natürlich ein ziemli-

cher Spagat für die Fahrer. Einerseits wollen sie noch ein paar Gramm herunterbekommen, andererseits wollen sie die muskuläre Regeneration nicht durch eine zu lange Fastenphase beeinträchtigen. Die Vorteile eines minimalen Körpergewichts über die kurze Saisonphase der Tour sind phänomenal.

In Episode 49 des Primal Blueprint-Podcasts (auf Englisch verfügbar unter iTunes, Stitcher oder blog.primal-blueprint.com) kommentiert Dr. Shanahan die bemerkenswerte Geschichte des Speedgolf-Weltmeisters Rob Hogan aus Episode 48 des Podcasts. Dr. Shanahan geht davon aus, dass der Sportler sein Appetit- und Belohnungszentrum durch eine Reihe von 27 Kilometer langen Läufen an aufeinanderfolgenden Wochenenden umprogrammiert hat, bei denen er ganz ohne zusätzliche Kalorien oder Flüssigkeit auskam. Die Geschichte stellen wir in Kapitel 7 noch detaillierter vor. Daher an dieser Stelle nur eine Kurzfassung: Hogan lief in der Endphase seiner vierten Langstreckentour gegen die Wand und sehnte sich dabei nach einer Flasche Fanta, seiner typischen

Belohnung nach dem Workout. Er konnte die Flasche förmlich vor seinem geistigen Auge sehen. Als er das Tief überwunden hatte und mit seinem Lauf fertig war, fiel ihm auf, dass seine »Fanta-Fantasie« wieder vorüber war und er keinerlei Heißhunger auf Zucker hatte.

Auch seine allgemeine Lust auf Süßes im normalen Alltag verließ ihn plötzlich. Dr. Shanahan erklärt sich das folgendermaßen: »Solche intensiven, neuen und einmaligen Trainingserfahrungen sind starke Signale. Sie geben dem Körper zu verstehen, dass er sich unbedingt anpassen muss – worauf der Organismus entsprechend reagiert.« Hogan hat also eine Abkürzung für den Umstieg von Zucker- auf Fettverbrennung gefunden – ein Prozess, für den normalerweise eine allmähliche Anpassung und ein aerobes Training über mehrere Wochen hinweg notwendig gewesen wären. Hogan erreichte dieses Ziel, indem er seinen Körper bis ans Limit forderte, ohne auch nur eine Kalorie von außen zuzuführen.

vierst und dich nach dem Primal-Leitbild ernährst. Erst danach bist du bereit, die Welt des ketogenen Ausdauertrainings zu erkunden. Die folgenden Abschnitte führen dich Schritt für Schritt durch den gesamten Entwicklungsprozess.

ERSTE GEHVERSUCHE ALS KETOGENER ATHLET

Gehen wir davon aus, dass du deine Hausaufgaben gemacht hast. Du folgst einem periodisierten Trainingsprogramm, das auf aeroben Einheiten und einem ausgeglichenen Verhältnis von Be- und Entlastung aufbaut, gekoppelt mit einer natürlichen Ernährung im Primal-Stil, die den Insulinspiegel nicht zu stark nach oben schnellen lässt. Auf dieser Grundlage machst du sowohl sportlich als auch vom Grundumsatz her weit größere Fortschritte, als du es dir je erträumt hast. Du hältst auch im nüchternen Zustand ausdauernde aerobe Workouts durch und schaffst es, deine Nahrungsmittel innerhalb eines sehr kleinen Zeitfensters zu dir zu nehmen. Außerdem hast du problemlos überschüssiges Körperfett ein für alle Mal abgewimmelt, und das bei einem geringeren Trainingsvolumen! Dein Appetit- und Energieniveau sind allgemein stabiler. Dein hochgezüchteter Fettverbrennungsmotor ist jetzt bereit für die ersten Testrunden mit der fortgeschrittenen Strategie des ketogenen Ausdauertrainings, die möglicherweise das Gesicht des Ausdauersports für immer verändern wird.

Das Konzept galt anfangs noch als exotischer Trainingsansatz, gewinnt aber mittlerweile immer mehr an Bedeutung und Unterstützung, auch von Spitzensportlern aus der Praxis. (Einige davon wirst du in Kapitel 7 kennenlernen). Wir können kaum erwarten, wie die Entwicklung weitergeht. Es ist sehr gut vorstellbar, dass der ketogene Ansatz die konventionelle Herangehensweise an das Ausdauertraining und an die Leistungssteigerung irgendwann komplett umkrempelt – was unserer Meinung nach fantastisch wäre. Der Begriff der »Revolution« wird zwar in den Werbeanzeigen der Magazine überstrapaziert (»Die Geschmacksrevolution: der neue XY-Riegel mit dem Schuss Koffein.«).

Doch der ketogene Ansatz könnte tatsächlich ein komplettes Umdenken sowie eine Befreiung von der KH-Abhängigkeit bewirken – nicht nur beim Sport, sondern auch ganz allgemein in der gesamten Ernährung.

Das ketogene Ausdauertraining könnte tatsächlich ein komplettes Umdenken bewirken. Fette und Ketone sind leichter verfügbar und effizienter als KH und verbrennen weit sauberer.

Diese Revolution wird glücken, weil Fette und Ketone leichter verfügbar und effizienter sind als KH und zudem weitaus sauberer verbrennen. Wir müssen unsere schädliche Einstellung zu den lieb gewonnenen KH überdenken. Einmal ganz abgesehen vom Potenzial zur Leistungssteigerung kann der Umstieg auf Fett und Ketone den Alterungsprozessen und oxidativen Schäden Vorschub leisten, zu denen es mit der konventionellen Trainings- und Ernährungsstrategie zwangsläufig kommt. Hast du Lust, das Ganze selbst zu testen und dich dem erlesenen Kreis der Vorkämpfer anzuschließen? Bist du bereit für die nächste Leistungsstufe durch ein ketogenes Training? Dann findest du hier eine Schritt-für-Schritt Anleitung für den erfolgreichen Umstieg:

Umstellung auf Fettstoffwechsel: Zieh das 21-tägige Programm zum Umstieg durch und bleib auch danach bei der Stange! Versuche, dein Training und deine Ernährung mindestens sechs Monate lang am Primal-Ansatz auszurichten. Dadurch erreichst du vor dem Einstieg in die Ketose eine erfolgreiche Um-

stellung deines genetischen Programms. Nach drei Wochen bist du wahrscheinlich schon bei 80 Prozent.

Dein Ziel sollten aber die 100 Prozent sein.

Die nächste 21-tägige Umgewöhnungsphase: Diesmal steigst du von der Primal-Ernährung auf die komplette ketogene Diät um. Dazu beschränkst du die KH-Zufuhr streng auf ein Maß von 50 Gramm am Tag. Du kannst dir immer noch üppige Portionen Gemüse und zwischendurch auch einmal eine Handvoll Beeren der Saison gönnen. Mehr darfst du dir aber nicht leisten. Also: kein zusätzliches Obst und keine Süßkartoffeln mehr wie noch zuvor bei der Primal-Ernährung. Auf Getreide und Zucker musst du komplett verzichten. Verwende zur Hilfestellung eine Seite wie fitday.com, um deine Zufuhr genau mitzuverfolgen und sicherzustellen, dass sich deine Ernährung innerhalb der ketogenen Rahmenbedingungen bewegt. Bei diesem extremen Lowcarb-Ansatz ist es nämlich schnell passiert, dass du das Limit überschreitest. Denk dran: nur eine kleine Unachtsamkeit und ein paar KH zu viel, und der ketogene Stoffwechsel macht dicht. Der Erfolg des gesamten Ketose-Experiments steht dann auf der Kippe. Achte auch hier darauf, so viele vollmundige, nährstoffreiche und stark sättigende natürliche Primal-Lebensmittel zu essen, dass du satt wirst.

Sicher willst du auch wissen, woran du erkennst, ob du dich bereits in der Ketose befindest. Der Zustand ist nur schwer an einem Wert festzumachen. Allgemein gilt aber: Sobald du auch im nüchternen Zustand Trainingseinheiten hinter dich bringen und mühelos Mahlzeiten überspringen kannst, sind das sichere Zeichen dafür, dass die für den Fett- und Ketonstoffwechsel verantwortlichen Gene voll aktiv sind. Möglicherweise hast du auch schon einmal von sogenannten Ketostix gehört. Das sind Teststreifen, die sich je nach Zusammensetzung des Urins farblich verändern. Daneben werden auch teure Blutmessgeräte zur Bestimmung des Ketonspiegels angeboten. Eine Konzentration von 2,0 mmol/l wird dabei als Schwellenwert für die Ketose angegeben. Diese Ansätze kannst du dir eigentlich schenken. Solche Messungen können aus unterschiedlichen Gründen irreführend sein. Die Werte können durch Parameter verfälscht werden, die ausgerechnet im Ausdauersport eine große Rolle spielen. Zunächst einmal kann ein hoher Ketonspiegel im Urin auch einfach nur darauf hindeuten, dass du viele Ketone ausscheidest, die das Muskelgewebe, das Herz und das Gehirn nicht aufgenommen haben.

Phinney und Volek gelten als führende Experten in diesem Bereich. Nach Meinung der beiden Autoren durchläuft der Stoffwechsel während der Einstimmung auf die Ketose einige interessante Phasen. Bei der drastischen KH-Reduktion verbrennt die Muskulatur zunächst Ketone und Fett als Treibstoff. Mit fortschreitender Dauer scheint sich die Muskulatur dann vor allem auf Fett als Brennstoffquelle einzuschießen, wodurch die wertvollen Ketone fürs Gehirn übrig bleiben. In der Folge kann ein Test auf den Ketonspiegel im Blut ungewöhnlich niedrig ausfallen, weil das Gehirn den Vorrat aufbraucht!

Der Anpassungsprozess an die Ketose ist ein faszinierender Vorgang, der auch viele Rückschlüsse auf die menschliche Entwicklungsgeschichte zulässt. In Zeiten des Hungers, unter Umständen in Kombination mit extremen körperlichen Belastungen wie der verzweifelten Suche nach Nahrung, wäre der Mensch ohne ein voll funktionsfähiges Gehirn verloren gewesen. Das Gehirn bezieht seine Leistung fast ausschließlich aus Glukose oder eben Ketonen, die einen Ersatz-Brennstoff allererster Güteklasse darstellen. Der Kalorienbedarf ist für so ein kleines Organ immens.

Das Gehirn verbraucht fast 20 Prozent der täglich durch den Körper bereitgestellten Energie! Über Millionen von Jahren waren die Ketone eine essenzielle und wertvolle Treibstoffquelle, die es unseren Vorfahren in harten Zeiten ermöglicht haben, zu überleben. Die chemische Verbindung hat seit jeher die alles entscheidende Aufgabe, das Gehirn immer gut mit Energie zu versorgen und voll funktionsbereit zu halten.

Ketone sind eine wunderbare Energiequelle … die allerdings durch einen jahrelangen übermäßigen Zuckerkonsum ihre Effektivität verliert. Die Entwicklung der menschlichen Zivilisation und das überschießende Kalorienangebot der Neuzeit blockieren die Keton-Produktion. Wenn der Stoffwechsel dann etwa nachts im Schlaf doch einmal die Chance hat, ein paar Ketone zu produzieren, werden sie größtenteils wieder ausgeschieden, weil es der Körper einfach nicht gewohnt ist, diese saubere Energiequelle zu verwerten.

Ketone sind eine wunderbare Energiequelle … die allerdings durch einen jahrelangen übermäßigen Zuckerkonsum ihre Effektivität verliert.

Stellen wir uns einmal einen voll auf Fett und Ketone eingestellten Ausdauer-Modellathleten vor. Sein Gehirn verbrennt Ketone und bleibt dadurch stundenlang hoch konzentriert – ohne auf den zufälligen Zucker- und KH-Kick des nächsten Energiegels angewiesen zu sein, das der Sportler (wenn alles gut läuft) rechtzeitig schluckt und gut verdaut. Die Muskulatur konzentriert sich indes hauptsächlich auf Fett. Die wertvollen Glykogenreserven der Muskulatur werden weitestgehend geschont und nur dazu genutzt, die Fettverbrennung bei Bedarf noch ein bisschen zusätzlich anzuheizen. Außerdem werden die KH ja auch noch für den Schluss-Sprint gebraucht. Das ist ähnlich wie bei unseren Vorfahren, die schnell verfügbares Glykogen brauchten, um in Situationen auf Leben oder Tod körperliche Spitzenleistungen abrufen zu können. Die auf Fettverbrennung eingestellte Muskulatur könnte theoretisch auch Ketone verwerten, lässt aber geschickterweise dem Gehirn bei der Verwendung dieser wertvollen Energiequelle den Vortritt.

DEINE OPTIONEN ALS PRIMAL-SPORTLER

Du kennst inzwischen die unterschiedlichen Stufen von der KH-Abhängigkeit über den Fettstoffwechsel bis hin zum ketogenen Ausdauertraining. Jetzt fragst du dich möglicherweise, was für dich auf lange Sicht die beste Energieversorgung ist. Das Großartige beim Primal-Ansatz ist die unglaubliche Vielseitigkeit. Wenn du deine Gene darauf gepolt hast, rund um die Uhr Fett als primäre Treibstoffquelle zu verwenden, kannst du eine bestimmte Menge an KH zu dir nehmen – je nach Körperzusammensetzung, Trainingszielen für den Tag oder Trainingsblock. Wir stellen dir hier einen groben Abriss dreier Kategorien zur Energieaufnahme/Stoffwechselfunktion vor, die du ganz nach Belieben miteinander kombinieren kannst.

Komplettes ketogenes Programm: Hierfür musst du die KH-Zufuhr konsequent auf etwa 50 Gramm pro Tag oder weniger einschränken. Das ist die ideale Voraussetzung, um innerhalb kürzester Zeit überschüssiges Körperfett loszuwerden, unabhängig von der Zuckerzufuhr kognitive Spitzenleistungen abzurufen, Entzündungsreaktionen einzudämmen und die Neubildung von Mitochondrien anzukurbeln.

Die neuen und effektiveren Mitochondrien steigern die Energieproduktion und schützen den gesamten Körper besser vor dem oxidativen Stress des Trainings und des Alltags. Die Ketose ist ein sehr wackliger Zustand. Es ist nicht leicht, den Status quo zu erreichen und aufrechtzuerhalten. Das komplette ketogene Programm solltest du daher in einer Phase testen, in der die trainings- und alltagsbedingten Belastungen nicht so groß sind, etwa während einer aeroben Trainingsphase oder einer Erholungsphase. Wir raten davon ab, den Ansatz in hoch intensiven Saisonphasen auszuprobieren, die Kraft- und Tempo-Workouts beinhalten und in denen der Glukosebedarf extrem hoch ist.

Wechsel zwischen Ketose und Fettverbrennung: Wie du bereits weißt, brauchst du nur ein einziges Mal eine mäßige bis hohe Menge an KH zu dir zu nehmen, und schon war es das wieder mit der Ketose. Und das ist auch kein Problem. Du kannst beim Training immer wieder für eine beliebige Dauer in den ketogenen Bereich vorstoßen und damit tolle Erfolge erzielen – so lange, wie du dich damit wohlfühlst. Manche Athleten können die Ketose mühelos monatelang aufrechterhalten. Andere halten den Zustand »nur« zwei Wochen, einen Monat, über einem bestimmten Trainingszyklus hinweg oder bis zum Erreichen eines festgelegten Abspeckzieles durch. Mark verfolgt bei der Ernährung die Strategie, nur innerhalb eines engen Zeitfensters Nahrung zu sich zu nehmen. Damit wechselt er praktisch ständig zwischen Ketose und Fettverbrennung hin und her. Das Ganze hat für ihn keine spürbaren Auswirkungen. Vor allem deshalb nicht, weil alle seine Mahlzeiten nur so viele KH enthalten, dass sie zwar die Ketose zum Erliegen bringen, aber keine extreme Insulinausschüttung bewirken. Wie bereits erwähnt dringt außerdem jeder Mensch nachts im Schlaf in den ketogenen Bereich vor. Schließlich muss der Körper während der Nachtruhe acht Stunden oder mehr ohne Nahrung auskommen. Das Problem ist nur, dass die meisten Leute dieser mehr oder weniger ausgeprägten Ketose jeden Morgen ein jähes Ende setzen, wenn sie ein KH-lastiges Frühstück zu sich nehmen.

Die klassische natürliche Ernährung nach dem Primal-Prinzip: Die wissenschaftlichen Hintergründe und das Leistungspotenzial des ketogenen Ausdauertrainings sind zwar faszinierend. Möglicherweise hast du aber aktuell oder auch in nächster Zukunft nicht vor, gleich so tief einzusteigen. Einen echten körperlichen und gesundheitlichen Wandel bewirkst du aber auch schon, indem du aus der KH-Abhängigkeit aus- und in den Fettstoffwechsel einsteigst, dabei auf eine hochwertige Nährstoffzufuhr achtest und dadurch Entzündungsreaktionen und oxidativem Stress vorbeugst. Dafür musst du die KH-Aufnahme gar nicht so weit herun-

terschrauben, dass du in den erlesenen Kreis der ketogenen Ausdauerathleten vorstößt. Für deine Makronährstoffe gilt ebenso wie für die anderen Primal-Richtlinien: Nix ist fix. Du bist selbst dafür verantwortlich, die Werte vor dem Hintergrund deiner persönlichen Erfahrung auf deinen individuellen Bedarf abzustimmen.

Ein Grundprinzip des Leitbilds zum natürlichen Lebensstil ist außerdem die 80-Prozent-Regel. Auf diese Vorgabe gehen wir im Buch *Primal Blueprint* sowie zahlreichen Online-Artikeln unter MarksDailyApple.com noch genauer ein. Mark gibt seinen Lesern darin den Ratschlag, sich so gut es geht am Primal-Leitbild zu orientieren, sich dabei aber auch bewusst zu machen: Der moderne Alltag kann es erforderlich machen, hier und da auch einmal von der Leitlinie abzuweichen. Wenn du versuchst, dich 100-prozentig an die Regeln zu halten und letztendlich in 80 Prozent der Fälle dein Ziel erreichst, ist das schon ein Erfolg. Du darfst nur nicht den Fehler machen, von vornherein nur 80 Prozent zu geben, zwischendurch einen ganzen Tag lang zu »schummeln« oder deine Fortschritte durch sonstige selbstzerstörerische Praktiken selbst zu unterwandern. Das ist nicht im Sinne der Primal-Philosophie. Du bist Sportler und hast ein großes Interesse daran, gesund zu leben. Genau deshalb ist es so wichtig, dass du ungesunden Lebensmitteln wirklich konsequent aus dem Weg gehst, ganz gleich, wie groß die Versuchung sein mag. Rufe dir immer wieder die Vorzüge eines Lebens und Trainings nach dem Primal-Prinzip ins Gedächtnis: eine bessere Leistungs- und Regenerationsfähigkeit, eine stabilere Gesundheit und mehr Lebensfreude!

Zusammenfassung des Kapitels

- Das ketogene Ausdauertraining ist möglicherweise das Ausdauertraining der Zukunft.
- Fettstoffwechsel und Ketose schützen effektiv vor dem Hungerast.
- Es ist kein Problem, die Ketose zyklisch immer wieder neu anzuschieben.
- Es ist sinnvoll, das Gehirn aus der Zuckerabhängigkeit zu befreien.

Das ketogene Ausdauertraining gilt in der ausdauerorientierten Trainingswissenschaft als der bahnbrechende Forschungsansatz.

Das Prinzip bietet das Potenzial bemerkenswerter Leistungszuwächse. **Bei Ketonen handelt es sich um energiereiche Nebenprodukte des Fettstoffwechsels, die in der Leber entstehen, wenn der Glukosespiegel entsprechend niedrig ist.** Sowohl das Gehirn als auch das Herz und die Skelettmuskulatur können sehr effektiv Ketone verwerten. Die körpereigene Keton-Produktion ist evolutionsgeschichtlich vorgegeben. In der menschlichen Entwicklungsgeschichte waren die Ketone angesichts der häufig vorkommenden Kalorienknappheit überlebensnotwendig! Schon eine bescheidene Menge an KH bringt die Ketose schnell zum Erliegen. Es handelt sich dabei also um eine Strategie für Fortgeschrittene. Es ist sinnvoll, sich zuvor schon eine Zeit lang mit der Ernährung und dem Training am Primal-Prinzip auszurichten. Erst dann lohnt sich ein Versuch mit der Ketose.

In Dr. Voleks FASTER-Studie verbrannte die Elite unter den Ultraläufern mit einer Frequenz Fettreserven, **die doppelt so hoch war wie der Wert, der bislang als naturgegebenes Limit des Menschen galt!** Dr. Peter Attia hat in einem sorgfältig protokollierten Experiment den Einfluss der ketogenen Ernährung auf die Leistung untersucht. Dabei schaffte er es, bei angenehmer Gangart die hauptsächlich auf KH ausgerichtete Verbrennung nach einiger Zeit auf die Primärquelle Fett umzustellen. Durch die ketogene Ernährung verbesserte sich seine Wattleistung an der anaeroben Schwelle. Der Triathlet Sami Inkinen konnte im Labortest die individuelle Zeitspanne bis zum Zuckerloch von 5,6 auf 87 Stunden verlängern, indem er in den Fettstoffwechsel umschaltete.

Nach mehreren erfolgreichen Monaten mit dem Primal-Programm kannst du dir überlegen, ob du dich an das ketogene Ausdauertraining heranwagen möchtest. Für diesen nächsten Schritt musst du bis auf das Gemüse die Zufuhr sämtlicher KH-Quellen herunterfahren. Unter Umständen ist es auch notwendig, die eigene KH-Zufuhr mit einem Online-Lebensmittelrechner mitzuverfolgen, um stets unter dem Grenzwert von 50 Gramm pro Tag zu bleiben. Wenn du dann einmal eine echte Fettverbrennungsmaschine bist, hast du die Wahl: Du kannst voll auf Ketose umschalten, immer wieder zyklisch zwischen Ketose und Fettverbrennung wechseln oder einfach im klassischen Primal-Bereich bleiben – je nach persönlichen Vorlieben, Trainingsphase und Leistungszielen.

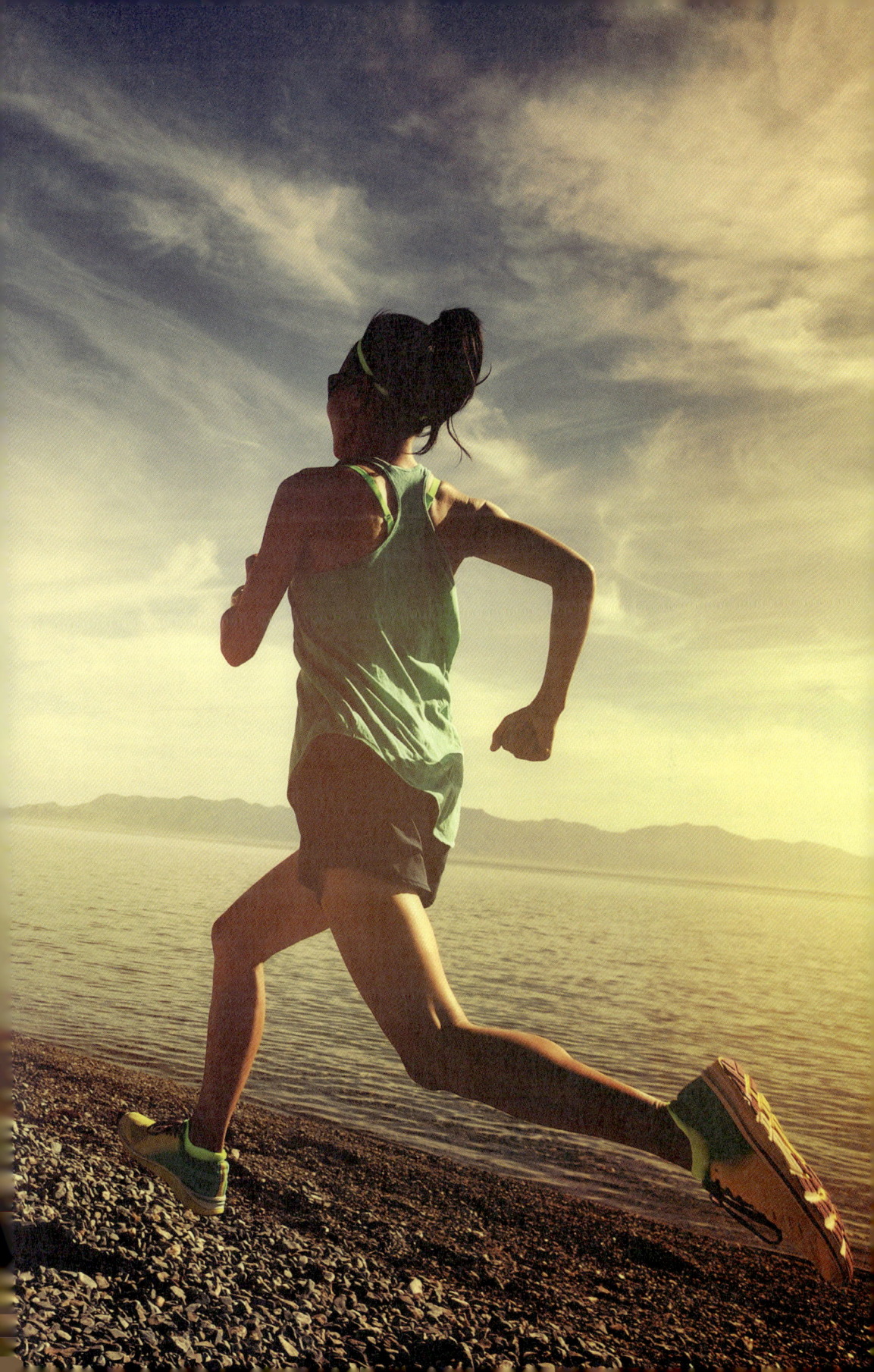

Kapitel Fünf

KRAFTTRAINING

Hol dir beim Krafttraining mehr Power und Stehvermögen. Stabilisiere außerdem deine Lauftechnik und erhöhe deine Beweglichkeit. Die Primal Essential Movements (PEM) und Maximum Sustained Power (MSP)-Workouts werden dir dabei helfen ...

n diesem Abschnitt erfährst du, wie und warum du als Ausdauersportler spezielle kurze und hoch intensive Krafteinheiten mit in den periodisierten Jahresplan einbauen solltest. Der Fokus liegt dabei auf der Maximal- und Explosivkraft sowie der sauberen Technik auch bei Ermüdung. Das natürliche Krafttraining nach dem Primal-Prinzip folgt nicht der im Ausdauersport weitverbreiteten Strategie »gemischter« Workouts mit Kardio- und Kraftelementen. Solche strapaziösen Einheiten können deine Fortschritte bei der Kraftentwicklung bremsen und zudem zum Übertraining führen.

Ein sauber ausgeführtes Krafttraining ergänzt die harten Trainingseinheiten auf der Straße. Es erlaubt dir, auch im erschöpften Zustand deine Form aufrechtzuerhalten und weiter deine Leistung zu bringen. Daneben ist ein gutes Krafttraining wie eine Frischzellenkur. Es stimuliert die Ausschüttung von Wachstumshormonen und Testosteron.

Wir möchten hier zwei Formen des Krafttrainings vorstellen. Zunächst die einfachen **Primal Essential Movements.** Dabei handelt es sich um natürliche Basisbewegungen, die mit der Primal-Philosophie vereinbar sind. Zu den Übungen zählen Liegestütze, Klimmzüge, Kniebeugen und Stützhaltungen – alles Bewegungen und Haltungen, die regelmäßig ausgeführt die Funktionalität, Kraft und Mobilität des gesamten Körpers steigern. Du bist ein ehrgeiziger Sportler, der auch an seiner Explosivkraft arbeiten und bei seinen Ausdauerleistungen mehr Power auf die Straße, die Pedale oder in seine Bewegungen bringen will? Dann bist du bei den **Maximum Sustained Power**-Workouts genau richtig. Für diese Übungen verwendest du schwerere Gewichte. Die Sätze sind kürzer und die Pausen länger als bei den Primal Essential Movements. Das Hauptaugenmerk liegt hier auf der Steigerung der Maximalkraft und der Ausdauerleistung. Dabei kommen vor allem funktionale Ganzkörperübungen wie das Kreuzheben, die Kniebeuge, das Hanteldrücken und Vertikalsprünge zum Einsatz.

Herzlichen Glückwunsch! Wenn du dieses Kapitel erreicht und die Prinzipien des Programms tatsächlich umgesetzt hast, verfügst du mittlerweile über eine außerordentliche aerobe Grundlagenausdauer. Du bist jetzt eine echte Ausdauermaschine und fitter als 99,9 Prozent aller anderen Menschen auf diesem Planeten. Dein neuer Lebensstil hilft dir, natürliche Alterungsprozesse hinauszuzögern, deine kognitive Leistungsfähigkeit zu verbessern, Stress effektiver zu bewältigen und top vorbereitet an Ausdauerwettkämpfen teilzunehmen. Dieses Lob hast du dir natürlich nur dann verdient, wenn du tatsächlich alles richtig machst. Falls du immer wieder ins alte chronische Übertraining zurückfällst, bewirkst du das Gegenteil: Du beschleunigst die Alterungsprozesse, beeinträchtigst deine kognitive Leistungsfähigkeit, machst dir zusätzlich zum ohnehin schon stressigen Alltag auch noch im Training unnötig Druck, schadest deinem Herzen und deinen Arterien und unterwanderst deine eigenen Wettkampfleistungen.

Aber gehen wir einfach einmal davon aus, dass du dich stark und gesund fühlst, dabei in den letzten beiden Monaten durch rein aerobes Training deine Ausdauer stetig verbessert und zu keinem Zeitpunkt die aerobe Schwelle überschritten hast. Dann bist du bereit für unsere Kraft-Workouts und das Sprinttraining (auf das wir im nächsten Kapitel eingehen). Da du nun bereits über einen effektiven aeroben Fettverbrennungsmotor verfügst, musst du dich bei deinen Krafteinheiten schon einmal nicht mehr um die Kardio-Komponente kümmern. Das ist ein komplett anderer Ansatz als beispielsweise beim CrossFit, dessen Philosophie vorsieht, »eine breite allgemeine und umfassende Fitnessbasis aufzubauen«. Dafür führen die CrossFit-Anhänger immer wieder neue funktionelle Übungen bei relativ hoher Intensität aus, wie es heißt. Der Sportler soll dadurch zum Allrounder werden, so wie ein olympischer Zehnkämpfer oder eben ein Teilnehmer der CrossFit Games (was für ein Zufall ...). An dieser Herangehensweise ist an sich nichts auszusetzen. Zudem erfreut sich das CrossFit seit seiner Einführung im Jahr 2000 großer Beliebtheit.

Das beste Läufer-Workout mit wenig Widerstand und hohen Wiederholungszahlen ist der 10-Kilometer-Lauf!

Wir gehen allerdings davon aus, dass für dich die Ausdauer ganz oben auf der Liste steht. Daher verfolgen wir beim Aufbau natürlicher Ausdauer nach dem Primal-Prinzip einen anderen Ansatz. Die Idealvorstellung des CrossFit von der »breiten und allgemeinen Fitnessbasis« bringt dich dabei genauso wenig weiter wie die typischen Programme, die Ausdauersportler in Büchern, Magazinen oder vom Personal Trainer im Fitness-Studio empfohlen werden. Wir wollen uns die Kardio-Komponente schenken und uns voll auf die wichtigen Schwachstellen konzentrieren, die typischerweise bei einem Ausdauersportler zu beobachten sind. Dies sind im Einzelnen die Maximalkraft, die Explosivkraft sowie die allgemeine Beweglichkeit und Koordinationsfähigkeit.

Einheiten zum Aufbau und zum Erhalt deiner Ausdauer machst du ohnehin schon genug, weswegen wir diesen Aspekt guten Gewissens ausklammern können.

Außerdem bist du wahrscheinlich auch eher daran interessiert, deine Ausdauerleistung noch zu steigern, und weniger daran, als der neue Jürgen Hingsen oder die neue

> Das natürliche Primal-Krafttraining konzentriert sich auf Maximalkraft, explosive Power sowie die allgemeine körperliche Beweglichkeit und Koordinationsfähigkeit.

Heike Henkel im Zehn- oder Siebenkampf Medaillen abzuräumen. Genau deshalb beschäftigen wir uns mit den Möglichkeiten, Kraft und Explosivität aufzubauen (allerdings nur in dem Maß, wie es deinen Zielen als Ausdauersportler guttut). Dazu möchten wir deine Beweglichkeit und Koordinationsfähigkeit unter Belastung steigern. Das soll es dir ermöglichen, auch im ermüdeten Zustand noch technisch sauber weiterzulaufen und weiterhin ausreichend Kraft zu entwickeln.

Dabei wollen wir auch den unter Ausdauersportlern verbreiteten Denkfehler aus der Welt räumen, dass ihre ohnehin seltenen Kraft- und Tempoeinheiten eine Ausdauerkomponente enthalten oder sogar voll darauf ausgerichtet sein müssten. Warum sollte jemand, dem es an Kraft, Explosivität und Stabilität fehlt, im Training dieses Ungleichgewicht noch einmal betonen, indem er sich wieder nur auf seine Stärken (die Ausdauer) konzentriert? Abgemagerte Ausdauersportler landein, landaus verwenden beim Krafttraining oft wenig Widerstand und hohe Wiederholungszahlen.

Solche Einheiten sind meist zu leicht und zu langgezogen, um in puncto Kraftaufbau und Explosivität tatsächlich etwas zu bewirken. Auch die Beweglichkeit oder Koordinationsfähigkeit fördern sie nicht wirklich. Unser Vorschlag für ein leichtes Läufer-Workout mit hohen Wiederholungszahlen: *der 10-Kilometer-Lauf!*

Wir sagen dir, wie du wirklich stärker, schneller, explosiver und beweglicher wirst und dabei an deiner Technik feilst: mit brutal kurzen und brutal intensiven Workouts. Das Training wird dir richtig Spaß machen und eine erfrischende Alternative zum ewigen Kilometerfressen bieten. Führ dir immer vor Augen, dass du als Ausdauersportler in diesem Bereich nur mit einer Handvoll sehr kurzer Workouts Leistungssprünge erreichen kannst, die selbst mit zehn- oder zwanzigmal so langen aeroben Einheiten nicht möglich wären.

Du glaubst uns nicht? Dann leg das Buch kurz beiseite und versuch einmal einen Satz mit 20 Kniebeugen hinter dich zu bringen. Du musst dir gar keine Langhantel auf den Rücken legen, sondern nur mit dem Hintern so weit nach unten gehen wie möglich und dich anschließend wieder nach oben drücken. Achte darauf, die Knie dabei genau auf die Füße auszurichten. Sie dürfen auf keinen Fall x-beinig nach innen einknicken. Außerdem dürfen sie nie weiter nach vorn wandern als bis zur Ebene der Fußspitzen. Und? Wie sind die 20 Wiederholungen gelaufen? Selbst extrem fitte Ausdauersportler tun sich überraschend schwer, wenn sie zum Warm-up ein paar einfache Kniebeugen oder einige Klimmzüge absolvieren sollen. Vielleicht denkst du ja, dass diese Fähigkeiten keinen Einfluss auf deine Zeiten beim Marathon oder Triathlon haben. Du wirst überrascht sein, wenn du weiterliest ...

WOZU KRAFTTRAINING?

Eine wichtige Frage. Schließlich erfordert ein Krafttraining viel Energie und Zeit zur Regeneration. Ganz davon abgesehen, dass ein Kraft-Workout sozusagen der sportliche Gegenpol zum Ausdauertraining ist. Nicht umsonst betonen Sportwissenschaftler auch immer wieder unmissverständlich, dass ein solches Krafttraining *sportartspezifisch* sein muss, um effektiv die Wettkampfleistung zu steigern. Bildlich gesprochen: Wer ein guter Geiger werden will, muss an seiner Fingertechnik feilen.

Der Knackpunkt ist aber: Das Ausdauertraining stellt körperlich eine große Belastung dar und ist technisch sehr anspruchsvoll. Daher gilt es, an der Technik und Regenerationsfähigkeit zu feilen, um auf dem Rad, der Laufstrecke oder im Becken aus jedem Kilometer und jeder Bahn das Maximum herauszuholen. Eigentlich ein einleuchtendes Argument – das aber in der Praxis leider größtenteils ignoriert wird. Wie bereits zuvor angesprochen gibt es keinen direkt proportionalen Zusammenhang zwischen den absolvierten Kilometern oder Stunden und der Leistung. Übertragen auf das Beispiel mit der Geige: Auch ein Musikant kann so ineffektiv üben oder sich dabei so stark überfordern, dass zusätzliche Trainingseinheiten seine Entwicklung nur bremsen würden.

Wenn beim Ausdauertraining die Erschöpfung eintritt, bricht die Technik zusammen. Es schleifen sich falsche Bewegungsmuster ein, während die Regenerationsdauer zunimmt.

Um das Optimum aus einer Einheit herauszuholen, musst du durchweg technisch sauber trainieren. Wenn beim Ausdauertraining die Erschöpfung eintritt, bricht die Technik zusammen. Es schleifen sich falsche Bewegungsmuster ein, während die Regenerationsdauer zunimmt. Erschwerend kommt hinzu, dass Ausdauersportler ziemlich häufig trainieren, bis sie fix und fertig sind!

Dr. Kelly Starrett ist ein echtes Schwergewicht in der Fitnessindustrie. Er ist einer der großen Namen in den Bereichen CrossFit, Mobility-Workouts und Physiotherapie. Auf der überaus erfolgreichen Seite mobilitywod.com verbreitet er seine Beweglichkeits-Workouts (Mobility Workouts Of the Day). Zudem ist er der Verfasser der Bestseller *Werde ein geschmeidiger Leopard: Die sportliche Leistung verbessern, Verletzungen vermeiden und Schmerzen lindern* und *Ready to Run: Entfessle dein natürliches Laufpotenzial*. Im letztgenannten Titel überträgt er sein bahnbrechendes Bewegungs- und Beweglichkeitstraining auf die von Verletzungen geplagte Läuferszene. Starrett weiß also genau, wie Ausdauersportler vom Krafttraining und anderen Ergänzungsübungen profitieren können.

In seiner unnachahmlich forschen Art teilt »K-Star« (so Starrets Spitzname) der Ausdauer-Community seine ernüchternde Sichtweise mit. Er kritisiert, dass Ausdauersportler nur auf die Zeit schielen, was er für kein besonders sinnvolles Lebensziel hält – weder bei der Arbeit noch im sonstigen Alltag. Wenn beispielsweise alle immer nur möglichst schnell mit der Arbeit fertig werden wollen, kann das seiner Meinung nach ziemlich stressig werden. Genauso sinnlos wäre eine solche Mentalität nach seinem Dafürhalten im Straßenverkehr. Mit einem weiteren ironisch überspitzten Beispiel wirft er die Frage auf, was es bringt, schneller am Ziel zu sein, wenn man dafür unterwegs drei geparkte Autos anfährt und 17-mal bei Rot über die Ampel fährt. Im selben Zug fordert er die Ausdauersportler zum Perspektivenwechsel auf.

Starrett ist ein Fürsprecher des Kraft- und Beweglichkeitstrainings zur Verbesserung der Propriozeption (der Wahrnehmung des eigenen Körpers im Verhältnis zum Raum) und der Koordinationsfähigkeit (die Fähigkeit, selbst unter Belastung oder im erschöpften Zustand technisch sauber zu arbeiten). Er geht davon aus, dass eine schlechte Technik während des Workouts die Muskelspannung erhöht und die Biomechanik beeinträchtigt – mit katastrophalen Auswirkungen auf die Leistung. Wenn die Form nicht stimmt, sinkt der Kraftumsatz (z.B. in Form der Wattleistung beim Radfahren). Dadurch schützt sich der Körper selbst vor Schäden infolge falsch ausgerichteter Gelenke.

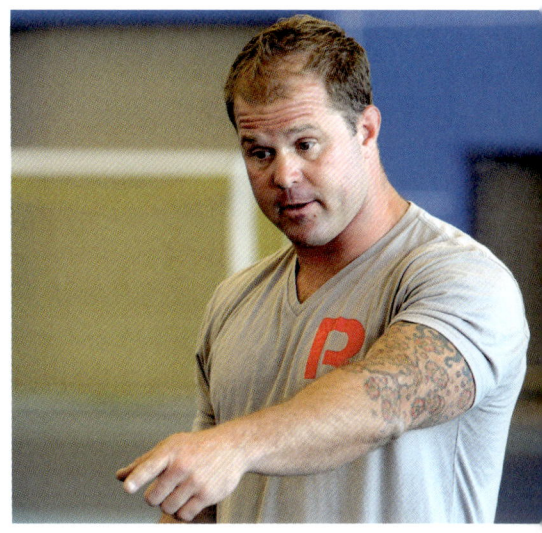

Dr. Kelly Starrett ist bekannt als der vielleicht weltweit führende Experte auf dem Gebiet des Beweglichkeitstrainings ... und für seine markigen Sprüche. So sagt er zum Beispiel, dass sich mit Kniebeugen eine fehlerhafte Biomechanik korrigieren lässt.

Das Kraft- und Beweglichkeitstraining verbessert die Propriozeption und die Koordinationsfähigkeit. Das erlaubt es dir, selbst im erschöpften Zustand die maximale Energie zu entwickeln.

Starrett erklärt: »Bei ausgewählten Ausdauerleistungen sind uns bis zu 30-prozentige Abfälle der maximalen Sauerstoffaufnahme aufgefallen, infolge einer beeinträchtigten Atmung und einer schlechten Lastverteilung an unterschiedlichen Punkten der Wirbelsäule. So weisen zum Beispiel Radfahrer vor allem in der windschnittigen gekrümmten Haltung oft einen starken Buckel im Nacken- und Schulterbereich auf. Diese Wölbung bringt in der Folge eine große Belastung der Lendenwirbelsäule mit sich.

Du kennst die Haltung sicher. Die Fahrer sehen damit etwa so aus wie ein Hund, der auf dem Rad seine Notdurft verrichtet. Auch Läufer neigen zu einer instabilen Haltung, wenn sie ermüden. Es kommt zur Überstreckung des Beckenbereichs, sodass sich der Bierspoiler kräftig nach vorn wölbt. Auf mechanischer Ebene bewirkt die Ermüdung eine Beeinträchtigung des Nervensystems. In der Folge ist der Läufer, Fahrer oder Schwimmer nicht mehr dazu in der Lage, die volle Kraft auf die Straße, die Pedale oder aufs Wasser zu übertragen. Wenn sich der fünf Kilo schwere Kopf und der Nacken in einer instabilen Position befinden, wechselt der Sportler außerdem automatisch zur flachen ›Stressatmung‹.

»Ausdauersportler schielen immer nur auf die Zeit. Ihnen entgehen dadurch wichtige Feinheiten wie die gerade Ausrichtung der Wirbelsäule, die Beweglichkeit der Muskeln und Gelenke, die Atemmuster, Regenerationstechniken und Schlafgewohnheiten.«
DR. KELLY STARRETT

Dies zieht eine übermäßige Stimulierung des sympathischen Nervensystems nach sich, was einer Stressreaktion gleichkommt. So wird die Stressbelastung größer, als sie es eigentlich sein müsste. Auch die Regeneration wird dadurch entsprechend erschwert.«

Das liegt daran, dass sich der Körper erst einmal von dem stundenlangen Training in der unvorteilhaften Position erholen muss, bevor er richtig in den Erholungs- und Reparaturmodus umschalten kann. Die übermäßige Stimulierung des sympathischen Nervensystems in Form eines langfristigen Anstiegs der Kortisolkonzentration und einer übermäßigen Belastung der Nebennieren ist ein fataler Fehler. Umso mehr im Ausdauersport, wo es ohnehin schon schwierig ist, das ganze Trainingsvolumen im hektischen Alltag unterzubringen. Starrett erwähnt auch, dass viele Sportler nachts mit den Zähnen knirschen, was auf ein überaktives sympathisches Nervensystem hindeutet. Den Betreffenden fällt es schwer abzuschalten und entspannt einzuschlafen.

Nach einem stressigen Tag voller beruflicher, privater und sportlicher Anforderungen sollte eigentlich der Parasympathikus in Szene treten. Dieser Teil des Nervensystems ist für die Erholung und die Verdauung zuständig – im Gegensatz zum Sympathikus, der bewirkt, dass der Mensch in den Kampf-oder-Flucht-Modus umschaltet. Der Parasympathikus hilft uns im Gegensatz dazu, herunterzufahren, uns zu entspannen, Nährstoffe zu verdauen und zu verwerten und am Ende des Tages in den Schlaf hinüberzugleiten. Fällt es dir auch schwer, nach einem besonders stressigen Tag bei der Arbeit abends zur Ruhe zu kommen? Dann solltest du wissen, dass ein unnötig stressiges Workout mit einer schlechten Körperhaltung genau denselben Effekt hat.

Und selbst, wenn dir die Einheit Spaß gemacht hat und das Tempo angenehm war, können technisch unsaubere Bewegungsmuster zu einer übermäßigen Stimulation des Sympathikus führen und damit die Stressbelastung für den Körper unnötig in die Länge ziehen. Aus diesem Grund empfiehlt Starrett, sich in jeder Ausdauereinheit 15 Minuten lang auf die saubere Technik und Form zu konzentrieren. Gut dafür geeignet sind oft unterschätzte Laufübungen wie der Hopserlauf, das Knieheben oder das Anfersen.

Solchen Übungen sorgen für einen Ausgleich des Nervensystems und helfen trotz Erschöpfung technisch sauber weiterzulaufen. Auch eine zu häufige Überschreitung der maximalen aeroben Herzfrequenz oder eine chronische sportliche Überlastung führen zu einem überaktiven Sympathikus und letztendlich zum Burnout. Der Parasympathikus lässt sich hingegen durch Dehnübungen, die Arbeit an der Schaumstoffrolle und Massagestunden aktivieren. All das sind wichtige Elemente im Trainingsplan eines Ausdauersportlers.

Dazu Starrett: »Es ist an der Zeit, dass wir hinter die Kulissen der altbekannten Trainingsparameter blicken, um uns mit Finessen wie der Ausrichtung der Wirbelsäule, der Beweglichkeit der Muskeln und Gelenke, Atemmustern, Regenerationstechniken und

Schlafgewohnheiten zu beschäftigen. Solche Feinheiten können echte Leistungssprünge ermöglichen.« Weiter führt er aus: »Ganz gleich, in welcher sportlichen Disziplin: Es ist wichtig, den Körper in die optimale Position zu bringen, wo der Sportler das Maximum an Kraft entfaltet und die ideale Biomechanik zur Sauerstoffversorgung der Zellen erreicht. Allerdings sind das alles sehr subtile Einstellungen. Gut möglich, dass dir gar nicht auffällt, dass du gepresst atmest oder extrem verspannte Waden hast. Schließlich verursachen solche Details keine direkten Schmerzen. Stattdessen wunderst du dich vielleicht einfach nur, warum dich der Kollege im Training jedes Mal überflügelt!«

Starrett führt den Gedanken fort: »Das Krafttraining sowie das ergänzende Bewegungs- und Beweglichkeitstraining in Form von Yoga, Pilates, CrossFit, Kettlebelltraining etcetera ... All das sind essenzielle Bausteine im Übungsprogramm eines Ausdauersportlers. Wenn du müde wirst, ist es wichtig, dass du trotzdem noch über eine saubere und sichere Biomechanik verfügst und dich eher noch effektiver als ineffektiver bewegst. Das Problem ist, dass mit zunehmender Erschöpfung auch die Propriozeption abnimmt. Dir fällt also gar nicht auf, dass gerade die Technik flöten geht. Im Fitnesscenter beobachte ich immer wieder, dass die Leute den Rücken runden, wenn sie erschöpft sind. Das passiert sogar Weltklasseathleten. Ich rate ihnen dann immer, den Satz abzubrechen. Oft glauben mir die Leute gar nicht und müssen erst mit einem Video überzeugt werden!«

All das sind eindrucksvolle Argumente für ein breiter aufgestelltes Trainingsprogramm, das auch die Entwicklung der Koordination und Propriozeption berücksichtigt. Also run-

ter mit den Scheuklappen. Es geht um mehr als nur Stunden, Minuten, Sekunden und Kilometer. Wir würden gern noch einmal auf Starretts ironisches Beispiel mit dem Fahrer zurückkommen, der geparkte Autos anfährt und bei Rot über die Kreuzungen rauscht, um schneller anzukommen. Das ist ein ganz schönes Bild: Was bringt es dir, wenn du ein- oder zweimal schneller ans Ziel kommst, dir dabei aber auf lange Frist den Wagen ruinierst oder ein Fahrverbot einhandelst? Die aktuellen Statistiken deuten darauf hin, dass der durchschnittliche Ausdauersportler mit seinem Körper und seiner Gesundheit etwa so umgeht wie ein notorischer Raser und rücksichtsloser Verkehrsrowdy mit dem Firmenwagen. Starrett schätzt die Zahl der Läufer in Amerika auf 30 Millionen Sportler, von denen sich jedes Jahr 80 Prozent eine Verletzung einhandeln. Laut einer Umfrage des renommierten Läufermagazins *Runners World* treten bei 13 Prozent der Laufsportler Knieverletzungen auf, bei acht Prozent Achillessehnenentzündungen, bei sieben Prozent Zerrungen der Oberschenkelrückseite, bei zehn Prozent eine Plantarfasziitis, bei weiteren zehn Prozent das Schienbeinkantensyndrom, bei 14 Prozent das IT-Band-Syndrom und bei sechs Prozent Ermüdungsbrüche.

Das Krafttraining verbessert die allgemeine motorische Kontrolle und die Fähigkeit, im ermüdeten Zustand Formfehler zu spüren und zu korrigieren. Starrett meint

»*Das Krafttraining ermöglicht es dir, rundum in Form zu kommen und Schwachpunkte aufzudecken, die beim Ausdauertraining zu technischen Einbrüchen führen können.*«
DR. KELLY STARRETT

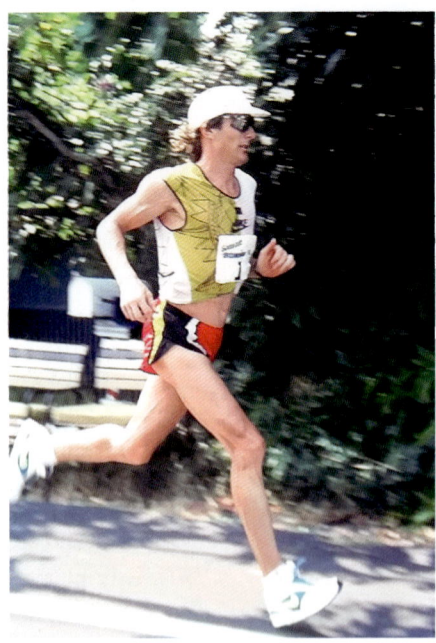

Dem aufmerksamen Beobachter fällt auf, dass »Grip« im späteren Verlauf seiner Karriere noch durchtrainierter aussah. Hier scheint er es gerade besonders eilig zu haben.

weiter: »Das Krafttraining ermöglicht es dir, rundum in Form zu kommen und Schwachpunkte aufzudecken, die beim Ausdauertraining zu technischen Einbrüchen führen können. Das Training mit Widerständen kann helfen, unsichtbare Formfehler zu entlarven. Selbst ein ganz einfacher Basistest im Fitnesscenter kann Schwächen im individuellen Bewegungsumfang aufdecken, die Verletzungen nach sich ziehen und die Leistung beeinträchtigen können. Ein gutes Beispiel dafür wäre etwa der Kniebeugentest, bei dem du versuchst, ganze zehn Minuten lang unten zu bleiben. Sind die Schwachstellen identifiziert, kannst du daran arbeiten, um wieder den kompletten Bewegungsumfang zu erlangen. Dadurch ist es möglich, 99 Prozent der Verletzungsursachen und leistungsmindernden Defizite auszubügeln. Nutze die Chance zu diesem gewaltigen Leistungssprung!«

VERZÖGERUNG VON ALTERUNGSPROZESSEN DURCH DAS KRAFTTRAINING

Technik, Koordinationsfähigkeit und Propriozeption sind im Ausdauersport über vor allem für die jüngere Generation wichtig. Das Krafttraining hat indes einen besonders großen Stellenwert für Ausdauersportler ab 35. Es gilt als weitestgehend gesichert, dass mit zunehmendem Alter die Explosivkraft stärker abnimmt als die Ausdauer. Den Ausdauersportlern scheint dabei ihr jahrelanges Grundlagentraining zugutezukommen. So ist es möglich, bis mit 40 und darüber hinaus noch Glanzleistungen abzurufen, während Sprinter und Vertreter dynamischer Sportarten ihren Leistungsgipfel mit Mitte 20 haben.

Wobei natürlich auch hier Ausnahmen die Regel bestätigen. So gewann beispielsweise Dara Torres, Spezialistin über die Sprintdistanzen 50 und 100 Meter, 2008 bei den Olympischen Spielen in Peking im Alter von 41 Jahren als älteste olympische US-amerikanische Schwimmerin noch drei Silbermedaillen. Allerdings kommt es im Ausdauersport vergleichsweise häufiger vor, dass die Akteure lange auf höchstem Niveau mithalten können.

So wie einige der Legenden des Ironman auf Hawaii: So hatte etwa Mark Allen das Rennen bereits sechsmal in Folge für sich entschieden, als er sich mit seinem letzten

Sieg im Alter von 37 Jahren auf dem sportlichen Zenit zur Ruhe setzte. Der Australier Craig Alexander krönte dagegen im selben Alter seine langjährige Karriere durch den dritten Titel auf Hawaii.

Er brach damit als ältester Sieger des Events den Rekord. Ein weiteres Beispiel ist der sechsmalige Ironman-Champion Dave Scott. Er meldete sich Mitte der 1990er nach einer fünfjährigen Auszeit wieder zurück, um sich im Alter von 40 Jahren Platz 2 und mit 42 Platz 5 zu sichern. Der legendäre äthiopische Langstreckenläufer Haile Gebrselassie war ebenfalls ein echter Dauerbrenner in der Weltspitze. In seiner langen Laufbahn stellte er 27 Weltrekorde auf, wobei er sechs Weltmeisterschaften und olympische Goldmedaillen einheimste. Dazu stellte der 1973 geborene Läufer mit einer Zeit von 2:03:59 beim Berlin-Marathon seinen eigenen Weltrekord ein.

Was die Muskelkraft angeht, deuten wissenschaftliche Untersuchungen darauf hin, dass der altersbedingte Muskelverfall bei den meisten Menschen etwa mit 35 beginnt. Das intensive Ausdauertraining beschleunigt durch die chronische Belastung und aufgrund des trainingsbedingten Muskelabbaus den Prozess noch. Im Ausdauersport fällt der Kraftabbau zwar nicht so stark ins Gewicht wie etwa beim Basketball oder bcim 100-Meter-Sprint. Trotzdem bringt der Verlust explosiver Power auch auf der Langstrecke einen Temporückgang mit sich. Davon ist der Eliteläufer genauso betroffen wie der Amateur, der einfach nur mit einem Ergebnis unter fünf Stunden ins Ziel kommen will, aber wegen der schmerzenden Hüftbeuger die letzten zehn Kilometer nur noch im Watschelgang zurücklegen kann.

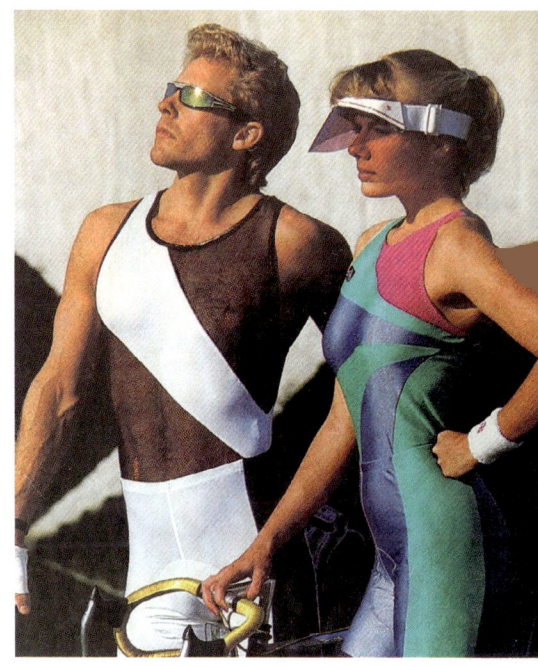

Modellstehen für Sportbekleidung: ein harter Job, der aber getan werden muss! Die Trainingseinheiten im Fitnesscenter helfen, die Trikots vorteilhaft auszufüllen ...

Aus diesem Grund können Ausdauersportler älteren Jahrgangs sehr von einem gut strukturierten intensiven Kraft- und Sprint-Workout profitieren, wenn sie konkurrenzfähig bleiben und den unvermeidlichen Kraftabbau hinauszögern wollen. Vor allem wenn du über 35 bist, solltest du dir überlegen, deinen sportlichen Horizont noch einmal zu erweitern, wenn du bereits jahrelang hauptsächlich im Ausdauerbereich aktiv warst. Es lohnt sich wirklich, etwas mehr explosives Krafttraining und Sprint-Workouts mit ins Programm aufzunehmen, das Gesamtvolumen zu reduzieren und allgemein mehr Pausen einzulegen. Wenn du ein bis drei Jahrzehnte lang nur über die Straßen getrabt oder gezischt bist, kannst du mit gezielten Kraft- und Sprint-Workouts der aeroben Leistung ziemlich schnell zu neuen Höhenflügen verhelfen. Du hältst dir damit deinen durchzugsstarken Sechszylindermotor womöglich sogar länger in Schuss, als du es dir erhoffst.

Mit zunehmendem Alter verlierst du mehr an Kraft als an aerober Leistungsfähigkeit. Genau aus dem Grund sind Kraft- und Sprint-Workouts besonders nützlich für Sportler über 35.

Während die runden Geburtstage fallen, nagt der Zahn der Zeit immer mehr an der sportlichen Leistungsfähigkeit. Du kannst aber etwas gegen die schlechteren Zeiten und das größere Verletzungsrisiko tun, indem du

Der Kerl unter der Kapuze ist tatsächlich »Grip« bei seiner aktuellen Lieblingsbeschäftigung. Mark Allen hat seinen Körper 15 Jahre lang bis ans absolute Ausdauer-Limit gepusht – von den Lavafeldern Konas auf Hawaii über die Feldwege in Boulder (Colorado) bis in die Bergwelt Frankreichs. Trotzdem konnte er sich dank eines ausgewogenen Lebensstils seine Kraft und Vitalität erhalten.

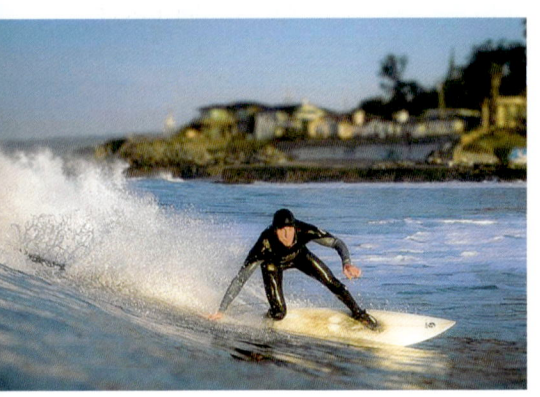

die Dynamik und Intensität stärker in den Mittelpunkt des Geschehens rückst. Dabei solltest du allerdings auch die weiter oben vorgestellten Richtlinien zur Periodisierung und zum Ausgleich von Be- und Entlastung berücksichtigen. Mark Allen hat vor Kurzem erwähnt, dass es ihm in seiner späteren Karrierephase viel gebracht habe, mehr Zeit und Energie fürs Krafttraining aufzubringen als noch mit jüngeren Jahren.

Das intensive Krafttraining wirkt sich positiv auf den Hormonhaushalt aus. Der Prozess sieht folgendermaßen aus: Unter Spannung entstehen mikroskopisch kleine Risse im Muskelgewebe. Die beschädigten Muskelzellen schicken daraufhin die Meldung an das Gehirn, dass zusätzliches Eiweiß gebraucht wird, um das Gewebe zu reparieren und zu stärken, damit es das nächste Mal der gestiegenen Herausforderung standhält.

Zur Überwachung des Neuaufbaus sendet der Körper eine ganze Armee an Hormonen auf die Reise, darunter auch das menschliche Wachstumshormon sowie Testosteron – beides junge und dynamische Vertreter ihrer Art. Das Wachstumshormon (auch als somatotropes Hormon, kurz: STH bezeichnet) ist vor allem dafür verantwortlich, junge Menschen körperlich zu Erwachsenen heranreifen zu lassen. Beim Erwachsenen hilft es aber auch, die kleinen Risse in der Muskulatur wieder zu kitten. Außerdem hat es über alle Altersklassen hinweg einen vitalisierenden Effekt, indem es die Regeneration von Muskelmasse, Knochen- und Knorpelgewebe, Haaren, Nägeln und Haut unterstützt. Daneben trägt STH auch zu einem tiefen Schlaf und sogar zur Reduzierung des Körperfettanteils bei. Das Testosteron beeinflusst wiederum das Energieniveau, die Motivation, die Konzentrationsfähigkeit und die Libido. Zudem spielt es eine Schlüsselrolle in der Regeneration. Eine weitere wichtige Aufgabe des Testosterons ist die Aufrechterhaltung einer athletischen Körperzusammensetzung. Das Hormon unterstützt nämlich die schlanke Muskelmasse, während es den Fettabbau auf Touren bringt.

Die beiden für körperliche Anpassungsprozesse verantwortlichen Hormone werden bei allen Formen des intensiven Trainings in hoher Konzentration ausgeschüttet. Ihre Konzentration nimmt allerdings mit dem Alter ab – im Idealfall langsam und stetig. Die Hormonspiegel können jedoch auch ziemlich schnell absacken, wenn entsprechend ungünstige Bedingungen vorherrschen. Dazu zählen unter anderem eine langjährige sitzende Tätigkeit, eine chronische Trainingsüberlastung, eine schlechte Stressbewältigung, Schlafmangel oder auch eine KH-reiche Ernährung mit vielen Insulinspitzen. Vor allem für Sportler über 35 ist es daher wichtig, gegenzusteuern: Intensive Einheiten geben dem Organismus immer wieder kleine Schübe dieser so wichtigen Hormone. Das

ist eine sehr wirksame Strategie, um jung zu bleiben und die Leistung zu steigern.

Auch hier gilt wieder: Die typischen langgezogenen Ausdauereinheiten bei schwacher bis mittlerer Intensität bringen zwar verschiedene gesundheitliche Vorteile und Schutzwirkungen mit sich. Doch mit der positiven Wirkung kurzer und intensiver Einheiten, die durch die Hormonausschüttung wie ein wahrer Jungbrunnen wirken, kann das ausdauernde Herz-Kreislauf-Training nicht mithalten. Oft bewirken solche ausgedehnten Kardioeinheiten sogar den gegenteiligen Effekt, wenn der Sportler in ein chronisches Trainingsmuster abgleitet. Ein solches Training behindert nämlich die Ausschüttung der genannten Vital-Hormone. Genau aus dem Grund lassen sich übrigens die mageren Tour-de-France-Teilnehmer immer wieder zur Einnahme der verbotenen anabolen Steroide hinreißen – genau wie die Muskelberge in den Bodybuilding-Studios. Dabei handelt es sich nämlich um nichts anderes als um synthetische Abkömmlinge des männlichen Sexualhormons Testosteron.

DAS RICHTIGE KRAFTTRAINING FÜR DICH

Hoffentlich konnten wir dich davon überzeugen, dass das Krafttraining unverzichtbar ist und gewaltige Vorteile mit sich bringt. Möglicherweise bist du auch ein bisschen verwirrt, verärgert oder sogar überfordert bei dem Gedanken, noch ein weiteres komplett neues Fitnessprojekt in Angriff nehmen zu müssen. Noch schwerer wird es, wenn du die zweifelhaften schlauen Sprüche der selbsternannten Muskelexperten kennst, die in den Fitnesscentern kursieren. Keine Angst:

Wir wollen das Krafttraining im Sinne aller Ausdauersportler, die ernsthaft an ihrer Kraft und Funktionalität arbeiten wollen, so einfach und machbar wie möglich gestalten.

In diesem Kapitel findest du zwei unterschiedliche Ansätze, die sich hervorragend direkt auf den Ausdauersport übertragen lassen. Selbst als Anfänger wird es dir leichtfallen, dich zurechtzufinden und die beiden Methoden zu verinnerlichen. Beim ersten Ansatz handelt es sich um die **Primal Essential**

Nutzen des Krafttrainings für Ausdauersportler

Belastungsresistenz und technische Konstanz: Ob es dir nun gefällt oder nicht: Die Tempokontrolle ist ein grundlegendes Element jedes Ausdauerwettbewerbs. Viele Experten sagen sogar, dass der Sieger eines Rennens nicht der schnellste Sportler ist, sondern derjenige, dessen *Tempo am wenigsten abfällt.* Die Ermüdung, die bewirkt, dass du in der späteren Phase eines Workouts oder Rennens langsamer wirst, ist immer eher muskulärer Natur. Am Herz-Kreislauf-System oder an der Konzentration liegt es nur selten. Meist werden die Muskeln schwächer, wodurch sich technische Fehler einschleichen und die Energie schwindet. Als Nächstes überrollt oder überholt dich das Hauptfeld, woraufhin auch noch die Konzentration verloren geht!

Wenn die Propriozeption aufgrund der Müdigkeit den Bach hinuntergeht, fällt es dem Sportler Starrett zufolge kaum auf, dass er technisch einbricht. Er merkt gar nicht, dass er eigentlich eine technische Kurskorrektur bräuchte. Also trabt er munter weiter. Die Schritte werden immer schwerer, das Wasser spritzt immer höher oder die Schlagfrequenz auf dem Rad oder am Ruder wird immer unrunder. Der Sportler vergeudet dadurch Unmengen an wertvoller Energie, die er eigentlich noch für die Abschlussphase bräuchte.

Das hoch intensive Krafttraining macht die Muskulatur bei Ausdauerleistungen widerstandsfähiger gegen Ermüdungserscheinungen. Es sorgt zudem dafür, dass selbst mit steigender Ermüdung die Technik nicht nachlässt, das volle Energiepotenzial ausgeschöpft wird und die Konzentration erhalten bleibt. Dank der in den Fitnesseinheiten verbesserten Propriozeption fallen dem Sportler die technischen Defizite auch schneller auf. So kannst du früher eingreifen und gegensteuern, um dich trotz zunehmender Erschöpfung weiterhin möglichst effektiv fortzubewegen.

Antiaging und Vorteile für das Hormonsystem: Mit dem Ausdauertraining setzt du das Hormonsystem großen Gefahren aus. Praktisch ständig läufst du Gefahr, ins Übertraining abzugleiten. Die Konzentration des primären Stresshormons Kortisol ist erhöht, wenn du dich zu lange in einem Bereich bewegst, der dich überfordert. Das Kortisol ist der Gegenspieler des Geschlechtshormons Testosteron. Dessen Aufgabe besteht hauptsächlich darin, dich jung und vital zu halten. Mit zunehmendem Kortisolspiegel sinkt jedoch die Testosteronkonzentration. So kommt es zur Verzögerung der Regeneration und gleichzeitig zur Beschleunigung von Alterungsprozessen. Zu weiteren Folgeerscheinungen nachlassender Testosteronwerte zählen der verstärkte Abbau von schlankem Muskelgewebe und sogar der Abfall der kognitiven Leistungsfähigkeit.

Kurze und intensive Trainingseinheiten hingegen kurbeln die Produktion von Testosteron und menschlichem Wachstumshormon an. Da solche Workouts immer recht schnell wieder vorbei sind, ist das Risiko des Muskelabbaus dabei relativ gering – ganz anders als bei einem chronisch überlastenden Ausdauertraining. Vielmehr schnellt infolge des hoch intensiven Trainings sogar der Pegel der für die körperliche Entwicklung zuständigen Hormone kurz nach oben. Dieser Konzentrationsanstieg dämmt die Alterungsprozesse ein, regt den Muskelaufbau an und beschleunigt die Fettverbrennung. Ein gutes Krafttraining gibt dir eher Energie, als dass es dir Power abzapft!

Effektive Atmung: Wenn du während des gesamten Ausdauertrainings deine Wirbelsäule aufrecht und stabil in Position hältst, ermöglichst du dank der tiefen Zwerchfellatmung einen maximalen Sauerstoffaustausch. So beugst du Stressreaktionen vor, die durch eine ineffektive Ausrichtung des Rückgrats entstehen. Zudem hilft dir diese Maßnahme, direkt nach dem Workout in den Regenerationsmodus umzuschalten.

Movements. Dieses einfache Konzept baut auf einem jeweils nur ein paar Minuten langen, aber schweren Gewichtstraining auf (s. Primal-Regel 4), das du in den Alltag einfließen lässt. In deinen intensiven Trainingsphasen kannst du mit 30-minütigen Workouts auch in den Turbogang schalten. Genauso gut ist es möglich, die Übungen beispielsweise beim Aufbau der Ausdauergrundlagen oder auch in der Saisonpause einfach nur als tägliches Basis-Krafttraining zu verwenden.

Beim zweiten Konzept handelt es sich um ein etwas komplizierteres System namens **Maximum Sustained Power** (**MSP**)-Training. Bei einem MSP-Workout bewegst du im Fitness-Studio schwere Gewichte innerhalb sorgfältig strukturierter Workouts. Die Einheiten zielen darauf ab, die Maximalkraft und die Ausdauerleistung auch im ermüdeten Zustand zu erhöhen. Alle Neueinsteiger ins Krafttraining sollten sich dafür erst einmal einem Fachmann anvertrauen. Allgemein lässt sich das MSP aber auf alle Niveaustufen abstimmen. Es geht hier vor allem um schwere Gewichte, niedrige Wiederholungszahlen und eine gleichmäßige allmähliche Steigerung des Schwierigkeitsgrads. Das Trainingsziel besteht darin, die explosive Power und die Ausdauerleistung zu steigern und gleichzeitig das Risiko eines Übertrainings oder von Verletzungen zu minimieren.

DIE STEINZEIT-STRATEGIE: SCHWERE GEWICHTE

Regel Nummer vier des Primal-Prinzips lautet: schwer heben. Jeder Mensch sollte von Zeit zu Zeit gegen schwere Widerstände arbeiten. Dadurch wird nämlich der Teil des Erbguts aktiviert, der Alterungsprozessen entgegenwirkt und die Ausdauerleistung steigert. Leider besteht in unserem modernen, von Hightech-Hilfsmitteln geprägten Alltag nur noch

> Ist das Herz-Kreislauf-System gut in Schuss, bringt das zwar viele gesundheitliche und leistungsmäßige Vorteile mit sich. Dieser Fitnessbereich ist aber nur ein kleiner Teil des Gesamtpakets. Es wird Zeit, wieder schwerer zu heben!

selten die Notwendigkeit, die Muskulatur richtig arbeiten zu lassen. Bis auf diejenigen Leute, die berufsbedingt körperlich stark gefordert sind, gleitet die überwiegende Mehrzahl der Menschen ohne jegliche Anstrengung durch den Tag. Ein Rucksack, eine Laptop-Tasche oder eine Einkaufstüte sind für die meisten von uns oft schon das höchste der Gefühle.

Es ist eine tolle Sache, dass wir uns heutzutage nicht mehr eigenhändig ein Dach über dem Kopf bauen müssen. Für die Gesundheit ist es aber katastrophal, wenn ein Mensch teilweise jahrzehntelang seine Muskeln nicht mehr richtig belastet. Ist das Herz-Kreislauf-System gut in Schuss, bringt das zwar viele gesundheitliche und leistungsmäßige Vorteile mit sich. Dieser Fitnessbereich ist aber nur ein kleiner Teil des Gesamtpakets. Es wird Zeit, wieder schwerer zu heben! Dafür braucht es nicht mal unbedingt ein Fit-ness-Studio oder eine Kraftstation in den eigenen vier Wänden. Du kannst auch nur mit dem eigenen Körpergewicht richtig viel Kraft aufbauen. Daher stellen wir dir hier die Primal Essential Movements vor (kurz: PEMs) – vier der grundlegendsten und zugleich effektivsten Basisübungen, die der Mensch kennt. Im Einzelnen sind das: **Liegestütze, Klimmzüge, Kniebeugen und Stützhaltungen**.

Diese vier Übungen sprechen im Verbund sämtliche Muskeln des Körpers an. Sie fördern die funktionale Fitness, die dir bei einer großen Bandbreite an sportlichen und alltäglichen Aktivitäten zugutekommt. Diese Bewegungsmuster und Haltungen hat der Mensch in den zwei Millionen Jahren seiner Entwicklungsgeschichte in der einen oder anderen Abwandlung immer wieder im Alltag gebraucht. Die Übungen kannst du praktisch überall ganz ohne Equipment ausführen. Nur für die Klimmzüge benötigst du eine Stange. Du brauchst dafür keinerlei fachliche Betreuung oder besonderes Wissen. Solange du die Übungen richtig ausführst, ist das Verletzungsrisiko minimal.

Nutze unsere PEMs zwischendurch, in unregelmäßigen Abständen oder ganz intuitiv. Investiere dabei immer so viel Energie, wie dir gerade zur Verfügung steht. An einem actionreichen Arbeits- oder Reisetag oder einen Tag nach einer anspruchsvollen Ausdauerrunde reichen vielleicht schon ein bis zwei Sätze Liegestütze beim Fernsehschauen. Vielleicht hast du ja draußen auch einen Baum im Garten stehen. Dann könntest du dir vornehmen, jedes Mal einen Satz mit möglichst vielen Klimmzügen hinter dich zu bringen, wenn du daran vorbeiläufst. Oder wie wär's mit zwei Serien (Sätzen) des Unterarmstützes bis zum Muskelversagen für jede 20-minütige Serie, die du dir im Pay-TV reinziehst? Sozusagen als Serien-Deal. Wenn du den Sport einfach fest in deinen Alltag integrierst, wirst du nicht einmal merken, dass du überhaupt trainierst!

Wir Ausdauersportler sollten öfter eine Runde Krafttraining hinter uns bringen. Einfach, weil es sich wirklich absolut lohnt. Außerdem läufst du dann nicht Gefahr, dir einen neuen Kilometerrekord ins Trainingsbuch zu schreiben, dir dafür selbst auf die Schulter zu klopfen und dabei komplett die Bedeutung des Krafttrainings sowie normaler alltäglicher Bewegungsmuster zu vernachlässigen (mehr dazu in Kapitel 8).

Im folgenden Abschnitt findest du einige Richtlinien zur Umsetzung der Primal Essential Movements. Bewege jeden Tag ein schweres Gewicht selbst, wenn es nur dein eigener träger Körper ist, den du an der Klimmzugstange ein paar Mal nach oben ziehst. In den intensiven Saisonphasen, in denen der Umfang der aeroben Einheiten deutlich geringer ist, kannst du einmal etwas genauer auf diese Regel achten. Versuche dazu, ein richtiges komplettes Krafttraining von 20 bis 30 Minuten Dauer durchzuziehen (noch längere Einheiten wären allerdings nicht wirklich sinnvoll). Im Falle der PEMs könnte das bedeuten, dass du in allen der vier Übungsgruppen 2 bis 3 Sätze mit maximaler Wiederholungszahl ausführen musst. Zwei vollständige Trainingseinheiten auf Kraft in Form von PEMs oder nach einem anderen Trainingsansatz sind schon viel – selbst in den intensiven Saisonphasen, die genau für diese Art des Krafttrainings gedacht sind.

Gleichzeitig solltest du an deiner Einstellung arbeiten. Deine absolvierten Kilometer und Kardio-Einheiten sind kein Alibi, um alle anderen Disziplinen und Bewegungsformen wegfallen zu lassen. Halte Ausschau nach großen und kleinen Gelegenheiten, die Muskulatur im Alltag zu fordern. Du kannst beispielsweise am Ende einer angenehmen Trainingsrunde 20 bis 50 Kniebeugen mit Eigengewicht ausführen oder zwei Minuten lang in den Unterarmstütz gehen. Damit verbesserst du die Koordinationsfähigkeit, während du den Körper zum Erhalt und zur Entwicklung von schlankem Muskelgewebe anregst.

Führe dir immer wieder die folgende Tatsache vor Augen: Um Kraft aufzubauen, brauchst du keine langgezogenen und ausgiebigen Workouts, wie sie typischerweise mit dem Krafttraining assoziiert werden. Im Bodybuilding ist das Muskelwachstum tatsächlich eine Reaktion auf längere Trainingseinheiten mit hohem Volumen, wodurch die Zahl der Muskelfasern zunimmt. Doch beim Bodybuilding stehen nicht die Kraft und Dynamik im Vordergrund, sondern die Optik. Wer an Kraft dazugewinnen will, muss auch sein Gehirn und sein Nervensystem mit ins Training einbeziehen. Nur so holst du beim Training das Optimum aus deinen Muskelfasern heraus. Wenn du jeden Tag einen Satz Klimmzüge hinter dich bringst, wirst du wahrscheinlich nicht an Masse zulegen. Aber stärker wirst du damit allemal.

Schon leichte Defizite im Beweglichkeits- oder Kraftbereich können dazu führen, dass du *bei gleichem Energieaufwand* mehrere Minuten langsamer ins Ziel kommst.

Vielleicht geht dir nicht auf Anhieb ein, was dir der gute alte Unterarmstütz bis zum Muskelversagen beim 10.000-Meter-Lauf oder beim Ironman 70.3 bringen soll. Lass dir gesagt sein: Jedes Kraftdefizit schlägt sich auf die Propriozeption, die Koordination und die Lauftechnik (vor allem im ermüdeten Zustand) nieder. Hat ein Läufer beispielsweise nur eine schwach ausgebildete Core-Muskulatur, neigt er womöglich dazu, bei jedem Schritt in der Hüfte etwas einzuknicken. Ökonomischer wäre es aber, die Wirbelsäule durchweg aufzurichten und den Schwerpunkt zu stabilisieren. Dazu gehört auch ein optimales Abrollverhalten, das dich mit jedem Schritt bestmöglich vorantreibt. Wenn jeder Schritt zu lang und der Schwerpunkt schlecht ausbalanciert ist, kann dich das auf 10.000 Meter oder beim Triathlon mehrere Minuten kosten. Du kommst dadurch gleich mehrere Minuten langsamer ins Ziel als mit einer perfekten Technik, und zwar bei genau dem gleichen Energieaufwand. Selbst ein Radsportler, der nicht die ganze Zeit über das eigene Körpergewicht gegen die Schwerkraft vom Boden abstoßen muss, braucht eine widerstandskräftige und stabile Basis. Nur mit einer ordentlichen Core-Muskulatur ist die Kraftübertragung über die Hüfte und die Oberschenkel auf die Pedale optimal.

PRIMAL ESSENTIAL MOVEMENTS: AUFBAU- UND BASISÜBUNGEN

In Absprache mit fachkundigen Trainern haben wir im Zuge des Leitbilds zum natürlichen Lebensstil für jedes Element des Primal Essential Movement-Katalogs ein Basisniveau für Frauen und Männer definiert. Wer das Basisniveau erreicht, verfügt im ganzen Körper über ein ordentliches Maß an Kraft und versucht wahrscheinlich bereits im Alltag erfolgreich des Öfteren schwere Gewichte zu bewegen. Wenn du keine der vier Basisübungen beherrschst, solltest du es zuerst mit den PEM-Aufbauübungen versuchen. Dabei handelt es sich um leichtere Abwandlungen der Basisübungen. Setzt du beispielsweise beim Liegestütz die Hände auf eine Bank oder einen Stuhl, regst du damit dieselbe Muskelgruppe an wie beim normalen Liegestütz. Mit dem Unterschied, dass du eine ordentliche Anzahl an Wiederholungen (kurz: WDH) absolvieren kannst, um einen guten Trainingseffekt zu erzielen.

Dein erstes PEM-Workout ist eine Einheit zur Standortbestimmung. Du findest damit heraus, wo du bei den einzelnen Übungen stehst. Anschließend kannst du die passende Aufbau- oder Basisübung auswählen. Sobald du bei einer Aufbauübung im Vergleich zu deinem Ausgangspunkt eine Verbesserung von 20 Prozent erreichst, kannst du die nächste Aufbaustufe in Angriff nehmen. So arbeitest du dich langsam zu dem Ziel vor, sämtliche PEM-Basisübungen zu beherrschen. Wenn du dann einmal dieses Niveau erreicht hast, kannst du dir selbst anspruchsvolle fortgeschrittene Varianten einfallen lassen. So könntest du beispielsweise die PEMs mit einer Gewichtsweste absolvieren oder auch beim Liegestütz oder Stützhaltungen die Füße auf eine erhöhte Fläche setzen.

Im folgenden Abschnitt findest du einige Richtwerte für unsere Primal Essential Movements:

Männer

- 50 Liegestütze
- 12 Klimmzüge (Obergriff)
- 50 Kniebeugen
- 2 Minuten im Unterarmstütz

Frauen

- 20 Liegestütze
- 5 Klimmzüge (Obergriff)
- 50 Kniebeugen
- 2 Minuten im Unterarmstütz

Wir wollen dir kurz die Aufbauübungen zu jeder einzelnen PEM vorstellen, inklusive der Leistungsstandards, die dir sagen, wann es Zeit ist, zum nächsten Level vorzurücken. Um dir die Ausführung der Aufbau- und Basisübungen anzusehen, kannst du einfach eine YouTube-Suche starten. Gib »Pushup Progression – Primal Blueprint Fitness« für den Liegestütz ein, »Pullup Progression – Primal Blueprint Fitness« für den Klimmzug, »Squats Progression – Primal Blueprint Fitness« für die Kniebeuge und »Plank Progression – Primal Blueprint Fitness« für das Brett. Dadurch wird dir auf dem Kanal MarksDailyApple eine Auswahl an Lehrvideos angezeigt. Es handelt sich hierbei zwar um einfache Übungen. Doch ist eine saubere Technik unverzichtbar, um Verletzungen vorzubeugen und die Muskulatur maximal zu kräftigen.

LIEGESTÜTZE

Anfänger: Setz die Hände im aufrechten Stand an die Wand und drück dich ab (Männer: 50 WDH, Frauen: 30 WDH). *Mittelstufe:* Setz die Hände auf einen Stuhl oder eine andere erhöhte Plattform (Männer: 50 WDH, Frauen: 25 WDH). *Fortgeschrittene:* Setz die Füße auf eine erhöhte Plattform oder leg eine Gewichtsweste an.

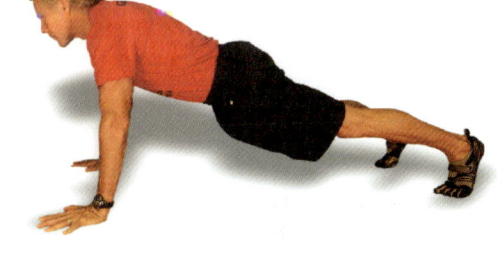

Basis-Liegestütze: Setz die Hände unterhalb der Schultern auf den Boden und streck die Arme, um in die Ausgangsposition zu kommen.

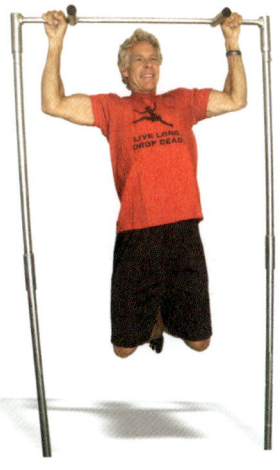

KLIMMZÜGE

Anfänger: Setz einen Fuß oder beide Füße auf den Stuhl und drück dich nach oben ab, um zur Stange zu kommen. Die Stange sollte so hoch sein, dass in der oberen Position das Hauptaugenmerk auf der Armkraft liegt (Männer: 20 WDH, Frauen: 15 WDH). *Mittelstufe:* Setz die Hände so auf die Stange, dass die Handflächen zum Körper weisen, und zieh dich nach oben (Männer: 7 WDH, Frauen: 4 WDH). *Fortgeschrittene:* Klimmzüge im Obergriff mit Gewichtsweste.

Basis-Klimmzug: Geh im Obergriff an die Stange und zieh dich nach oben.

KNIEBEUGEN

Anfänger (*Kniebeuge mit Hilfestellung*)**:** Halt dich an einer Stange oder einem anderen Objekt fest und geh mit gerader Wirbelsäule so weit wie möglich in die Knie. Die Knie selbst bleiben dabei auf die Füße ausgerichtet. Sie dürfen niemals weiter nach vorn wandern als bis auf Höhe der Fußspitzen (Männer und Frauen: 50 WDH). *Fortgeschrittene:* Kniebeugen mit Gewichtsweste oder Langhantel.

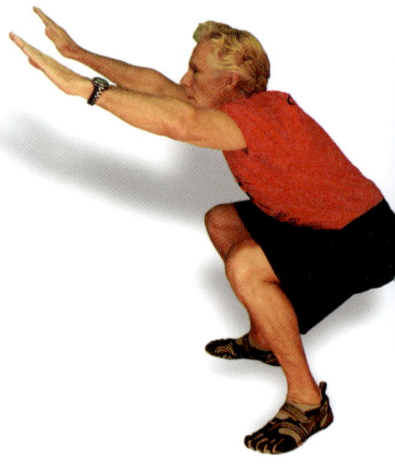

Basis-Kniebeuge: Streck die Arme nach vorn und geh mit gerader Wirbelsäule so weit wie möglich in die Knie. Die Knie bleiben dabei auf die Füße ausgerichtet. Sie dürfen niemals weiter nach vorn wandern als bis auf Höhe der Fußspitzen.

STÜTZHALTUNGEN

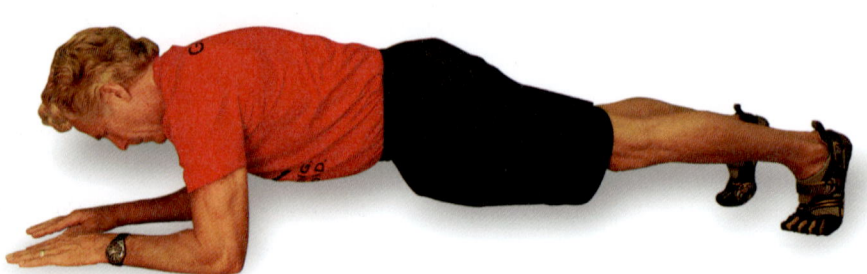

Einfache Variante (*Unterarmstütz auf den Knien*)**:** Setz die Unterarme und die Knie auf den Boden und halt den Körper von den Knien bis zur Schulter gerade wie ein Brett. Die Position bis zum Muskelversagen halten (Männer und Frauen: 2 Minuten). *Mittelstufe* (*Stützhaltung*)**:** Die Unterarme so auf den Boden setzen, dass sich die Ellbogen unterhalb der Schultern befinden. Der Körper ist von den Füßen bis zu den Schultern gerade wie ein Brett (Männer und Frauen: 2 Minuten)

Fortgeschrittene (*Bergsteiger*)**:** Führ ein Knie nach oben zum Ellbogen der Gegenseite, kehr dann in die Ausgangsposition zurück und wiederhol die Übung mit dem jeweils anderen Arm/Bein (bis zum Muskelversagen).

Basis-Unterarmstütz: Setz die Unterarme so auf den Boden, dass sich die Ellbogen direkt unterhalb der Schultern befinden. Der Körper bildet von Schultern bis zu den Füßen eine gerade Linie.

Unsere Empfehlung für eine vollständige Einheit sind zwei oder drei Sätze von jeder Übung mit maximaler WDH-Zahl. Du kannst wie oben bereits erwähnt das Programm aber genauso gut frei variieren und abkürzen, um es besser im Terminkalender unterbringen zu können. Mach dir auch einmal den Spaß, dich am Morgen auf eine einzige PEM zu konzentrieren und beispielsweise 100 Liegestütze innerhalb von 30 Minuten zu absolvieren. Bring so viele WDH hinter dich, wie du kannst, bis die Muskulatur ihre Dienste versagt. Nimm dir dann eine kurze oder längere Auszeit – je nachdem, welche anderen Aufgaben gerade anstehen (wie etwa ein morgendlicher Telefonanruf). Mach danach weiter, bis du bei der vorgegebenen Zahl angelangt bist. Lass dich dabei nicht durch irgendwelche Normen einengen, die dir sagen wollen, wie ein »normales« Krafttraining auszusehen hat. Leg ruhig einfach los und absolviere einen einzigen Satz einer einzelnen PEM, wenn du beispielsweise an einer Klimmzugstange vorbeikommst oder einfach Lust auf ein paar Kniebeugen hast, während der Kaffee durch den Filter läuft.

Wir hoffen, mit unserer Beschreibung der Primal Essential Movements die Schwelle für den Einstieg in die Welt des Krafttrainings etwas herabgesetzt zu haben. Also: keine falsche Scheu! Leg einfach los und genieß das Training! Natürlich kannst du auch unterschiedliche andere Programme zum Krafttraining testen, wie etwa Kraftstationen zu Hause oder im Studio, freie Gewichte, CrossFit-Workouts oder angeleitete Unterrichtsstunden mit Personal Trainer. Selbst ein Paar einfacher Zugseile kann dir ein fantastisches Ganzkörper-Workout bieten. Das Gerät besteht aus einem elastischen Seil mit Griffen an beiden Enden. In der Mitte befindet sich eine Schlaufe zur Befestigung an festen Objekten wie etwa einem Türknauf. Zugseile wie etwa das Modell des Herstellers Stretch Cordz finden in jedem Koffer Platz!

Du bist hoch motiviert und wirklich daran interessiert, deine Kraft und Explosivität aufs nächste Level hochzuschrauben? Dann sieh dir die neue revolutionäre Strategie des Maximum Sustained Power Training an.

MAXIMUM SUSTAINED POWER TRAINING

Das Maximum Sustained Power (MSP)-Programm wurde von Jacques DeVore entwickelt. Der innovationsfreudige Kraft-, Konditions- und Radsporttrainer arbeitet in den Studios des privaten Anbieters Sirens und Titans Fitness in Los Angeles und Santa Barbara in den USA. Das Maximum Sustained Power-Programm ist ein bahnbrechender Ansatz. Es fußt auf mehreren Jahrzehnten innovativer wissenschaftlicher Erkenntnisse im Bereich des Krafttrainings, die auf logische

und intuitive Art zusammengefügt wurden. Das MSP ist eine hervorragende Ergänzung zu den aeroben Trainingseinheiten, die die Basis des Ausdauertrainings bilden.

Das MSP stellt zusammen mit einigen anderen explosiven und hoch intensiven Methoden zum Kraftaufbau einen geschickten modernen Trainingsansatz für den Ausdauerbereich dar. Du gehst dabei ganz anders ans Training heran, um deine Leistungsziele zu erreichen. Du trainierst hier nicht nur auf Aus-

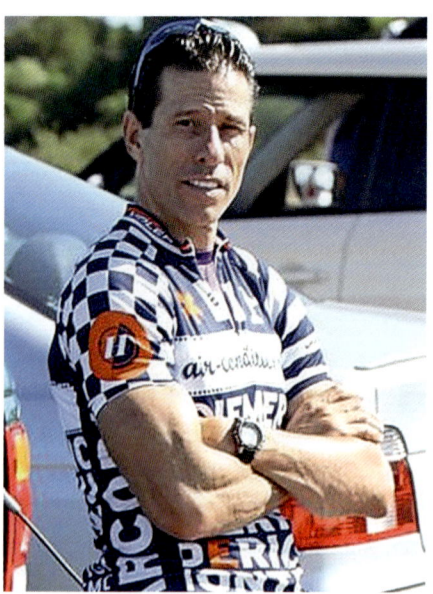

Der in Südkalifornien ansässige Trainer Jacques DeVore nimmt aktiv an Fahrradrennen teil und ist der Erfinder des MSP-Trainings.

einer besseren Ausdauerleistung verhelfen. Du lernst dabei, speziell in deiner Disziplin einen möglichst hohen Prozentsatz deiner Maximalkraft so lange wie möglich aufrechtzuerhalten. Ein extrem dynamikorientierter Sportler wie ein olympischer Kugelwerfer braucht beispielsweise für seine sechs Würfe im Wettkampf extrem viel Power. Er ruft dabei nur für den Bruchteil einer Sekunde seine Maximalleistung ab, das Ganze sechs Mal hintereinander und mit ausreichend langen Zwischenpausen. Danach packt er seine Siebensachen zusammen und geht wieder nach Hause. Am anderen Ende des Spektrums steht der Ultraläufer oder Triathlet. In diesen Sportarten kommt es darauf an, einen weit niedrigeren Anteil der Maximalkraft freizusetzen, aber über einen längeren Zeitraum ohne Pausen durchzuhalten.

Der MSP-Ansatz eignet sich für alle Disziplinen. Wichtig ist nur, dass dein MSP-Workout auf den durchschnittlichen Energieausstoß und die Dauer der sportlichen Disziplin abgestimmt ist. DeVore bezeichnet diesen Parameter als *Korrelationskoeffizienten* des Workouts. Eine MSP-Einheit für einen Kugelstoßer beinhaltet weitaus schwerere Gewichte, kürzere Sätze und längere Pausen als das MSP-Workout eines Ausdauersportlers. Allerdings sind die Workouts immer so angelegt, dass selbst ein Ironman-Teilnehmer eine extrem explosive und kurze Trainingseinheit von maximal 20 Minuten Dauer absolviert!

Zum besseren Verständnis des MSP-Konzepts wollen wir uns ein Workout am Beispiel des Kreuzhebens ansehen. Dabei wird eine beladene Langhantel vom Boden nach oben bis auf Hüfthöhe befördert. Diesen einfachen Bewegungsablauf betrachten viele Kraftsportler als ultimative Ganzkörperübung.

dauer, sondern entwickelst auch deine Ausdauerleistung, deine Explosivkraft und deine Maximalkraft weiter. Gleichzeitig lernst du, dich selbst im erschöpften Zustand weiterhin mit der optimalen Technik fortzubewegen.

Du gehst beim MSP ganz anders ans Training heran, um deine Leistungsziele zu erreichen. Du steigerst dabei die Maximalkraft und die Ausdauerleistung.

Der Kerngedanke des Maximum Sustained Power-Trainings: Du steigerst zunächst deine Maximalkraft, indem du beispielsweise beim Vertikalsprung versuchst, mit einer einzelnen WDH (Wiederholung) so hoch wie möglich zu kommen, oder beim Kreuzheben über 5 WDH hinweg das maximal mögliche Gewicht auflegst. Danach durchläufst du eine Phase mit MSP-Workouts. Die sollen dir zu

Anfängern wird empfohlen, erst einmal die richtige Ausführung zu lernen und dafür ein ganz leichtes Gewicht zu verwenden. Gut geeignet ist beispielsweise ein PVC-Rohr oder maximal eine unbeladene olympische Langhantel, die in der Regel 20 Kilo wiegt. Wenn der ungewohnte Bewegungsablauf dann etwas besser sitzt, kannst du am Eisen an deiner Maximalkraft feilen. Als Ausdauersportler tust du das am besten, indem du ein Gewicht auflegst, mit dem du gerade so 5 WDH schaffst. Das ist sicherer als Einzelwiederholungen mit Maximalkraft, die für Ausdauersportler nur begrenzt sinnvoll sind und natürlich auch ein höheres Verletzungsrisiko mit sich bringen. Wenn du etwas Zeit drinnen im Studio verbringst – im Idealfall unter der Aufsicht eines qualifizierten Trainers – und dort technisch sauber trainierst, wirst du beim Kreuzheben im Handumdrehen die Maximalleistung über 5 WDH hinweg steigern können. Hast du am Anfang vielleicht gerade einmal 35 Kilo gepackt, wirst du innerhalb kurzer Zeit schon auf gut 80 Kilo kommen.

Beim MSP-Workout absolvierst du 4-3-2-2-2-1 oder 3-3-2-2-2-1 WDH, und zwar mit dem Maximalgewicht, mit dem du normalerweise 5 WDH schaffst. (In unserem Beispiel wären das 4-3-2-2-2-1 oder 3-3-2-2-2-1 WDH mit jeweils 80 Kilo). Zwischen den gestaffelten Sätzen ruhst du dich jeweils 10-20 Sekunden lang aus. Das ist das Prinzip des Maximum Sustained Power-Workouts!

Das ist ein ganz anderer Ansatz als beim regulären Kreuzheben, wo du 5 WDH ohne Zwischenpausen hinter dich bringen musst. Damit schaffst du vielleicht zwei Sätze. Nach dem zweiten Satz mit 5 WDH am Stück wirst du aber fix und fertig sein.

Beim MSP-Ansatz mit den gestaffelten Sätzen hörst du jedoch schon vor dem Muskelversagen auf, um dich in den kurzen Pausen zu erholen. Dadurch kommt in einer Einheit ein deutlich größeres Volumen zusammen. Das ist etwa so, als würdest du beim Tempotraining immer nur 400-Meter-Intervalle mit anschließenden kurzen Pausen absolvieren, statt dich beim 5-Kilometer-Lauf gegen die Zeit im durchgehend gleichbleibend hohen Tempo voll zu verausgaben.

Im beschriebenen MSP-Beispiel geht der Sportler insgesamt 14-mal an seine 80 Kilo schwere Stange. Das Volumen verteilt sich dabei auf 4-3-2-2-2-1 WDH, was im Endeffekt einem Gewicht von 1.120 Kilo entspricht. Mit dem regulären Trainingsformat würde der Sportler hingegen nur 10 WDH (zweimal 5 WDH) schaffen, also insgesamt 800 Kilo.

Das ist ein Unterschied von sage und schreibe 40 Prozent. Du bringst damit die Muskulatur laut DeVore zur vollständigen Erschöpfung. Du legst dabei zwar »nur« das Maximalgewicht für Satzlängen von 5 WDH auf (in unserem Beispiel 80 Kilo). Der Körper lernt dabei aber, dieses Gewicht gleich mehrmals hintereinander zu bewältigen. Damit

Beim MSP-Workout heißt es »ganz oder gar nicht«. Du absolvierst dabei gestaffelte Sätze mit Zwischenpausen.

steigerst du immens deine Ausdauerleistung bei Maximalbelastung.

Du kannst partout nicht nachvollziehen, wie so ein kurzes Workout dir helfen soll, beim Ironman von 13:00 auf 12:21 zu kommen? Dann solltest du dir einmal überlegen, wie oft bei dir die Ermüdung des Herz-Kreis-lauf-Systems im Ausdauersport der limitierende Faktor war. Wie oft ist dir bei deinem 13-stündigen Ironman oder vierstündigen Marathon schon komplett die Puste ausgegangen? Wahrscheinlich kein einziges Mal! Der Körper hat genug Puste und genug Blut, um die beanspruchte Muskulatur zu versorgen. Der Knackpunkt ist immer die Ermüdung der Muskulatur und damit auch das zentrale Nervensystem. Die Muskeln müssen über eine bestimmte Dauer immer wieder die gewünschte Energie bereitstellen, die Nerven andauernd Signale weiterleiten. Damit sind beide Systeme irgendwann überfordert.

Aber was bringen in dem Zusammenhang das Kreuzheben und die anderen tollen MSP-Zusatzübungen wie Kniebeugen, Vertikalsprünge oder das einseitige Beinpressen? Inwiefern hilft dir das, beim Marathon oder Triathlon schneller zu werden? Die Erklärung: Beim MSP-Workout stehst du nach 20 Minuten vor einer ähnlichen Belastungssituation wie nach mehreren Stunden Ausdauersport, wenn du etwa mit dem Rad am Fuß des letzten steilen Bergs stehst oder beim Marathon Kilometer 30 passierst und dich noch einmal am Riemen reißen musst. In so einer kurzen MSP-Einheit trimmst du deinen Körper darauf, immer wieder ausreichend Energie für die kurzen und explosiven WDH mit 80 Kilo bereitzustellen. Genau diese Fähigkeit kommt dir zugute, wenn du dich wie im obigen Marathon-Beispiel nach 30 Kilometern zusammennehmen musst. Die MSP-Einheiten zeigen dir, wie du trotz Erschöpfung deine Technik aufrechterhältst und weiterhin den natürlichen explosiven Vortrieb erzeugst. Sofern du noch nicht komplett am Anschlag bist, wirst du dann weiterhin bei jedem Schritt über alle beteiligten Muskeln und Sehnen (wie etwa die Achillessehne) die dafür notwendige Energie aufbringen.

Theoretisch könntest du im Verlauf eines Marathons enorm viel Zeit gutmachen (knapp 40 Sekunden pro Kilometer oder sogar etwas mehr). Das würde dir einen gewaltigen Vorsprung vor den Sportlern geben, die nur auf Ausdauer trainieren. Bei den meisten machen nämlich ab Kilometer 30 oder etwas später die Hüftbeuger schlapp und die Waden dicht. Selbst die Weltspitze tut sich schwer damit, das muskuläre Belastungsszenario nach 30 Kilometern (beim Marathon) oder 11 Stunden (beim Ironman) nachzustellen. Schließlich kannst du dir eine solche Tour de Force im Training nur selten leisten! In den MSP-Workouts lernst du, wie du beispielsweise als Tour-de-France-Teilnehmer auch den dritten Monsterberg noch mit annähernd derselben Wattleistung hinaufradelst wie den ersten Anstieg der Etappe. Zunächst einmal ist aufgrund der muskulären Entwicklung (in unserem Beispiel von 35 auf 80 Kilo) schon eine solide Kraftbasis vorhanden und auch entsprechend mehr Maximalkraft. Dadurch sind die ersten Anstiege eines Radrennens oder die ersten Kilometer eines Marathons weniger strapaziös. Zweitens bringst du dank der MSP-Workouts auch im ermüdeten Zustand einen größeren Prozentsatz deiner Maximalkraft auf die Straße, auf die Pedale oder in deine Züge.

Damit hier keine Missverständnisse aufkommen: Langgezogene Trainingseinheiten sind absolut unerlässlich, um die notwendigen Anpassungen im zentralen Nervensystem, Herz-Kreislauf-System und Stoffwechsel zu bewirken. Nur so kannst du beim Ausdauersport Erfolg haben.

Leider sind immer wieder Artikel oder Vorträge zu lesen oder zu hören, in denen irgendein Wichtigtuer behauptet, eine Abkürzung zum erfolgreichen Ausdauertraining gefunden zu haben. Dabei werden uns verschiedene Trainingsmethoden als Zauberformeln angepriesen. Zum Einsatz kommen beispielsweise Methoden und Strategien wie das intensive Plyometrietraining, kurze Trainingsstrecken, rein intervallbasierte Workouts, angeblich unglaubliche Ergänzungsmittel, Visualisierungsübungen und andere Spielereien. Im Ausdauersport gibt es praktisch ständig eine Untergrundbewegung, die eine geheime Trainingsmethode für sich entdeckt haben will – getragen von Leuten, die nicht wahrhaben wollen, dass der Weg zum Erfolg nur über harte Arbeit und eine angemessene Regeneration läuft.

Das Langstreckentraining ist absolut unerlässlich, um die notwendigen Entwicklungen anzustoßen. Doch die MSP-Workouts helfen, bei abnehmender Energie trotzdem noch technisch sauber und kraftvoll weiterzulaufen.

Unter den erfolgreichen Topathleten der letzten 50 Jahre musste jeder Einzelne ein immenses Trainingsvolumen hinter sich bringen, um zu gewinnen. Wie aber Dr. Starrett schon weiter vorn in diesem Kapitel erwähnt hat, gibt es durchaus eine Methode zur Unterstützung des Trainingserfolgs und der Leistung: die Beanspruchung der beim Ausdauerwettkampf benötigten Muskulatur durch explosive Einheiten im Studio. Dadurch baust du in langgezogenen Trainingseinheiten und Wettkämpfen dem Form- und Energieabfall vor, der vom Anfänger bis zum Spitzensportler jeden treffen kann.

MSP: BESSER ALS DER HERKÖMMLICHE GEMISCHTE ANSATZ

Sowohl die Ausdauer- als auch die Kraftsportler scheinen einen gemischten Trainingsansatz zu bevorzugen. Also Einheiten, die sowohl Kardio- als auch Kraftelemente enthalten. Die Leute trainieren dann meist mit einem mäßig schweren Gewicht oder Widerstand über 12 WDH bis zum Muskelversagen. Die Herzfrequenz steigt dabei bis in den anaeroben Bereich, während die Sportler 45 bis 60 Minuten lang zügig von einer Übung oder Station zur nächsten wechseln. Aufgrund der minimalen Pausen zwischen den Sätzen bleiben sie dabei größtenteils im anaeroben Bereich. Am Ende verlassen sie müde und ausgepowert das Fitnesscenter. Solche Workouts sind von der Fitness- und Stoffwechselwirkung her gesehen mit anspruchsvollen Tempo- oder Intervall-Einheiten zu vergleichen. Besonders für Ausdauersportler ist es riskant, sich erst draußen auf der Straße komplett zu verausgaben und dann gleich am nächsten Tag im Studio wieder Vollgas zu geben. Hier droht das *Übertraining!*

Die Maximum Sustained Power-Workouts hingegen verschieben den Fokus weg vom Kardio-Element und hin zur Maximalkraft. Wenn du hier aufgrund der Trainingsbelastung keine weitere WDH an der schweren Stange mehr hinbekommst, ist das Training beendet. Im Fall des Vertikalsprungs oder des Trainings an den vorab eingestellten Geräten bedeutet das: Du beendest den Satz, wenn du nicht mehr die Maximalkraft erreichst, die du noch zu Beginn des Workouts hattest. Aus diesem Grund dauern die gestaffelten Sätze auch nur selten länger als eine Minute oder zwei.

Nehmen wir einmal an, dein Maximum beim Vertikalsprung beträgt 50 Zentimeter. Du absolvierst also ein paar gestaffelte Sätze, in denen du insgesamt ein Dutzend Mal auf deine Höhe kommst (sprich: deine maximale Absolutkraft entfaltest). Wenn du nachher aufgrund der allgemeinen Erschöpfung nur noch 35 Zentimeter schaffst, brichst du ab. Das ist ein zentraler Punkt. Wenn du beim Sprung nicht mehr auf deine Höhe kommst oder das Gewicht auf der Hantel nicht mehr richtig nach oben stemmen kannst, bewegst du dich im submaximalen Bereich. In puncto Ausdauerleistung bringt dich das nicht weiter. Du verwässerst dadurch das Workout nur zum kombinierten Kardio- und Krafttraining. Bei unseren MSP-Workouts hältst du dich gar nicht erst lange mit niedrigeren Widerständen auf. Die führen nur dazu, dass du immer schlapper wirst und von Mal zu Mal weniger Kraft generierst beziehungsweise immer leichtere Gewichte auflegen musst. Beim MSP bist du am Ende nicht erschöpft oder ausgelaugt. Außerdem baust du anders als bei Workouts bis zur absoluten Erschöpfung keine unnötige Muskelmasse auf.

Der herkömmliche kombinierte Ansatz sieht vor, dass der Sportler mehrmals bis zum Muskelversagen geht. Grundsätzlich gibt es mehrere gute Gründe dafür, warum solche Einheiten bis zur Erschöpfung beim ambitionierten Ausdauersportler weniger bringen und auch riskanter sind:

Übertraining: Ein kombiniertes Workout gleicht zu sehr einem Training unter Zeitdruck und dem Intervalltraining. Das bedeutet in der Konsequenz ein hohes Risiko des Übertrainings und des Ausbrennens.

Mangel an Explosivität: Solche Mischansätze schränken die Weiterentwicklung der Maximalkraft und Dynamik ein. Bei solchen aufreibenden Workouts gehst du mit leichteren Gewichten bis zum Muskelversagen, wobei du nie richtig explosiv trainierst.

Masseaufbau: Nach einem kombinierten Workout bist du ausgelaugt. Der Körper reagiert auf diese Art der Stimulation in der Regenerationsphase mit einem Muskelwachstum. Leichtere Gewichte, längere Sätze und dafür ein brutales Trainingsvolumen, um möglichst viele Muskelfasern zum Wachstum zu stimulieren: Das ist die klassische Erfolgsformel eines Bodybuilders. Wir Ausdauersportler brauchen jedoch nicht mehr Muskelmasse in Form neuen Muskelgewebes. Uns geht es vielmehr darum, die Effektivität und Explosivität der vorhandenen Muskelfasern zu steigern. Und genau darauf zielt das MSP-Training ab. Statt einen Wachstumsreiz für die Muskelfasern zu setzen, beanspruchen MSP-Workouts auf neuromuskulärer Ebene vielmehr die bestehenden Muskelfasern, deren Potenzial ansonsten brachliegen würde.

Verletzungsrisiko: Bei einem hohen Trainingsvolumen und einem atemlosen Trainingstempo sind Technikfehler und Verletzungen durch Unfälle keine Seltenheit. Mit leichteren Gewichten/geringerem Schwierigkeitsgrad sowie längeren Sätzen bis zum Muskelversagen nimmt zwar das Verletzungsrisiko etwas ab. Allerdings betonst du mit einem derartigen Ansatz den aeroben Aspekt nur noch mehr, während die Dynamik weiter abnimmt.

Stressbelastung: Isoliert betrachtet bieten ausgedehnte und schnelle Workouts mit kurzen Pausen dem durchschnittlichen Freizeitsportler eine hervorragende Möglichkeit, rundum in Form zu kommen.

Bei spezifischen Fitnesszielen im Ausdauerbereich sind solche kombinierten Workouts allerdings weniger günstig. Sie beeinträchtigen während der aeroben Vorbereitungsphase den Aufbau der Grundlagenausdauer. Dazu belasten sie das Immunsystem und den Stoffwechsel bis hin zum kompletten Einbruch. Last, but not least behindern solche kombinierten Einheiten ehrgeizige Ausdauersportler in ihrer Entwicklung, da sie sowohl im Kardio- als auch im Dynamikbereich in die Mittelmäßigkeit führen.

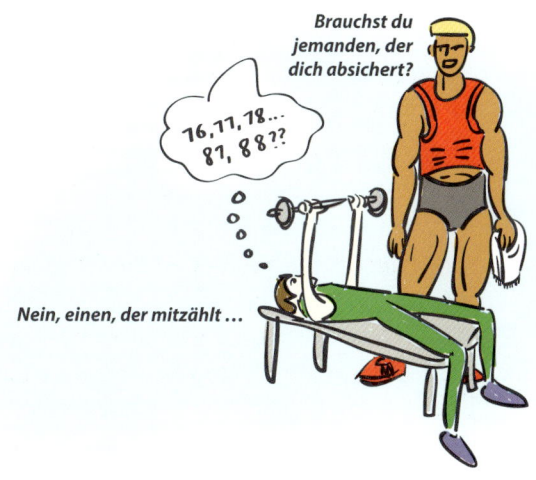

Brauchst du jemanden, der dich absichert?

16, 17, 18... 81, 88??

Nein, einen, der mitzählt ...

FALLSTUDIE: MSP-PRAXISTEST MIT DER RADSPORTLEGENDE DAVE ZABRISKIE

Dave Zabriskie ist ein amerikanischer Radsportprofi im Ruhestand sowie ehemaliger Träger des Gelben Trikots. Er war einer der wenigen Spitzensportler weltweit, die sich ernsthaft mit dem MSP-Training beschäftigt haben, und zwar mit herausragendem Erfolg – was allerdings nur die wenigsten wissen. Er führte genau Buch über die Verbesserungen beim Zeitfahren am Berg, die er erzielte, nachdem er in seiner letzten Saison als Radprofi das MSP-Training mit ins Trainingsprogramm aufgenommen hatte.

Dave fuhr zwischen 1999 und 2013 in der Weltelite mit. Der erfahrene Zeitfahrer und Bergspezialist gehört zu den nur vier Amerikanern, die während der Tour de France das Gelbe Trikot überstreifen durften. Er hat als einziger Amerikaner bei allen drei großen Rundfahrten (Tour de France, Giro d'Italia und Vuelta a España) Etappensiege gelandet. Dave hatte seine großen Zeiten, als im Profiradsport das Doping weit verbreitet war. Er übernahm Verantwortung für seine Fehler, indem er eigene Dopingvergehen innerhalb seiner sportlichen Karriere einräumte und in der Saison 2012/13 die verdiente Strafe in Form einer sechsmonatigen Sperre abbüßte. Danach wurde Dave

Der Ursprung des Maximum Substained Power-Trainings

Jacques DeVore hatte die Idee zum Maximum Sustained Power-System um die Jahrtausendwende, als ihm auffiel, dass er nicht mehr so große Gewichte packte wie die jüngeren Leute. Also stellte er sich die Frage: »Wer sagt überhaupt, dass ich immer drei Sätze zu zehn Wiederholungen bis zum Muskelversagen durchziehen muss?« Er schaffte keine 10 WDH des Kreuzhebens mit 90 Kilo am Stück. Allerdings fand er heraus, dass er 5 WDH mit 102 Kilo packte, und nach ein paar Sekunden Pause noch einmal 5 WDH mehr. Er brachte also unterm Strich sogar 120 Kilo mehr zusammen als beim vorherigen System mit 7 bis 8 WDH und 90 Kilo.

Das Ergebnis: DeVore bemerkte mit seinem neuen Ansatz deutliche Kraftzuwächse bei der Kniebeuge, beim Kreuzheben, beim einseitigen Beindrücken sowie bei isokinetischen Sprüngen. Das Training der Ausdauerleistung nach diesem Prinzip mit schweren Gewichten ist eine Weiterentwicklung der herkömmlichen Strategie zum Kraftaufbau, wo kürzere Sätze mit schweren Gewichten absolviert werden. DeVore gefiel dabei auch, dass sein neuer Ansatz Spaß machte, logisch war und eine ansprechende Art der Erfolgskontrolle darstellte.

»Die beste Strategie zur Kraftentwicklung lautet nicht unbedingt ›je härter, desto besser‹, sondern vielmehr ›je *schwerer*, desto besser‹.«
JACQUES DEVORE

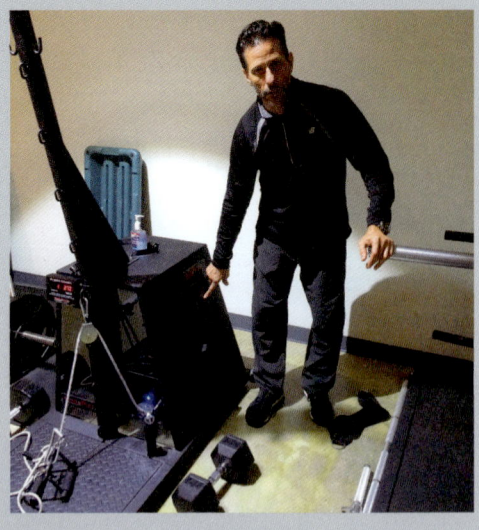

Jacques erklärt in seinem Studio, dem Sirens and Titans Fitness in Los Angeles (Kalifornien), einem schlaksigen Ausdauersportler geduldig das MSP-Training.

Als dem langjährigen Radsportler auffiel, dass er im Sattel schneller unterwegs war, wurde ihm bewusst, dass er möglicherweise eine für den Ausdauersport revolutionäre Entdeckung gemacht hatte. (Nur der Vollständigkeit halber: DeVore wuchtet mittlerweile beim Kreuzheben 136 Kilo durch die Gegend). Dazu DeVore: »Das Prinzip ist eigentlich ganz einfach: Wer mehr Leistung bringen will, muss auch im Studio mit maximaler und nicht etwa mit submaximaler Leistung trainieren. Das heißt: Mehrere Wiederholungen mit sehr schweren Gewichten und dabei immer wieder versuchen, die Basiswerte sowie die Summe der bewegten Lasten zu erhöhen –

so lange, bis entsprechend den Wettkampfzielen die natürliche Grenze erreicht ist.

Das führt zunächst zu Kraftzuwächsen und in der Folge zur Steigerung der Ausdauerleistung. Gleichzeitig optimiert der Sportler dadurch die Wirkung des Workouts in puncto hormonelles Gleichgewicht und Antiaging-Effekt.«

DeVore erklärt die praktische Umsetzung des MSP-Trainings für Ausdauersportler: »Anders als wettkampforientierte Kraftsportler müssen Ausdauersportler nicht andauernd ihr Ausgangsgewicht nach oben treiben. Es reicht, auf einen ordentlichen Basiswert zu kommen und das Niveau zu halten. Wenn ich als Marathonläufer oder Triathlet beim Kreuzheben 80 Kilo packe, ist das eine tolle Sache.

Bei größeren Lasten nimmt der Nutzen für den Ausdauersportler allerdings proportional nicht so stark zu, dass es sich wirklich lohnen würde. Ganz davon abgesehen, dass mit dem Gewicht auf der Hantel auch das Verletzungsrisiko steigt. Daher solltest du dich bis auf ein ordentliches Basisgewicht vorarbeiten, es damit aber nicht übertreiben. Wichtiger sind im Anschluss die Leistungen im Zuge des MSP-Programms. Als Faustregel gilt: Wenn die Ausdauerleistung um zehn Prozent zunimmt, verbessern sich innerhalb kurzer Zeit auch die Zeiten auf der Straße, auf der Bahn oder im Wasser. Alle unsere Ausdauersportler, die vier bis acht Wochen nach dem MSP-Prinzip trainieren, können eine Leistungssteigerung zwischen fünf und fünfzehn Prozent vorweisen.«

bewusst, dass seine große Karriere als Radprofi dem Ende entgegenging. Gleichzeitig wurde ihm klar, dass es Zeit war, die mit Dopingpraktiken durchsetzte Trainingsphilosophie der Vergangenheit durch effektive legale Methoden zu ersetzen.

Als abenteuerlustiger Athlet, der nichts mehr zu verlieren hatte, entschloss er sich für die radikale Abkehr von den herkömmlichen im Radsport verbreiteten Trainingsmethoden. Er begann daher, zusätzlich zu den erforderlichen Trainingsfahrten das MSP-Training mit ins Programm aufzunehmen. Die Ergebnisse waren beeindruckend, fanden aber nie wirklich den Weg in die Öffentlichkeit. Was daran liegt, dass ein Sturz Daves Laufbahn ein jähes Ende setzte. Er brach sich dabei das Schlüsselbein und musste sich endgültig zur Ruhe setzen.

Dave begann Ende 2012 während seiner Sperre mit Jacques DeVore zusammenzuarbeiten. Als er das Fitnesscenter betrat, hatte er zuvor noch nie ein echtes Krafttraining gemacht (abgesehen von der einen oder anderen Core-Übung zwischendurch). Er schaffte keinen einzigen Klimmzug. DeVore erinnert sich: »Er war zunächst skeptisch, aber auch interessiert, da er ohnehin nichts zu verlieren hatte.«

So begab sich Dave zusätzlich zu den langen Stunden auf der Straße zweimal pro Woche in die Hände DeVores, der sein Krafttraining überwachte. Er hielt die Einheiten den gesamten Winter lang durch und machte gewaltige Fortschritte. Sein Maximum beim Kreuzheben an der Hex Bar konnte er von 68 auf 111 Kilo steigern. Beim einseitigen Beindrücken machte er einen Sprung von 95 auf 213 Kilo. Außerdem nahm er ohne jegliche Diät ab und wog nur noch 69 Kilo statt wie zuvor zu Wettkampfzeiten 71,5 Kilo. Während der Saison pendelte sich das Gewicht dann auf 70-71 Kilo ein.

Auf so schnelle und unkomplizierte Art die optimale Körperzusammensetzung zu erreichen ist der Traum eines jeden Profiradsportlers. Schließlich merken die Fahrer am Berg jedes Gramm, das sie mit nach oben nehmen müssen. Deswegen achten Radsportler haarklein darauf, wie schwer ihre Rennmaschinen sind und was sie zu sich nehmen. Sie sitzen monatelang buchstäblich den ganzen Tag lang im Sattel und zählen sorgfältig ihre Kalorien, um auch die letzten paar überflüssigen Pfunde bis zur dreiwöchigen großen Tour loszuwerden. Umso beachtlicher, wie schnell und mühelos Dave in der Saisonpause sein Idealgewicht erreichte – praktisch im Vorübergehen.

Es ist denkbar, dass die extrem hohe Intensität des Maximum Sustained Power-Workouts seinen Stoffwechsel beschleunigt hat, ohne gleichzeitig den Appetit zu steigern. Langgezogene Ausdauerrunden verbrennen zwar auch Unmengen an Kalorien. Doch bewirken sie gleichzeitig auch einen gewaltigen Anstieg des Appetits. Was daran liegt, dass beispielsweise das stundenlange Radfahren die Glykogenspeicher erschöpft.

Daves riesige Entwicklungsschritte beim Kraftaufbau führten in Verbindung mit seinem niedrigeren Körpergewicht natürlich zwangsläufig zur Leistungssteigerung im Sattel, vor allem beim Anstieg. Sein Richtwert fürs Zeitfahren lag bei 25 Minuten für einen acht Kilometer langen Berg, den er viermal hinauffuhr. (Ich persönlich würde dir davon abraten, dieses »Tour-de-France-Workout« zu Hause nachzustellen). Dave verbesserte sich dank seines engagierten Einsatzes beim MSP-Training um sage und schreibe 18 Prozent. Dazu generierte er beim Bergauffahren an der anaeroben Schwelle mehr als sechs Watt pro Kilo Körpergewicht. Dieser Wert errechnet sich anhand der Gleichung *Leistung geteilt durch Körpergewicht*.

Daniel Coyle beschreibt den Wert in seinem hervorragenden Werk *Armstrongs*

Dave Zabriskie bei einer der MSP-Basisübungen: dem Kreuzheben (hier an der Hex Bar)

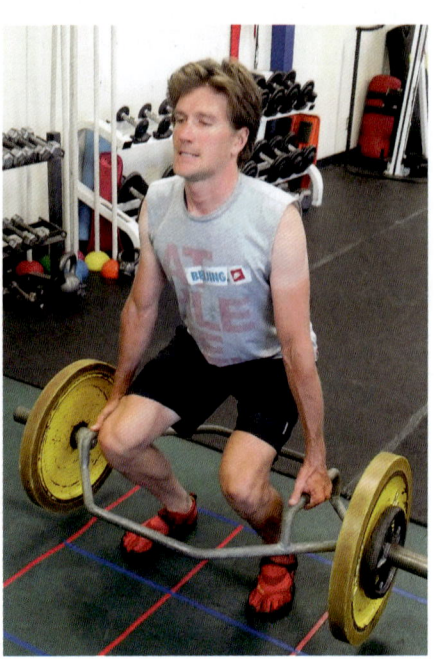

Kreuzzug: ein Jahr auf dem Planeten Lance als entscheidendes Kriterium für Tour-de-France-Teilnehmer. Die Wattleistung pro Kilo am Schwellenwert sagt dem Sportler, ob er fit genug ist, um den Gesamttitel zu gewinnen, wenn es in den Bergen ans Eingemachte geht. Wer im Training nicht die Vorgaben erreicht, wird später auf der Tour auch nicht mit der Elite mithalten können. Zu Zeiten des Dopings musste ein Fahrer einen Wert von 6,7 erreichen, um sich berechtigte Hoffnungen auf das Gelbe Trikot machen zu dürfen. Wer nicht genug Power oder zu viel auf den Rippen hatte, konnte sich den Sieg gleich abschminken. (Für das Protokoll: Für einen dopingfreien Radsportler ist ein Wert von 6,0 bereits außergewöhnlich).

Dave war 2013 für eine großartige Saison gerüstet. Auf der Katalonien-Rundfahrt – eine siebentägige Etappentour im katalonischen Teil Spaniens – lieferte Zabriskie den Beweis dafür, dass er fitter denn je war. Der in seiner Laufbahn eigentlich immer nur mittelmäßige Bergfahrer zog bei den Anstiegen gut mit. Nach seiner Rückkehr in die Staaten im Mai des Jahres nahm er voll motiviert die Tour of California in Angriff, die er schon viermal mit Platz 2 abgeschlossen hatte.

Leider musste sich Dave jedoch infolge eines Schlüsselbeinbruchs in der Frühphase der Tour von allen Titelhoffnungen bei seinem Lieblingsrennen verabschieden. Der Unfall besiegelte außerdem sein Karriereende. So kehrte er der erbarmungslosen Welt des Profiradsports den Rücken. Auf den zweiten Blick wird aber erkennbar: Dave hat den Beleg für das enorme Potenzial des MSP-Trainings geliefert, das sowohl den Radsport als auch andere Ausdauerdisziplinen reformieren könnte. Mit innovativen Herangehens-

weisen wie dem MSP-Training ist es möglich, fit für die Weltspitze zu werden.

Jetzt wirst du dich fragen, was genau Dave im Studio getan hat. Einerseits waren da Übungen wie das Kreuzheben und das Beindrücken. Hiervon hat Dave die einbeinige Ausführung gewählt, um die Beine unabhängig voneinander zu trainieren, dadurch ein Muskelgleichgewicht herzustellen und so die Effektivität im Sattel zu optimieren. Außerdem brachte er eine Auswahl an Oberkörperübungen hinter sich, darunter Zugübungen, Hanteldrücken und Rotationsübungen für den Core. Er versuchte dabei die ganze Zeit über, mithilfe von gestaffelten Sätzen und häufigen Pausen den maximalen Kraft- und Dynamikumsatz so lange wie möglich durchzuhalten.

Dave hat auch schon mit DeVores einzigartigen isokinetischen Maschinen gearbeitet. Die erlauben es dem Sportler, aus der Kniebeuge heraus gegen Widerstand vertikale und horizontale Sprünge auszuführen. Diese Geräte sind für Radsportler zweifellos von großem Nutzen. Dave übte immer isometrische Sprünge mit einem Rhythmus von 2

DZ sorgt durchs einseitige Beindrücken für gleichmäßige Kraftzuwächse und damit für einen ausgewogenen Energieausstoß im Sattel.

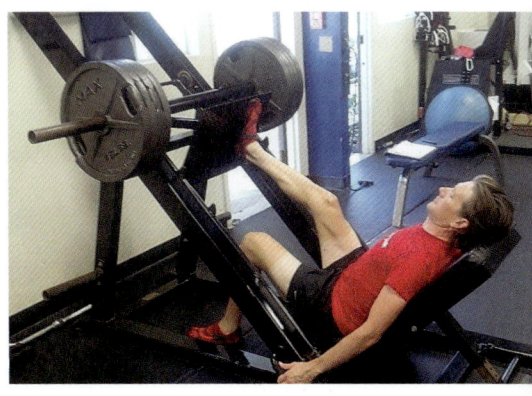

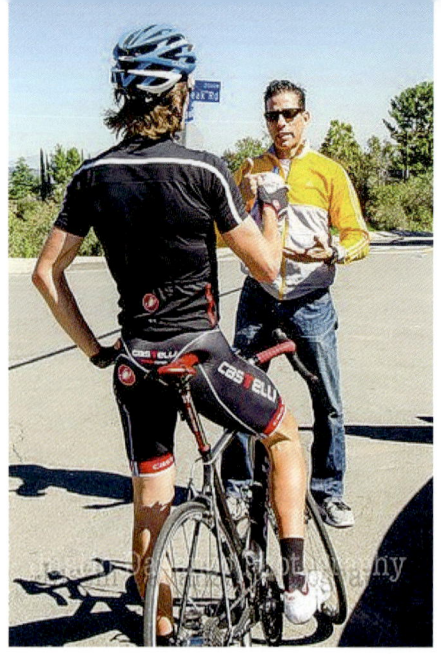

Die harte Arbeit im Studio und hat einen direkten Einfluss auf die Leistungen draußen auf der Straße. Hier berät sich DeVore in Südkalifornien mit Zabriskie, bevor sich der ein paar lange Steigungen vornimmt.

Maximalsprüngen pro 10 Sekunden. Danach folgten 8 Sekunde Pause, bevor es mit der nächsten Runde weiterging. Mit der Zeit arbeitete er sich auf 6 Maximalsprünge pro 10 Sekunden über insgesamt 6 Minuten vor.

Die dahinterstehende Logik sollte dir inzwischen vertraut sein: Dave konnte seine Maximalsprünge länger durchhalten, weil ihm die ersten Sprünge mit zunehmender Kraft immer leichter fielen. So konnte er für die späteren WDH Energie einsparen. Das übertrug sich auf langgezogenen Touren wiederum direkt auf seine Power am Berg. Dies belegen seine Leistungen beim Zeitfahren an langen Anstiegen über mehrere Sätze hinweg. In DeVores Studio Sirens and Titans in Los Angeles stehen viele wirklich coole Geräte herum. Doch die gute alte Langhantel mit ein paar Scheiben für die Kniebeuge und fürs Kreuzheben tut es natürlich genauso.

ABLAUF EINES MSP-WORKOUTS

Wenn du erst frisch ins Krafttraining einsteigst, solltest du dir einen qualifizierten Trainer nehmen und dich langsam herantasten. Verwende anfangs gut kontrollierbare Gewichte und richte das Hauptaugenmerk auf die saubere Form – selbst, wenn du nur ein PVC-Rohr in den Händen hältst. Zur Kraftentwicklung empfiehlt Jacques (wie die meisten anderen Trainer) die bekannten funktionalen Ganzkörperübungen wie das Kreuzheben (seine Lieblingsübung für Ausdauersportler), Kniebeugen und das einseitige Beinpressen. »Das sind die wichtigsten Übungen zum Kraftaufbau am Unterkörper. Zur Dynamikausbildung empfehlen sich Sprünge aus dem Stand, das Training an der Treppe mit Sprints oder Sprüngen, plyometrische Kastensprünge, einbeinige explosive Sprünge und Gewichtheben«, erläutert Jacques.

»Das Training zum Kraftaufbau ist objektiv leichter einzuschätzen. Du musst dich dafür einfach nur am Gewicht orientieren. Bei den explosiven Dynamikübungen werden Weiten oder Höhen bestimmt, was ein klein wenig schwieriger sein kann. Es geht nicht darum, alle Leistungen bis hinters Komma genau zu messen. Wenn du beispielsweise einen 60 Zentimeter hohen Kasten verwendest, aber den Eindruck hast, eigentlich sogar 68 Zentimeter hoch springen zu können, ist das kein Problem. Es ist nur wichtig, in die Nähe der eigenen Maximalleistung zu kommen. Diese Ganzkörperbewegungen im Primal-Stil beanspruchen eine maximale Anzahl an Muskelfasern. Sie lassen sich direkt auf komplexe Bewegungsmuster des Alltags übertragen, wie etwa das Schwimmen, das Paddeln, das Laufen oder das Radfahren. Beim MSP geht es nicht darum, beim Bizeps-Curl Unmengen von gestaffelten Sätzen zu absolvieren, wo die Menge der aktivierten Muskelfasern einfach zu gering ist. Auch das Bankdrücken ist keine laut Primal-Ansatz sinnvolle natürliche Übung, da die Position auf dem Rücken nicht besonders funktional ist. Halt dich besser an die funktionaleren Methoden, die dir helfen, über die ganze kinetische Kette hinweg die maximale explosive Power zu entwickeln«, so seine Empfehlung.

Wenn du einmal die Grundlagen intus hast, verwendest du schwerere Gewichte. Der Widerstand sollte so groß sein, dass du nach 5 WDH an deine Grenzen stößt (wenn du frisch und erholt an die Gewichte gehst). Das heißt, dass es dir aufgrund der temporären muskulären Erschöpfung unmöglich wäre, technisch sauber eine sechste WDH hinzubekommen. Du kannst dich in einem Workout auf nur eine einzige Übung wie das Kreuzheben konzentrieren. Genauso gut ist es auch möglich, sich eine Einheit aus zwei oder drei Übungen zusammenzustellen. Du verfügst nur über eine begrenzte Auswahl an Equipment, weshalb nur eine Übung möglich ist? Kein Problem! Laut DeVore geht es nur darum, etwas Eisen auf die Stange zu schieben, um damit eine hormonelle und neuromuskuläre Stimulation im Sinne des Maximum Sustained Power-Trainings zu bewirken.

Lass dir Zeit und genieß dabei deine allmähliche Entwicklung hin zu akzeptablen Basiswerten, indem du etwa dein Maximalgewicht beim Kreuzheben von 35 auf 80 Kilo verbesserst oder die Höhe beim Vertikalsprung von Dunking-unwürdigen 28 Zentimetern auf ansehnliche 36 Zentimeter hinaufschraubst. (Nur der Vollständigkeit halber: Auch mit dieser Höhe wird noch kein Dunking möglich sein. Trotzdem hättest du damit in diesem Beispiel deine Maximalkraft um beeindruckende 27 Prozent gesteigert). Wenn du einmal ordentliche Basiswerte für deine 5 WDH mit Maximalkraft erreicht hast, kann es mit dem richtigen MSP-Workout losgehen.

***Mehr Pause* = *mehr explosive Power*:** Leg innerhalb der gestaffelten Sätze einer Übung kurze Pausen und zwischen den kompletten Sätzen längere Pausen ein. Kurze Auszeiten sind absolut in Ordnung, und auch auf die größte Belastung folgt irgendwann die verdiente Pause. Das ist eine wirklich wichtige Erkenntnis, die weit über die rein physische Betrachtungsweise hinausgeht, die besagt, dass sich in der Pause die Herzfrequenz, die Atmung und die Muskelfasern vor der nächsten großen Anstrengung erholen müssen. Ob du deine maximale explosive Leistung abrufst oder ein längeres Ausdauertraining absolvierst: Das Zentralnervensystem spielt für die Leistungssteuerung eine große Rolle. Die kurzen Zwischenpausen geben dem Kopf und der Seele die Chance, frische Energie zu tanken. Die brauchst du, um auch den nächsten Satz wieder voll motiviert in Angriff zu nehmen. Sieh dir den Zusatzartikel »Die Schaltzentrale« an, um noch etwas tiefer in die faszinierende Welt der Gehirnwissenschaft einzusteigen und zu erfahren, inwiefern die kleinen grauen Zellen die körperliche Leistungsfähigkeit beeinflussen.

Gestaffelte Sätze mit häufigen Pausen sorgen dafür, dass du frisch und motiviert bleibst. So rufst du durchweg Spitzenleistungen ab, während du die Ausdauerleistung erhöhst. Lass dir diese Aussage noch einmal auf der Zunge zergehen: »frisch und motiviert zu Spitzenleistungen!« Klingt wie die Erfolgsformel für alle Ausdauerwettkämpfe vom Marathon über den halben Ironman bis hin zum Ruder-Marathon.

Wenn du mithilfe eines MSP-Workouts immer wieder auf Explosivkraft trainierst, leistest du dem Abbau von Kraft und Technik in den späteren Phasen von Ausdauer-Wettkämpfen Widerstand. Du wirst dann das Niveau frisch und enthusiastisch über längere Strecken hinweg aufrechterhalten. Das explosive Kreuzheben mit 90 Kilo auf der Hantel über mehrere WDH hinweg ist zwar kein so genauer Gradmesser wie eine einzelne WDH mit Maximalkraft oder das Gesamt-Trainingsvolumen in Kilo. Es hat jedoch immense psychologische Vorteile, als Ausdauersportler über den eigenen Schatten zu springen und in dieses ungewohnte Terrain vorzudringen.

Nimm dir zwischen den gestaffelten Sätzen kurz Zeit zur Erholung. In der Regel solltest du dich dabei aber auf 10 bis 20 Sekunden beschränken. Längere Pausen können

die Aktivierung zusätzlicher Muskelfasern beeinträchtigen, die durch die Vorermüdung der Muskulatur erreicht werden soll. Es kann schon reichen, beispielsweise eine Runde um die Hantel oder das Gerät herumzulaufen. Nach 10 Sekunden bist du im Normalfall wieder voll einsatzbereit. Vor dem letzten Satz kann es allerdings sein, dass du 30 Sekunden brauchst, um wieder ganz zu Kräften zu kommen. Du solltest immer voller Motivation und Energie ans Eisen gehen. Falls es dir hilft, kannst du dabei ächzen und stöhnen, dir die Hände mit Magnesium einreiben und vor dem Satz einmal kräftig klatschen, dass es nur so staubt.

Die Pausen zwischen den gestaffelten Sätzen sollten im Normalfall nicht mehr als 20 Sekunden betragen. Sonst kann die erhöhte Herz- und Atemfrequenz nämlich nicht ihr volles Potenzial entfalten. Zudem sinkt dadurch zu sehr das Blutvolumen, das zur beanspruchten Muskulatur gelangt. Die Pausen zwischen den kompletten Sätzen sollten indes mindestens 90 Sekunden lang sein. Falls notwendig, kannst du dich von einem gestaffelten

Kurze Sätze sorgen dafür, dass du frisch und motiviert bleibst. So rufst du durchweg Spitzenleistungen ab, während du deine Widerstandskraft erhöhst.

Die Schaltzentrale

Dr. Noakes' *Central Governor Theory* widerspricht der lang gehegten Vorstellung, körperliches Unbehagen (etwa in Form von Sauerstoffmangel oder einer brennenden Muskulatur) sei der wichtigste limitierende Faktor der körperlichen Leistungsfähigkeit. Seiner Meinung nach sind Ermüdungssymptome »nichts als reine Illusion« – Hirngespinste, die »nichts mit dem tatsächlichen Funktionszustand des Körpers zu tun haben«. Laut Noakes' Modell interpretiert das Gehirn auf die eine oder andere Weise das Feedback des Körpers. Darauf reagiert es mit den bekannten Ermüdungserscheinungen. Die Reaktion des Gehirns hilft damit, den Körper vor potenziellen Schäden zu schützen. So wirst du zum Beispiel automatisch langsamer, wenn du bei drückender Hitze trainierst. Oder du legst die schweren Gewichte nach fünf WDH zur Seite, wenn das Gehirn die Meldung bekommt, dass der Körper unter der aktuellen Belastung ohne eine Pause zusammenbrechen würde, was Muskelrisse nach sich ziehen könnte. Wenn du im erschöpften Zustand allerdings das Gefühl

Brad läuft in der kalifornischen Stadt Mission Viejo vorneweg (1990). Da er gern gewinnt, hat seine Schaltzentrale das Kommando übernommen und seine brennende Beinmuskulatur dazu überredet, noch die gut anderthalb Kilometer bis zur Ziellinie durchzuhalten. Als sich Brad im selben Jahr gegen Ende des Sommers bei einem Wettkampf in Cleveland auf Platz 17 befand, lenkte ihn seine Schaltzentrale hingegen zum nächsten Taxi, das ihn dann zur Ziellinie brachte ...

hast, gleich den Löffel abgeben zu müssen, ist das rein subjektiv. »Die tatsächlichen körperlichen Risiken, die eine Erschöpfung mit sich bringt, sind im Grunde genommen recht banal«, meint Noakes.

Das war aber Noakes zufolge noch nicht alles: »Je näher du der Ziellinie oder dem vorab definierten Endpunkt eines Workouts oder Satzes nämlich kommst, umso schlimmer wird oft der Erschöpfungszustand. Aber nicht etwa, weil die Muskulatur keine Energie mehr hätte, sondern vielmehr, weil das Gehirn weiß, dass gleich die Ziellinie oder die letzte WDH kommt. Das heißt: Du hast vor allem deshalb das Gefühl, nicht mehr länger durch-

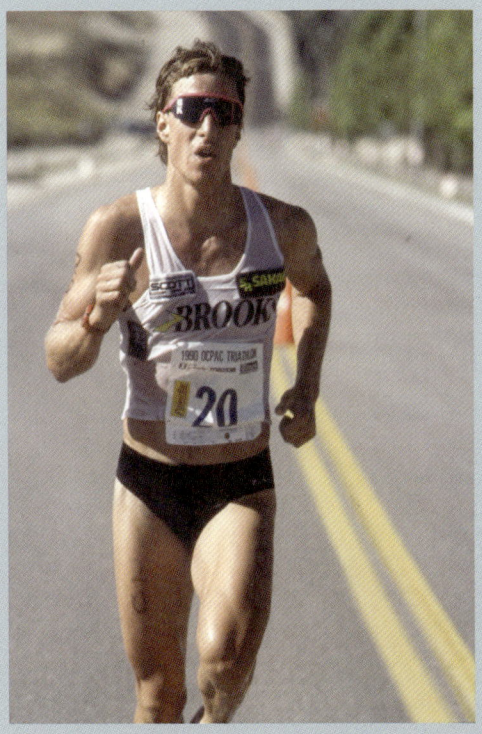

halten zu können, weil du *weißt*, dass du fast fertig bist und dann nicht mehr weitermachen musst! Ganz anders wäre das, wenn du noch anderthalb Kilometer bis zum Ziel zurückzulegen hättest oder dein Trainer mit Strafrunden drohen würde für den Fall, dass du deine zwölf Zusatz-WDH nicht mehr packst. Dann würde das Gehirn keine Signale der körperlichen Erschöpfung aussenden. Stattdessen bekämst du noch einmal einen unerwarteten Motivationsschub.

In diesem Zusammenhang erklärt Noakes auch, dass sich die besten Sportler von ihren körperlichen Voraussetzungen her untereinander so sehr ähneln, dass letztendlich die kleinen grauen Zellen die Spreu vom Weizen trennen. Seiner Meinung nach hat sogar ein örtlich begrenzter Muskelfaserriss seinen Ursprung im Gehirn. Dazu Noakes: »Der Muskel reißt nicht, weil er schwach wäre, sondern weil das Nervensystem [aufgrund einer überschrittenen körperlichen Leistungsgrenze] die Muskelfasern übermäßig aktiviert. Das führt zur Verkrampfung einzelner Fasern und letztendlich des gesamten Muskels, wodurch der Körper versucht, den mutmaßlichen Schaden einzudämmen.« Noakes geht davon aus, dass das Wettkampfergebnis und alle anderen sportlichen Leistungen immer den Erwartungen des Sportlers entsprechen.

Die Ermüdungserscheinungen wären demnach nur eine Ausrede oder Rechtfertigung für das erwartete Endresultat. Also etwa: »Mann, meine Beinmuskeln waren die ganze Zeit über so träge. Kein Wunder, dass ich so schlecht gelaufen bin.« Die Symptome sind in Endeffekt nur ein übersteigertes Trugbild. Die Sinnestäuschung sozusagen als bequeme Ausrede für die bescheidene Leistung. Aussagen wie »Ich habe mein Bestes gegeben, aber die Batterie war leer«, sind keine objektive Einschätzung, sondern eine Ausflucht. Solche Anzeichen der Erschöpfung beruhen meist eher auf inneren Konflikten und weniger auf tatsächlichen äußeren Umständen. Wenn du dir das bewusst machst, kannst du gezielt Einfluss auf die eigene Leistung nehmen.

Allerdings musst du natürlich vorsichtig sein, wenn du in deiner Steuerzentrale selbst das Kommando übernimmst. Du darfst die neu gewonnene Selbstkontrolle nicht überstrapazieren. Vermeide es unter allen Umständen, dich dabei selbst ins Übertraining oder gar in den kompletten Zusammenbruch zu treiben.

Dazu ein konkretes Beispiel: Während eines Workouts gibt es Anzeichen dafür, dass du erschöpft bist. Dabei spielt es erst einmal keine Rolle, ob die Meldung dazu von der Muskulatur oder vom Gehirn kommt. Es ist in jedem Fall vernünftig, das Feedback ernst zu nehmen und das Gewicht abzusetzen beziehungsweise kein weiteres Intervall mehr zu absolvieren. Mach dir dabei bewusst: Würde es wirklich um Leben oder Tod gehen, könntest du die Willenskraft dazu aufbringen, noch weiterzumachen.

Anders stellt es sich dar, wenn du dich auf dem Höhepunkt der Saison gerade in der Endphase des Wettkampfes befindest, auf den du monatelang hin trainiert hast und plötzlich Selbstzweifel aufkommen. Die Oberschenkel tun dir weh, du bist dir nicht sicher, ob du weiter mit dem Kerl vor dir mithalten kannst, du sehnst die Ziellinie herbei, dir fällt auf, wie heiß es heute ist und du fragst dich, warum du dich nicht einfach für die Halbdistanz angemeldet hast ... Genau das ist dann der Zeitpunkt, das Kommando zu übernehmen, das Ruder herumzureißen und an Noakes' Botschaft zu denken: Das Ergebnis eines Wettkampfs entspricht immer den Erwartungen des Sportlers.

Satz zum nächsten auch mehrere Minuten lang erholen. Im Bodybuilding wird davon ausgegangen, dass die ATP-Regeneration 90 bis 120 Sekunden in Anspruch nimmt, während zur Füllung der Kreatinspeicher in der Muskulatur bis zu sechs Minuten Pause nötig sind.

Du solltest immer möglichst gut erholt sein, wenn du deine explosiven Sätze in Angriff nimmst. Keine Angst: Mit dem nächsten gestaffelten Satz bringst du den Blutfluss ganz bestimmt wieder auf Hochtouren!

Erhöhung der Basis- und MSP-Werte: Ein weiterer wichtiger Grundsatz des MSP-Trainings besteht neben ausreichender Erholungsdauer darin, während eines Workouts *niemals das Basisgewicht zu reduzieren.* Die im Krafttraining weitverbreitete Strategie der absteigenden Pyramide (50, 40, 30 Kilo etc.) ist DeVore zufolge für unsere Zwecke sinnlos. Für Kraftzuwächse ist es schließlich notwendig, das Gewicht zu *steigern*, und nicht, die Last herunterzufahren. Du musst stattdessen so lange wie möglich im Spitzenbereich bleiben und suboptimale Leistungen vermeiden.

Nur die Maximalleistung zählt! Du darfst das Basisgewicht während eines MSP-Workouts niemals herunterfahren.

Was uns zwangsläufig zur Frage bringt: *Wann ist der richtige Zeitpunkt, das Basisgewicht zu steigern?* Nach einigen effektiven Einheiten schaffst du im Basistest möglicherweise 8 oder 9 WDH, bevor es zur temporären Erschöpfung kommt. Genauso gut kann es möglich sein, dass du im zweiten oder dritten Abschnitt eines gestaffelten Satzes genauso viele WDH schaffst wie im ersten. (Das heißt, du schaffst im ersten, zweiten und dritten Abschnitt jeweils 5 WDH). In unserem Beispiel (Kreuzheben mit 80 Kilo) wäre es dann an der Zeit, das Basisgewicht auf 90 oder 100 Kilo hochzuschrauben. Mit dieser Last kommst du wahrscheinlich wieder auf eine maximale Satzlänge von 6 WDH. Du kannst dann mit deinem MSP-Workout fortfahren und dich darauf einstellen, dass die WDH-Zahl von Satz zu Satz abnimmt.

DeVore weist zwar darauf hin, dass eine weitere Erhöhung des Gewichts nicht mehr notwendig ist, wenn ein gewisses Kraftniveau erreicht ist. Andererseits könntest du das MSP-Training auch ständig vorantreiben, um mit jedem Workout besser zu werden. Wenn die Kraft zunimmt, solltest du zunächst einmal das Gewicht erhöhen, statt ein paar mehr WDH oder Sätze hinzuzunehmen und dadurch das Workout zu verlängern. Denk immer dran: Im Ausdauerbereich bist du bereits top ausgebildet! Du lädst dir mit der Zeit immer mehr auf und gelangst immer wieder an einen Punkt, an dem sich das reguläre gestaffelte Workout zu einfach anfühlt? Dann ist entweder deine Entwicklung hin zum optimalen Basisgewicht noch nicht abgeschlossen, oder du verbringst zu viel Zeit im Fitnesscenter und nicht genug draußen auf der Straße!

Das Ziel ist es, bei den unterschiedlichen Übungen Basisgewichte oder Leistungsstandards zu erreichen, die dir hoch effektive und anspruchsvolle Workouts von kurzer Dauer ermöglichen. Diese MSP-Einheiten ergänzen wunderbar deine Kernkompetenzen im Ausdauerbereich, ohne deinen Trainingsplan hinsichtlich Energieaufwand und Regenerationsdauer zu überfordern.

Zusammenfassung des Kapitels

- Das Krafttraining zögert Alterungsprozesse hinaus und optimiert den Hormonhaushalt.
- Es verbessert die Beweglichkeit und technische Effektivität.
- Gib dich nicht mit unausgegorenen kombinierten Kraft- und Kardio-Workouts ab.
- Beim MSP gilt: Nur die Maximalleistung zählt!

Der Primal-Ansatz zum Kraftaufbau fürs natürliche Ausdauertraining konzentriert sich auf die Entwicklung der Explosivkraft **mithilfe kurzer, hoch intensiver Workouts bei Maximalleistung.** Damit hebt sich diese Methode deutlich vom regulären Krafttraining für Ausdauersportler ab, das kombinierte Kraft- und Kardio-Workouts vorsieht. Solche unspezifischen Workouts sind eine gute Gelegenheit für Neueinsteiger, um sich allgemein ans Fitnesstraining zu gewöhnen. Ein ehrgeiziger Sportler mit spezifischen Zielen profitiert aber eher vom hoch intensiven Krafttraining zum Aufbau explosiver Power. Dabei ist es wichtig, das Gesamtbild der Periodisierung im Auge zu behalten. Es gilt, eine aerobe Grundlage zu schaffen, das Training um intensive Phasen von kurzer Dauer zu erweitern und dabei stets auf den Ausgleich zwischen Be- und Entlastung zu achten.

Das Krafttraining im Ausdauersport ist das Mittel der Wahl zur Verbesserung der Propriozeption und Koordination. Die Voraussetzung dafür ist das Training mit größerer körperlicher Belastung als beim typischen Ausdauertraining. **Das Krafttraining erlaubt es, Schwächen in der Technik und Beweglichkeit aufzudecken und direkt auszugleichen.** Solche Feinheiten kommen normalerweise im Ausdauersport nur zum Vorschein, wenn die Technik und die Leistung nachlassen. Die Arbeit an der Kraft und Beweglichkeit gibt dem Sportler die Fähigkeit, **technische Ausfälle und Ermüdungserscheinungen schneller zu bemerken und durch sichere und funktionale Bewegungsmuster gegenzusteuern.**

Das Krafttraining hilft außerdem, körperliche Alterungsprozesse hinauszuzögern, indem es die Muskelmasse und die Explosivkraft erhält – beides Faktoren, die Experten zufolge mit dem Alter schneller abnehmen als die Ausdauer. Das Krafttraining wirkt auch auf den Hormonhaushalt äußerst günstig, indem es kurzzeitig die Ausschüttung entsprechender Hormone ankurbelt, die eine körperliche Anpassung bewirken. Dazu zählen etwa Somatotropin und Testosteron, die beide sehr effektiv den Körper jung halten. Dem steht eine längerfristige Überproduktion der für Stressreaktionen verantwortlichen Hormone gegenüber, wie sie für ein chronisches Übertraining typisch ist. **Die chronische Überlastung im Ausdauertraining kann die Alterungsprozesse beschleunigen, weil dadurch die Konzentration des Stresshormons Kortisol übermäßig ansteigt, welches für den Muskelabbau verantwortlich ist.**

Die Primal Essential Movements sind eine einfache Art, als Einsteiger das Krafttraining in den Alltag zu integrieren. Sie beinhalten Übungen wie **Liegestütze, Klimmzüge, Kniebeugen und Stützhaltungen,** die regelmäßig ausgeführt werden. Das Hauptaugenmerk liegt dabei in intensiven Trainingsphasen stärker auf regulären Workouts. Sämtliche Primal Essential Movements lassen sich anhand verschiedener Aufbauübungen an unterschiedliche Niveaustufen anpassen. Es handelt sich dabei um vereinfachte Abwandlungen der Basisübungen, mit denen es leichter wird, die gewünschte Anzahl an WDH zu erreichen, bis sich der Sportler eine ordentliche Grundlage erarbeitet hat.

Das Maximum Sustained Power (MSP)-Training stellt einen neuartigen Ansatz dar. Es konzentriert sich auf die für den spezifischen Ausdauersport notwendige Erhöhung der Maximalkraft und der Ausdauerleistung. **Beim MSP-Workout kommen funktionale Ganzkörperübungen wie das Kreuzheben, Kniebeugen, Beinpressen und Vertikalsprünge zum Einsatz.** Das MSP-Workout arbeitet mit **schweren Gewichten, wenigen WDH und einem erhöhten Pausenvolumen.** Der Sportler reiht dabei mehrere gestaffelte Sätze mit kurzen Zwischenpausen zum vollständigen Satz aneinander. Das Motto lautet dabei: **Nur die Maximalleistung zählt!** Bleibt der Sportler deutlich hinter seiner Maximalkraft zurück, ist der Satz oder das Workout beendet. Das MSP eignet sich für alle Sportler vom hochexplosiven Sprinter bis hin zum Ultraläufer. Die Workouts müssen dabei *genau auf die Wettkampfziele abgestimmt werden.* Selbst beim Ultraläufer gilt außerdem: Das MSP-Training darf nie mehr als 20 Minuten dauern.

Die typische im Ausdauersport zu beobachtende Praxis kombinierter Kraft- und Kardio-Einheiten mit leichten Gewichten, hohen WDH-Zahlen und Training bis zum mehrfachen Muskelversagen birgt ein hohes Risiko des Übertrainings. Dieser gemischte Ansatz kann die aerobe Entwicklung sowie die Ausbildung explosiver Power beeinträchtigen. Außerdem kann es dabei zum unerwünschten Muskelwachstum und zur Erhöhung des Verletzungsrisikos kommen. Wer sich bereits eine ordentliche Grundlagenausdauer erarbeitet hat, kann von solchen kurzen explosiven Workouts profitieren, und währenddessen durch sportspezifische Einheiten weiter an seiner aeroben Leistung feilen.

Kapitel Sechs

SPRINTTRAINING

Das ultimative Primal-Workout zur optimalen Aktivierung der Gene für massive Leistungszuwächse innerhalb kürzester Zeit

Als Ausdauersportler kannst du vom Sprinttraining enorm profitieren. Die gelegentlichen kurzen Workouts können während hoch intensiver Trainingsphasen außergewöhnliche Leistungsschübe für die Ausdauer mit sich bringen. Das Sprinten unterstützt das Herz-Kreislauf-System. Es trägt zum effektiveren Abbau von Milchsäure bei und zögert auf allen Intensitäts- stufen die Anzeichen körperlicher Erschöpfung hinaus. Sprints treiben im Blut die Konzentration der für körperliche Anpassungen verantwortlichen Hormone in die Höhe. Das ist für den Körper eine wahre Frischzellenkur. Nebenbei steigt auch die Widerstandskraft gegen körperliche (auf die Muskelkontraktion bezogene) als auch psychologische Belastungen. Das erlaubt es dir, bei Ausdauerleistungen länger durchzuhalten und ein höheres Tempo zu gehen. Vor allem beim Spurt auf der Bahn oder Straße stärkt diese Trainingsform zudem die Muskeln, die Gelenke und das Bindegewebe. Zu guter Letzt schiebst du mit den Sprints den Fettstoffwech- sel ordentlich an, der dann rund um die Uhr auf Hochtouren läuft. Das ist sehr hilfreich, wenn du mit der Körperzusammensetzung einfach nicht weiterkommst.

Ein gezieltes und konzentriertes Aufwärmtraining ist unverzichtbarer Bestandteil des sicheren und effektiven Sprinttrainings. Als Ausdauersportler musst du für diese Art der Belastung unter Umständen auch etwas umdenken. Hier geht es weniger darum, möglichst ausdauernd und leidensfähig zu sein. Stattdessen stehen die maximale Leistung und explosive Ausführung im Vordergrund. Und das ist nur möglich, wenn du zu 100 Prozent erholt und zu Höchstleistungen motiviert bist.

Alle Sprints sollten *die gleiche Intensität* aufweisen, was die objektiv messbare Leistung und das subjektive Belastungsempfinden angeht. Falls du spürbar lang- samer wirst oder dich deutlich mehr anstrengen musst, um dieselbe Leistung zu bringen, solltest du das Workout beenden. Ein guter Richtwert fürs Sprinttraining im Ausdauersport sind 5 WDH zu 15 Sekunden.

Ein guter Richtwert für die Pausen sind 30 bis 60 Sekunden. Das Hauptziel besteht darin, wieder komplett ausgeruht und motiviert die nächste WDH in Angriff zu nehmen!

So schlecht die Kombination von Kardio- und Krafttraining ist, so sinnvoll kann die Aneinanderreihung intensiver Einheiten wie eines MSP-Krafttrainings und eines Sprint-Workouts sein. Das kann dir über das Prinzip der *Postaktivierungs- potenzierung* zu einem enormen Leistungsschub verhelfen. Du setzt damit die Muskulatur und das zentrale Nervensystem sozusagen »unter Strom«, indem du die Muskulatur vor dem Sprinten ansprichst.

Für ein effektives Sprinttraining musst du ausgeruht sein und die richtige Übung auswählen. Es sollte eine intensive Belastung für den gesamten Körper darstellen, falls nicht das Verletzungsrisiko oder die sportlichen Ziele dagegen sprechen. Weitere feste Bestandteile sind ein gezieltes und konzentriertes Aufwärmtraining, eine saubere Planung der Sätze, WDH und Pausen, ein gezieltes Cool-down und schließlich eine ausreichend lange Regenerationsphase vor dem nächsten Sprint-Workout.

Ob du's glaubst oder nicht: Das Sprinttraining ist im Ausdauersport (selbst auf den Ultradistanzen) ein probates Hilfsmittel zur Leistungssteigerung. Es besteht aus gelegentlichen kurzzeitigen Maximalbelastungen. Wenn du es richtig ins Programm einbaust, verschafft es dir einen Vorsprung in den folgenden Gesundheits- und Fitnessbereichen:

1. Fitness-Schub: Die Verbesserung der Maximalleistung bei explosiven Leistungen regt tief gehende körperliche Veränderungen an, welche sich direkt auf die Leistungsfähigkeit in niedrigeren Intensitätsbereichen auswirken. Moderne Forschungsarbeiten bestätigen: Die gesundheitlichen und fitnesstechnischen Vorzüge des Sprinttrainings übersteigen in vielerlei Hinsicht die Vorteile, die ein ungleich längeres Herz-Kreislauf-Workout mit sich bringt. Sprints verbessern die Durchblutung der Kapillaren und die Entwicklung neuer Mitochondrien. So wird der Körper auf allen Intensitätsstufen insgesamt leistungsfähiger. Bei dieser Trainingsform schalten die für die Fett- und Glucoseverbrennung verantwortlichen Enzyme in den Turbogang hoch, während der Sauerstoff effektiver verwertet und durch die Lungen in maximaler Menge aufgenommen wird. Das aufgenommene Glykogen wird effektiver gespeichert, während die Glykogenreserven mehr geschont werden. Auch die Pufferfähigkeit der Muskulatur nimmt zu (die Fähigkeit, Milchsäure sowie andere Abfallprodukte im Blut zu verarbeiten und zu beseitigen). Zudem führt diese Trainingsform dazu, dass auf allen Intensitätsstufen erst später Anzeichen körperlicher Erschöpfung auftreten. Nach nur ein paar Sprint-Workouts wirst du dich bereits leichter, schneller und explosiver fühlen. Du wirst dich in sämtlichen Tempobereichen lockerer bewegen.

2. Frischzellenkur: Das gelegentliche Sprinttraining im maximalen Leistungsbereich zieht eine ganze Reihe positiver Effekte nach sich – vom Nerven- und Hormonsystem bis hin zur Aktivierung genetisch kodierter Programme, die natürlichen Alterungsprozessen entgegenwirken. Es kommt dabei außerdem zum Konzentrationsanstieg von Hormonen wie Testosteron und Somatotropin, welche für körperliche Anpassungsreaktionen verantwortlich sind. Dies regt die Bildung beziehungsweise den Schutz des schlanken Muskelgewebes an.

Gleichzeitig zieht der Hormonanstieg einen beschleunigten Fettabbau, eine Steigerung des Energie- und Konzentrationsniveaus, eine verbesserte Insulinempfindlichkeit, ein optimiertes Lipidprofil sowie eine verstärkte Neubildung von Mitochondrien nach sich. Zwei weitere angenehme Nebeneffekte: Die Gedächtnisleistung und die allgemeine Stimmung profitieren von der Eindämmung der Entzündungsreaktionen im Gehirn und der Verbesserung der Sauerstoffversorgung. Ein weiterer Bonus des Sprinttrainings mit hoher Belastung: Die Knochendichte steigt, wobei die Knochen und das Bindegewebe allgemein gestärkt werden.

Die intensive Trainingsmethode bewirkt daneben einen direkten und deutlichen Anstieg der Kortisolwerte. In diesem Fall handelt es sich jedoch um eine sinnvolle Aktivierung des genetisch in uns verankerten Kampf-oder-Flucht-Systems im Rahmen einer kurzfristigen Höchstleistung. Die Wissenschaft bezeichnet die positive Wirkung einer kurzen natürlichen Stressbelastung

> Bei einem einzigen 30-sekündigen Sprint mit dem Rad steigt die Somatotropin-Konzentration um 530 Prozent im Vergleich zum Basisniveau eines nicht aktiven Menschen.

wie beim Sprinten als *Hormesis*. Gelegentliche kurzfristige Spitzen sind im genetischen Code festgeschrieben. Daher kann sich der Mensch auf solche Belastungen einstellen und daran wachsen. Die Kneippkur, die Entspannung in der Sauna oder in der warmen Badewanne oder direkte Sonneneinstrahlung: All diese Reize bewirken bei richtiger Dosierung einen gesunden »hormetischen Effekt«. Nur die chronische Dosis (in diesem Fall das chronische Übertraining) wirkt sich nachteilig aus.

Ist das kurze Sprint-Workout abgeschlossen, pendelt sich der Kortisolspiegel wieder ein. Zeitgleich werden die für körperliche Anpassungsreaktionen verantwortlichen Hormone (Testosteron, Somatotropin) über den Blutkreislauf zu spezifischen Organen weitergeleitet. Dort entfalten sie ihre wohltuende Wirkung, indem sie für Gesundheit und Vitalität sorgen und die körperlichen Alterungsprozesse aufhalten. Diese Hormone tragen beispielsweise zum Erhalt oder zum Aufbau schlanker Muskelmasse bei. Sie fördern den Abbau von überschüssigem Körperfett sowie die Reparatur und Regeneration der Zellen. Darüber hinaus wirken sie sich positiv auf die Knochendichte und die Libido aus. Der Testosteronspiegel bleibt nach einem intensiven Training 15 bis 60 Minuten lang erhöht, die Konzentration des in der Hirnanhangdrüse produzierten Somatotropins sogar circa 24

Stunden lang. Beide Substanzen haben also genügend Zeit, ihre positive Wirkung zu entfalten.

Im Jahr 2003 wurde in einer Studie im Fachjournal *Sports Medicine* der allgemeine positive Effekt des intensiven Trainings auf das Hormonsystem hervorgehoben. In dem Artikel wurde jedoch auch indirekt vor den Konsequenzen chronischer Überlastung gewarnt: »[...] Die fatalen Auswirkungen einiger natürlicher Alterungsprozesse ließen sich eindämmen, würde sich das Training auf die sportlich bedingte Ausschüttung von Wachstumshormonen konzentrieren.« Im *Journal of Clinical Endocrinology and Metabolism* war zudem 2003 eine Studie zu lesen, in der »die positiven Effekte des intensiven Trainings« gelobt wurden, die den Fachleuten zufolge »der Wirkung einer Behandlung mit (künstlichem) HGH [Wachstumshormon/Somatotropin]« gleichkomme. Eine wissenschaftliche Untersuchung im *Journal of Sports Sciences* aus dem Jahr 2002 belegt diese These ebenfalls. Bei einem einzigen 30-sekündigen Sprint mit dem Rad steigt demnach die Somatotropin-Konzentration um 530 Prozent im Vergleich zum Basisniveau eines nicht aktiven Menschen.

Je härter jemand trainiert, umso mehr Hormone stellt er her. Das ist auch die Quintessenz einer Studie aus dem Jahr 2002 an der amerikanischen University of North Carolina at Greensboro, die im Fachjournal *Sports Medicine* abgedruckt wurde. Darin hieß es, dass eine höhere Intensität sowohl beim aeroben Training als auch beim Krafttraining eine stärkere HGH-Ausschüttung nach sich ziehe.

Das im Hoden des Mannes produzierte Testosteron gilt als männliches Schlüsselhormon. Auch Frauen können es in ihren Eierstöcken herstellen – mit demselben Effekt auf die Vitalität. Allerdings weist eine Frau nur etwa ein Siebtel der Konzentration auf, die im Blut eines Mannes zu finden ist. Wie du vielleicht weißt, nimmt die Konzentration dieser »Vital-Hormone« mit dem Alter ab. Umso interessanter ist es natürlich, wie wir durch Sport und andere Maßnahmen im Alltag dafür sorgen können, dass die Konzentration im Blut auch ab 30 noch auf einem gesunden Level bleibt.

Unsere Leserinnen sind jetzt vielleicht ein wenig schockiert, zu erfahren, wie wichtig das Testosteron auch für sie ist. Keine Angst: Ihr müsst deshalb nicht gleich anfangen, auf der Überholspur der A9 wild zu drängeln und anderen Verkehrsteilnehmern bei der geringsten Kleinigkeit den Vogel zu zeigen. Aber Spaß beiseite. Die beiden Autoren Ashley Merryman und Po Bronson weisen in ihrem bemerkenswerten Buch *Top Dog: The Science of Winning and Losing* darauf hin, dass Testosteron weit mehr kann, als nur das Aggressionspotenzial zu erhöhen. Merryman führt den Gedanken etwas genauer aus: »Testosteron ist in erster Hinsicht ein soziales Hormon. Es gibt uns die Motivation, je nach Situation die im Sinne des sozialen Status und Ansehens jeweils günstigsten Verhaltensweisen hervorzukehren. Manchmal drückt sich das in aggressiven Verhaltensmustern

aus – vor allem in den Fällen, in denen der eigene soziale Status in Gefahr ist. In anderen Situationen kann ein Testosteronanstieg die Konzentration oder das Zusammengehörigkeitsgefühl innerhalb eines Teams steigern.

Einen Feuerwehrmann kann sein Testosteron beispielsweise dazu bringen, ein brennendes Haus zu stürmen, die Leute zu retten, dann noch einmal ins Gebäude zu laufen und auch noch die Haustiere in Sicherheit zu bringen. Einer Sanitäterin hilft ihr Testosteronspiegel Unfallopfer sorgfältig zu verarzten und den weiterbehandelnden Arzt in der Notaufnahme detailliert über den Unfallhergang und den Zustand des Patienten zu informieren.«

3. Widerstandskraft gegen körperliche und mentale Erschöpfung: Beim Sprinten wird das Gehirn widerstandskräftiger gegen Ermüdungserscheinungen. Du senkst dabei das subjektive Belastungsempfinden auf allen Intensitätsstufen. Das ist in etwa so, als würdest du mit Gewichten an den Fußgelenken zehnmal hoch zum Basketballkorb springen und danach die Manschetten abnehmen. Es wird sich so anfühlen, als würdest du abheben! Der Effekt ist wirklich erstaunlich. Die mentale Widerstandskraft, die du beim Sprinttraining entwickelst, überträgt sich auf den Wettkampf. Es fällt dir dann auch leichter, die Zeitvorgaben für deine Strecken durchzuhalten. Wir haben bereits mehrmals Dr. Noakes' Theorie zur »Schaltzentrale« erwähnt, die hier ebenfalls greift. Wenn du darauf hin trainierst, selbst über nur sehr kurze Zeit kontrolliert deine Maximalleistung abzurufen, sprichst du damit nicht nur deine Oberschenkelmuskeln, sondern auch die Neuronen im Gehirn an. Die kleinen grauen Zellen lernen dabei ebenfalls, effektiver Signale zur Bereitstellung explosiver Energie auszusenden und weniger auf Ermüdungserscheinungen zu reagieren.

Aber kommen wir noch einmal auf die Oberschenkelmuskulatur zurück. Vor mehr als einem Jahrzehnt hat Jens Bangsbo von der Universität Kopenhagen eine Forschungsarbeit veröffentlicht. Darin verbreitete er die Theorie, dass die muskuläre Ermüdung während des Sports hauptsächlich durch die Erschöpfung der Mineralstoffe Natrium und Kalium in den Muskelzellen bedingt sei. Damit sich die Muskulatur effektiv zusammenziehen kann, muss an den Zellmembranen eine gewisse elektrische Ladung (ein sogenanntes elektrisches Potenzial) anliegen. Und dafür muss sich außerhalb der Zelle Natrium und innerhalb Kalium befinden. Die Natrium-Kalium-Pumpen in den Zellmembranen sorgen dafür, dass von jedem Mineralstoff ausreichend vorhanden ist und das Kalium nach jeder Kontraktion wieder zurück in die jeweiligen Zellen gelangt. Angetrieben werden die Natrium-Kalium-Pumpen durch das ATP, die allseits bekannte muskuläre Energiequelle.

Wird die Muskulatur beim Sprinten oder beim Krafttraining durch Kontraktionen mit maximaler Intensität gefordert, nimmt die Effektivität der Pumpen zu, was sich positiv auf die Ausdauer auswirkt. Auch bei körperlichen Stressreaktionen feuern die Natrium-Kalium-Pumpen aus allen Rohren. Die Experten gehen übrigens davon aus, dass die Muskulatur nur etwa 30 Sekunden lang mit Maximalkraft arbeiten kann. Ein echter Sprint sollte also nie länger als 30 Sekunden dauern. Diese Anforderung ist auch im Sinne des MSP-Workouts und des bereits genannten Leitspruchs: Nur die Maximalleistung zählt!

4. Stärkung von Muskeln, Gelenken und Bindegewebe: Sprints stellen eine enorm intensive Belastung mit einer bis zu 30-fachen Erhöhung des Grundumsatzes dar. Beim Spurt auf der Straße beträgt die Stoßbelastung gut 225 bis 270 Kilo (wobei es ein Sprinter wie Usain Bolt sogar bis auf knapp 450 Kilo bringt). In der Regenerationsphase reagiert der Körper darauf, indem er die beanspruchten Körperteile stärkt. Wenn du ein sicheres Sprint-Workout absolvierst, senkst du damit deutlich dein Verletzungsrisiko bei Aktivitäten mit niedrigerer Belastung. Der Nutzen ist natürlich bei Aktivitäten, die eine größere körperliche Belastung darstellen (wie das Spurten auf der Straße) maximal. Doch selbst schonendes Sprinttraining, das nur wenig oder gar keine zusätzliche Belastung für die Knochen, Muskeln, Sehnen, Bänder und Gelenke darstellt, lohnt sich. So erzeugst du beim Rudern, Radfahren, Schwimmen und Training auf Kardiogeräten immer noch viel mehr Kraft als bei einem normalen Ausdauertraining. Entsprechend widerstandsfähiger werden dadurch auch die Muskeln, die Gelenke und das Bindegewebe.

5. Sprinten als Abspeckprogramm: Marks markiger aber absolut ernst gemeinter Ratschlag in der Fragerunde seiner Seminare auf die Frage, welche Strategie am meisten hilft, das Abspeckprogramm wieder ins Rollen zu bringen: Selbst, wenn du durch eine konsequente Ernährung nach dem Primal-Prinzip voll auf Fettverbrennung gepolt bist, nur natürliche Lebensmittel verwendest, beim Essen deiner Intuition vertraust und nur die Kalorien zu dir nimmst, die du zum Sattwerden brauchst, und dazu noch ein ordentliches Trainingsvolumen absolvierst: Es kann sein, dass dir deine genetische Veranlagung oder die Tendenz deines Körpers zur Aufrechterhaltung des aktuellen Status quo das Leben schwer machen. Dann wird es in der Tat schwer, die letzten paar lästigen Pfunde noch abzuschütteln. Auch hier ist das Sprinttraining wieder die beste Lösung. Mit einem um das Dreißigfache erhöhten Grundumsatz stellst du dein Erbmaterial voll aufs Abspecken ein. Der Körper reagiert darauf, indem er sich für derartige Maximalbelastungen in Zukunft entsprechend wappnet, weil er das als überlebensnotwendigen Schritt interpretiert.

Es macht keinen Spaß, über einen Ironman 70.3 oder einen kompletten Marathonlauf hinweg überflüssige Pfunde mit sich herumzutragen. Für eine optimale Sprintleistung ist das Körperfett jedoch noch ein ganzes Stück hinderlicher. Wer sich live, im Fernsehen oder auf YouTube Profisprinter ganz gleich welcher Disziplin ansieht, wird merken: So etwas wie überflüssige Pfunde kennen diese Leute nicht. Es ist einfach nicht möglich, mit der Konkurrenz mitzuhalten, wenn bei über 32 km/h der Bierbauch mitwackelt – ganz gleich, ob auf Profi- oder ehrgeizigem Amateurniveau. Umgekehrt sind im Zieleinlauf eines Triathlons, Marathons oder Ultralaufs gut gepolsterte Sportler keine Seltenheit.

In einer richtungsweisenden Studie aus dem Jahr 1994, erschienen im Magazin *Metabolism*, machten die Forscher die Entdeckung, dass kurze und intensive Workouts deutlich mehr beim Abspecken helfen als langgezogene aerobe Einheiten. Die Erklärung laut Dr. Mark Hyman, Autor des Buchs *Die Megabolic-Diät*: Die Mitochondrien, die kleinen Kraftwerke der Zellen, die Kalorien verbrennen und zu Energie umwandeln, laufen nach einer Sprinteinheit den ganzen Tag lang auf Hochtouren. Der Körper verarbeitet nach dem Sprint-Workout über bis zu 24 Stunden hinweg Fett, worauf eine Studie aus dem Jahr 1985 im *American Journal of Clinical Nutrition* hinweist.

Wir verlangen hier nicht von dir, dein komplettes Programm und sämtliche Wettkampfziele über den Haufen zu werfen oder dir im nächstbesten Läuferladen Spikes und ein Sprintertrikot zu besorgen. Wir möchten dir einfach nur dazu raten, ein Paar Sprints mit ins Programm einzubauen, um fitnesstechnisch so richtig auf Touren zu kommen. Das Sprinttraining ist den intensiven Trainingsphasen vorbehalten. Du absolvierst es nur, wenn du dich zu 100 Prozent ausgeruht, energiegeladen und auf die Maximalleistung vorbereitet fühlst. Die Gesamtdauer deines Sprint-Workouts einschließlich Warm-up und Cool-down sollte nicht mehr als 20 Minuten betragen, wovon der intensive Anteil insgesamt nur etwa zwei Minuten ausmachen sollte.

Ob du es glaubst oder nicht: Vier bis sechs Sprints über jeweils 100 Meter stellen ein absolut legitimes Ausdauer-Workout dar. Du bewegst dich dabei nur etwa zwei Minu-

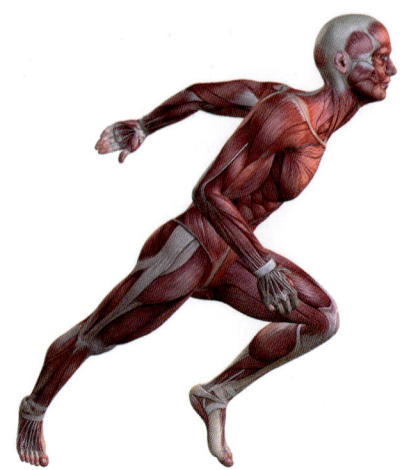

> Nach den Spurts läuft der Fettstoffwechsel noch bis zu 24 Stunden lang auf Hochtouren.

ten lang im roten Drehzahlbereich, während die gesamte Einheit vielleicht gerade einmal 15 bis 20 Minuten in Anspruch nimmt. Du bewirkst dadurch den zuvor bereits erwähnten Hormonanstieg und die damit einhergehenden körperlichen Anpassungsprozesse. Überdies schiebst du den Fettstoffwechsel so richtig an. Außerdem kommen dir danach Ausdauerleistungen mit schwächerer Intensität leichter vor. Das alles erreichst du, ohne den Körper drei Wochen lang mit Stresshormonen zu überschwemmen, wie es bei einem Trainingsblock mit übertriebenem Volumen oder im »schwarzen Loch« knapp oberhalb der aeroben Maximalleistung der Fall wäre. Ein solches Sprinttraining beeinträchtigt auch nicht deine Produktivität im weiteren Tagesverlauf – anders als etwa ein hoch intensives Schwimm-Workout nach dem Master's-Modell um 5.30 Uhr morgens über 4.500 Meter, nach dem du mit großer Wahrscheinlichkeit fix und fertig bist.

Nach einem Sprinttraining hingegen solltest du dich trotz der extremen körperlichen Beanspruchung angenehm energiegeladen fühlen. Es ist zwar unwahrscheinlich, dass du direkt im Anschluss Lust hast, noch einmal 91 Kilometer über Berg und Tal zu radeln. Aber dem regulären Tagesgeschäft wirst du danach definitiv nachkommen können. Gut möglich, dass du am nächsten Tag einen mäßigen bis stärkeren Muskelkater hast – vor allem zu Beginn deines Sprinttrainings. Du solltest dir daher in der Folge eine ein- oder zweitägige Auszeit nehmen. Versuche, in dieser Regenerationsphase bis aufs Spazierengehen auf jegliche Anstrengung zu verzichten oder die Regenerationsgrenze von 65 Prozent der maximalen Herzfrequenz nicht zu überschreiten.

Es ist wichtig, dass du als ehrgeiziger Ausdauersportler mit der richtigen Einstellung an die Sprints herangehst. Beim Sprinttraining gilt nicht unbedingt das Prinzip »viel hilft viel« – weder, was die Frequenz der Einheiten betrifft, noch, was die Zahl der WDH angeht. Dein Ziel ist es, eine optimale Genexpression anzustoßen, um von den umfassenden körperlichen und mentalen Anpassungsprozessen zu profitieren, die eine solche Belastung mit dem 30-fachen Grundumsatz mit sich bringt.

DIE EINSTELLUNG EINES SPRINTERS: COOL WIE BOLT

Das Sprinttraining birgt ein hohes Verletzungsrisiko, vor allem für Neueinsteiger. Aber auch Sportler mit sehr viel Erfahrung auf diesem Gebiet sind nicht vor Verletzungen gefeit. Die erste und wichtigste Regel: Zum Spurten musst du 100 Prozent ausgeruht und energiegeladen sein, um deine maximale Leistung bringen zu können. Wenn du schon im Ruhezustand ein niedriges Energieniveau hast, im Alltag stressgeplagt bist, Muskelkater hast oder nicht richtig ausgeheilte Verletzungen mit dir herumschleppst, solltest du nicht einmal ans Sprinttraining denken. Es ist wirklich absolut wichtig, dass jede Faser deines Körpers auf die Sprints eingestellt ist.

Neben dem Verletzungsrisiko sind auch Ermüdungserscheinungen des zentralen Nervensystems sowie das hoch intensive Krafttraining entscheidende Faktoren. Das Gehirn und das Nervensystem müssen viel leisten, um allen Muskeln den Befehl zu geben, mit voller Kapazität und maximaler Kraft zu arbeiten – selbst wenn es nur für kurze Dauer ist. Solche hoch intensiven Einheiten können genauso schnell Überlastungen nach sich ziehen wie eine chronisch überhöhte Kardiobelastung. Horch daher genau in den eigenen Körper hinein. Finde heraus, ob die Muskulatur erschöpft oder schwach oder das zentrale Nervensystem müde ist.

Sind Körper und/oder Geist bereits müde, riskierst du damit nicht nur schlechte Leistungen und Muskelschäden. Daneben läuft auch die Signalübertragung über das zentrale Nervensystem langsamer ab, worauf der Periodisierungsguru Tudor O. Bompa, PhD, in einer Studie in seinem Buch *Periodization Training for Sports* hinweist. Mit anderen Worten: Selbst, wenn du im selben Tempo läufst wie gewohnt, kann dein erschöpfter Organismus die Leistung nicht mehr richtig verarbeiten. Die Einheit bringt dann nicht so viel, wie eigentlich möglich wäre. Das wäre dann etwa so, als würdest du Tag und Nacht für eine Prüfung büffeln, um 100 von 100 Punkten zu bekommen, beim Test dann aber nur 90 Prozent der Fragen beantworten.

Wir möchten dir auch kurz erklären, wie solche Trainingseinheiten aus physiologischer Sicht funktionieren: Beim Sprint zwingst du Milliarden von Neuronen deines zentralen Nervensystems (ZNS) dazu, Nachrichten und motorische Reaktionen schneller und akkurater zu verarbeiten.

Die Signale wandern von den Muskeln zum Gehirn und wieder zurück zur Muskulatur, über Zellen des zentralen Nervensystems, die jeweils für das Senden oder Empfangen dieser Nachrichten verantwortlich sind. Damit sich der Körper so schnell wie möglich bewegen kann, muss auch die Signalleitung extrem schnell vonstattengehen, damit die optimale Anzahl schneller Muskelfasern in Aktion treten kann. Daher müssen die Signalgeber und Signalempfänger unter den Zellen einsatzbereit sein, oder mit den Worten Tudor O. Bompas augedrückt: »optimal angeregt und frei von Blockaden.«

Das Problem ist: Körperliche Erschöpfung beeinträchtigt die Erregbarkeit der

> Der Zustand des zentralen Nervensystems ist ein entscheidender Faktor beim Sprinttraining. Achte darauf, mental frisch und konzentriert an die Sache heranzugehen.

Signalgeber und -empfänger und blockiert sie. Das gilt vor allem für die Zellen in den schnellen Muskelfasern, die rascher ermüden als die mit Sauerstoff arbeitenden langsamen Fasern, die für aerobe Leistungen zuständig sind. Bompa zufolge lässt sich der Ermüdungszustand des zentralen Nervensystems gut am subjektiven Empfinden der eigenen Geschwindigkeit ablesen. Fühlt sich der Sportler flink und schwungvoll, deutet das darauf hin, dass er ausgeruht und einsatzbereit ist. Nehmen wir einmal die 100-Meter-Läufer, die an der Startlinie in Aufstellung gehen, bevor sie den Befehl bekommen, in die Startblöcke zu gehen. Sie bereiten sich fast alle auf dieselbe Art vor: durch explosive Luftsprünge, bei denen sie die Knie so weit wie möglich hochziehen – so, als wollten sie auf einen Kasten springen. Probier es selbst einmal aus. Wenn du das Gefühl hast, die Füße beim Laufen nicht richtig vom Boden zu kriegen, beim Krafttraining das Gewicht wie mit Gummibändern am Boden festgetackert zu sein scheint oder im Ballsport das Timing nicht passt, bist du wahrscheinlich körperlich erschöpft.

Bist du hingegen ausgeruht und einsatzbereit, kannst du dich daran machen, ein gut durchdachtes Workout auszuarbeiten. Dazu gehören eine optimale Aufwärmphase sowie Übungen zur Vorbereitung, die dich auf die technisch saubere Ausführung einstimmen, das Nervensystem anregen und von Blockaden befreien. Als Nächstes folgt der Hauptteil, bestehend aus den hoch intensiven explosiven Phasen (mehr dazu weiter unten) und ausgiebigen Erholungsphasen, die eine *gleichbleibende Qualität* des Trainings ermöglichen. Den Abschluss bildet ein zielgerichtetes Cool-down für einen flüssigen Übergang

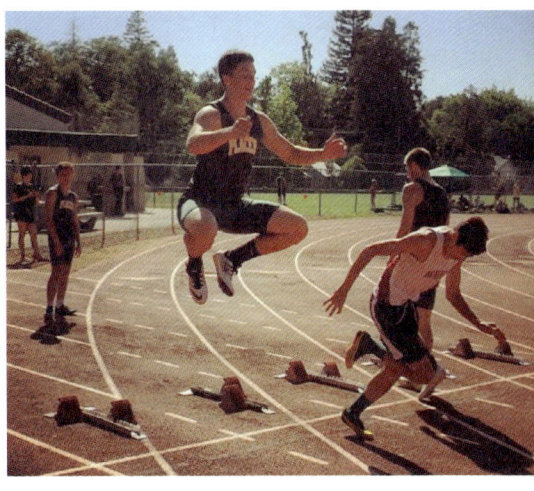

Owen »O-train« Scott, der Top-Sprinter und Footballspieler einer kalifornischen Highschool, stimmt sein zentrales Nervensystem mit explosiven Sprüngen auf Maximalleistungen ein. Dank seines effektiven Warm-ups rannte er nach der Aufnahme die 100 Meter in glatt 11 Sekunden.

zurück in den Ruhezustand. Hiermit senkst du die Stressbelastung der Einheit, während du eine schnelle Regeneration in die Wege leitest.

Beim Spurt steht die Leistung im Vordergrund und nicht die Leidensfähigkeit. Nimm dir die Zeit für ein richtiges Warm-up, ausreichende Pausen zwischen den intensiven Phasen und ein gutes Cooldown.

Ein effektives Sprinttraining setzt ein Umdenken beim Athleten voraus. Hier gelten viele Prinzipien nicht, die beim Ausdauersport greifen. So sind sowohl das Intervall- und Tempotraining als auch das Rennen gegen die Uhr eigenständige Trainingsformen,

Das Warm-up vor hoch intensiver Belastung

Ausdauersportler sind eher darauf geeicht, lange durchzuhalten, und weniger darauf, sich schnell und explosiv zu bewegen. Das Aufwärmtraining hat keine so große Bedeutung, wenn du vorhast, gut 30 Kilometer zu laufen. Nur leider wärmen sich viele Ausdauersportler selbst vor harten Workouts und Wettkämpfen nicht ausreichend auf. Sicher haben sich unsere steinzeitlichen Vorfahren genauso wenig aufgewärmt, wenn sie vor Säbelzahntigern davonlaufen mussten, um ihr nacktes Leben zu retten. Andererseits saßen sie aber vor solchen körperlichen Höchstbelastungen auch nicht den lieben langen Tag vor dem Computerbildschirm. Die Vorbereitung auf ein intensives Training (insbesondere vor dem Schwimmstart) erfordert ein sorgfältiges Warm-up. Vor allem dann, wenn der Körper zuvor eine längere Zeit lang inaktiv war, wie vor dem morgendlichen Workout.

Das mit dem »Aufwärmen« darfst du übrigens gern wörtlich nehmen. Die wichtigste Funktion des Warm-ups besteht nämlich darin, die Körpertemperatur hochzufahren und mehr Blut vom Körperstamm abzuziehen. Das Blut wandert dabei von den lebensnotwendigen Organen in die Extremitäten. So stellt sich der Körper von Passivität und Verdauung auf Aktivität und Sport um. Ein paar Minuten leichtes Kardiotraining gleich welcher Art reichen aus, um Herzfrequenz und Körpertemperatur anzukurbeln und das Blut in die Extremitäten zu leiten.

Danach sollten weitere Aufwärmübungen folgen, die sich an den anschließenden Bewegungsabläufen mit Maximalleistung orientieren. Zur Vorbereitung aufs Krafttraining eignen sich beispielsweise spezifische Übungen, um die Zielmuskulatur anzusprechen. Dazu zählen das Armkreisen, Kniebeugen mit Eigengewicht oder leichte Oberkörperdrehungen. Darauf folgen ein paar WDH der geplanten Übung mit sehr leichten Gewichten. Beispiele dafür wären Kniebeugen oder Kreuzheben an der leeren Hantelstange oder Vertikalsprünge auf eine leicht erhöhte Plattform.

Ein ordentliches Aufwärmtraining vor dem intensiven Training steigert die Leistung, senkt die Belastung durchs Workout und reduziert das Verletzungsrisiko. Vor einem Schwimmwettbewerb kann ein gutes Warm-up sogar Leben retten!

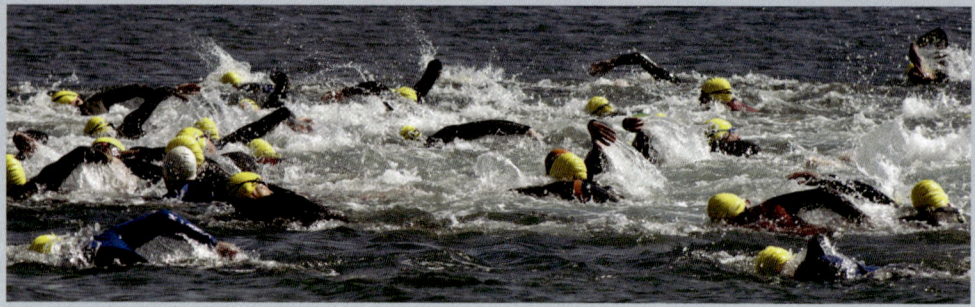

Das richtige Warm-up für eine körperlich stark belastende Sprintrunde zielt zunächst auf das Herz-Kreislauf-Training ab. Im Anschluss folgt ein ausgiebiges dynamisches Dehnungs- und Übungsprogramm, das die Muskeln und Gelenke auf die Spurts vorbereitet. Solche Vorübungen absolvieren ausnahmslos alle Spitzensportler auf den Sprintdistanzen, bevor sie Vollgas geben. Die Körpertemperatur soll dadurch noch weiter nach oben getrieben und der Bluttransport zu den Extremitäten verbessert werden. Daneben helfen solche Übungen, die Gelenke zu »schmieren«, sich auf eine saubere Sprinttechnik einzustimmen (wie etwa durchs Knieheben) und mental richtig auf die anstehende harte Arbeit vorzubereiten. Der mentale Aspekt eines sauberen Warm-ups vor Spitzenleistungen ist für Sportler aller Niveaustufen relevant.

Ein zielgerichteter Durchlauf ausgesuchter Übungen zur Vorbereitung und Dehnung des Körpers sorgt für eine optimale Konzentration, ein gestärktes Selbstbewusstsein sowie eine größere Motivation und Vorfreude angesichts der bevorstehenden Aufgabe.

Hier ist eine Checkliste wünschenswerter Effekte, die ein sauberes Warm-up nach sich ziehen sollte:

Erhöhte Körpertemperatur: Die Haut fühlt sich warm und feucht an, wobei auch die Atemfrequenz zunimmt. Wenn sich die Muskulatur erwärmt, gelangen effektiver Blut und Nährstoffe ins Gewebe. Die Muskeln können sich dann schneller und kraftvoller zusammenziehen.

Gut geschmierte Gelenke: Das Knirschen der Gelenke und die Gelenksteifigkeit legen sich im Laufe des Workouts. Achte vor allem beim Warm-up auf präzise Bewegungen und setze die Gelenke keinen übermäßigen Be-lastungen aus. Vor allem bei gedrehter Wirbelsäule gilt: Setz niemals die Bandscheiben unter Druck, während du dich dehnst oder eine Übung ausführst, und arbeite wirklich nur mit der Schwerkraft als Widerstand. Jede zusätzliche äußere Krafteinwirkung ist hier fehl am Platz.

Verstärkte Konzentration: Die psychologischen Vorteile eines sauberen Warm-ups sind vor allem beim hoch intensiven Training nicht zu unterschätzen. Durch gezielte Übungen oder leichte Widerstände stellt sich das zentrale Nervensystem dabei optimal auf die anstehenden größeren Belastungen ein.

Gesteigerte Dynamik: Bei der Workout-Vorbereitung solltest du immer in Bewegung sein. Verwende nie statische Übungen, sondern stets die dynamischen Alternativen, um die Muskeln und Gelenke auf die Aktivität einzustimmen. Zu den beliebten Hilfsmitteln fürs Warm-up, zur Regeneration und zur Verletzungsprävention zählt mittlerweile die Schaumstoffrolle. Es handelt sich dabei um einen harten Schaumstoffzylinder, mit dem du die Muskulatur bearbeiten kannst. Das statische Stretching ist im Gegensatz dazu dem Cool-down vorbehalten. Daneben kann es als Präventivmaßnahme oder zu Reha-Zwecken unter professioneller Anleitung eines Physiotherapeuten eingesetzt werden.

Vor allem vor dem Sprung ins Becken oder in den See ist ein unzureichendes Warm-up ein böser Fehler und wahrscheinlich auch der Grund dafür, warum in den letzten Jahren eine alarmierend hohe Anzahl an Triathleten beim Schwimmen ums Leben gekommen ist. So sind zum Beispiel in Triathlon-Wettkämpfen in den Vereinigten Staaten seit 2006 mehr als 40 Menschen beim Schwimmen ums Leben gekommen. Bei all diesen Todesfällen blieb die Ursache weitgehend ungeklärt. Sämtliche Opfer konnten ausreichend gut schwimmen. Unter den Betroffenen befinden sich Sportler vom Triathlon-Anfänger bis hin zum altgedienten wettkampferprobten Veteranen.

Rudy Dressendorfer, PhD, ist schon lange Zeit als Professor für Trainingsphysiologie tätig. Er nimmt auch selbst als britischer Auswahlsportler in seiner Altersklasse an Events von internationalem Rang teil. Er bezeichnet die Kombination aus unzureichendem Warm-up und Soforteinstieg ins hoch intensive Schwimmen als Schock für den Körper und das Gehirn. Die plötzliche Anstrengung in Verbindung mit den physiologischen Veränderungen beim Eintauchen ins oft kalte Wasser, dazu der enge Neoprenanzug – all das erschwert die Atmung, was wiederum technische Fehler und sogar einen Ohnmachtsanfall nach sich ziehen kann. Um einsatzbereit zu sein, braucht der Schwimmer ein sauberes Aufwärmtraining. Er muss sich körperlich und mental auf die Wassertemperatur, den »Neo« und die physiologischen Gegebenheiten einstimmen. Das Aufwärmtraining kann dem Sportler beim Sprinttraining zu besseren Leistungen verhelfen. Vor dem Sprung ins kalte Wasser beim Triathlon kann es sogar Leben retten.

deren Ziele sich vom reinen Sprinttraining unterscheiden. In solchen anaeroben Ausdauerrunden mit Belastungszeiten von einer bis zehn Minuten bei minimaler Pausendauer lernst du dich an der anaeroben Schwelle zu bewegen. So wie bei einem Wettkampf über eine Stunde oder mehr. Du stellst dich körperlich und mental darauf ein, trotz des im Blut anfallenden Laktats das Tempo zu halten. Auch, wenn die Beine schmerzen und die Lunge pfeift: Du musst dabei die Zähne zusammenbeißen und die Konzentration hochhalten, um an der Gruppe dranzubleiben.

Schneide dir eine Scheibe von den besten Sprintern der Welt ab und konzentriere dich auf die *Leistung* statt auf die *Leidensfähigkeit*. Ein Mann wie Usain Bolt füllt beispielsweise weltweit ganze Stadien, indem er innerhalb von nicht einmal zehn Sekunden seine ganze Klasse aufblitzen lässt. Keine schlechte Art, ein paar Hundert Riesen abzusahnen, oder? Nimm dir beim Sprinttraining Zeit, indem du dich sorgfältig aufwärmst und auf die Einheit vorbereitest. Die Pausen zwischen den intensiven Phasen sollten ausreichend lang sein, genauso wie bei den MSP-Workouts im Studio. Genieße das Stretching in der Sonne, plaudere mit den Kollegen und bewege dich im entspannten Tempo. Mach dir keine Gedanken über die Zeit auf der Stoppuhr, die Kilometerzahl auf dem GPS-Messer, deine Herzfrequenzzonen oder das tatsächliche Netto-Trainingsvolumen des Workouts. Verzichte auf alle technischen Spielereien und Statistiken. Geh einfach auf die Laufbahn oder Strecke deiner Wahl und konzentrier dich ganz darauf, das Gaspedal voll durchzudrücken und die Einheit zu genießen!

Wenn es hinten im Oberschenkel zwickt oder irgendetwas anderes nicht richtig rund läuft, solltest du das tun, was auch ein waschechter Olympia-Sprinter tun würde: Brich das Training ab. Es ist immer wieder zu beobachten, dass die Sprinter im letzten Moment die Reißleine ziehen – sogar, wenn sie schon in den Blöcken stehen. Sie ma-

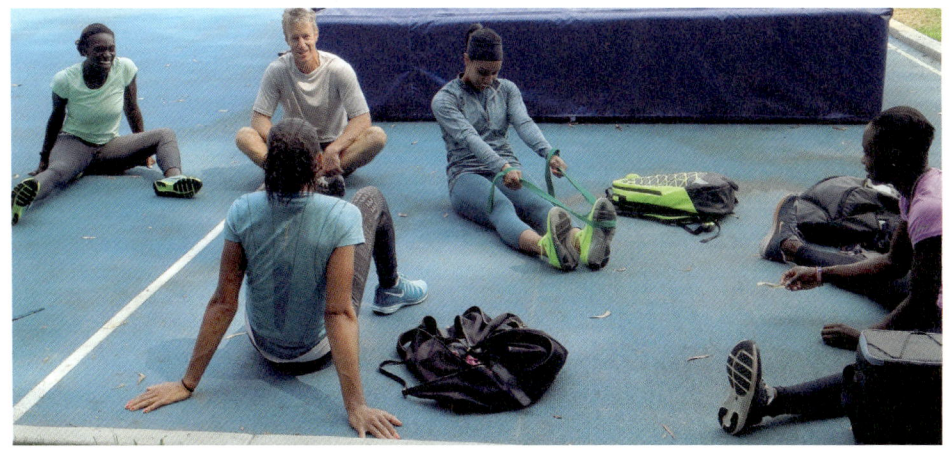

Der lächelnde Brad, umrundet von einigen olympischen Goldmedaillen-Gewinnerinnen, die sich an der University of California in Los Angeles aufs Sprinten vorbereiten. Die Spitzensportlerinnen verbringen fast jeden Tag zwei oder mehr Stunden auf der Laufbahn. Dabei trainieren sie nur ein paar Minuten richtig hart. Die restliche Zeit über beschäftigen sie sich mit Joggen, Stretching, Beweglichkeitsübungen, der Sprintvorbereitung oder Smalltalk mit Brad. Sie bewegen sich allgemein im gemütlichen Tempo, bis der Trainer mit der Trillerpfeife zur nächsten intensiven Wiederholung bläst!

chen ein paar Teststarts und spüren, dass es im Bewegungsmuster an irgendeiner Stelle hakt. Das ist in etwa wie bei einem Düsenjet oder einem Raumschiff: Erst, wenn sämt-liche Kontrollleuchten grün sind, starten diese explosiven Hochleistungsmaschinen voll durch.

EINHEITEN MIT *KONSTANTER QUALITÄT*

Da es beim Sprinten um die Ausbildung explosiver Power geht, muss die Erholungsdauer bis zur nächsten intensiven Phase so lang sein, dass der Sportler fast wieder seine normale Atemfrequenz erreicht und mental frisch zum nächsten Sprint startet. Selbst bei Spitzensportlern kommt es während eines harten Sprinttrainings in Höchstgeschwindigkeit mitunter neben der körperlichen Ermüdung auch zur mentalen Erschöpfung. Was daran liegt, dass diese Art des hoch intensiven Trainings eine unglaublich große Belastung für das zentrale Nervensystem darstellt. Neben den körperlichen Anzeichen wie etwa die Atemfrequenz und die muskuläre Ermüdung solltest du also auch deine mentale Verfassung im Blick behalten. Es fällt dir schwer, dich zu konzentrieren oder während der Erholungsphase im Schritttempo das Gleichgewicht zu halten? Dann deutet das darauf hin, dass dein Nervensystem am Anschlag ist und du keine weiteren Sprints absolvieren solltest.

Die objektiv gemessene Leistung (in diesem Fall die Zeit über eine bestimmte Strecke hinweg) und das subjektive Belastungsempfinden sollten von einem Sprint zum nächsten in etwa konstant bleiben. Nehmen wir das Beispiel einer Sprinterin, die ein Workout über 5 × 100 Meter bei gleichbleibender Leistung und konstantem Belastungsempfinden absolvieren möchte. Bei der ersten WDH legt sie innerhalb von 20 Sekunden eine Strecke von der Länge eines Fußballfeldes zurück. Jetzt sollte sie sich komplett erholen, indem sie im Schritttempo geht oder leicht joggt. Hierfür könnte sie sich beispielsweise zurück zum ursprünglichen Startpunkt am anderen Ende des Platzes begeben. Vor der nächsten WDH muss die Atemfrequenz wieder ein normales Niveau erreicht haben. Sie achtet darauf, bei allen WDH jeweils vergleichbare Leistungen von etwa 20 Sekunden Sprintdauer zu erbringen und sich dabei nicht mehr zu verausgaben als in den jeweils vorhergehenden Durchläufen.

Im Verlauf des Workouts ist allerdings ein *leichtes Leistungsgefälle* gestattet und auch zu erwarten. In unserem Beispiel bezieht sich das auf die Laufzeit über die Platzlänge. Die Sportlerin wird beim dritten und vierten Anlauf möglicherweise 21 Sekunden für die gesamte Platzlänge brauchen. Zur Leistungsmessung eignen sich auch Hügelsprints (zu

Fuß oder mit dem Rad) über 20 Sekunden oder Sprints über eine bestimmte Strecke zwischen zwei markanten Wegmarken. Auch ein kalibriertes Fitnessgerät im Studio ist eine gute Alternative. So könntest du beispielsweise auf dem Trainingsrad 20 Sekunden lang mit 40 km/h oder einer festgelegten Wattzahl in die Pedale treten.

Mit steigender körperlicher und mentaler Erschöpfung wird es zunehmend schwerer, eine gleichbleibende Qualität aufrechtzuerhalten. Im Beispiel unserer Sprinterin sind etwa nach vier harten Durchläufen die folgenden Situationen denkbar: Zunächst kann es sein, dass sie sich beim fünften Mal deutlich mehr anstrengen muss, um die Strecke tatsächlich in 20 Sekunden zurückzulegen. Sie hat das Gefühl, ihr letztes Pulver verschießen zu müssen, um noch ein letztes Mal zumindest unter 21 Sekunden zu bleiben. Ein solches Vorgehen ist allerdings ungünstig, weil es zur Erschöpfung, einer längeren Regenerationsdauer, einer übersteigerten Ausschüttung von Stresshormonen sowie zu einem erhöhten Verletzungsrisiko führen kann.

Die optimale Strategie beim Sprinten besteht darin, eine *kontrollierte* Maximalleistung abzugeben. Mit anderen Worten: Der Sportler hält seine Form, seinen Rhythmus und seine Konzentration aufrecht, ohne an der Ziellinie zusammenzubrechen. Daraus ergibt sich das zweite Szenario: Ein weiterer Lauf mit gleichbleibender subjektiver Belastung ergibt eine signifikant langsamere Zeit von deutlich mehr als 21 Sekunden. Fällt die Leistung bei gleichem Belastungsempfinden ab, ist das ein sicheres Zeichen dafür, dass es Zeit ist, das Workout zu beenden. Andernfalls leiden darunter die Qualität und der Trainingseffekt.

Das Ziel dieser Trainingsform besteht nicht darin, den Körper Sprint für Sprint der Erschöpfung näherzubringen. Das alte Ideal vom Sportler, der beim extremen Sprint-Workout so weit geht, dass er am Rand der Laufbahn seinen Mageninhalt entleert, hat ausgedient. Mit einer optimalen Genexpression oder einer vernünftigen sportlichen Entwicklung hat das nichts zu tun. Die *konstante Qualität* sollte eines der zentralen Ziele des Sprinttrainings darstellen. Selbst, wenn du deine Zeiten oder Leistungen nicht sorgfältig aufzeichnest: Es kann sehr effektiv sein, das eigene subjektive Belastungsempfinden bei jedem Spurt zu beobachten, damit dir die letzte Leistungsexplosion nicht deutlich mehr abverlangt als die erste. Gleichzeitig solltest du auch die Augen für andere Anzeichen offenhalten, wie etwa ein ermüdungsbedingtes geringeres Lauftempo.

Versuche, mit der Zeit nicht die Zahl der WDH zu steigern, sondern das Tempo.

Denk daran: Ein Sprinttraining besteht immer aus anspruchsvollen und qualitativ hochwertigen explosiven Phasen. Wenn du im moderaten oder lockeren Tempo läufst, dann ist es kein Sprint!

Fällt dir in den ersten beiden Sprints auf, dass du körperlich zu erschöpft bist und der Organismus deshalb nicht optimal reagiert, solltest du die Einheit abbrechen. Versuch es an einem anderen Tag, wenn das Energieniveau und die Motivation stimmen. Solltest du die Erfahrung machen, dass wie im obigen Beispiel nach der vierten oder fünften WDH die Zeiten schlechter werden, kannst du das bei den Zielzeiten und WDH-Zahlen deiner zukünftigen Workouts berücksichtigen.

Die 100-Meter-Sprinterin in unserem Beispiel könnte beispielsweise versuchen, alle fünf WDH irgendwann einmal in 17 statt 20 Sekunden zu laufen. Die Satzlänge auf zehn WDH aufzustocken wäre hingegen nicht sinnvoll. Wenn die Quantität (statt der Qualität) in den Vordergrund tritt, besteht das Risiko des chronischen Übertrainings. Das widerspricht dem ursprünglichen Ziel dieser Trennungsmethode. Ähnlich wie beim MSP-Krafttraining gilt auch hier: Ein gemischter Ansatz mit Kardio-Elementen im Sprinttraining ist nicht zielführend. Typische Fehler wären beispielsweise zu viele WDH, zu kurze Pausen usw. Die Kombination aus MSP und Sprinttraining wie im Zusatzartikel beschrieben darfst du hingegen gern einmal ausprobieren ...

ABLAUF EINES EFFEKTIVEN SPRINTTRAININGS

Wir möchten dich noch einmal daran erinnern, dass die anaerobe Phase nie länger als vier Wochen lang dauern darf. Die optimalen Ergebnisse liefern Dr. Phil Maffetone zufolge anaerobe Trainingsblöcke von jeweils nur zwei bis drei Wochen Dauer (s. oben). Innerhalb dieser anaeroben Phasen kannst du einige mörderische Runden im Fitness-Studio absolvieren. Auch ein anaerobes Ausdauertraining zur Wettkampfvorbereitung in Form von Tempotraining, Intervalltraining und einer Einheit gegen die Zeit ist möglich. Laut Leitbild zum

Kombiniertes MSP- und Sprinttraining

Falls du bereits über ein sehr gutes Fitnessniveau und eine gewisse Sprint-Erfahrung verfügst, kannst du es mit einer fortgeschrittenen Strategie probieren, indem du ans MSP-Workout im Studio direkt ein Sprint-Workout anschließt. Damit nutzt du das Prinzip der *Postaktivierungspotenzierung* (kurz: PAP). Demnach lässt sich vor dem Sprinttraining durch die Belastung der Muskulatur mittels schwerer Gewichte die Leistungsbereitschaft des zentralen Nervensystems erhöhen. Die Methode soll eine effektivere Aktivierung der motorischen Einheiten und eine bessere Kraftentfaltung ermöglichen. Das Nervensystem wird zu 100 Prozent angeregt und von sämtlichen Blockaden befreit (s. oben), noch bevor du überhaupt die Laufbahn betrittst. Was zunächst einmal ein wenig nach Mentaltraining klingt, bezeichnet in Wirklichkeit deutlich messbare körperliche Fortschritte. Wenn du bereits gut durchtrainiert bist, verleiht dir der PAP-Effekt bis zu 30 Minuten lang einen enormen Energieschub. Beim Neueinsteiger hingegen dauert der Effekt möglicherweise nur fünf Minuten, bevor der Körper ermüdet. Daher lohnt sich die PAP-Methode logischerweise erst ab einem bereits gewissen Fitnessniveau.

Der Wissenschaft zufolge wirkt der PAP-Effekt auf zwei unterschiedliche Arten: Zunächst einmal werden die Eiweiße in der Muskulatur durch die maximale gezielte Muskelkontraktion im Fitnesscenter empfänglicher für die Kalziumionen, die bei der Kontraktion ins Sarkoplasma (in die Umgebung der Muskelzellen) abgegeben werden. Das ermöglicht eine größere Energiebereitstellung über einen längeren Zeitraum hinweg, da die Kalziumionen auch nach der Muskelkontraktion weiter im Gewebe bleiben. Zweitens trägt die PAP dazu bei, die Effektivität und Frequenz der Nervenimpulse zu steigern, die über die Wirbelsäule zur Muskulatur weitergegeben werden. Dieser Effekt wird auch als H-Reflex bezeichnet.

Wie du wahrscheinlich schon vermutest, ist die PAP-Methode eher etwas für Sportler wie Sprinter und Hochspringer, die auf explosive Power angewiesen sind. Allerdings deuten auch Untersuchungen an Triathleten und Langstreckenläufern darauf hin, dass PAP-Workouts die Widerstandskraft der trainierten Muskelgruppen gegen eine vorzeitige Ermüdung erhöhen.

Der Erfolg dieser Methode zeigt, welche wichtige Rolle das zentrale Nervensystem für die sportliche Leistungsfähigkeit spielt. Oft werden die Leistungen der Muskeln und der Lunge separat betrachtet.

In Wirklichkeit handelt es sich bei der Fitness jedoch um ein komplexes Zusammenspiel zwischen dem zentralen Nervensystem (kurz: ZNS) und der Peripherie (Muskulatur, Lunge, Herz etc.). Das ZNS steuert dabei die Organe wie ein Dirigent sein Orchester.

An dieser Stelle würden wir gern ein weiteres unterhaltsames Beispiel anbringen. Erinnerst du dich noch, als vor Jahrzehnten die ersten Gewichte für die Fußgelenke mit Klettverschluss auf den Markt und in Mode kamen? Im Lauf- und Sprungtraining schnallten sich die Leute einen Satz zweiein-halb oder fünf Kilo schwerer Gewichte um die Knöchel, um damit hoch zum Korb zu springen oder über die Laufbahn zu sprinten. Wenn die Sportler das Zusatzgewicht dann wieder abnahmen, gab ihnen das nicht nur einen Motivationskick, sondern auch einen ganz konkreten Leistungsschub. Die Gewichte verhalfen so manchem Basketballer zu seinem ersten Dunking – durch das PAP-Prinzip. Die Leistungssprünge (was im Fall der Basketballer sogar wörtlich zu nehmen ist) gingen auf die erhöhte Effektivität und Frequenz der Nervenimpulse zurück, die als Reaktion auf die Zusatzgewichte vom Gehirn zur Muskulatur geleitet wurden.

Durch die PAP schalten die Muskulatur und das ZNS bis zu 30 Minuten lang hoch in den Turbogang. Somit scheint eine Aneinanderreihung von Kraft- und Sprinttraining ein probates Mittel zur Leistungssteigerung zu sein.

Auch hier musst du dich wieder auf eine neue Denkweise einlassen und davon überzeugen lassen, dass kraftvolle Übungen im Vorfeld des Sprinttrainings nicht müde machen, sondern vielmehr den Organismus auf Höchstleistungen vorbereiten. Genau deshalb verbringen auch die Weltklassesprinter zwei Stunden lang auf der Laufbahn, um im Anschluss innerhalb weniger Minuten ihre Bestleistung abrufen zu können. Diese Sportler brauchen viel Geduld. Sie laufen sich ganz locker warm, um sich im Anschluss ausgiebig mit Stretching und Flexibilitätsübungen zu beschäftigen. Danach kommt unter Umständen ein Satz mit Technikübungen, gefolgt von einer kurzen Erholungsphase. Als Nächstes wartet ein Sprintsatz mit mäßiger Belastung wie etwa ein paar Probestarts (wobei die Läufer nur jeweils 15 bis 20 Meter zurücklegen). Der nächste Schritt besteht aus einer weiteren kurzen Regenerationsphase, bevor es dann endlich ans Eingemachte geht. Zum Cooldown heißt es dann wieder: joggen, dehnen, mobilisieren und durch gezielte Maßnahmen herunterschalten.

Ein gutes Warm-up hilft das Blut in Wallung zu bringen und die Muskeln aufzuwärmen, bevor es richtig losgeht. Aber es steckt noch mehr dahinter: Die Elitesportler in den explosiven Disziplinen wissen, wie wichtig es ist, auch das Gehirn auf die Maximalleistungen einzustimmen.

Die Kombination von Kraft- und Tempotraining bringt den zusätzlichen Vorteil mit sich, dass mehr Zeit zur Regeneration bleibt. Schließlich werden die hoch intensiven Einheiten dadurch zu einem Workout komprimiert. In dem Zusammenhang möchten wir dir noch einmal Brads Ansatz ins Gedächtnis rufen: Er legte die zwei schwierigsten Ausdauer-Workouts der Woche auf zwei aufeinanderfolgende Tage, um die restlichen vier Tage dann ganz locker anzugehen. Ein gesunder Ausgleich zwischen Be- und Entlastung wäre möglicherweise schwieriger zu erreichen, wenn beispielsweise am Dienstag das MSP-Workout und am Donnerstag das Sprinttraining stattfände. Solange du das Ganze intuitiv und diszipliniert angehst, können beide Ansätze gut funktionieren. Die zentrale Schlussfolgerung dieses Abschnitts muss dennoch lauten: Die Aneinanderreihung harter Workouts ist kein Tabu. Diese Methode bringt unter Umständen sogar einige Vorteile hinsichtlich der Leistung und Regeneration mit sich.

natürlichen Lebensstil solltest du nur alle sieben bis zehn Tage sprinten – und auch nur, wenn du wirklich zu 100 Prozent ausgeruht und motiviert bist. Unterm Strich wirst du also übers Jahr gesehen kein besonders großes Volumen an Sprints absolvieren, was auch vollkommen in Ordnung ist. Ein paar Sprints reichen vollkommen aus. Wenn du es nur ein bisschen übertreibst, gefährdest du damit deine Leistung und Gesundheit.

Gut möglich, dass du dich wie die meisten anderen Ausdauersportler bislang nur wenig mit dem Sprinttraining beschäftigt hast. Für den Fall wollen wir dir einige einfache Faustregeln an die Hand geben, die dir ein sicheres, unterhaltsames und hocheffektives Workout versprechen ...

Such dir den passenden Tag aus: Erinnerst du dich an unser Bild vom Düsenjet oder Raumschiff? Falls nicht, noch einmal kurz zur Erinnerung: Bevor du für deine Sprint-Mission überhaupt einen Fuß vor die Tür setzt, musst du einen System-Check durchführen. Sind die Energiespeicher gut gefüllt? Hat der Motivationspegel den höchsten Stand erreicht? Gibt dir dein Körper für sämtliche Gesundheitsparameter grünes Licht (s. Kapitel 2)? Im nächsten Schritt solltest du dich vergewissern, dass du dich mit deiner Periodisierung in der richtigen Phase des Trainingsplans befindest: Hast du erfolgreich die aeroben Grundlagen aufgebaut? Befindest du dich gerade tatsächlich in einer kurzen hoch intensiven Trainingsphase? Hast du dafür das Trainingsvolumen deutlich heruntergeschraubt, um dich voll auf Höchstleistungen und eine ausgiebige Regeneration zu verlegen?

Such dir die passende Übung aus: Spurts auf der Straße oder Laufbahn sind die effektivste Art des Sprinttrainings. Durch die starke Belastung kannst du mit dem Training noch effektiver abspecken und deine Knochendichte steigern. Nicht alle Sportler verfügen jedoch über eine ausreichende allgemeine Fitness-Grundlage. Manche haben auch mit größeren Verletzungsproblemen zu kämpfen, die sie vom schnellen Lauftraining abhalten, oder sie verfolgen sportspezifische Wettkampfziele als Radfahrer, Winter- oder Wassersportler. In all diesen Fällen eignen sich entsprechende Sprintdisziplinen, die den Körper keiner oder nur einer geringen mechanischen Belastung aussetzen. So stellen beispielsweise das Sprinttraining am Berg oder das Spurten im Sand für den Körper weniger belastende Alternativen dar, die trotzdem die Laufgeschwindigkeit fördern.

Falls deine Sportart tatsächlich nur eine geringe oder gar keine mechanische Belastung darstellt, kannst du in deiner Disziplin häufigere Sprints einplanen als zuvor erwähnt. Die hier enthaltenen Kommentare und Richtlinien beziehen sich auf Sprints im eigentlichen Sinne des Wortes draußen auf der Laufbahn oder dem Asphalt. Solche Spurts stellen für die Muskeln, Sehnen, Bänder und Gelenke eine starke Belastung dar und setzen eine entsprechend lange Regenerationszeit voraus. So legen beispielsweise wettkampforientierte Schwimmer praktisch bei jedem Workout Sprints ein. Auch Radfahrer, die aktiv an Rennen teilnehmen, bauen selbst im niedrigeren Amateurbereich mehrmals pro Woche Sprints mit ins Workout ein, ganz davon abgesehen, dass sie bei den großen Rundfahrten ohnehin jeden Tag im Sattel sitzen und zwischendurch auch immer wieder mit dem Tempo anziehen müssen. Es ist über alle Sportarten hinweg wichtig, die Prinzipien der Periodisierung zu beachten. In den intensiven Phasen hast du jedoch die Freiheit, dich stärker am allgemeinen Standard deiner Disziplin auszurichten.

Warm-up: Wie zuvor bereits erwähnt, stimmst du mit einem gezielten und konzentrierten Aufwärmtraining Körper und Geist auf den Hauptteil des Trainings ein. Zur Vorbereitung aufs Spurten eignet sich dafür eine Auswahl an Technikübungen, bei denen du dir eine gute Form angewöhnst und die Muskeln, Gelenke und das Bindegewebe auf die anstehende Maximalbelastung vorbereitest. Hier sind einige Bilder guter dynamischer Dehnübungen als Warm-up für Sprinter.

Passende Sprintdauer: Die Sprintdauer kann zwischen zehn und 30 Sekunden betragen. Für Ausdauersportler ist es wenig sinnvoll, Spurts von weniger als zehn Sekunden Dauer zu absolvieren. Solche kurzen Spurts gehen rein auf den ATP-Stoffwechsel und eignen sich eher für explosive Sportarten wie Fußball oder auch bestimmte Leichtathletik-Disziplinen wie Weitsprung, Werfen und Sprinten. Bei Maximalbelastungen von acht bis 30 Sekunden Dauer verwendet der Körper Laktat als Treibstoff. Oberhalb von 30 Sekunden zündet dann die Glukoseverbrennung. Wie bereits zuvor erwähnt sind Belastungen in hohem Tempo von mehr als 30 Sekunden Dauer keine Sprints im eigentlichen Sinne des Wortes mehr. Ab dieser Marke werden die Trainingseinheiten vielmehr als Intervalltraining, Tempolauf, Lauf auf Zeit etc. bezeichnet. Beim Sprinten geht es hingegen darum, nach dem Prinzip »alles oder nichts« zu arbeiten. Versuch es zum Einstieg mit etwa 15-sekündigen Sprintphasen. Du kannst dir dafür auch eine bestimmte Distanz wie etwa die Hälfte, zwei Drittel oder die komplette Länge eines Fußballplatzes vornehmen. Wenn du jedes Mal eine Ziellinie vor Augen hast, wirst du mit gleichbleibender Qualität arbeiten, sprich: über dieselbe Dauer und Distanz bei identischer Belastung.

Passende Pausen: Um eine gleichbleibende Sprintqualität zu gewährleisten, musst du dich in den Pausen gut erholen, um jeden Sprint wirklich frisch und energiegeladen in Angriff nehmen zu können. Die Pause sollte so lang sein, dass du fast wieder die normale Atemfrequenz erreichst und mental frisch zum nächsten Sprint ansetzen kannst. Versuche nicht, einen zusätzlichen Trainingseffekt durch kürzere Pausen zu erzielen, indem du von einem Sprint direkt zum nächsten übergehst. Spar dir diese Art von Trainingsreizen für deine Intervall-Workouts.

In den lockeren Trainingsphasen geht es nicht nur darum, die Atemfrequenz herunterzufahren und die Muskulatur zu erfrischen. Es ist daneben auch wichtig, mental wieder neue Kräfte zu schöpfen. Das Sprinten stellt eine enorme Belastung für das zentrale Nervensystem dar. Daher kann es sinnvoll sein, sich zwischen den intensiven Phasen einfach nur im Schritttempo fortzubewegen, den Blick schweifen zu lassen und sich erst mit dem nächsten Sprint zu beschäftigen, wenn es wirklich so weit ist.

Es ist sehr wahrscheinlich, dass du bei 15-sekündigen Sprints 30- bis 60-sekündige Pausen brauchst.

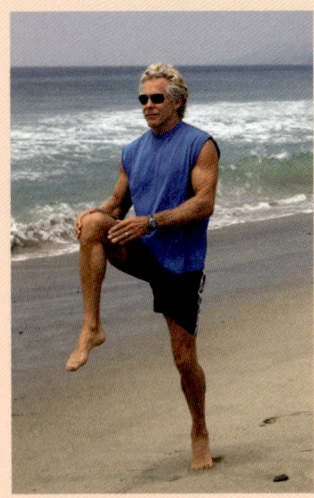
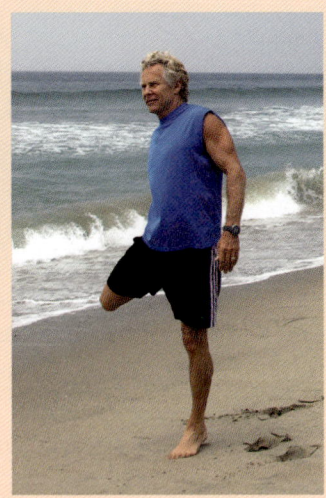
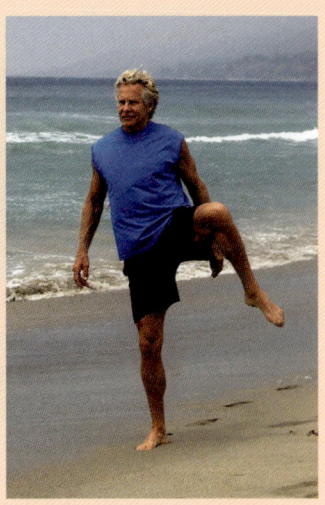

Knieheben: Zieh die Knie abwechselnd behutsam hoch zum Brustkorb.

Dehnung der Oberschenkel-vorderseite: Greif ein Bein am Fußgelenk und zieh die Ferse vorsichtig zum Gesäß. Lass das Bein dann wieder los und mach einen Schritt nach vorn, um die andere Seite zu dehnen.

Hüftöffnung: Mit nach vorn ausgerichtetem Oberkörper ein Knie anheben und auf Hüfthöhe auswärts drehen. Eine gute Übung für die Hüftbeuger.

Die richtige WDH-Zahl: Wie viele Sprints sind notwendig? Beantworte dir diese Frage selbst, indem du mit fünf WDH (Wiederholungen) anfängst und schaust, was passiert. Wenn du nur über drei WDH hinweg eine gleichbleibende Qualität aufrechterhalten kannst, ist das dein aktueller Entwicklungsstand. Steig in dem Fall einfach mit zwei, drei Sprints ein und nimm mit der Zeit weitere WDH dazu. Ganz gleich, was deine Ziele sind, gilt aber: Du brauchst nicht mehr als vier bis sechs Sprints zu 15 oder 20 Sekunden. Sobald du so weit bist, solltest du dich bei der Progression und Steigerung der allgemeinen Fitness darauf konzentrieren, schneller zu laufen. Es geht nicht darum, das Volumen zu erhöhen oder die Pausen zu verkürzen!

Richtiges Cool-down: In dieser Trainingsphase geht es einfach um einen flüssigen Übergang vom aktiven, energiegeladenen

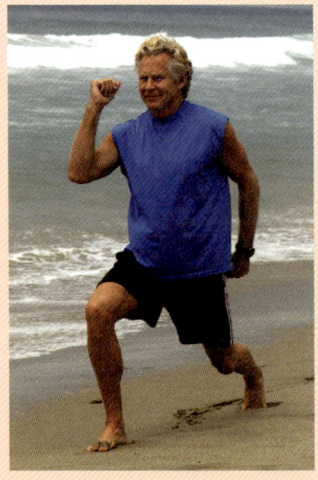

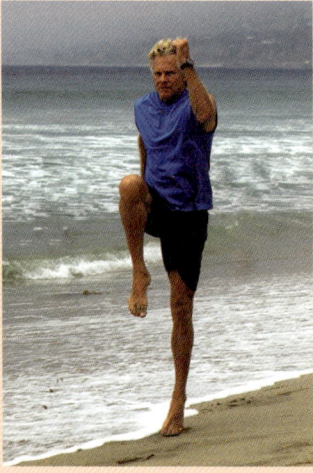

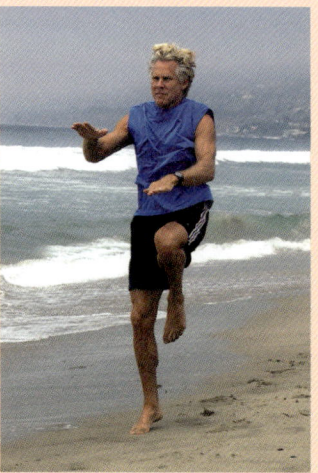

Kleiner Ausfallschritt: Lauf mit übertrieben großen Schritten vorwärts. Geh so weit nach unten, dass der vordere Oberschenkel immer fast parallel zum Boden läuft. Übertreib es aber nicht. Schließlich ist das hier nur ein Warm-up!

Hopserlauf: Bring den Puls auf Touren, indem du dich vom Boden abstößt und dabei das Knie der Gegenseite zum Brustkorb hochziehst. Nimm die Arme mit und lande wieder auf demselben Bein, mit dem du abgesprungen bist. Wiederhol die Übung dann auf der anderen Seite.

Schnelles Knieheben: Die härteste Übung kommt zuletzt. Auch hier ziehst du die Knie wieder hoch zum Brustkorb, diesmal aber schneller und höher, fast wie beim Spurt! Du kannst die Bewegung übertreiben, indem du die Unterarme waagerecht hältst und dir in der oberen Position auf die Schenkel klatschst. Richte den Körper auf und achte auf eine schnelle Schrittfrequenz. (Diese Vorgabe gilt später auch für die eigentlichen Sprints!).

und stark anregenden Zustand zur Regeneration und Entspannung. Ein zu abrupter Wechsel, ganz gleich, in welche Richtung, ist nie gut: egal, ob du von der Umkleide direkt an die Hantel gehst oder nach einem harten Workout direkt ins Auto springst und davonzischst. Es ist wichtig, den Körper behutsam zum Training hinzuführen und die intensive Stimulation am Ende langsam wieder herunterzufahren. Mit der optimalen Einstimmung zu Beginn kann der Körper das anstehende

Workout leichter bewältigen, mit dem richtigen Cool-down am Ende schaltest du schneller herunter in den Regenerationsmodus.

Nach dem letzten Sprint solltest du dich daher mindestens fünf Minuten in langsamerem Tempo weiterbewegen. Wenn du gespurtet bist, solltest du also joggen. Falls du deine Sprints auf dem Rad, der Rudermaschine oder im Schwimmbecken absolviert hast, fährst, ruderst oder schwimmst du einfach noch fünf Minuten ganz locker

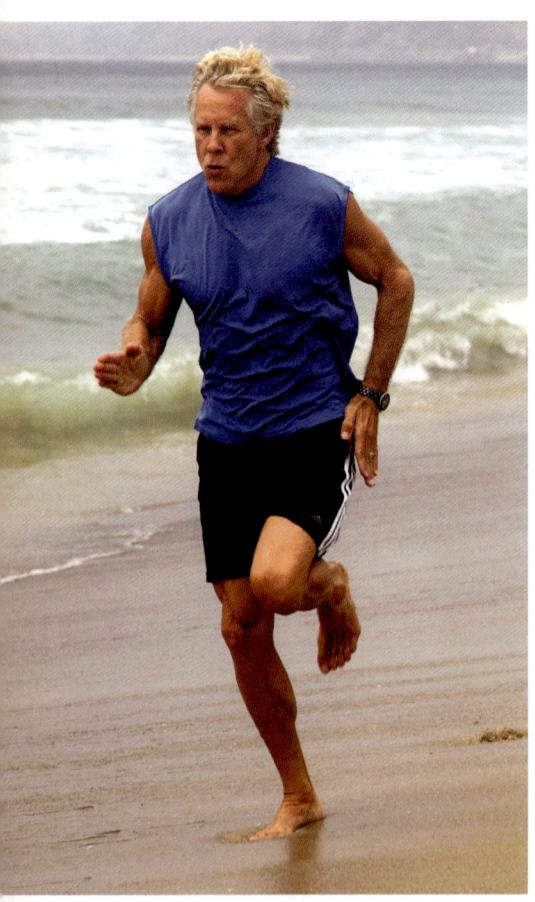

Mark hat ein neues Programm, das er gern im nassen Strand absolviert: 10 Zählzeiten im Schongang, 10 Zählzeiten zügig, 10 Zählzeiten mit Vollgas. Diesen etwa 30-sekündigen Durchlauf wiederholt er insgesamt sechsmal. Wenn du dir Gedanken wegen der Belastung der Gelenke durch die Spurts machst, ist weicher Sand oder Gras eine tolle Alternative!

weiter. Sobald sich die Körpertemperatur und die Schweißproduktion normalisiert haben, kannst du das Training beenden. Die Herzfrequenz und diverse Stoffwechselfunktionen werden mehrere Stunden lang brauchen, um wieder ihre Normwerte zu erreichen. Und das ist auch gut so, weil so das Sprinten erst seine positive Wirkung auf den Fettstoffwechsel entfalten kann. Damit das klappt, musst du aber auch wirklich eine Zeit lang den Fuß vom Gas nehmen.

Vollständige Regeneration: Das Leitbild zum natürlichen Lebensstil empfiehlt nur eine Sprinteinheit alle sieben bis zehn Tage – und auch nur dann, wenn du körperlich und mental voll ausgeruht und wieder auf Spitzenleistungen eingestellt bist. Nach einem richtig guten Sprinttraining brauchst du mindestens 48 Stunden, um dich komplett zu erholen. Halte also ausreichend Abstand zum nächsten Krafttraining ein und gönn dir im Anschluss ans Sprint-Workout zwei lockere Tage zur Regeneration im aeroben Bereich. Dieses Zeitfenster gilt für Spurts auf der Straße oder der Laufstrecke. Ein für die Muskeln, Bänder, Sehnen und Gelenke weniger belastendes Sprint-Workout erlaubt eine viel schnellere Regeneration. Hier reicht oft ein Tag aus. Während der hoch intensiven Trainingsblöcke kannst du in schonenderen Disziplinen außerdem mehr Sprints absolvieren.

Zusammenfassung des Kapitels

- Nichts lässt die Pfunde schneller purzeln als das Sprinttraining!
- Ein 30-fach erhöhter Grundumsatz bewirkt eine Anpassung des genetischen Programms.
- Sprints senken das subjektive Belastungsempfinden und wirken wie ein Jungbrunnen.
- Wichtig ist die gleichbleibende *Sprintqualität*.

Der Ausdauersportler profitiert gleich in mehrfacher Hinsicht vom Sprinttraining. Zunächst ist da der Fitnesseffekt. Der Körper bildet mehr Mitochondrien und steigert die Fettverbrennung. Auch was die Lungenfunktion, die Bewältigung der anfallenden Milchsäure, die Bildung von Glykogenreserven und die Dauer bis zur körperlichen Erschöpfung angeht, macht der Sportler auf allen Intensitätsstufen Fortschritte. **Das Sprinttraining wirkt wie ein Jungbrunnen, frei nach dem Motto: »Wer rastet, der rostet.« Die sinnvolle kurzfristige Stressreaktion zieht die Ausschüttung unterschiedlicher Hormone wie Testosteron und Somatotropin nach sich.** Du fühlst dich energiegeladener, bekommst eine bessere Körperzusammensetzung und ein günstigeres Blutprofil. Außerdem steigt die Sauerstoffversorgung des Gehirns, was der allgemeinen Konzentration und Vitalität sowie der sportlichen Leistung in unterschiedlichen Bereichen zugutekommt.

Durch die extrem anspruchsvolle Übungsform erhöht sich die **körperliche und mentale Widerstandskraft auch bei einer langfristigeren Belastung mit niedrigerer Intensität.** Das Sprinttraining erhöht die Effektivität der Natrium-Kalium-Pumpen in der Muskulatur. Das hat zur Folge, dass die Muskeln auch bei Ausdauerleistungen länger und stärker aktiv sein können. Dazu sinkt das subjektive Belastungsempfinden. Das Lauftempo fühlt sich dadurch unabhängig von der Schlagzahl lockerer an. Das Sprinten stärkt die Muskeln, Gelenke und das Bindegewebe, indem es den Körper weitaus größeren Belastungen aussetzt als beim Ausdauertraining. Selbst schonende Varianten des Sprinttrainings oder Abwandlungen ganz ohne körperliche Belastung erhöhen die Widerstandskraft von Muskeln und Knochen. Zu guter Letzt kann dir diese Art des intensiven Trainings auch helfen, mit deiner Körperzusammensetzung Fortschritte zu machen. **Wenn du dich mit einem metabolischen Äquivalent des 30-fachen Grundumsatzes (kurz: 30 MET) bewegst, aktiviert der Körper automatisch das genetische Programm zum Abspecken,** da überschüssiges Gewicht für die Sprintleistung extrem hinderlich ist.

Wer sich sportlich eher im Ausdauerbereich bewegt, **sollte das Sprinttraining nur gelegentlich und nur in hoch intensiven Trainingsphasen** nutzen. Genauso wichtig sind ausgiebige Pausen. Eine Vorermüdung des Körpers vor solchen intensiven Einheiten macht die beabsichtigte Wirkung des Workouts zunichte. Außerdem steigt dabei das Risiko des Übertrainings. Neben der allseits bekannten muskulären Ermüdung sollten Ausdauersportler beim Sprinttraining auch das zentrale Nervensystem im Auge behalten.

Ein ordentliches Warm-up ist ein ganz entscheidender Faktor. Damit ist es möglich, die Wirkung der Sprintleistung zu optimieren, das Verletzungsrisiko zu minimieren sowie die Stressbelastung des Workouts einzudämmen. Das optimale Aufwärmtraining erhöht die Kerntemperatur des Körpers und die Atemfrequenz. Gleichzeitig werden dabei die Gelenke geschmiert, während das Gehirn die Möglichkeit hat, sich auf die bevorstehende harte Einheit einzustellen.

Wichtig für Ausdauersportler ist außerdem die komplett neue Herangehensweise beim Sprinttraining. Hier geht es nicht darum, möglichst lang durchzuhalten. Im Mittelpunkt steht stattdessen die *gleichbleibend hohe Qualität des Trainings.* Mit anderen Worten: **Die Leistung und das subjektive Belastungsempfinden bleiben von einem Sprint zum nächsten gleich.** Es ist kein Problem, wenn du bei einer WDH etwas langsamer bist. Wenn es jedoch zum steilen Leistungsabfall kommt oder dir der aktuelle Sprint bei einer identischen objektiven Leistung (zum Beispiel 15 Sekunden über eine vordefinierte Strecke) deutlich härter vorkommt als der letzte, ist das Workout beendet.

Die Sprint-Qualität gibt die optimale WDH-Zahl sowie die ideale Pausendauer zwischen den WDH vor. Als allgemeine Faustregel für Ausdauersportler empfehlen wir **fünf Sprints zu je 15 Sekunden mit jeweils 30- bis 60-sekündigen Pausen im Anschluss.** Die Pausenlänge solltest du intuitiv gestalten, um immer frisch und energiegeladen in den jeweils nächsten Sprint zu starten.

Eine fortgeschrittene Strategie besteht in der sogenannten *Postaktivierungspotenzierung* (kurz: PAP). Dabei schaltest du ein hoch intensives Krafttraining vor, um in der Sprintphase leistungsfähiger und ermüdungsresistenter zu werden. Durch die PAP stimmst du die Muskulatur auf eine kräftigere Kontraktion ein. Darüber hinaus wird das zentrale Nervensystem optimal angeregt und von Blockaden befreit. Das funktioniert nicht nur beim Sprinten, sondern auch bei allen anderen explosiven Leistungen. Beim gut trainierten Sportler hält die Wirkung der PAP nur etwa 30 Minuten an. Wer sich als Neueinsteiger an die PAP heranwagt, ist möglicherweise schon nach kurzer Zeit erschöpft (s. oben). Das Prinzip eignet sich also am besten für Sportler, die explosive Workouts bereits gewohnt sind. Achte außerdem darauf, dich beim PAP-Workout nicht schon zu sehr zu verausgaben. Sonst kann es leicht passieren, dass du später beim Sprinten auf der Nase landest (s. Kommentar oben zur Verletzungs- und Überlastungsgefahr im Sprinttraining bei Vorermüdung).

Wir haben dir hier einmal den Ablauf eines effektiven Sprint-Workouts skizziert: Such dir zunächst einen **geeigneten Tag** aus, an dem du zu 100 Prozent ausgeruht und energiegeladen bist. Wähle dazu die **für dich optimale Bewegungsform.** Ein Sprinttraining mit starker mechanischer Belastung liefert die besten Resultate, was die Körperzusammensetzung sowie die Stärkung von Muskeln und Knochen angeht. Allerdings kann es sein, dass schonendere Disziplinen oder Sportarten ohne mechanische Belastung in deinem speziellen Fall der bessere Weg sind und dir trotzdem immer noch sehr viel bringen. Bereite dich mit einem gezielten und konzentrierten **Warm-up**

vor. Lege dann eine **fürs Ausdauertraining geeignete Belastungsdauer** von zehn bis 30 Sekunden sowie **ausreichend lange Pausen** (je nach Bauchgefühl 30 bis 60 Sekunden) fest, um immer frisch und ausgeruht in den jeweils nächsten Sprint zu starten. Ein weiterer wichtiger Aspekt ist die **Zahl der Wiederholungen.** Fünf WDH sind ein guter Ausgangspunkt. Gut möglich, dass du auf Dauer auch gar nicht mehr brauchst und einfach nur versuchen musst, jedes Mal immer schneller zu laufen. Vergiss außerdem nicht das **Cool-down,** um langsam wieder runterzuschalten. So ist dafür gesorgt, dass die körperliche Stressreaktion nicht zu krass ausfällt. Zur Abrundung gehört natürlich auch noch die vollständige **Regeneration** dazu. Erst wenn du komplett erholt bist, kannst du das nächste Sprinttraining in Angriff nehmen.

Kapitel Sieben

ERFOLGS-GESCHICHTEN

Wir stellen dir Ausdauersportler vor, die mit dem Primal-Prinzip in der Praxis voll durchgestartet sind – und verraten dir, wie du genauso durchschlagende Erfolge feiern kannst!

Wie wir wissen, hilft die natürliche Ernährung nach dem Primal-Prinzip, Körperfett loszuwerden, das Energieniveau zu steigern, Alterungsprozesse hinauszuzögern und die Risikofaktoren für unterschiedliche Erkrankungen zu senken. Wir haben buchstäblich Hunderte von Erfolgsgeschichten auf Lager, inklusive beeindruckender Vorher-nachher-Fotos. Du findest das gesamte Material unter MarksDailyApple.com. Zehntausende von Primal-Anhängern und Besuchern der Seite berichten davon, dass sie mit dem Programm ihren Körperfettanteil drastisch reduzieren konnten – oft, nachdem sie es ein Leben lang vergeblich mit konventionellen Ansätzen probiert hatten. Langsam aber sicher erkennen auch die etablierten Fachleute an, dass die Kohlenhydrate (KH) das eigentliche Problem bei der um sich greifenden Fettleibigkeit innerhalb der westlichen Gesellschaft darstellen, und nicht die Fette.

Hoffentlich konnten wir dir in den vorherigen Kapiteln vermitteln, wie eine erfolgreiche Strategie zum Abspecken, zur Leistungssteigerung, zur schnellen Regeneration und zum Schutz der Gesundheit nach dem Primal-Prinzip aussieht. Dennoch ist es natürlich verständlich, wenn du genau wie deine Trainingspartner erst etwas skeptisch bist. Schließlich widerspricht der Umstieg auf eine KH-arme Ernährung dem traditionellen Ansatz im Ausdauersport. Genauso nachvollziehbar ist es, dass du uns nicht gleich dein vollstes Vertrauen schenkst. Vor allem dann nicht, wenn du für den Ironman – den absoluten Saisonhöhepunkt – schon Geld auf den Tisch geblättert hast. (Die Teilnahme auf Hawaii kostete zu Marks Zeiten noch 85 Dollar, während das Startgeld 2012 schon bei 650 Euro lag). Um dir zu zeigen, dass unsere Methode zum Aufbau natürlicher Ausdauer wirklich anschlägt, wollen wir dir einige erfolgreiche Athleten aus der Praxis vorstellen, die bereits der Primal-Strategie vertrauen.

Rich Airey: Der Läufer, Triathlet und Cross-Fit-Trainer hat es mit Ende 30 geschafft, dank des Primal-Ansatzes schneller und schlanker zu werden als je zuvor – und das, obwohl er sich der magischen Marke von 40 Lebensjahren nähert!

Zach Bitter: Ein Meister der Fettverbrennung, der den effektivsten Fettstoffwechsel aufweist, der je unter Laborbedingungen getestet wurde. Bitter hat nach seiner Umstellung auf den Fettstoffwechsel den amerikanischen Landesrekord über 100 Meilen (gut 160 Kilometer) gebrochen.

Larisa Dannis: Larisa hatte vorher immer Probleme mit Verletzungen und Entzündungen, die sich dank der Primal-Philosophie besserten. Beim Boston Marathon lief sie eine Zeit von 2:44!

Johnny G: Johnny G gilt als Fitness-Ikone. Er hat das Studiotraining auf dem Spinning-Rad erfunden und als einer der ersten Ausdauersportler Selbstversuche im Fettverbrennungsbereich angestellt, als er 1989 allein das Race Across America (RAAM) absolvierte – ein Nonstop-Sololauf quer durch Amerika über zehn Tage.

Matt Hart: Der Fitnesstrainer und Ultraläufer hatte sein Leben lang Probleme mit Asthma und Allergien. Durch die Ernährungsumstellung bekam er beides in den Griff. Er gewann im Alter von 37 Jahren den Tahoe Rim 100.

Rob Hogan: Der Profi und Weltmeister im Speedgolfen hat seine Appetithormone umprogrammiert, um sich nicht nur während seiner Ausdauereinheiten und Wettkämpfe, sondern auch im Alltag von der Zuckerabhängigkeit zu befreien. Wir empfehlen dir insbesondere seine Fanta-Geschichte weiter unten, die ein absolutes Schlüsselerlebnis darstellt.

Sami Inkinen: Der WM-Sieger des Ironman auf Hawaii 2011 ruderte drei Jahre später von Kalifornien nach Hawaii. Der Mann bringt als auf den Fettstoffwechsel eingestellter Ausdauersportler absolute Spitzenleistungen. Außerdem ist er bekannt für seine einzigartigen und zeitsparenden Trainingsmethoden.

Ted McDonald: Der Yoga-Lehrer befand sich bereits im Vorstadium des Diabetes und ist inzwischen ein vielseitiger Ultrasportler. Seine Leistungsdurchbrüche verdankt er dem Wechsel zur Primal-Philosophie und seinem ganzheitlichen Ansatz, der sowohl den Körper als auch den Geist mit einbezieht.

Timothy Olson: Olson gewann den renommierten Western States 100-Mile Endurance Run zwei Jahre in Folge, und zwar mit einer KH-armen natürlichen Ernährung nach dem Primal-Prinzip. Vor der Umstellung hatte er sein Leben lang mit Verdauungsproblemen zu kämpfen gehabt, während seine Frau an juveniler rheumatoider Arthritis litt. Beide konnten durch den Umstieg ihre Krankheiten besiegen.

Dr. Klemen Rojnik: Der slowenische Triathlet konnte seine Bestzeit beim Ironman Hawaii dank einer KH-armen Ernährung innerhalb eines Jahres um volle 38 Minuten verbessern.

All diese Sportler waren deshalb so erfolgreich, weil sie es gewagt hatten, sich auf ein neues Ernährungs- und Trainingsprogramm einzulassen und dieses Programm auch durchzuziehen. So war es ihnen möglich, die entscheidenden Gene des menschlichen Erbmaterials anzusprechen, um die ineffektive Zuckerverbrennung in eine hoch effektive Fettverbrennung umzuwandeln – und zwar selbst auf dem hohen Leistungsniveau der internationalen Elite. Die Neuausrichtung der Gene auf die Fettverbrennung verspricht bereits beim regionalen Triathlon über die Kurzdistanz einen Leistungsschub. Bei extremen Ausdauer-Events wie Ultraläufen über 160 Kilometer fällt der positive Effekt aber noch ungleich größer aus, was die Belastbarkeit des Stoffwechsels und das Leistungspotenzial angeht. Leute wie Sami Inkinen, Timothy Olson und Zach Bitter gehen sozusagen mit hochgezüchteten Fettverbrennungsmotoren gegen ein Feld von Konkurrenten ins Rennen, die mit alten Zweitaktern am Start stehen.

Die gesamte Konkurrenz orientiert sich immer an den Trainings- und Lebensgewohnheiten der Top-Athleten. Daher lehnen wir uns wohl keinesfalls zu weit aus dem Fenster, wenn wir sagen, dass in fünf Jahren im Ausdauersport sowohl Profis als auch Amateure auf Fett- und sogar Keton-Verbrennung bauen werden. Auf der höchsten Leistungsstufe fallen kleine Leistungsvorsprünge gegenüber der Konkurrenz exponentiell stärker ins Gewicht als etwa inmitten des Hauptfeldes. Um beispielsweise beim Marathon von vier auf drei Stunden zu kommen, muss ein Läufer zwar ungleich mehr investieren als zuvor. Für die meisten Leute, die schon einmal unter vier Stunden gelaufen sind, sind aber auch die drei Stunden absolut machbar. Selbst wenn beim Training und bei den Lebensgewohnheiten noch Luft nach oben ist: Der Sportler kann zusätzliche Kilometer laufen oder gezielt an den aeroben Grundlagen arbeiten und damit viel Zeit gutmachen. Ein Leistungssprung von 2:10 auf 2:07 beim Marathon ist jedoch etwas ganz anderes. Hier kommt es auf kleinste Details in den Trainings-, Schlaf- und Ernährungsgewohnheiten an. Wenn nicht alles perfekt sitzt, lässt sich die (im Vergleich zum Sprung von drei auf vier Stunden) extrem minimale Zeitdifferenz nicht überbrücken.

Du willst in nächster Zeit nicht unbedingt in die Olympiaauswahl oder auch auf den ersten Platz beim Marathon in Frankfurt kommen? Dann solltest du einfach nur an den zentralen Vorteil des auf den Fettstoffwechsel ausgerichteten Ausdauertrainings denken: *Es ist gesünder!* Durch den Umstieg von KH auf Fett beugst du den Entzündungsreaktionen und oxidativen Schäden vor, die eine KH-Abhängigkeit und ein Ausdauertraining mit hohem Volumen mit sich bringen. Ganz gleich, wie rasant oder geduldig du an deine Workouts und Rennen herangehst: Mithilfe der sauberen und hoch effektiven Fettverbrennung (s. Bilder Kapitel 1) wirst du länger, gesünder, genussvoller und erfolgreicher Sport treiben.

PIONIERE DES PRIMAL-PRINZIPS: LOWCARB-CHAMPIONS

Hier sind die Zugpferde der Primal-Bewegung, die mit nur geringer KH-Zufuhr auf höchstem Niveau internationale Titel eingefahren haben.

Rich Airey: Rich war sein Leben lang Sportler und pendelt als Lauf-, Triathlon- und CrossFit-Trainer zwischen New Jersey an der Ostküste bis nach San Diego an der Westküste Amerikas. Er ist inzwischen fast 40 und entwickelt sich immer noch weiter. Zu College-Zeiten hat Rich als Langstreckenläufer bei vielen Meisterschaften abgeräumt. Nach seinem Abschluss ist er von Leichtathletik-Veranstaltungen bis hin zum Ultralauf über die unterschiedlichsten Distanzen angetreten. Gleichzeitig hat er sich mit seinem einzigartigen Trainingsansatz einen Namen gemacht. Sein Running WOD sieht die Kombination aus herkömmlichem Lauftraining und ausgeklügeltem Krafttraining vor. In den letzten 17 Jahren hat Rich über 30 amerikanische Highschool-Auswahlläufer, Uni-Auswahlspieler und Anwärter aufs amerikanische Olympia-Leichtathletik-Team betreut.

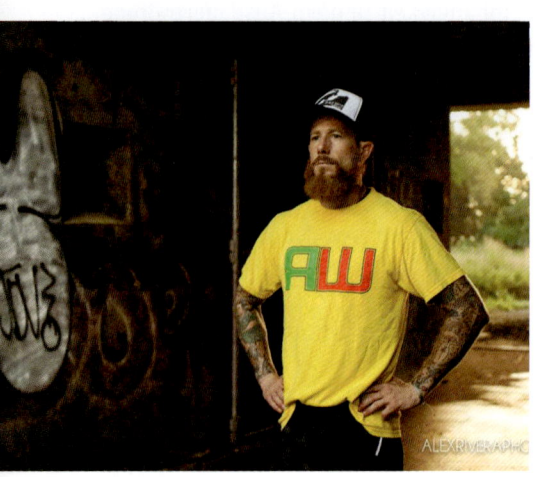

Rich war 36, als er auf eine natürliche Ernährung nach dem Primal-Prinzip umsattelte. Innerhalb eines Jahres erzielte er damit seine größten persönlichen Erfolge, darunter ein zweiter Platz bei einem 50-Kilometer-Lauf 2012 sowie zwei dritte Plätze bei Gelände-Marathonläufen 2013. Er strich Gluten, Milchprodukte, Brezeln, Gatorade und sonstiges Junkfood mit Mandelbutter, Kokosöl und Obst aus der Ernährung und wurde wieder so schlank wie damals in der Highschool. Auch sein altes Gewicht von 61 Kilo erreichte er wieder.

Die Vorzüge der natürlichen Ernährung nach dem Primal-Prinzip gehen weit über den Sport hinaus, wie Rich erklärt: »Durch die gesündere Ernährung und positivere Einstellung zum Leben bekam ich auch ein besseres Gefühl für eine gesunde Lebensführung. Außerdem wurde mir bewusst, wie wertvoll das Leben ist. Man sollte das Beste aus seiner Zeit hier auf der Erde machen und versuchen, so gesund und glücklich zu leben wie möglich. Meine verbesserten Ernährungsgewohnheiten sind ein großer Teil dieser neuen Lebensauffassung. Wenn sich die Leute gegen solche Umstellungen sträuben, sage ich immer: ›Was sind schon 30, 60 oder 90 Tage im Vergleich zum gesamten Leben?‹ Es kann nicht schaden, potenziell gesünderen Alternativen einmal eine Chance zu geben. Gut möglich, dass sich dadurch dein ganzes Leben verändert!«

Zach Bitter: Zach war bis zum Morgen des 13. Dezember 2013 in der Ultraläufer-Szene praktisch ein komplett unbeschriebenes Blatt – bis zum Desert Solstice 24 Hour in Phoenix. Der 1986 geborene Schullehrer

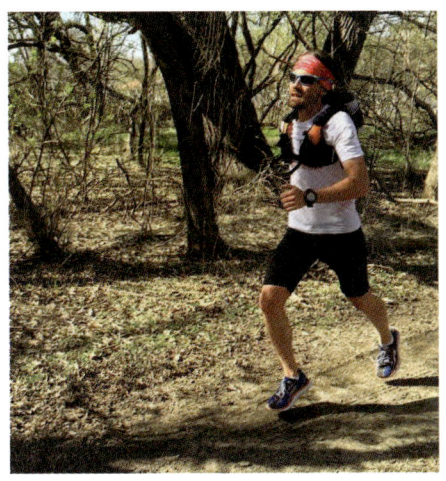

glieder der Ultraläufer-Szene immer noch ungläubig den Kopf darüber, wie ein Läufer mit einer so niedrigen KH-Zufuhr Zeiten um die 4:20 pro Kilometer erreichen konnte. (Kleine Randnotiz: Bitter lief über *7 Stunden* hinweg mit einem Tempo von 4:02 pro Kilometer und nahm dabei nur 156 Kalorien pro Stunde zu sich). Dann kam die FASTER-Studie heraus (auf die wir in Kapitel 4 genauer eingehen). Sie erklärte, wie solche scheinbar unmöglichen Wettkampfleistungen möglich sind.

Bitter verwendete bei seinem Rekordlauf die folgenden Energielieferanten: Bananenchips (eine Kombination aus einfachem Zucker und Kokosöl, das als mittelkettiges Triglycerid effektiv Fett zu Energie umwandelt), eine Handvoll Kartoffelchips (für den Salzgehalt), ein Beutel M&Ms, dazu etwas Gatorade und Mountain Dew (eine amerikanische Limonade). Der Läufer verwendete also einfach eine Auswahl an persönlichen Lieblingssnacks und -getränken, um seinen gewaltigen Fettverbrennungsmotor zu zünden, den er zuvor geduldig durch eifriges Training und konsequente Ernährung gezüchtet hatte. Dazu Bitter: »Das Nachtanken ist lästig. Je weniger Treibstoff von außen du brauchst, umso besser.«

aus Wisconsin sagt selbst von sich, er sei früher am College ein mittelmäßiger 10.000-Meter-Läufer gewesen. In jener Zeit hatte er beim Marathon eine gute (wenn auch nicht herausragende) persönliche Bestleistung von 2:31 aufgestellt. Den Leuten klappten daher gleich reihenweise die Kinnladen herunter, als Bitter den größten Moment seiner Läuferkarriere erlebte, indem er den neuen amerikanischen Rekord über 100 Meilen einstellte – mit einer Zeit von 11:47:21. Du hast richtig gelesen: hundert Meilen (sprich: etwas über 160 Kilometer) unter 12 Stunden. Das entspricht einer Geschwindigkeit von etwa 13,5 km/h beziehungsweise einer Schlagzahl von 4:23 pro Kilometer – *und das über einen ganzen Tag hinweg*!

Dass er das Feld der Eliteläufer dermaßen sprengte, führt Bitter auf die Primal-Küche zurück. Vor seinem Rekordlauf hatte er über zwei Jahre hinweg Lebensmittel mit hohem Nährstoffgehalt und relativ geringem KH-Anteil zu sich genommen. »Dadurch schaffte ich es, ziemlich effektiv Fett zu verbrennen«, erklärte Bitter damals. Einige Monate nach Bitters spektakulärem Sieg schüttelten viele Mit-

Larisa Dannis: Larisa kommt aus New Hampshire ganz im Nordosten der USA. Sie hatte bereits eine Passion fürs Wandern, als sie 2009 im Alter von 21 ihr Faible für Geländeläufe entdeckte. Sie ist ein sehr gutes Beispiel dafür, wie weit eine Sportlerin kommen kann, wenn sie jung und talentiert ist und zudem einem ausgeglichenen Trainings- und Ernährungsprogramm nach dem Primal-Prinzip folgt. Larisa ist auf dem besten Weg, geländeunabhängig zu einer der besten Aus-

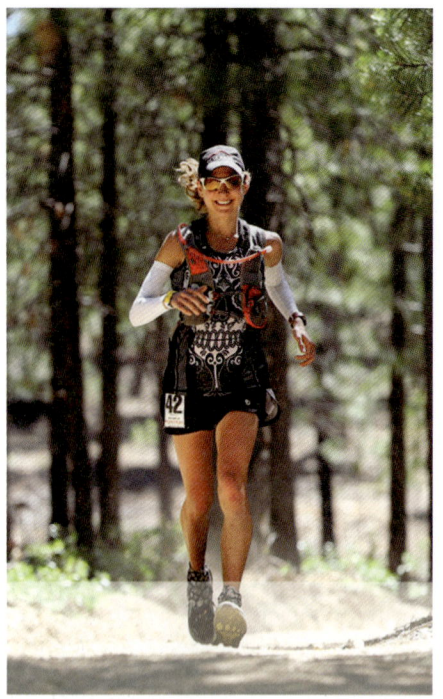

che katastrophalen Auswirkungen Entzündungsreaktionen auf den Körper haben können. Sie erkannte, dass ihr unter Umständen die getreidelastige konventionelle Ernährung nicht guttut.

Auf diese Anregung hin fasste Dannis den Entschluss, einfach einmal den Sprung ins kalte Wasser zu wagen.

Sie ließ einen Monat lang Nudeln, Brot, Energiegels und zuckerhaltige Sportgetränke weg. Stattdessen verwendete sie Rindfleisch aus Grasfütterung, Kokosöl, Knochen-Sellerie-Karotten-Brühe und andere natürliche Lebensmittel. Und siehe da: Sie fühlte sich so gut wie schon lange nicht mehr. Sie war nicht mehr so behäbig, die Magenschmerzen und sonstigen Wehwehchen waren verschwunden, sie hatte mehr Energie zur Verfügung und regenerierte schneller. Im dritten Monat der »Primal-Kur« war Dannis so schlank, dass sie ein Mann auf offener Straße kurzerhand ansprach und fragte, ob sie eine Läuferin sei, weil sie so aussehe. Woraufhin sie ihm ein breites Lächeln schenkte. Ein so großes Kompliment hatte ihr noch nie jemand gemacht.

Dabei waren die positiven Auswirkungen der Umstellung weit über das äußere Erscheinungsbild hinaus spürbar. »Der Wechsel zum Fettstoffwechsel hat mich eindeutig schneller gemacht«, so Dannis. Sie erzielte mit nur einem Drittel der Kalorien, die sie vorher gebraucht hatte, bessere Zielzeiten. Beim Boston Marathon füllte sie ihre Treibstofflager vor dem Rennen mit drei Bananen, einem Ergänzungsmittel (Generation UCAN SuperStarch) sowie einem VFuel-Gel mit Ahorn-Schinken-Geschmack. Auf den 42,195 Kilometern bis ins Ziel reichten ihr zwei VFuel-Ausdauergels. Ansonsten nahm sie (außer natürlich Wasser) nichts zu sich.

dauerläuferinnen des Landes zu werden. Mit einer Zeit von 2:44:41 beim Boston Marathon 2014 landete sie in der Rangliste der Frauen auf Platz 33. Unter den nicht als Eliteläuferinnen gelisteten Teilnehmerinnen belegte sie sogar den ersten Platz.

Sie hat sich in den Laufsport verliebt, als sie 2009 zum ersten Mal die Laufschuhe schnürte – einerseits, weil sie ein Talent dafür hatte, andererseits, weil es ihr wie vielen anderen Ausdauersportlern auch das Gefühl gab, »einfach alles essen zu können«. Nachdem sie jahrelang Kilometer gemacht und ungesunde Lebensmittel verzehrt hatte, war sie jedoch angeschlagen. Sie erholte sich nur schlecht, die Fußgelenke taten ihr weh, und der Magen-Darm-Trakt bereitete ihr große Probleme. Irgendwann hatte sie die Nase voll davon. Als sie Ende 2011 auf die Seite MarksDailyApple.com stieß, erfuhr sie, wel-

Dannis hat ihr Training und ihre Ernährung so abgestimmt, dass sie mit viel Kraft und Tempo sowie einem geringen Verletzungsrisiko in die Workouts und den Wettkampf geht. Sie läuft jede Woche nicht mehr als gut 95 bis 110 Kilometer – ein geringer Wert für eine Ultraläuferin. Dabei trainiert sie immer mit nüchternem Magen, um die Fettverbrennung weiter anzukurbeln. Auch beim Wettkampf nimmt sie in den ersten beiden Stunden keine Nahrung zu sich. Nach harten und langen Läufen verwendet sie außertourig hochwertige KH-Quellen wie Pastinaken, Speisekürbis, Süßkartoffeln, Bananen und Beeren, um die Glykogenspeicher der Muskulatur aufzufüllen. Einmal die Woche absolviert sie ein Intervalltraining, an drei bis fünf Tagen geht es an die Kettlebell. Dabei konzentriert sie sich auf Ganzkörperübungen, um sich die allgemeine funktionale Kraft für den Laufsport zu holen.

Dannis konnte 2013 vier 80-Kilometer-Wettkämpfe (50-Meilen-Läufe) für sich entscheiden. Bei zwei Events über 100 Meilen (gut 160 Kilometer) erreichte sie jeweils den zweiten und dritten Platz. Im Jahr 2014 lief sie bei der amerikanischen Meisterschaft im 100-Meilen-Lauf (USA Ultra 100-Mile Championships) auf den vierten Rang. Zudem verbesserte sie in Boston ihren vorherigen Marathonrekord um fast 11 Minuten. Dannis steht erst am Anfang ihrer Karriere.

Johnny G: Jonathan »Johnny G« Goldberg ist in der Fitness-Szene allgemein als Erfinder des Spinning bekannt – des Original-Gruppenworkouts für das Fitness-Studio. Die Methode hatte er zu Hause in der heimischen Garage entwickelt. Nachdem er das Konzept vorgestellt hatte, eroberte das Indoorbike in-

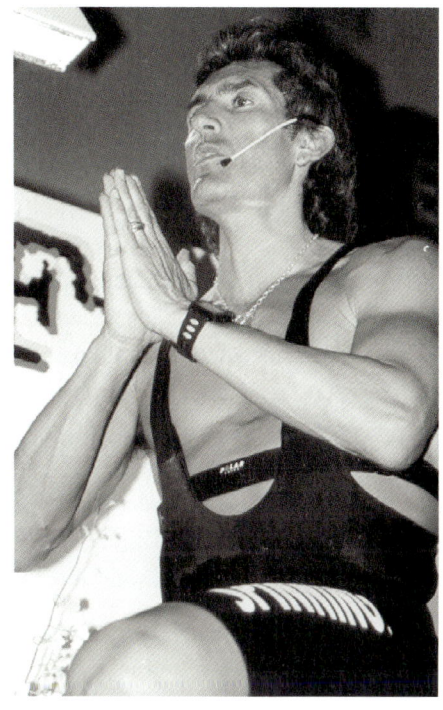

nerhalb kürzester Zeit die ganze Welt. Auch der sogenannte Krankcycle stammt aus seiner Ideenschmiede (»krank« ist eine stilisierte Version des englischen Wortes »crank«, was auf Deutsch so viel heißt wie »Kurbel«). Dabei handelt es sich um ein vom Radfahren abgeleitetes Kardiotraining für den Oberkörper. Außerdem ist er der Schöpfer des Trainingssystems In-Trinity, das mit einer erhöhten Plattform arbeitet. Ende der 1980er – also lange vor Johnnys internationalem Siegeszug mit dem Spinning-Bike – arbeitete er als Personal Trainer in Los Angeles. Sein Ziel war damals, an Ultra-Radrennen teilzunehmen, wie etwa am legendären Nonstop-Event Race Across America (RAAM) über 3.000 Meilen (gut 4.800 Kilometer) von einer Küste Nordamerikas zur anderen.

Johnny – ein echter Verfechter der gesunden Lebensführung und der natürlichen Ernährung – war in seiner ganzen aktiven

Laufbahn sehr experimentierfreudig, was innovative Trainingsmethoden und Ernährungspraktiken anging. Beim RAAM 1987 bekam er es mit schweren Verdauungsproblemen zu tun, nachdem er rund um die Uhr gewaltige Mengen an KH zu sich genommen hatte. In der Nähe von Nebraska verabschiedete sich sogar einer seiner Zähne infolge der konstanten Zuckerzufuhr. So musste er letztendlich das Rennen in Indiana abbrechen und sich etwas Neues einfallen lassen.

Er experimentierte im Selbstversuch intensiv mit der Ernährung. Dabei stellte Johnny vielleicht als einer der ersten Athleten im Ultrabereich beim Training komplett auf Fettverbrennung um. Zwei Jahre später (im Jahr 1989) hatte er endlich die richtige Strategie für seine langen Trainingstouren gefunden. Er gewöhnte es sich an, immer, wenn er genug Zeit hatte, Fahrten über 160 Kilometer einzuplanen.

Dazu kam *eine Einheit pro Woche*, bei der er über 24 Stunden hinweg 350 Meilen (gut 560 Kilometer) hinter sich brachte. Dafür stieg er Freitagabend in den Sattel und kehrte erst am Samstagabend wieder zurück. Brad begleitete ihn häufig auf diesen Wochenendtouren. Er schloss sich Johnny am Samstagmorgen an, um den zweiten Teil der Strecke – etwa 150 bis 200 Meilen (240 bis 320 Kilometer) gemeinsam mit ihm zu bestreiten. Brad erinnert sich noch gut daran, dass er bei diesen Fahrten nie die Gelegenheit hatte, über das Pensum zu jammern. Schließlich wusste er, dass Johnny schon die ganze Nacht über unterwegs gewesen war, während er selbst noch im Bett gelegen hatte. Außerdem musste er mit ein paar interessanten Erzählungen im Gepäck dazustoßen, damit Johnny am Samstagnachmittag beim Radeln nicht einfach einnickte und wie ein Vogel von der Stange fiel!

Johnnys Lieblings-Treibstoffquelle war eine Mischung aus Avocadomus und MCT-Öl (ein Öl mit mittelkettigen Triglyceriden), das er in Frischhaltebeuteln mit sich führte. Heutzutage kennt man MCT-Öl als beliebte Zutat für den Kaffee unter Paleo-Anhängern. In Sport-Ergänzungsmitteln wird es als Quelle leicht verfügbarer Energie beworben, die nicht als Körperfett eingelagert werden kann. Damals aber musste Johnny ein kleines Vermögen ausgeben, um sich größere Mengen der damals noch ungewöhnlichen Zutat aus Deutschland liefern zu lassen. Dabei musste er die Ware, die durch die amerikanische Lebensmittel- und Arzneimittelbehörde FDA nicht genehmigt war, mehr oder weniger am amerikanischen Zoll vorbeischmuggeln.

Als Johnny die Ernährungsfrage geklärt hatte, erlebte er einmalige Leistungsschübe. So ließ er 1989 beim RAAM-Qualifikationsrennen über 508 Meilen (knapp 820 Kilometer) durch die Wüste Kaliforniens das ganze restliche Feld stehen. Beim RAAM 1989 stand er dann mit seinem aufgemotzten Fettverbrennungsmotor an der Startlinie – wild entschlossen, das 1987 begonnene Projekt zu Ende zu bringen. Johnny kam zu Beginn gut aus den Startlöchern. Im Südwesten der Vereinigten Staaten bis nach Texas hinunter lieferte er sich eine Schlacht mit anderen Elitefahrern. Nachdem er von der Küste Kaliforniens bis nach Texas 1.000 Meilen (gut 1.600 Kilometer) mehr oder weniger durchgefahren war, legte sich Johnny aufs Ohr.

Erst da fiel ihm auf, dass es beim RAAM nicht nur um die Leistung an der Kurbel geht, sondern auch um die Fähigkeit, mit wenig

Schlaf auszukommen. Als er sechs Stunden später aufwachte und wieder aufstieg, war er schon nicht mehr unter den besten zehn! Die führenden RAAM-Einzelfahrer absolvierten ein Pensum von 22,5 Stunden im Sattel auf je anderthalb Stunden Schlaf. Anders gesagt: Wer absteigt und sich ein gutes Essen, eine Dusche und ein kleines Nickerchen gönnt, liegt danach schon 80 Kilometer hinter der Konkurrenz! *Hinweis:* Im Jahr 2006 änderten die Organisatoren des RAAM die Regeln. Für Einzelfahrer sind seither 40 Stunden Schlaf über die ganze Strecke hinweg vorgeschrieben. Mit dieser Sicherheitsmaßnahme reagierte man auf zwei tödliche Unfälle, zu denen Schlafentzug beigetragen hatte. (Es war also rückblickend wirklich sinnvoll, dass Brad seinen Kollegen Johnny während der gemeinsamen Trainingsfahrten immer wach gehalten hatte).

Johnny G. brachte das RAAM in jenem Jahr in zehn Tagen hinter sich. Danach brach das Spinning-Zeitalter an. Als Johnny 1995 das Konzept mit seiner Firma in San Francisco der Fitnessindustrie vorstellte, nutzte er seine Erfahrung als Ausdauersportler.

Zu Werbezwecken schwang er sich aufs Spinning-Rad, um an seinem Stand auf der Messe vier Tage lang *die ganze Zeit durchzuradeln*! An den ersten beiden Tagen dachten die Passanten, es handele sich einfach nur um einen Zufall, dass da immer derselbe Sportler im Sattel sitzt – oft inmitten einer ganzen Reihe leer stehender Spinning-Räder. Am letzten Tag war jedoch eine Menschentraube mit mehreren Hundert Zuschauern vor Johnnys Spinning-Stand versammelt – unter dem ständigen Surren der Testräder, die rund um die Uhr durch die begeisterten Besucher belegt waren.

Johnny war seiner Zeit definitiv voraus. Seine Leistungen beim RAAM waren ein wichtiger Ansporn für die Ausdauerszene, ausgetretene und eingefahrene Pfade zu verlassen. Die Leute fingen an, das Dogma der hohen allgemeinen KH-Zufuhr zu hinterfragen und hörten auf, beim Ausdauertraining mit Sportlernahrung einfach blind KH nachzutanken. Es dauerte im Anschluss allerdings noch mehrere Jahre, bis sich im Ausdauersport das Training des Fettstoffwechsels als Ausweg aus der KH-Abhängigkeit etablierte und genügend Sportler erreicht hatte. Es ist nicht möglich, sich bei langen Trainingseinheiten einfach die KH abzugewöhnen. Dafür musst du nur die Leute fragen, die verrückt genug waren, ihrem Körper während einer der vielen Abspeckdiäten auf dem Markt Spitzenleistungen abzufordern. Der Schlüssel zum Erfolg, wenn du aus der KH-Abhängigkeit aussteigen und mit der Fettverbrennung voll durchstarten willst: eine Umstellung der Ernährungsgewohnheiten, mit der du raffinierte KH vom Speiseplan tilgst und die Insulinausschüttung stabilisierst. Wie in den vorherigen Kapiteln bereits erklärt, ist dabei auch die chronische Überlastung im Training zu vermeiden. Die Grundlage dafür schaffst du aber jeden Tag in der Küche beziehungsweise durch das gewählte Zeitfenster fürs tägliche intermittierende Fasten. So schaffst du den Absprung von der stark zuckerhaltigen westlichen Ernährung, die dich dazu bringt, den ganzen Tag lang nur nach dem nächsten Zuckerkick zu suchen, um den Glukose-Stoffwechsel in Gang zu halten.

Matt Hart: Matt ist ein Fitnesstrainer und Ultraläufer aus Boulder, einer Stadt im US-Bundesstaat Colorado. Mit körperlichen

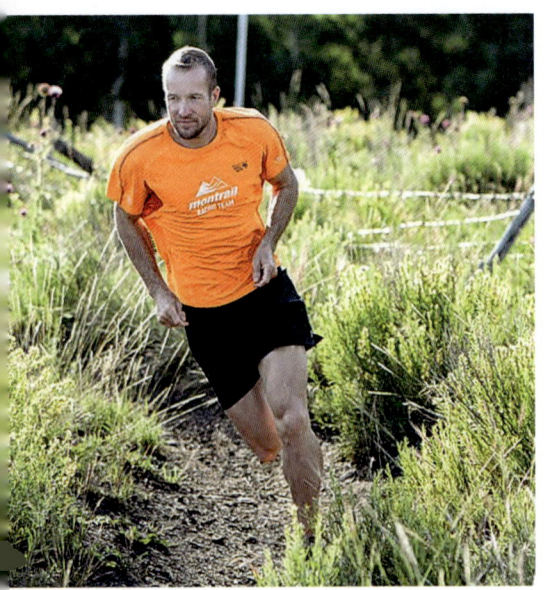

Entzündungsreaktionen kennt er sich gut aus. Schließlich hatte er sein Leben lang damit zu tun. In seiner Kindheit hatte er zu Hause ganze Schubladen voller Tabletten gegen Allergien. Im Rucksack trug er außerdem immer ein Asthmaspray mit sich herum. Damals war es unvorstellbar, dass aus ihm irgendwann einmal ein Ultraläufer von Weltniveau werden würde. Doch Matt errang 2012 im reifen Alter von 37 Jahren tatsächlich seinen ersten Sieg bei einem 100-Meilen-Rennen, noch dazu beim angesehenen und äußerst anspruchsvollen Tahoe Rim 100. Der 160-Kilometer-Lauf führt über die gewundenen Pfade der Sierra Nevada um den Lake Tahoe. Er lieferte dabei eine phänomenale Vorstellung ab. Mit einer Zeit von 19:14 überflügelte er den nächstbesten Läufer um 45 Minuten.

Matt zufolge war der entscheidende Schritt für den Durchbruch für ihn der Wechsel zur stark fetthaltigen Ernährung nach den Leitlinien der Primal-Philosophie. »Schnell war ich schon immer. Aber ich hatte nie eine gute Ausdauer, weil ich nur 80 Prozent meiner Lungenleistung abrufen konnte«, berichtet er. Hart schlug sich seit seiner Kindheit mit Lungenproblemen herum. Doch die Diagnose war alles andere als klar. Als 20-Jähriger war er bei Microsoft beschäftigt – wo es überall gratis Kaffee, Cola und süße Riegel gab. Zu jener Zeit landete er sogar einmal in der Notaufnahme, wegen schubweise auftretender unklarer Brustschmerzen. Er bekam Tabletten gegen die Schmerzen verschrieben. Woher die Beschwerden kamen, konnte ihm aber keiner sagen. Er erinnert sich noch daran, als er 2006 in Baja California bei einem Abenteuerrennen als Teil des Siegerteams mitlief: »Ich keuchte dermaßen, dass ich dachte, mit mir würde es zu Ende gehen.« Das Fass war für ihn endgültig übergelaufen. Er war fest entschlossen, etwas zu unternehmen, egal was. Er wollte der Ursache seiner beeinträchtigten Lungenfunktion ein für alle Mal auf den Grund gehen und das Problem beheben. Die erste Maßnahme: Er strich Milchprodukte aus seinem Speiseplan.

Die einfache Maßnahme zeigte große Wirkung: Matt konnte endlich richtig atmen. »Ich war bereits auf 90 Prozent, wusste aber, dass noch mehr drin ist«, wie sich Matt erinnert. »Auf MarksDailyApple.com stieß ich auf den Tipp, auch Gluten wegzulassen.« Indem Matt auf diese beiden Basisbestandteile der gängigen westlichen Ernährung verzichtete, konnte er seine Lungenprobleme beheben. Gleichzeitig schaffte er dadurch die Grundlage für seinen Aufstieg in die Elite des Ultrasports sowie ein besseres allgemeines Wohlbefinden, wie er es bis dato noch nicht gekannt hatte. Jetzt, mit fast 40, sagt Matt: »Ich fühle mich aktuell stärker als je zuvor. Dank Primal-Ernährung bin ich zum ersten Mal richtig durchtrainiert. Früher hat mir ein Trainingspensum von 100 Meilen [160 Kilometern] pro Woche wehgetan. Mittlerweile ist das aber kein Problem mehr, weil ich die Entzündungsgeschichte unter Kontrolle habe.« Das Asthmaspray, das er seit Jahrzehnten immer dabei hat, trägt Matt weiter bei sich – für den Notfall. »Ich weiß gar nicht mehr, wann ich das zum letzten Mal benutzt habe!«, sagt er.

Dann fährt er fort: »Die Trainingseinheiten machen 50 Prozent aus, die Ernährungsumstellung die anderen 50 Prozent.« Matt isst gern Wraps mit Avocado und Pute, Süßkartoffeln und Nussbutter. Manchmal macht er sich auch selbst Kokosnuss-Kugeln mit Mandeln und Rosinen oder Energiegels mit Datteln und Rosinen. Bei den Rennen über 80 und 160 Kilometer lässt er die Verpflegungsstationen links liegen. Statt der verführerischen Schokoriegel und leckeren Teigtaschen mit Fleisch, Käse oder Kartoffeln greift er lieber auf seine eigenen inneren Reserven oder seine einzigartigen selbst gemachten Ergänzungsmittel zurück. Wenn das Tempo im Wettkampf anzieht, füllt Matt seinen Tank durchaus auch mit KH-Gels. Aber nur im Namen des Erfolgs und nicht mehr aus Angst vor dem Mann mit dem Hammer.

Als Trainer ist Matt ein enthusiastischer Befürworter der natürlichen Ernährung nach dem Primal-Prinzip. Er achtet aber darauf, seine Kunden dabei nicht zu bevormunden. Er ist der Meinung, dass die Leute selbst und im eigenen Tempo so weit kommen müssen, entscheidende Veränderungen im eigenen Lebensstil vorzunehmen: »Der Umstieg auf die Primal-Ernährung sollte Schritt für Schritt erfolgen. Erst ist der Zucker dran, dann das Junkfood, und danach kann man

schauen, wie weit man kommt. Ein etwas älterer Kunde von mir hat gut 22 Kilo abgespeckt. Und meine Mutter wundert sich, dass sie jetzt leichter ist als in der Highschool. Sie sagt dazu: ›Ich habe mein ganzes Leben lang immer wieder gefastet, aber das hier fühlt sich nicht an wie eine Diät.‹«

Rob Hogan: Diese kuriose Geschichte zeigt uns, was passiert, wenn ein Sportler dahin geht, wo bislang nur wenige vor ihm gewesen sind: mitten durchs Zuckerloch! Rob Hogan aus Galway in Irland hat den Ruf, der schnellste Golfspieler der Welt zu sein.

Er ist Weltmeister in einer einzigartigen Disziplin, im Speedgolf. In dieser Disziplin werden nicht nur die Schläge, sondern auch die dafür benötigte Zeit gezählt. Am Ende wird aus den Leistungen eine Speedgolf-Gesamtwertung gebildet. Bei der Speedgolf-WM 2013 in Bandon im amerikanischen Bundesstaat Oregon brauchte Rob beispielsweise 77 Schläge. Außerdem absolvierte er mit seinen sechs Schlägern in der kleinen Tasche die gesamte Bahn in beeindruckenden 39 Minuten.

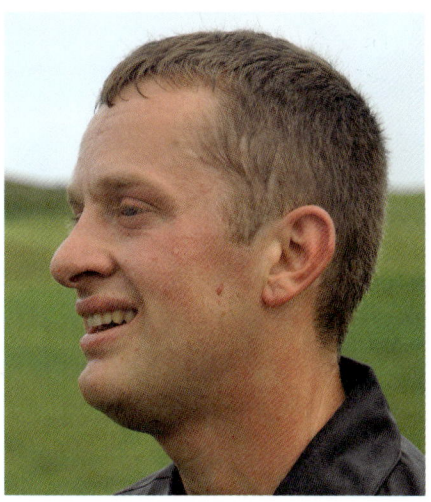

Seine Speedgolf-Gesamtwertung für die komplette Runde betrug also 77 + 39 = 116.

Rob ist ein Profi-Speedgolfer, der den Sport in Vollzeit betreibt. Er nimmt an Wettkämpfen und mit Geldpreisen dotierten Events in aller Welt teil. Dabei tritt er gegen andere Top-Spieler an, die bei dieser Kombination aus Lauf- und Golfsport ebenfalls Höchstleistungen vollbringen. Rob arbeitet jede Woche mehrere Stunden an seinem

Rob Hogans Fanta-Fantasie: der ultimative wenn auch brutale Weg, um direkt in den Fettverbrennungsmodus umzuschalten.

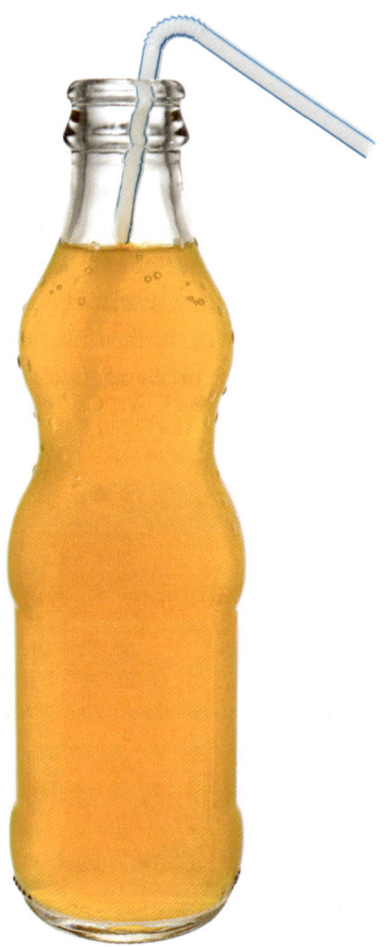

Golfspiel, trainiert aber in seiner Heimatstadt gleichzeitig auch mit den Mitgliedern des Laufvereins.

Je weniger erschöpft der Speedgolfer nach dem Lauf zum jeweils nächsten Abschlagpunkt ist, umso besser kann er natürlich schlagen. Um sich die Ausdauer für die Turnierphase zu holen, hat Rob seinen wöchentlichen Ausdauerlauf von 21 auf 24 und schließlich 27 Kilometer gesteigert. Er absolvierte die 27 Kilometer an vier Wochenenden hintereinander. An diesem Punkt wird es interessant ...

Anders als der typische Dauerläufer hatte er keinen Trinkbeutel voller Gels bei sich. Rob legte die Distanz also jeweils *ohne Essen und Trinken* zurück. Nachdem er die Entfernung auf 27 Kilometer über etwa drei Laufstunden hinweg gesteigert hatte, freute sich Rob immer sehr auf den Besuch im nahegelegenen Lebensmittelladen, wo er sich ein zuckerhaltiges Getränk genehmigte. Jeder, der schon einmal bei einem langgezogenen Ausdauertraining ins Kaloriendefizit gekommen ist und Erfahrung mit dem sogenannten *Hungerast* gemacht hat, weiß: Hinter der Ziellinie schmeckt so ein Getränk am besten.

Auch bei seinem vierten 27-Kilometer-Lauf ging Rob irgendwann in der letzten Stunde der Sprit aus. Dabei fiel er in ein so tiefes Zuckerloch, dass er nur noch von einer eiskalten Dose Orangenlimo träumen konnte. Ein solcher Tagtraum mag ganz angenehm sein, wenn man an der Kinokasse steht und die Gelegenheit hat, schnell noch einen Becher Limo mitzunehmen. Beim Dauerlauf ist so etwas hingegen eher ein Alarmsignal. Die unmissverständliche Nachricht lautet: »Achtung, wir laufen schon auf Reserve! In Kürze schaltet das zentrale Nervensystem ab.« Als besonders ehrgeiziger Elitesportler tankte sich Rob direkt durchs Zuckerloch hindurch – und das, obwohl er ganz leicht hätte aussteigen und auf die vierte Runde verzichten können. Als er die letzte Runde hinter sich hatte, fiel ihm etwas Erstaunliches auf: *Er hatte die »Fanta–Fantasie« mittlerweile wieder vergessen!* Damit aber nicht genug: Nach den 27 Kilometern ohne Essen und Trinken hatte er nicht einmal das Bedürfnis, in den Laden zu gehen. (Wobei er zu Hause natürlich schon die Flüssigkeitsspeicher mit Wasser auffüllte und auch wenig später eine köstliche Mahlzeit zu sich nahm). In den darauffolgenden Wochen und Monaten stellte Rob fest: Das allgemeine Interesse an Zucker und der Heißhunger auf Süßes waren komplett verschwunden!

Diese Geschichte ist für uns Ausdauersportler besonders relevant. Schließlich bringt für uns die Anpassung an Fett und Ketone als Energielieferanten gewaltige Vorteile mit sich. Wie du vielleicht weißt, kann der menschliche Körper immer nur 400 bis 500 Gramm Glykogen speichern. Das ist gerade genug, um eine zweistündige größere Belastung durchzuhalten. Danach läufst du gegen die Wand!

Im Gegenzug verfügt selbst der schlankste Athlet über mehrere 10.000 Kalorien an körpereigenen Fettspeichern – eine schier unerschöpfliche Energiequelle für Ausdauerleistungen. Die Fähigkeit, auf Fettreserven zurückzugreifen und diese zu verwerten, wenn über die Ernährung gerade keine Kalorien verfügbar sind, stellt eine fürs menschliche Überleben wesentliche evolutionsbedingte Veranlagung dar. Über zwei Millionen Jahre hinweg war die Nährstoffversorgung des Menschen unzuverlässig und stark schwankend. Ohne die Möglichkeit, Fett einzulagern

und später wieder zu verbrennen, wären wir heute nicht hier.

Wie in der Erklärung von Dr. Cate Shanahan in Kapitel 4 bereits deutlich wurde, hat Rob in einer einzigen Trainingseinheit das Hormon Ghrelin umprogrammiert. Er hat dadurch sozusagen den Schaltkreis zur Umstellung auf die Fettverbrennung kurzgeschlossen. Dazu Dr. Shanahan: »Der Heißhunger geht auf frühere Lernerfahrungen zurück, die den Appetit und die Hormonproduktion regulieren. Wenn dem Körper die Zuckerreserven ausgehen, löst das Ghrelin auf direktem Weg ein Verlangen nach Zucker aus, damit der leere Magen und die erschöpften Gehirnzellen mit neuen Nährstoffen versorgt werden. Kehrt ein Sportler nach einem Workout mit erschöpften Reserven zurück, ist das möglicherweise der ideale Zeitpunkt, die Hormone im Schnellverfahren auf den Fett- und Keton-Stoffwechsel einzustellen. Intensive, neue und einzigartige Trainingserfahrungen sind unübersehbare Signale an den Körper, dass eine Anpassung erforderlich ist. Ein weiteres Beispiel wäre ein Sprint-Workout mit dem 30-fachen Grundumsatz. Selbst ein kurzes derartiges Training hat große Auswirkungen auf den Fettstoffwechsel, die Entwicklung schlanker Muskelmasse, das Hormongleichgewicht und die allgemeine Fitness«, wie Dr. Shanahan hervorhebt.

Was Robs »Kurzschluss-Methode« angeht: *Lass lieber die Finger davon. Oder sei zumindest sehr vorsichtig!* Wer nicht an den Fett- oder Keton-Stoffwechsel gewöhnt ist und alle Reserven anhand einer extremen Ausdauerleistung bei unzureichender Kalorienzufuhr aufzehrt, neigt für gewöhnlich dazu, im Anschluss stundenlang alles wild in sich hineinzuschütten und zu -stopfen, was er nur findet. Aus einer Fanta können dann ganz schnell zwei und 20 Minuten später sogar drei werden.

Sehen wir uns stattdessen Robs Erfahrung mit seinen langen Ausdauerläufen am Wochenende noch einmal genauer an, um die erstaunliche Wendung am Ende besser verstehen zu können: Zunächst einmal hat Rob die Kilometerzahl jede Woche gleichmäßig und gezielt gesteigert. Er hat also den Bogen nie überspannt, was die körperliche Belastung anging. Zweitens hat er genau auf die Trainingsintensität geachtet, um bei den langen Wochenendtouren immer im aeroben Bereich zu bleiben. Sein irischer Coach Mark Davis hat ihm den einfachen aber doch einprägsamen Rat mit auf den Weg gegeben, die Distanz zu erhöhen, ohne sich zu verletzen. Dazu gehört es eben auch, die Intensität anzupassen und für ausreichend Pausen sowie Regenerationsphasen zu sorgen.

Rob hat es durch seine stetige Entwicklung geschafft, sich allmählich auf den Fett- und Keton-Modus einzustimmen und dann mit einem letzten entschiedenen Schritt für längere Zeit komplett vom Zucker loszukommen.

Im Buch *The Art and Science of Low Carbohydrate Performance* (von Jeff S. Volek und Stephen D. Phinney) ist zu lesen, dass die Skelettmuskulatur während der ersten Anpassungsphase an die Fett- und Keton-Verbrennung interessanterweise sowohl Ketone als auch Fett verwerten kann. Wenn der Stoffwechsel im Anschluss einmal komplett umgestellt ist, verbraucht die Muskulatur hauptsächlich Fett als Treibstoff, während die Keton-Reserven geschont werden, sodass mehr davon fürs Gehirn übrig bleibt. Auch hier wird vorausgesetzt, dass die niedrige Glukose-

konzentration auf eine Ernährungseinschränkung zurückgeht (und/oder wie in Robs Fall auf leere Glukosespeicher infolge extremer Leistungen bei ausbleibender Zuckerzufuhr).

In der Frühphase der Umstellung greift der Körper deshalb auf Ketone und Fett zurück, weil der stete Glukosestrom abreißt. Der Körper versucht also erst einmal verzweifelt, neue Treibstoffquellen anzuzapfen. Und dabei ist erst einmal egal, um welchen Kraftstoff es sich handelt. Wenn infolgedessen die Skelettmuskulatur viele Ketone verbraucht, sinkt deren Konzentration im Blut. Die Konsequenz: Das Gehirn erhält möglicherweise nicht mehr genug Energie. Genau deshalb kommt es bei manchen Menschen in der Frühphase des Umstiegs auf eine natürliche Ernährung nach dem Primal-Prinzip auch zu Ermüdungserscheinungen und Stimmungsschwankungen. Denselben Effekt hat wahrscheinlich auch Rob erlebt, als er das dringende Bedürfnis hatte, bei seinen ersten Ausdauerläufen eine kühle Limo zu trinken. Die Muskulatur und das Gehirn hatten sich einfach noch nicht komplett umgestellt. Glücklicherweise ist er aber immer rechtzeitig ins Ziel gekommen, ohne vorher umzukippen. So konnte er schnell mit einer eiskalten Fanta nachhelfen.

Hat sich der Körper nach einiger Zeit auf Fett und Ketone als Energieträger eingestellt, werden die Ressourcen aufgeteilt. Das Fett (aus Fettsäuren im Blutkreislauf sowie durch Mobilisierung eingelagerter Triglyceride) wandert hauptsächlich in die Muskulatur, während die Ketone dem Gehirn vorbehalten sind, das nur Glukose oder Ketone (aber kein Fett) verwerten kann. Wenn du einmal so weit bist, *kann dir der Mann mit dem Hammer nichts mehr anhaben!*

Nur für den Fall, dass du es auf die Spitze treiben und deinen Status testen willst: Ob sich der Stoffwechsel auf die alternative Treibstoffquelle eingestellt hat, lässt sich anhand der gestiegenen Keton-Konzentration im Blut ablesen. (Dem Gehirn steht dann ein großer Energievorrat zur Verfügung). Wenn es so weit ist, merkst du das aber auch ganz einfach daran, dass du mit weniger Kalorien länger durchhältst, dich nach dem Workout weniger erschöpft und müde fühlst und nach Trainingsende auch weniger Heißhunger auf Süßes hast.

An dieser Stelle kommen wir noch einmal auf Dr. Peter Attia zurück, den weltweit vielleicht führenden Experten auf diesem Gebiet. Dr. Attia ist Arzt und Langstreckenschwimmer zugleich. Er stellt sich immer wieder als menschliches Versuchskaninchen für seine eigenen Experimente zur Verfügung. Attia hat die Zusammenhänge zwischen der Ketose und der Ausdauerleistung genauer erforscht als jeder andere. Auf seiner Website peterattia.com findet sich die Rubrik »About me«, und darunter der Unterpunkt »My Personal Nutrition Journey«. Darin gibt er (in englischer Sprache) weitere Einblicke in das Thema, aus der Sicht des Wissenschaftlers. Dabei berichtet er unter anderem von einer Geschichte, die der Fanta-Story Rob Hogans sehr ähnlich ist.

Sami Inkinen: Der gebürtige Finne ist ein allseits bekannter Unternehmer aus dem Silicon Valley. Sami hat die Immobilien-Website Trulia.com mitbegründet. Außerdem hat er Ausdauerleistungen vollbracht, die wohl mit zu den beeindruckendsten sportlichen Leistungsexplosionen eines auf die Fettverbrennung eingestellten Sportlers und mit zu

den besten Belegen dafür zählen, dass das Prinzip funktioniert.

Im Jahr 2011 erlangte Sami aufgrund seines unorthodoxen Ansatzes zur Vorbereitung auf den Ironman 70.3 Berühmtheit, bei dem er sich in der Altersklasse von 35 bis 39 den Weltmeistertitel holte. Daneben sicherte er sich bei der Ironman-WM auf Hawaii in seiner Altersklasse den zweiten Platz – mit gerade einmal zwölf Trainingsstunden pro Woche. Das entspricht etwa der Hälfte des wöchentlichen Trainingsvolumens des durchschnittlichen Teilnehmers bei Meisterschaften auf diesem Niveau. Zahlreiche Ausdauersportler haben schon bewiesen, dass sie dazu in der Lage (oder vielleicht einfach auch nur so *verrückt*) sind, mit nur minimalem Trainingsaufwand bei Ultra-Wettbewerben die Ziellinie zu überqueren. Doch ein *Sieg beim härtesten Triathlon weltweit* – dazu mit einer

Sami läuft in seiner Altersklasse als Erster über die Ziellinie – bei der WM über die Ironman-Mitteldistanz!

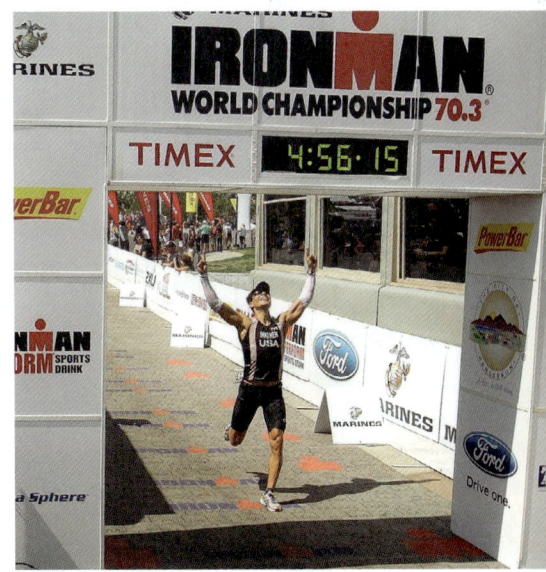

Die Ergebnisse von Sami Inkinens erstem Leistungstest im Jahr 2009. Wie hier sehr schön zu sehen ist, verbrennt er bei 300 Watt fast nur Kohlenhydrate. Der Hungerast ist also garantiert. Er hat vielleicht noch zwei Stunden, bis er gegen die Mauer läuft – vielleicht auch drei, wenn er es schafft, unterwegs rechtzeitig ein paar Gels hinunterzuwürgen.

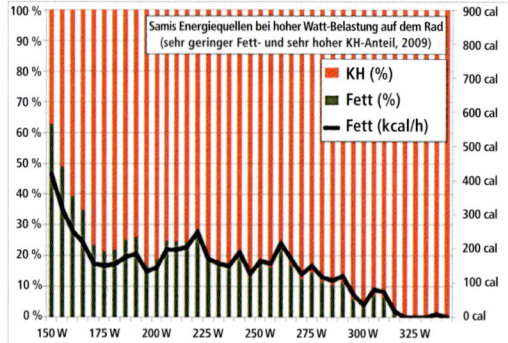

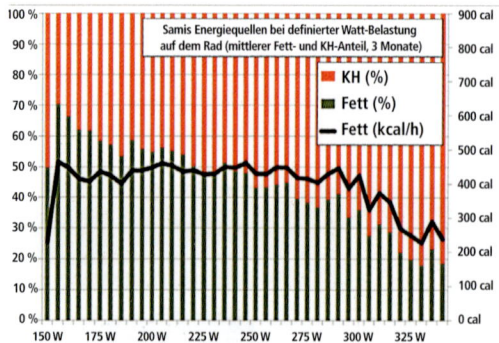

Samis zweiter Leistungstest an der Universität von Stanford, nach drei Monaten konsequenter Einschränkung der KH-Zufuhr bei gleichzeitiger Konzentration auf die Fettzufuhr. Die Fettverbrennung bei 300 Watt hat sich mittlerweile auf 400 Kalorien pro Stunde verdoppelt. Das Verhältnis von KH zu Fett beträgt jetzt 50:50, während noch beim ersten Test praktisch die gesamte Energie nur aus der KH-Verbrennung stammte.

absoluten Spitzenzeit von weniger als neun Stunden – ist schon noch einmal ein ganz anderes Kaliber. In der Ausdauerszene fragten sich alle, wie es dieser Kerl nur schaffte, sämtliche althergebrachten Vorstellungen vom Training und Lebensstil eines Champions zu missachten und trotzdem den Titel abzuräumen.

Wegen seines beruflich bedingten vollen Terminkalenders suchte er als selbsternannter »unverbesserlicher Datensammler« nach allen Möglichkeiten, seine knapp bemessene Trainingszeit äußerst effizient zu gestalten. Aus diesem Grund entschloss sich Sami, aus der Workout-Tretmühle auszusteigen, in der sich die Triathleten oft bewegen. Viele Sportler trainieren immer ein bisschen zu lang, ein bisschen zu hart und ein bisschen zu häufig. Er verlegte sich stattdessen auf kürzere hoch intensive Trainingseinheiten, mit denen er einerseits das Herz-Kreislauf-System und andererseits die explosive Power steigern wollte. Zu diesen Workouts kamen dann noch langsamere aerobe Einheiten in bequemem Tempo. Als der Arzt bei ihm trotz seines sportlichen Lebenswandels und seiner anscheinend gesunden Essgewohnheiten (wenig Fett und viele KH) eine Vorstufe des Diabetes diagnostizierte, motivierte ihn das außerdem zur Ernährungsumstellung. »Die Sache [mit dem Prädiabetes] war für mich ein Schock«, erklärte Sami in einem Interview im Magazin *USA Today*. »Seither esse ich nur noch Lebensmittel, die entweder am Boden oder am Baum gewachsen sind. Damit kannst du praktisch gar nichts falsch machen.«

Sami hat sich ausgiebigen physiologischen Tests unterzogen, um die bestmögliche Leistung aus sich herauszuholen. Bei einer Untersuchung im Jahr 2009 im Sport-Leistungslabor der amerikanischen Stanford University, dem Human Performance Lab, stellte sich heraus:

Dadurch, dass Sami aufgrund seines hohen Trainingsvolumens zehn Jahre lang wenig Fett und extrem viele KH zu sich genommen und fünf Jahre lang emsig Triathlontraining betrieben hatte, war er zur hoch effektiven Zuckerverwertungsmaschine mutiert. Im Test schaffte Sami beeindruckende 300 Watt auf dem Rad bei 40 km/h ohne Steigung. Dabei bezog er seine Energie etwa zu 95 Prozent aus Kohlenhydraten (900-1.000 Kalorien pro Stunde in Form von KH). Beim Leistungstest stellte sich zudem heraus, dass er wie alle anderen KH-abhängigen Sportler bei dieser Schlagzahl voraussichtlich nach zwei bis drei Stunden ins Zuckerloch fallen würde. Keine besonders schönen Aussichten für einen Sportler, der vorhat, sich beim Ironman mehr als acht Stunden lang zu verausgaben.

Neben dem stark konzentrierten und ausgewogenen, stressreduzierten Trainingsprogramm stieg Sami daher zusätzlich auf eine natürliche Ernährung nach dem Primal-Prinzip um (Eier, Rindfleisch aus Grasfütterung, Butter, Nüsse, Fisch, Kokosöl, Blattgemüse, Obst und dunkle Schokolade). Zur Vor- und Nachbereitung seiner intensiven Workouts betrieb Sami gezieltes Carbloading. Dafür verwendete er unter anderem Obst, Reis und Kartoffeln. Die zusätzlichen KH nahm er aber nur in direkter Verbindung mit den stark glukoseabbauenden Einheiten zu sich, um für Topleistungen gerüstet zu sein und im Nachgang für eine schnelle Regeneration zu sorgen.

Im Anschluss an seinen großartigen Sieg beim Ironman 2011 wurde Inkinen im darauffolgenden Jahr in einer Ausgabe des Magazins *Triathlete* zitiert. Er meinte, er habe sich mit seiner Ernährung einen »unfairen Vorteil«

verschafft. Seine Theorie: Die Ernährung und das effektive stressreduzierte Workout haben nach seinem Dafürhalten dazu geführt, dass die Dichte der Mitochondrien in der Muskulatur und deren Fähigkeit zur Fettverwertung zunimmt. So hat er sich einen gewaltigen aeroben Fettverbrennungsmotor gezüchtet. Er geht davon aus, dass die winzigen zellulären Kraftwerke ihm durch ihre große Zahl und Effektivität geholfen haben, zwei- bis dreimal so viel Fett zu verbrennen wie gewohnt.

Die Annahme bestätigte sich bei Samis zweitem Leistungstest in Stanford drei Monate später. Diesmal hatte er zuvor drei Monate lang »ziemlich viel Fett und nur wenige Kohlenhydrate« verzehrt. Statt Zucker hatte er große Mengen an Nüssen, Öl und Avocados zu sich genommen. Damit konnte er letztendlich bei identischem Trainingsprogramm eine Verdopplung der Fettverbrennung auf 400 Kalorien pro Stunde bei 300 Watt erzielen. Dazu der Sportler selbst: »Der Umstieg auf die Fettverbrennung ist ziemlich schnell gegangen!«

Der große Erfolg Samis beim Ironman auf Hawaii bei minimalem Trainingsaufwand war bereits bemerkenswert. Aber es kam noch besser. Beim Wildflower 2014 holte er über die Mitteldistanz den Titel im Amateurbereich mit einer beeindruckenden Zeit von 4:28. Und auch diesmal wieder mit für einen Langstrecken-Triathleten minimalistischen und unkonventionellen Trainingsmethoden. Das wirklich Erstaunliche daran ist, dass Sami eigentlich gar nicht spezifisch auf den Triathlon hin trainiert hatte. Die genauen Hintergründe wollen wir dir gleich verraten. (Nein, es lag nicht daran, dass er gerade dabei war, Trulia an das Unternehmen Zillow zu verkaufen und dabei einen Milliardendeal unter

Dach und Fach zu bringen). Sami wog damals 91 Kilo. Bei einer Größe von 1,83 Meter lag er damit etwa neun Kilo über seinem normalen Wettkampfgewicht. Er lief pro Kilometer 37 Sekunden langsamer als gewohnt. Er hätte daher nicht gedacht, bei diesem Klassiker eine echte Chance zu haben, der jedes Jahr die besten Amateure Amerikas und sogar der ganzen Welt anlockt.

Sami brauchte eine schnelle Lösung. Und die fand er in Form des Programms, das er in den letzten vier Wochen vor dem Rennen absolvierte:

Vorbereitung der Muskulatur: Er lief jeden Tag 10 bis 15 Minuten, um die Muskulatur auf die starke Belastung des 21,1 Kilometer langen Laufs einzustimmen.

Hohe Intensität: Einmal pro Woche gab er auf dem Laufband zehn Mal über eine Minute hinweg Vollgas. Im Anschluss an die intensiven Phasen folgte jeweils eine einminütige Pause.

Plyometrisches Training: Sami optimierte seine Laufökonomie mithilfe eines fünfminütigen Kastensprung-Trainings dreimal die Woche. Es bestand aus 3 × 12 Kastensprüngen und 3 × 12 maximalen Vertikalsprüngen.

Ausdauer: Dazu kamen aerobe Trainingseinheiten von 50 bis 65 Minuten Dauer einmal pro Woche, inklusive Bergtraining, bei einem gleichmäßigen und noch angenehmen Tempo.

Mit einer Gesamt-Laufzeit von weniger als zwei Stunden pro Woche brachte sich Sami damit für den Sieg beim Wildflower-Rennen in Form – angesichts der Temperaturen von teilweise über 32 Grad (was vor allem schwereren Sportlern zu schaffen macht) eine umso beeindruckendere Leistung. Nach dem Erfolg beim Wildflower brachte Sami einen dritten Test auf dem Rad im Labor hinter sich. Dabei erreichte er mit der Fettverbrennung Spitzenwerte von 750 Kalorien pro Stunde (und das bei einer niedrigen Intensität von 150 Watt). Bei 300 Watt lag der Beitrag der Fettverbrennung zur gesamten Energieproduktion bei über 50 Prozent. Vor diesem Test hatte er sechs Monate lang eine geschätzte KH-Zufuhr von weniger als 10 Prozent der Gesamt-Kalorienaufnahme durchgehalten (hauptsächlich aus Gemüse und Nüssen). Die ganzen Sport-Ergänzungsmittel, die bei vielen Ausdauersportlern so beliebt sind, ließ er weg. Stattdessen blieb er in sämtlichen Workouts eisern und führte nur Wasser zu. Wie wir in den Kapiteln 3 und 4 gesehen haben, ist diese Strategie ein starker Katalysator für die Anpassung an den Fettstoffwechsel und die Optimierung der Appetithormone. Wenn Sami länger als drei oder vier Stunden unterwegs war, verwendete er zum Nachtanken natürliche Nahrungsquellen wie Bananen oder Cashew-Kerne.

Beflügelt durch Samis Triumphe infolge seines Wechsels in den Fettverbrennungsmodus fassten Sami und seine Frau einen Entschluss: Sie wollten die Gesellschaft auf die Gefahren der hohen KH-Zufuhr aufmerksam machen. (Samis Frau Meredith Loring ist ebenfalls eine langjährige Anhängerin der Primal-Ernährung, die daneben auch schon seit längerer Zeit auf stärkehaltige Lebensmittel verzichtet). Dafür wählten sie eine der extremsten und anspruchsvollsten Ausdauerleistungen, die man sich nur vorstellen kann: eine Pazifik-Überquerung von fast 4.000 Kilometern Länge mit dem Ruderboot von San Francisco nach Hawaii. Als Termin suchten sie sich den Sommer 2014 aus. Jetzt weißt du auch, weshalb Sami sich 2014 nicht vernünftig auf den Triathlon vorbereiten konnte: Er musste mit Meredith um sein Leben rudern, um für diese außergewöhnliche sportliche Herausforderung gerüstet zu sein!

Die beiden bereiteten sich monatelang sorgfältig vor, wobei sie konsequent an der Primal-Ernährung festhielten. Danach brachen Sami und Meredith auf, in ihrem speziell auf sie zugeschnittenen gut sechs Meter langen Zweier, in dem sie jeden Tag bis zu 20 Stunden lang abwechselnd ruderten. (Einer von ihnen ruderte, während der andere jeweils ein paar Stunden am Stück schlief). Nach 45 Tagen und zwei Stunden erreichten sie dann das Ufer von Hawaii. Durch das Projekt sammelten sie gut 300.000 Dollar an Spendengeldern für das Institute of Responsible Nutrition, das sich dem Kampf gegen den Zucker verschrieben hat. Die

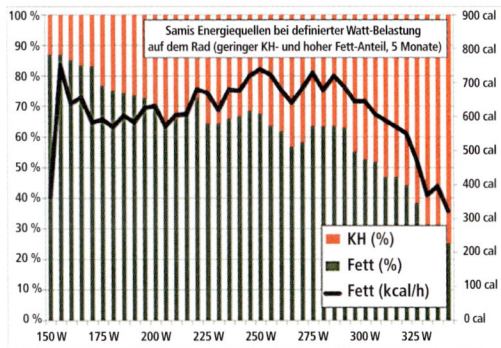

Samis dritter Leistungstest im Anschluss an seinen überwältigenden Sieg beim Wildflower-Lauf, bei dem er sich den ersten Platz geholt hatte. Auffällig ist die hohe Fettverbrennung von 85 Prozent des Gesamt-Energieanteils bzw. 750 Kalorien pro Stunde bei niedriger Intensität. Diese Werte sind dreimal höher als die Messungen, die sich beim ersten Test ergeben haben!

Sami und Meredith auf ihrer Reise nach Hawaii, mit der sie Spendengelder in Höhe von 300.000 Millionen Dollar für das Institute of Responsible Nutrition sammelten und neue Maßstäbe setzten: Sie zeigten damit, zu welchen Höchstleistungen auf Fettstoffwechsel eingestellte Ausdauersportler in der Lage sind.

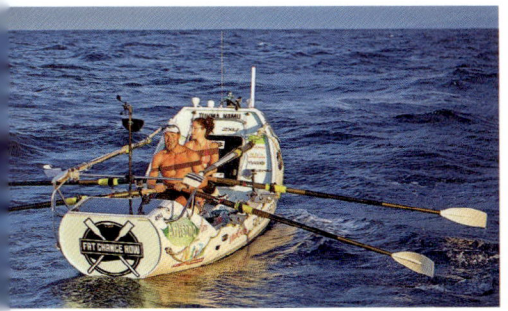

Organisation wird geleitet von Dr. Robert Lustig, Professor an der University of California, San Francisco. Er ist Autor des Buchs *Die bittere Wahrheit über Zucker: Wie Übergewicht, Diabetes und andere chronische Krankheiten entstehen und wie wir sie besiegen können.*

Samis und Merediths Nährstoffzufuhr auf der Rudertour ist ein ziemlich deutlicher Beweis für die Vorteile eines auf Fett getrimmten Stoffwechsels im Ausdauersport. Da die beiden sich auf der Reise komplett selbst versorgen mussten, hatten sie knapp *eine Million Kalorien* an Bord, über die sie sich die nötige Energie holten. Trotz des unvorstellbaren Tagespensums benötigten sie nur extrem wenige KH. Ihnen reichten getrocknetes Rindfleisch, Lachs und Gemüse, dazu Obst, Nüsse und Olivenöl. Die Flüssigkeitszufuhr deckten sie mithilfe eines Entsalzungsgeräts ab.

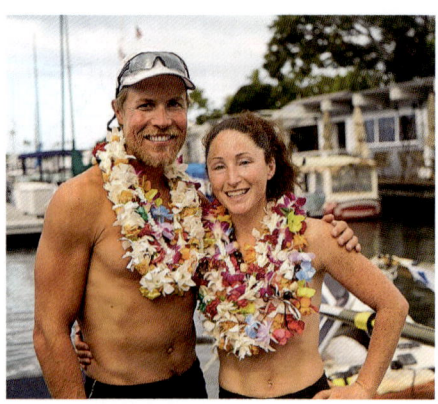

*Du liebst die Explosion an Emotionen,
wenn du nach einem harten Rennen über
die Ziellinie läufst? Dann kannst du dir
vorstellen, wie sich Sami und Meredith
gefühlt haben, als nach 45 Tagen auf hoher
See Hawaii am Horizont auftauchte!*

Wie in der Grafik zu sehen ist, konnte Sami die Zeitspanne bis zur Unterzuckerung bei niedriger Belastungsintensität massiv ausdehnen. Anfangs war das Zeitfenster etwa fünfeinhalb Stunden groß (eine Hochrechnung auf Basis seines Substratverbrauchs beim Radfahren im Leistungstest 2009 im bequemen Tempo von 200 Watt). Nach der kompletten Umstellung auf Fettverbrennung lag der entsprechende Wert (auf Basis seines dritten Leistungstests) bei sagenhaften *87 Stunden*. So konnte der gefürchtete »Mann mit dem Holzhammer« Sami und Meredith auch bei nur mäßiger Kalorienzufuhr praktisch nichts mehr anhaben.

Sami nahm im Verlauf der Reise knapp 12 Kilo ab. Das deutet auf Folgendes hin: Die Kalorienzufuhr, die im Vergleich zu normalen Durchschnittswerten zwar gewaltig war, reichte nicht aus, um den immensen Energiebedarf abzudecken, den die Dauerbelastung im Ruderboot mit sich brachte. Trotzdem fie-

len Sami und Meredith nicht ins Zuckerloch, was allein auf offener See ziemlich gefährlich gewesen wäre. Stattdessen konnten sie effektiv ihre gewaltigen inneren Energiespeicher anzapfen, um die Reise zu überstehen. Mit einem KH-abhängigen Organismus wäre diese Leistung wahrscheinlich nicht möglich gewesen. Ohne diese effektive Fettverbrennung hätte die Tour wohl für beide in den Tiefen des Ozeans geendet. So wäre es den meisten durchschnittlichen Amerikanern oder Europäern gegangen, die nicht einmal einen Nachmittag im Büro ohne den Zuckerkick aus dem KH-reichen Snack und der Diätcola durchstehen! (*Hinweis:* Sami verlor größtenteils an schlanker Muskelmasse infolge des Muskelschwundes an den unteren Extremitäten, die er bei der Fahrt nicht verwendete).

Fast 4.000 Kilometer quer über den Pazifik nach Hawaii – das geht nicht, wenn der Körper auf KH-Verbrennung eingestellt ist!

Sami und Meredith meinten vor der Abfahrt augenzwinkernd, dass sie mit der Tour nicht nur die Grenzen ihrer sportlichen Belastbarkeit sondern auch ihrer Ehe ausloten würden! Als das Paar auf Hawaii ankam, gaben die beiden zu Protokoll:

»Wir sind immer noch verheiratet! Die Scheidungspapiere liegen in einem dicht versiegelten Behälter irgendwo am Meeresgrund des Pazifik.«

Ted McDonald: Ted fand über Yoga den Zugang zu einem gesünderen und aktiveren Leben frei von jeglichen schädlichen Einflüssen. Während einer unruhigen persönlichen und beruflichen Phase begleitete er einen Freund einfach einmal zum Yoga-Kurs. Er ließ sein Ego vor der Tür und rollte zum allerersten Sonnengruß die Matte aus. »Ich hatte das Gefühl, dass mich der Unterricht körperlich, emotional, mental und spirituell wieder ins Lot gebracht hatte. Bis zu meiner ersten Yogastunde hatte ich immer gedacht, das Gewichtestemmen sei die einzige Möglichkeit, den Körper zu stärken. Ich wackelte und zitterte mich durch die ganze Yogastunde. Ich konnte es kaum glauben! Danach fühlte ich mich frisch und voller Energie. Aber mir tat vier Tage lang alles weh! Ich merkte, dass das Ganze wirklich Substanz hatte, und war sofort davon überzeugt«, berichtet Ted.

Ted fand einen solchen Gefallen am Yoga, dass er am Ende sogar vom Schüler zum Lehrer wurde. Heute gibt er selbst Unterricht in seinem eigenen Studio, dem *5 Point Yoga* in Malibu in Kalifornien.

Dabei führt er unter anderem auch Mitglieder des Profi-Radteams BMC nach den Touren während der Winter- und Frühlings-Trainingslager in Spanien. Ein paar Mal pro Jahr entführt er sogar seine Kunden auf Yoga-Erlebnisreisen rund um den Globus.

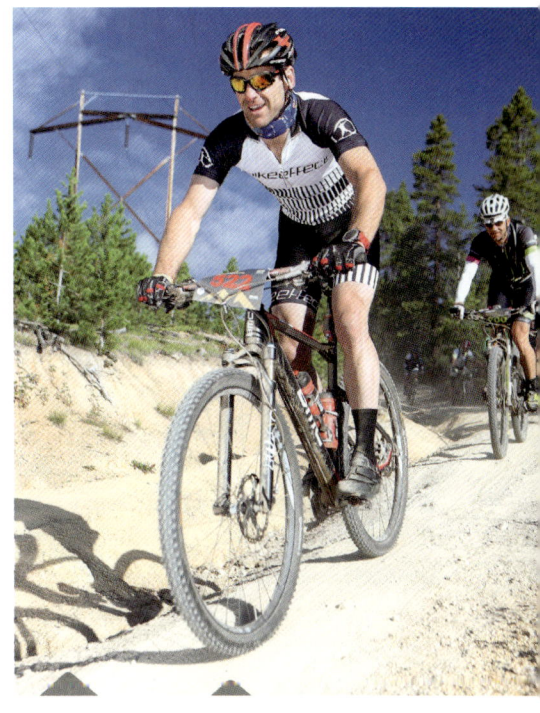

Bevor Ted zum Yoga kam, pflegte er die typische westliche Ernährung: Fastfood, Hotdogs, Limo, Brot, Pizza, Pasta und viel Süßes. »Mit dem Yoga entwickelte ich auch ein besseres Gefühl für gesundes Essen. Ich schränkte das Junkfood ein, hörte mit dem Rauchen auf und drosselte den übertriebenen Kaffeekonsum«, erinnert sich Ted.

Es dauerte nicht lang, bis Ted zum Ausdauersport kam. So nahm er von seinen Freunden angelockt spontan am San Diego Rock & Roll Marathon teil. Das unglaubliche Gefühl, mit minimaler Vorbereitung die gewaltige Strecke bewältigt zu haben, weckte das in ihm schlummernde Bedürfnis, bei unterschiedlichsten Ausdauer-Events die eigenen Grenzen auszutesten. So nahm er im Verlauf des letzten Jahrzehnts an unterschiedlichen Triathlon-Wettkämpfen, mehrtägigen Abenteuerrennen und Ultra-Events wie dem Leadville 100 Mountainbike-Rennen teil. Die Energie dafür bezog Ted aus ausgewählten Nahrungsmitteln. Seine fast vegane Ernährung bestand aber immer noch aus vielen KH und wenig Fett. Morgens gab es bei ihm Hafergrütze, Nüsse, Bananen und manchmal auch einen Smoothie aus Obst und gesüßter Mandelmilch. Während der Workouts stopfte und schüttete er Gels, Riegel und süße Getränke in sich hinein. Und im Anschluss gab es dann eine weitere Smoothie-Zuckerbombe. Auch Chips, Eis und andere stark industriell verarbeitete Snacks nahm er regelmäßig zu sich. Ted machte das aber keine Sorgen. Schließlich gehörte er in seiner Altersklasse zu den zehn besten Prozent!

Eines Tages nahm Barry Murray, der Ernährungsberater des BMC-Teams, Ted zum Ausdauerlauf mit. Er bestand darauf, nüchtern zu laufen. Das war eine gängige Praxis unter den BMC-Profifahrern, um den Fettabbau und die Umstellung auf den Fettstoffwechsel zu fördern. Ted hatte dabei die ganze Zeit über Bedenken, schloss den zweistündigen Lauf aber ab, ohne ins Zuckerloch zu fallen. Diese Erfahrung entfachte sein Interesse für das Lowcarb-Prinzip. Der große Motivationsschub kam aber ein paar Monate später bei einem Bluttest. Dabei stellte sich heraus, dass der schlanke und überaus erfolgreiche Ultrasportler erste Anzeichen einer Insulinresistenz aufwies. Zeit für eine ordentliche 21-tägige Umstellung auf die natürliche Ernährung nach dem Primal-Prinzip. Dieses Ziel erreichte Ted mithilfe seiner Frau Lauren Lobley, eine professionelle Ernährungsberaterin, Köchin und Schriftstellerin.

Bei seinem ersten Halbmarathon im Gelände nach der Umstellung unterbot Ted seine drei Jahre alte persönliche Bestzeit. In der Gesamtwertung schloss er auf Platz sieben ab. So wurde aus ihm ein echter Lowcarb-Fan. Der Speiseplan für Teds Trainingstage beinhaltet mittlerweile Wasser oder grünen Tee zum Frühstück. Gels nimmt er auf seine Läufe keine mehr mit. Nur, falls er mehr als zwei Stunden unterwegs ist, packt er sich einen der weniger künstlichen Energieriegel auf dem Markt zum Knabbern mit ein.

Zur Nährstoffaufnahme nach dem Workout nimmt er einen Shake mit relativ wenig KH und viel Eiweiß zu sich.

Dazu gibt es ein Omelette, gefüllt mit Käse, Avocado und Gemüse. Ted isst weiterhin auch kein Fleisch. Daher besteht der Rest seiner Ernährung aus Nüssen, Körnern, viel nicht stärkehaltigem Gemüse und natürlich Fisch.

Seit dem Wechsel in den Fettverbrennungsmodus haben sich Teds Leistungen gebessert, und dasselbe gilt für seine Blutwerte. Nach nur drei Monaten mit dem neuen Ernährungsplan gab es weitere Bluttests. Dabei zeigten sich deutliche Verbesserungen, was die Marker für das HDL-Cholesterin, die Triglyceride sowie die Insulinresistenz anging. »Ich bin jetzt praktisch immun gegen den Mann mit dem Hammer«, freut sich Ted. »Ob ich nun im Training oder Wettkampf stecke: Ich fühle mich konzentrierter und stabiler und erlebe sogar immer wieder kurze Energieschübe. Als ich mich von Zucker und Kohlenhydraten ernährte, brauchte ich immer irgendein Gel, um wieder in Schuss zu kommen. Und ohne fiel ich ins Zuckerloch. Aber diese Zeiten sind jetzt vorbei.«

Teds sportliches Ziel 2015 war: der Inka-Pfad in Peru, ein gut 30 Kilometer langer Fußmarsch über 2.750 Meter Höhenunterschied, die es normalerweise innerhalb von vier Tagen zu bewältigen gilt. Er hatte sich zusammen mit seinem Freund Rami Ghandour eine Sondergenehmigung der Re-

Die Primal-Ernährung ist nicht nur mit dem Ausdauersport, sondern auch mit der vegetarischen Küche hervorragend vereinbar!

gierung holen müssen, um die Tour innerhalb eines Tages absolvieren zu dürfen. Sie schafften es in etwas mehr als zehn Stunden. Diesmal war es allerdings anders als bei seinen ersten Ultra-Wettkämpfen und -Abenteuern, als er zuckerhaltige Ergänzungsmittel en masse verschlang. Diesmal brauchte Ted nur hier und da einen Energieriegel zum Knabbern – nachdem er bereits dreieinhalb Stunden nüchtern gelaufen war. Er schlürfte ein Drittel des Gelpäckchens und packte den Rest wieder weg. Ted hat wirklich die für sich perfekte Triade gefunden: Yoga, Ausdauersport sowie die natürliche Ernährung nach dem Primal-Prinzip, angepasst an seine Vorstellungen als Vegetarier. Getestet und für gut befunden.

Timothy Olson: Timothy gehört unter den Elite-Ausdauersportlern zu den Vorreitern der KH-armen natürlichen Ernährung nach dem Primal-Prinzip.

Timothy wird mitunter auch als »achtsamer Berg-Ultraläufer« bezeichnet. Er verfolgt eine hochentwickelte spirituelle Herangehensweise an das Ausdauertraining, was ihm zu einigen Leistungen von internationalem Renommee verholfen hat. So gewann er den prestigeträchtigen Western States 100-Mile Endurance Run in zwei aufeinanderfolgenden Jahren. Dabei stellte er 2012 einen phänomenalen Streckenrekord von 14:46 auf. Im Jahr 2014 wurde er zum Ultraläufer des Jahres (Male Ultra Runner of the Year) ernannt.

Der vollständige Umstieg war für Timothy und seine Familie ein langwieriger Prozess. Im Teenageralter litt Timothy als Ausdauerläufer an unterschiedlichen Verdauungsproblemen, deren Ursache er damals noch nicht kannte, die aber größtenteils auf die

herkömmliche stark KH-haltige Ernährung zurückzuführen waren. Seine Frau Krista hatte schon ihr Leben lang juvenile rheumatoide Arthritis gehabt. Die Krankheit machte eine lebenslange Medikation erforderlich. Angetrieben durch Kristas gesundheitliche Probleme verlegte sich das Paar mit der Zeit immer mehr auf KH-arme Essgewohnheiten im Primal-Stil – mit hervorragenden Ergebnissen. Kristas Leiden besserte sich drastisch. Und zwar so sehr, dass sie eines Tages gar keine verschreibungspflichtigen Medikamente mehr brauchte. Timothy fiel wiederum auf, dass er die Verdauungsbeschwerden, die ihn ein Leben lang geplagt hatten, ganz einfach loswerden kann, indem er auf Pizza und Co. verzichtet.

Durch die Anpassungen kam Timothy auf ein neues sportliches und gesundheitliches Niveau. Das fiel ihm jedoch erst so richtig auf, nachdem er sich beim Western States-Event 2011 mit schwerwiegenden Magen-Darm-Beschwerden herumgeschlagen hatte. Er schloss mit einem respektablen sechsten

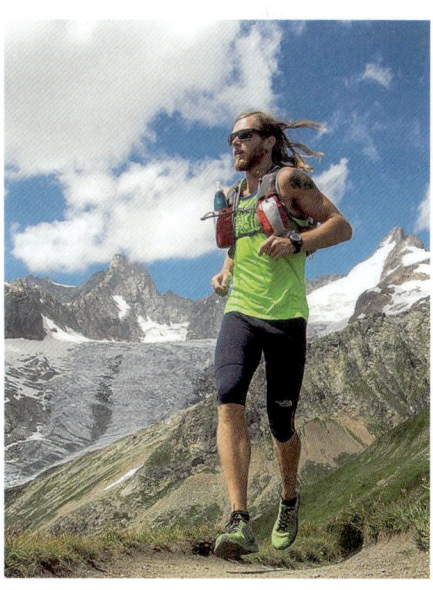

Platz ab, musste davor aber auf der zweiten Hälfte der Strecke 20-Mal ausscheren, um seinen Darm zu entleeren. Danach fühlte er sich wochenlang komplett ausgezehrt. Im Anschluss an dieses Martyrium strich Timothy das Getreide vom Speiseplan. Er fing an, mehr grünes Gemüse zu sich zu nehmen, und verwendete fortan Hühner- und Rindfleisch sowie Eier aus Bio-Produktion. Die Zufuhr von KH auf Getreidebasis beschränkte er auf eine Portion Tortillas zweimal im Monat. In den Trainingsläufen gewöhnte er sich außerdem die Gels ab. Er nutzte fortan vollwertigere Kost wie Nussbutter, Trockenobst oder honigbasierte Gels. Wenn Timothy um große Preisgelder läuft, macht er es wie die anderen an den Fettstoffwechsel angepassten Ultrasportler: Er führt weiterhin Gels oder andere Zuckerformen zu sich. Allerdings sind jetzt sowohl das Volumen als auch die Frequenz weitaus niedriger. Das hilft, die Entzündungsreaktionen und Verdauungsprobleme einzudämmen, die bei harten Ausdauerleistungen oft mit der hohen Zuckerzufuhr einhergehen. Solche sportlichen Herausforderungen ziehen nämlich den Verdauungstrakt in Mitleidenschaft, indem sie den normalen Blutfluss umleiten und (im Fall des Laufsports) den Körper durch den ständigen Aufprall am Boden belasten.

Timothy zufolge hatte die umfassende Ernährungsumstellung im Jahr 2011 den Effekt, dass er sich nun besser fühlt, schneller regeneriert und allgemein eine höhere Lebensqualität genießt. Das Herzstück seines Speiseplans bilden gesunde Fette wie Nüsse, Avocado und Kokosöl. Zur Abdeckung der Glykogenversorgung bei umfangreichen Trainingseinheiten verwendet er bei Bedarf Süßkartoffeln. Timothy hält daneben beim Training auch andere Primal-Vorgaben ein. Er sorgt für ausreichend Pausen, geht nie zu sehr an seine Grenzen und achtet intuitiv darauf, was er für seine Läufe und Trainingsrunden wirklich braucht. Damit ist er weiter gekommen als mit jeder anderen Strategie zum Carbloading, die er mittlerweile ad acta gelegt hat.

Mit der insgesamt einjährigen Ernährungsumstellung im Rücken konnte Timothy im Wettkampf alle Register ziehen und einige legendäre Leistungen abliefern. So stellte er 2012 beim Western States einen neuen Streckenrekord auf (14:46:44). Er war damit ganze 25 Minuten schneller als jeder andere Läufer zuvor. Im selben Jahr gewann er zudem noch zwei weitere 160-Kilometer-Rennen. Im Jahr 2013 war er dann wieder beim Western States erfolgreich, mit einer Zeit von 15:17:27. Bei keinem dieser Wettkämpfe meldeten sich mehr Verdauungsprobleme.

»Zwischen 2011 und 2012 lernte ich, Fett als Treibstoff zu verbrennen und Kohlenhydrate strategisch richtig einzusetzen«, meint dazu Timothy. »Beim Western States 2012 hielt ich mehrere Stunden ohne zusätzliche Nahrung durch. Ich brauchte nur Wasser, um mehrere Tausend Höhenmeter zu überwinden. Ich passte das Tempo an und vertraute darauf, dass mein Körper selbst genug Treibstoff hat. Und ich wurde nicht enttäuscht. Nach fast 100 Kilometern fühlte ich mich immer noch sehr stabil. Ich überholte die anderen Läufer, wurde dann ein Stück nach Kilometer 110 selbst wieder eingeholt, hatte aber am Ende noch genug Treibstoff im Tank, um in den verbleibenden 32 Kilometern die Führung zurückzuerobern und bis zur Ziellinie durchzuhalten.«

Neben dem positiven Effekt des Umstiegs von KH zu Fett und Ketonen auf den Stoffwechsel bringt dieser Schritt aber noch einen weiteren wichtigen Vorteil mit sich, den Timothy auch sofort hervorhebt: Die natürliche Ernährung nach dem Primal-Prinzip schränkt die Folgeschäden einer übermäßigen KH-Zufuhr und der damit einhergehenden Entzündungsreaktionen ein. Dazu der Sportler selbst: »Ich möchte die körperlichen Entzündungsreaktionen soweit es geht eliminieren – vor allem bei meinem Pensum.« Der beste Beleg dafür, dass das funktioniert, ist seine Regeneration. »Nach dem Western States 2011 war ich einen Monat lang platt; 2012 habe ich hingegen nur eine Woche zur Erholung gebraucht.«

Dr. Klemen Rojnik: Klemen ist ein echter Analyse-Freak. Er ist ein mit Daten gefüllter Schwimmen-Radfahren-Laufen »Cyborg«, halb Mensch, halb Maschine. Er hat praktisch eine ganze wissenschaftliche Abhandlung im Umfang einer Doktorarbeit zu seinen Erfahrungen verfasst, die er online

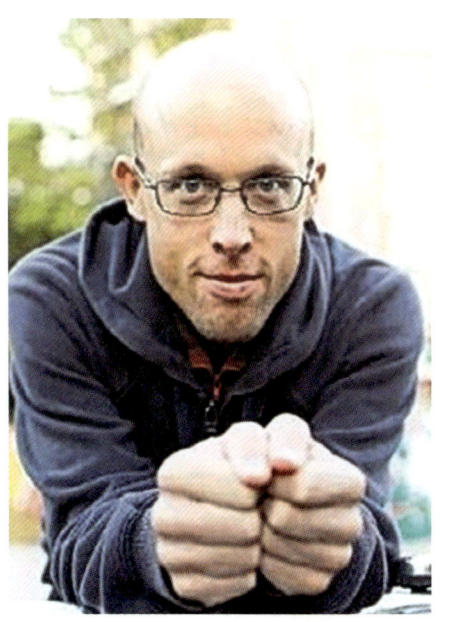

mit anderen Sportlern teilt. Der »Slovenian Sledgehammer« (etwa: »Vorschlaghammer aus Slowenien«) ist pharmazeutischer Forscher und seit 2010 im Triathlon aktiv. Er verbesserte 2013 auf Hawaii die eigene Rekordzeit aus dem Vorjahr (9:26:12), die er als KH-abhängiger Athlet aufgestellt hatte, um fast 38 Minuten. Dabei überquerte er als Fettverbrennungsmaschine mit einer fast profiverdächtigen Zeit von 8:48 die Ziellinie, was ihm unter den Amateuren den zweiten Platz in der Altersklasse von 30 bis 34 einbrachte.

Diese Leistung vollbrachte Rojnik mit einem im Vergleich zu 2012 um 18 Prozent niedrigeren Trainingsvolumen auf dem Rad und auf der Laufstrecke. Dabei nahm er Tag für Tag 69 Prozent Fett (360 Gramm), 18 Prozent Eiweiß (210 Gramm) und 13 Prozent KH zu sich (143 Gramm). Er verbrannte täglich 4.700 Kalorien. Die verteilten sich folgendermaßen auf die einzelnen Nährstoffgruppen: 870 Gramm Gemüse, 424 Gramm Milch, 685 Gramm weitere Milchprodukte (vor allem Naturjoghurt), 273 Gramm Obst, 284 Gramm Fleisch und 130 Gramm Fisch. Der Sportler verbrauchte im Durchschnitt während seiner Workouts jeden Tag 1.680 Kalorien. Sein Grundumsatz entspricht damit etwa 3.000 Kalorien.

Rojnik nutzte eine Ernährungsstrategie nach dem Muster »locker trainieren, im Rennen alles geben«. Mit anderen Worten: Er verwendete im Training einen Lowcarb-Ansatz nach Primal-Vorgaben, setzte dann im Wettkampf aber auf Gels und andere zuckerhaltige Quellen. Außerdem betrieb er am Tag vor dem Wettkampf Carbloading. Er selbst meint dazu: »Das beeinträchtigt die Fähigkeit meines Körpers zur Fettverbrennung nicht besonders stark.«

Interessanterweise hat Rojnik bei seinen Versuchen mit dem ketogenen Training nicht dieselben Erfolge erzielt wie andere Sportler. Seine Aufzeichnungen deuten darauf hin, dass die Optimierung der KH-Zufuhr oder die Verwendung einer extremen Ernährungseinstellung wie der ketogenen Diät individuell stark unterschiedlich ausfallen. Umso wichtiger ist es, seine eigenen Erfahrungen zu machen, statt sich starren Vorgaben unterzuordnen. Bei Rojnik erwies sich beispielsweise die Strategie als erfolgreich, die KH-Zufuhr auf 50 Gramm oder weniger am Tag zurückzufahren und außerdem auf eine Einschränkung der Eiweißzufuhr auf 140 Gramm pro Tag zu achten.

Während seines Experiments mit der ketogenen Ernährung fühlte sich Rojnik nach eigenen Angaben auf langen Trainingsläufen und -fahrten elend und demotiviert. Er fror beim Schwimmen und war nicht dazu in der Lage, beim Intervalltraining maximale Leistungen abzurufen. Rojnik suchte nach Ausreden, um einzelne Workouts zu überspringen, war immer durstig und hatte ständig Heiß-

hunger. »Ich kann es mir nur so erklären, dass mein Körper förmlich nach Kohlenhydraten schrie!«, so seine Schlussfolgerung. Die Probleme legten sich, als er wieder auf seine gewohnte (aber immer noch relativ KH-arme) Ernährung zurückgriff.

Die Lowcarb-Methode erfreut sich immer größerer Beliebtheit. Viele Sportler spekulieren darauf, dass das ketogene Training auch bei niedrigerer Belastungsintensität funktioniert, wie etwa während eines ganztägigen Ultra-Events oder auf einer 45-tägigen Rudertour von San Francisco nach Hawaii.

Eine wichtige Lehre, die wir aus Rojniks Erfahrungen, den obigen Ultraläufer-Geschichten sowie zahlreichen Studien ziehen können: Für harte und/oder besonders ausgedehnte sportliche Leistungen ist einfach eine gewisse Menge an KH erforderlich – und dazu gehört durchaus auch ein gewisser Anteil an »ungesunden« KH. Wenn du dir also Trainingszeit sparen willst, indem du das Intervalltraining hochfährst, musst du unter Umständen gezielt und behutsam mit KH nachhelfen.

DER BESTE SPRIT

Die auf Fettverbrennung eingestellten Ausdauersportler bilden die Vorhut einer revolutionären (und aus Primal-Sicht evolutionären) Bewegung. Umgekehrt könnte man aber genauso gut fragen, warum wir nicht schon vorher die offensichtliche Lösung unserer Probleme erkannt haben.

Im Ausdauersport haben wir die ganze Zeit über versucht, den Treibstoff-Verbrauch zu optimieren. Mit diesem Ziel fest im Visier haben wir uns voll auf die Glykogenver-

SCHON GEWUSST?

Bei der natürlichen Ausdauer funktioniert die Verbrennung wie ein riesiger Akku voller sauberer Sonnenenergie. Die KH-basierte Verbrennung entspricht hingegen einem kleinen und schmutzigen Kohleofen, bei dem du ständig neue schmutzige Brennstoffe nachlegen musst.

Vorsicht vor dem Eiweiß-Overkill

Die Vorteile von Rojniks Ansatz, die KH-Zufuhr genauso zu regulieren wie die Eiweißaufnahme, sind nicht von der Hand zu weisen. Schließlich bekommen viele Sportler, die mit dem Lowcarb-Prinzip arbeiten, irgendwann Probleme mit einer zu hohen Proteinzufuhr. Ist erst einmal der Grundbedarf zur Abdeckung der wichtigsten Körperfunktionen sowie zum Neuaufbau und Erhalt der Muskelmasse abgedeckt, besteht ein Überangebot an Eiweiß – und das ist ungünstig. Wenn du KH meidest und dafür umso mehr Eiweiß zuführst, wird dein Körper versuchen, die vielen als Abfallprodukte anfallenden Stickstoffe wieder auszuscheiden und/oder die überschüssigen in Form von Eiweiß aufgenommenen Kalorien schnell zu KH umzuwandeln. Dafür greift der Organismus auf die sogenannte Glukoneogenese zurück, sprich: die Überführung aufgenommener oder im schlanken Muskelgewebe eingelagerter Aminosäuren in Glukose als schnell verfügbare Energiequelle. Dieser Prozess ist ein wesentlicher Bestandteil der körperlichen Stressreaktion. Anders gesagt: Eine übermäßige Eiweißzufuhr

(der gängige Ansatz bei Bodybuildern der alten Schule, die jeden Tag sechs Mahlzeiten mit Hühnerbrust und Eiweiß zu sich nehmen) führt über die Glukoneogenese zur Bildung von überschüssigem Körperfett (die Proteine werden zu KH umgewandelt, das wiederum in die Fettspeicher des Körpers wandert). Der Vorgang belastet die Nieren, beschleunigt die Zellteilung und -alterung und steigert das Risiko für bestimmte Krebsarten.

Die ideale Strategie besteht darin, gesunde Fettlieferanten als hauptsächliche Kalorienquellen zu nutzen und die KH-Zufuhr durch den Verzicht auf Zucker und Getreide einzuschränken. Außerdem gilt es die durchschnittliche tägliche KH-Zufuhr auf die angestrebte Körperzusammensetzung, das individuelle Hormonprofil und gegebenenfalls eine Ketose abzustimmen. Daneben ist es auch wichtig, dass die Eiweißzufuhr die Gesundheit und Regenerationsfähigkeit unterstützt. Die Experten sind sich einig, dass der Eiweißbedarf je nach Aktivitätsprofil zwischen 1,54 bis 2,20 Gramm pro Kilo schlanker Muskelmasse beträgt.

brennung und den 2.000 Kalorien großen KH-Tank eingeschossen – und dabei komplett die Fettverbrennung und die riesigen Fett-Reserven übersehen, die uns einen sauberen Brennstoff bieten und etwa 30-Mal so groß sind wie die KH-Tanks!

Gehen wir noch einmal zurück zu Samis und Merediths Ruder-Abenteuer. Was wäre

passiert, wenn die beiden rein auf KH-Verbrennung gebaut hätten? Sie hätten sich an der Küste Kaliforniens so viel Treibstoff mit ins Boot gepackt, wie nur möglich – in der Hoffnung, in lebensbedrohlichen Situationen keine Unterzuckerung zu bekommen oder durch den Verzehr der ganzen entzündungs- und oxidationsfördernden KH keine unangenehmen Verdauungsbeschwerden zu entwickeln. Wir möchten dich an dieser Stelle noch einmal an die Geschichte von Johnny G. erinnern, der beim Race Across America im Mittleren Westen der USA einen Zahn verlor und mit großen Verdauungsproblemen zu kämpfen hatte. Johnny konnte zumindest noch vom Rad absteigen und ein Auto anhalten, um sich nach Hause fahren zu lassen. Hätte bei Sami und Meredith aber der Mann mit dem Hammer zugeschlagen, wären sie gnadenlos vom Kurs abgekommen.

Der Fettstoffwechsel ist der KH-Verbrennung eindeutig überlegen – sowohl im Ruhezustand als auch bei Ausdauerleistungen. Wie in den Ernährungskapiteln bereits besprochen, ist auch schon der Versuch, sich im eigenen Rhythmus in diese Richtung zu entwickeln, sinnvoll. Lass die extrem ungesunden künstlichen Lebensmittel weg und verschieb den Fokus stattdessen stärker auf Nahrungsmittel, die den Vorstellungen der Primal-Bewegung entsprechen. Warte außerdem vor dem Frühstück eine Zeit lang, bis du richtig Hunger hast. Verwende als Zwischenmahlzeiten stark fetthaltige Lebensmittel statt KH-lastiger Nährstoffe, die dir nur einen schnellen Energiekick geben. Warte bei ausgedehnten Workouts, bis du wirklich einen Zuckerkick fürs Blut brauchst. Und gewöhn es dir ab, im 15-Minuten-Takt des Alarmsignals auf der Sportuhr zuckerhaltige Gels und Getränke in dich hineinzustopfen und -zuschütten.

So wirst du langsam aber sicher (oder auch etwas schneller, wenn du dich wirklich ins Zeug legst) in den Genuss eines hoch effektiven Fettstoffwechsels kommen.

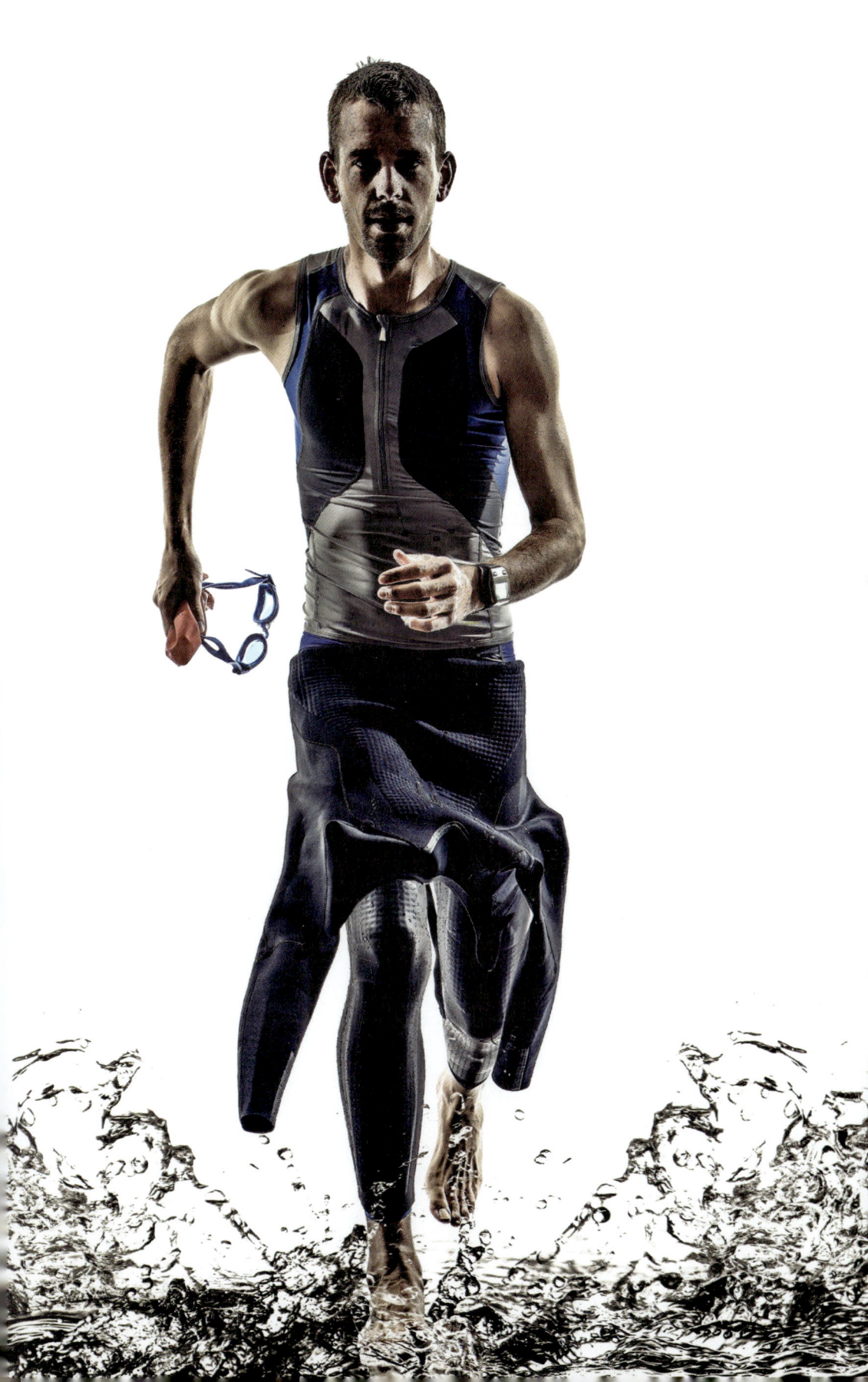

Kapitel Acht

AUSGLEICHS-TRAINING UND GESUNDER LEBENSWANDEL

Der richtige Ausgleich ist Pflicht,

wenn du gute Leistungen bringen und

gesundheitlich in der Spur bleiben willst.

Das Ausgleichstraining und ein gesunder Lebenswandel sind absolute Grundvoraussetzungen, wenn du dir deine optimale Leistungsfähigkeit und Gesundheit erhalten und von Verletzungen verschont bleiben willst. So ist beispielsweise gesunder Schlaf ein absolutes Muss für einen Sportler. Jegliche Unzulänglichkeiten auf diesem Gebiet können dazu führen, dass die ganzen Trainingsbemühungen vergebens sind. Das Erfolgsrezept für festen Schlaf: entspannte, dunkle Abende mit einem minimalen Anteil an Kunstlicht und digitalem Input nach Einbruch der Dunkelheit. Damit rufst du das Schlafhormon Melatonin auf den Plan, das sich im Blutkreislauf verteilt und dafür sorgt, dass du bei Einbruch der Dunkelheit müde wirst – die beste Voraussetzung für eine erholsame Nacht. Damit das Ganze auch funktioniert, ist es vor allem wichtig, schon lange vor dem Schlafengehen alle Bildschirme abzuschalten.

Dazu hilft es, sich im Alltag so viel wie möglich zu bewegen. Der moderne Mensch sitzt zu viel, was sich selbst bei eingefleischten Fitness-Fans negativ auf die Gesundheit auswirkt. Versuche alle Wege zu Fuß zu bewältigen, statt alles mit dem Auto zu erledigen. Außerdem solltest du nie zu lange stillsitzen, während du dir kognitive Höchstleistungen abverlangst. Bereits ein paar fünfminütige Pausen mit etwas Bewegung können über den Tag verteilt einen großen Unterschied ausmachen und dich davor bewahren, zur sportlichen Couchpotato zu mutieren. Begeh nicht den im Ausdauersport weitverbreiteten Fehler, dich den restlichen Tag über auf die Couch zu fläzen, nur weil du ein anstrengendes Workout hinter dir hast.

Ausdauersportler sollten sogar besonderen Wert auf Flexibilitätsübungen wie Yoga oder Pilates legen. Diese Praktiken sind eine willkommene Alternative zu den extremen und sehr speziellen Bewegungsformen im Ausdauersport. Sie fördern das Muskelgleichgewicht, die Kraft und Flexibilität. Gezieltes Flexibilitätstraining kann zudem die Konzentrationsfähigkeit verbessern und einen willkommenen Ruhe- und Gegenpol zum stark belastenden Ausdauertraining bilden.

Auch das Spielen ist ein grundlegender Bestandteil des gesunden Lebens, der in unseren hektischen Zeiten oft vergessen wird. Die körperliche Bewegung im Freien, spontan und ungeplant, ist das perfekte Gegengewicht zum Stress und den Anforderungen des Alltags wie der durchstrukturierten und repetitiven Ausdauer-Workouts. Ein wohldosiertes Abenteuer im Primal-Stil gibt dir einen natürlichen Adrenalin-Kick, wie ihn dir das vorhersehbare und in festen Bahnen verlaufende moderne Leben nicht mehr bieten kann. Es gibt eine Vielzahl an Möglichkeiten. Such dir interessante Aktivitäten aus, die ein klein wenig außerhalb deines Erfahrungshorizonts liegen.

Wir haben die ganze Zeit nur über das Training gesprochen. Allerdings nehmen die Workouts nur einen Bruchteil deiner Zeit in Anspruch. Selbst wenn du fünf, zehn oder sogar 20 Stunden pro Woche Sport treibst, bewegst du dich über die 168 Stunden einer kompletten Woche hinweg gesehen immer noch verhältnismäßig wenig! Hier ist ein kurzer Überblick der anderen wichtigen Lebensbereiche, auf die wir in diesem Kapitel genauer eingehen wollen:

Schlaf: Gesunder Schlaf ist absolut unverzichtbar, wenn du sicherstellen willst, dass sich der ganze harte Einsatz im Training auch auszahlt und du auf lange Sicht auf dem Weg zu deinen Fitnesszielen gesund bleibst. Die alte Regel »Mindestens acht Stunden Schlaf« ist zu einfach. Häufiges Training, Stress, der gewöhnliche Tagesablauf, das sind Faktoren, die das Schlafbedürfnis auf Dauer ändern können.

Bewegung im Alltag: Das ständige Sitzen bedingt zelluläre Funktionsstörungen und erhöht das Risiko für Stoffwechselerkrankungen – und das selbst bei engagierten Sportlern. Entwickele dich nicht zur sportlichen Couchpotato, sondern geh stattdessen im Alltag öfter zu Fuß. Versuche nie zu lange am Stück zu sitzen oder bewegungslos in ein und derselben Position zu verharren.

Flexibilitätsübungen: Zum Ausgleich der eingeschränkten Bewegungsmuster bei oft extremer körperlicher Belastung im Ausdauersport empfehlen sich Ganzkörperübungen wie Yoga oder Pilates. Du kannst damit die Muskelgruppen aufeinander abstimmen und die allgemeine Körperkraft, die Flexibilität sowie die Konzentration steigern. Die Körperarbeit ist der friedliche, yin-artige Gegenpol zur stresslastigen und yang-artigen Stimulation des Ausdauertrainings, die das Kampf-oder-Flucht-System anspricht.

Spiele: Ein fundamentaler Bestandteil der menschlichen Evolution sowie des genetischen Programms zur Gesundhaltung des Körpers. Ein Mehr an spielerischen Elementen im Leben fördert die Motivation, die Inspiration und die Vitalität. So bist du besser für die anspruchsvollen Workouts gerüstet, bei denen du an deiner Fähigkeit feilst, Top-Leistungen abzurufen – ganz zu schweigen von den vielen anderen Herausforderungen und Pflichten des hektischen Alltags.

SCHLAF

Wahrscheinlich hast du schon die eine oder andere ernüchternde Statistik dazu gelesen: In den technisch hochentwickelten Kulturkreisen herrscht chronischer Schlafmangel. An der Harvard School of Public Health fanden Forscher heraus, dass beispielsweise 40 Prozent der Amerikaner jede Nacht weniger als fünf Stunden Schlaf bekommen. Volle 75 Prozent leiden an irgendeiner Form von Schlafstörung. Der moderne Mensch durchbricht gewaltsam seinen natürlichen Biorhythmus, der seit Millionen von Jahren eng mit dem Sonnenauf- und -untergang verknüpft ist. Zu den störenden Einflüssen gehören Kunstlicht und digitaler Input nach Einbruch der Dunkelheit, bestimmte Arzneimittel (einschließlich Schlafmittel, die dich zwar ins Reich der Träume schicken, aber in den Hormon-Regelkreis eingreifen), falsche Entscheidungen bei der Nährstoffzufuhr (vor allem ein KH-Überschuss am Abend) sowie der Konsum von Alkohol, Koffein, Tabak und anderen Substanzen, welche die Gesundheit beeinträchtigen. Weitere Störenfriede sind: Schichtarbeit, Flugreisen, ungleichmäßige Schlaf- und Wach-Zeiten sowie das gewohnheitsmäßige Aufspringen zum Alarmsignal des Weckers inklusive Kaltstart von null auf hundert mit einem kräftigen Kaffee »zum Wachwerden«.

Es führt kein Weg daran vorbei: Nur mit ausreichend Schlaf kommst du sportlich und gesundheitlich auf einen grünen Zweig. Wenn du zu wenig schläfst, sind alle anderen Ratschläge in diesem Buch irrelevant. Eine unzureichende Nachtruhe beeinträchtigt die Fettverbrennung sowie den Regelkreis der Appetit- und Sättigungshormone. Das führt zur übermäßigen Nahrungsaufnahme, wobei die überschüssigen Kalorien natürlich als Fett eingelagert statt verbrannt werden. Der Schlafmangel wirkt sich auf die Stimmung, die Konzentration, die Gedächtnisleistung und die Produktivität aus. Er kann zu Bluthochdruck, einer erhöhten Ausschüttung von Stresshormonen, Herzrhythmusstörungen, einem angegriffenen Immunsystem, Fettleibigkeit, sexuellen Funktionsstörungen, vorzeitiger Alterung, bestimmten Krebsarten und Herzerkrankungen führen.

Die optimale Schlafhygiene erlaubt es dem Testosteron und anderen adaptiven Hormonen, Schäden in den Organen zu reparieren, die Muskulatur zu stärken und neu aufzubauen und sämtliche Systeme mit frischer Energie zu versorgen. Die weißen Blutkörperchen des Immunsystems können erst mit einem erholsamen Schlaf ihre volle Leistung entfalten. Die Makrophagen und Leukozyten vermehren sich dabei rapide, um in den Organen für ein gesundes Milieu zu sorgen und dir so schädliche Eindringlinge vom Leib zu halten. Im Schlaf wird darüber

Viele Menschen bekommen jede Nacht zu wenig Schlaf oder leiden an irgendeiner Form von Schlafstörung.

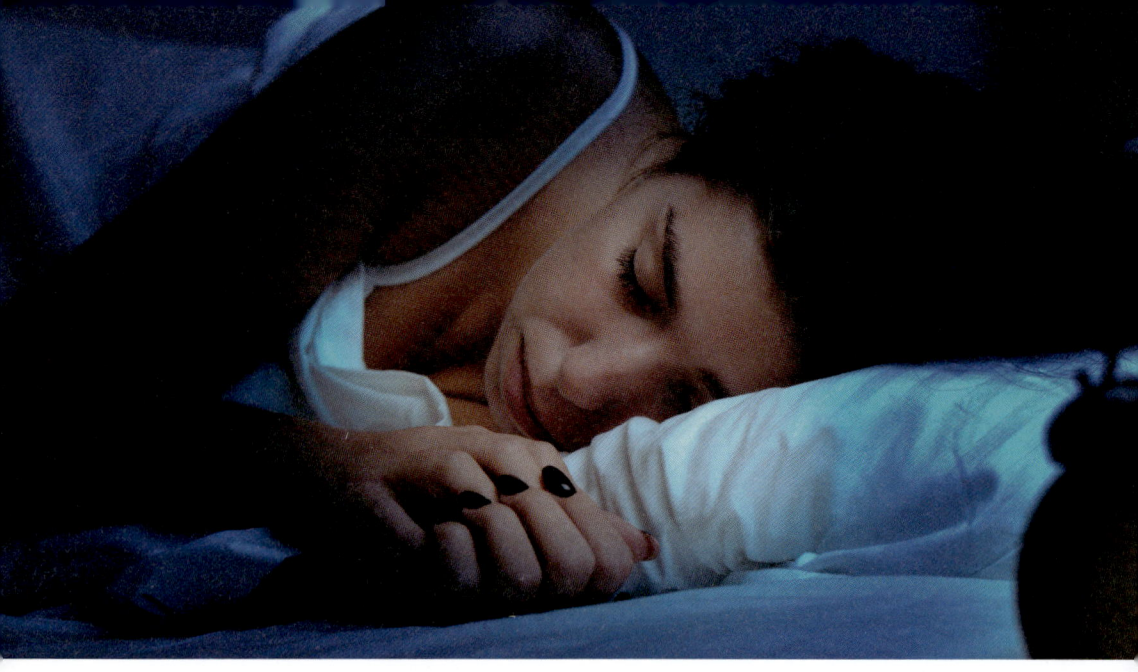

hinaus das menschliche Wachstumshormon ausgeschüttet. Das sogenannte Somatotropin hilft dem Körper, Fett zu verbrennen und die schlanke Muskelmasse aufzubauen oder zu straffen. Eine erholsame Nacht belebt außerdem die Gehirnregionen, die für die emotionale und soziale Interaktion verantwortlich sind. So startest du energiegeladen und vital in den Tag. Beim Forum of European Neuroscience wurde 2008 eine Studie vorgestellt, derzufolge gesunder Schlaf dem Gehirn hilft, verblasste Erinnerungen zu festigen, die sich andernfalls mit der Zeit verlieren würden.

Vielleicht bist du ja bereits mit der Begrifflichkeit vertraut, mit der bestimmte Schlafzyklen oder -phasen beschrieben werden. Dazu zählen beispielsweise die REM-Phase (kurz für: »rapid eye movement«, sprich: die Phase, in der sich die Augen schnell hin und her bewegen) oder die Tiefschlaf-Phase. Nicht nur die Schlafdauer spielt eine Rolle. Es kommt daneben auch darauf an, die verschiedenen Schlafphasen flüssig und vollständig zu durchlaufen. Im REM-Schlaf sortiert das Gehirn die unglaubliche Menge an Reizen,

die jeden Tag auf uns einstürmen. In dieser Phase werden auch das räumliche Vorstellungsvermögen, das Auffassungsvermögen sowie die visuellen Fähigkeiten weiterentwickelt. Emotional aufwühlende Erlebnisse und Stressfaktoren werden verarbeitet, die Reserven der Neurotransmitter Serotonin und Dopamin wieder gefüllt. Dazu werden die Natrium-Kalium-Pumpen in den Hirnneuronen neu aufgeladen, die nach den anspruchsvollen kognitiven Aufgaben des Tages erschöpft sind.

Während des Übergangs in die nächste tiefere Schlafphase gehen komplexe motorische Fertigkeiten ins Langzeitgedächtnis über. Dieser Prozess wird auch als *Langzeit-Potenzierung* (kurz: LTP) bezeichnet. Im Tiefschlaf entfalten dann die Wachstumshormone und andere Regenerationsprozesse ihre volle Wirkung. Der komplette Schlafzyklus von der REM- bis zur ausgeprägtesten Tiefschlafphase und wieder zurück zur nächsten REM-Phase nimmt etwa 90 Minuten in Anspruch. Der Zyklus wiederholt sich jede Nacht mehrfach. Interessant ist dabei auch, dass du in den ersten Minuten und Stunden mehr Zeit in der Tiefschlafphase und weniger in der REM-Phase verbringst.

Genau deshalb ist es auch so wichtig, ausreichend lang zu schlafen! Mit der Zeit bekommt nämlich die REM-Phase immer mehr das Übergewicht. Dadurch wird es mit zunehmender Schlafdauer auch immer leichter, aus dem Bett zu kommen und in den Tag zu starten.

Fragt sich, wie viel Schlaf genug ist. Wahrscheinlich hast du schon oft davon gehört, dass acht Stunden pro Nacht ideal seien. Aber so einfach ist es nicht. Die Dauer hängt nämlich auch von der Trainingsbelastung, der allgemeinen Stressbelastung und vom eigenen Bio-Rhythmus ab. Je härter du trainierst und/oder je mehr Stress du im Alltag hast, umso größer ist dein Regenerationsbedarf. Nur mit ausreichend Schlaf kannst du dich dann erholen oder zumindest so lange durchhalten, bis alles wieder in geordneten Bahnen läuft.

Dazu spielt auch die saisonbedingte Sonneneinstrahlung eine Rolle. In ihrem hervorragenden Buch *Lights Out: Sleep, Sugar, and Survival* fordern T. S. Wiley und Bent Formby, über mindestens sieben Monate des Jahres (wenn die Tage kürzer sind) eine Dauer von neuneinhalb Stunden. In den längeren Sommermonaten ist der Bedarf laut den beiden Autoren aufgrund der längeren und sonnigeren Tage geringer. Wer in tropischen Regionen lebt, wird entsprechend weniger saisonabhängigen Schwankungen unterliegen. Je näher man jedoch zum Nördlichen und Südlichen Polarkreis gelangt, umso stärker variieren die Schlafmuster zwischen Sommer und Winter. Unsere kanadische Redakteurin Penelope Jackson lebt in Yellowknife (der Hauptstadt der kanadischen Nordwest-Ter-

ritorien, Breitengrad 62 Grad Nord, also sehr nahe am Nördlichen Polarkreis, der bei 66 Grad Nord liegt). »Am 21. Juni ist es hier praktisch unmöglich, ein Auge zuzumachen!«, berichtet sie.

Um richtig zu regenerieren, musst du wieder in den natürlichen Biorhythmus kommen, indem du deine Schlaf- und Wach-Zeiten auf den Sonnenunter- und -aufgang abstimmst wie schon unsere Vorfahren. Dafür gilt es den abendlichen Störenfrieden unserer modernen Gesellschaft den Kampf anzusagen. Also: weg mit dem Kunstlicht und digitalen Geräten nach Einbruch der Dämmerung. Zu den Hormonen, die den Schlaf-Wach-Rhythmus regulieren, zählen das schlaffördernde Melatonin, das Wohlfühlhormon Serotonin (das dir morgens hilft, in Tritt zu kommen) sowie Kortisol (das zentrale Stresshormon, das wir im Zusammenhang mit der menschlichen Stressreaktion schon eingehend diskutiert haben). All diese Hormone reagieren unglaublich empfindlich auf Licht. Wenn du zum Beispiel deine Netzhaut spät abends noch mit dem Licht des TV- oder Computer-Bildschirms bombardierst, unterdrückst du damit automatisch die Melatonin-Ausschüttung. Schnelle Energie-Booster wie Zucker und Stresshormone verschaffen dir in diesem Fall meist noch einmal einen Schub an Energie und Konzentration.

Durch diese Beeinträchtigung des natürlichen Biorhythmus gerät neben dem Ghrelin- auch der Leptin-Haushalt durcheinander. (Ghrelin ist das wichtigste Appetithormon, das Leptin ist hauptverantwortlich für das Sättigungsgefühl und Fetteinlagerungen). Wer zu lange aufbleibt, fördert damit zumeist den Appetit und das Risiko, dass die zusätzlich zugeführten Kalorien als Fett ge-

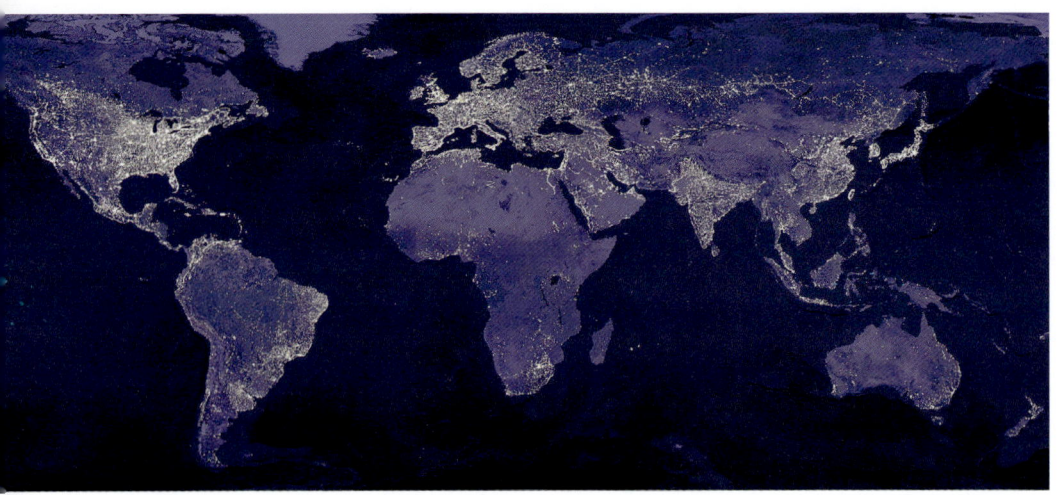

Die Erde bei Nacht, aufgenommen vom Operational Linescan System (OLS), mit freundlicher Genehmigung des US Government's Defense Meteorological Satellite Program (DMSP). Ein schönes Bild, das uns auf beunruhigende Weise zeigt, wie weit die Lichtverschmutzung schon fortgeschritten ist.

speichert werden. Im zitierten Buch *Lights Out* erfahren wir, warum das so ist: Wenn wir durch übermäßig viel Licht am Abend und in der Nacht den Tag künstlich in die Länge ziehen, gerät der Organismus durcheinander. Der Körper reagiert dann so, als wäre es das ganze Jahr über Sommer. Wir sind von unserem genetischen Bauplan her so strukturiert, dass wir im Sommer viele KH zu uns nehmen. Schließlich wird in dieser Zeit auch das meiste Obst reif. Außerdem ist der Körper darauf eingestellt, die KH in den Sommermonaten als Fett einzulagern, um sich auf den langen Winter vorzubereiten, wenn die Lebensmittel knapp werden. Wer also spät abends noch arglos vor dem Computer oder Fernsehbildschirm sitzt, bringt dabei den eigenen Körper dazu, noch mehr Fett zu speichern.

Neben den Konsequenzen für den Stoffwechsel beeinträchtigt das wiederholte Durchbrechen des natürlichen Biorhythmus

die Fähigkeit, selbst mit moderatem oxidativem Stress fertig zu werden. Dies beschleunigt die Alterungsprozesse und den messbaren neurologischen Verfall. Leider sind die oben geschilderten Verhaltensmuster in unserer modernen Gesellschaft inzwischen gang und gäbe. Über zwei Millionen Jahre lang hat sich der Mensch kurz nach Einbruch der Dunkelheit zum Schlafen abgelegt. Heute fahren wir stattdessen am Abend das System noch einmal richtig hoch – was komplett unserem genetischen Programm und dem gesunden natürlichen Lebensstil widerspricht.

Das heißt jetzt nicht, dass du abends auf sämtliche Bildschirme verzichten musst. Schließlich sind Bildschirme und Displays mit in die beliebtesten Freizeitaktivitäten eingebunden, die wir zum Ausgleich unseres hektischen Alltags in Anspruch nehmen. Allerdings sollte jeder von uns versuchen, in diesem Bereich wieder für ein besseres Gleichgewicht zu sorgen. Die Fernsehsendung oder der Film nach dem Abendessen ist kein Problem. Wer aber täglich zwischen 23.00 Uhr und Mitternacht noch einmal seinen Posteingang durchstöbert, sollte sich Gedanken machen.

Wenn wir uns auf unseren Biorhythmus einstellen, kommt der Hormonhaushalt wieder ins Lot. Wir werden müde, sobald es dunkel wird, und wachen am nächsten Tag ganz von selbst frisch und energiegeladen auf, wenn es hell wird. Du fragst dich gerade, ob du genug Schlaf bekommst? Dann solltest du dir überlegen, ob du jeden Tag etwa gegen Sonnenaufgang automatisch und ganz ohne Wecker voller Energie aufwachst. Es gibt nicht viele Leute, die das von sich behaupten können. Und das, obwohl der erholsame Schlaf doch ein so einfaches und grundlegendes Gut ist.

Kurz nach Einbruch der Dunkelheit (oder nachdem du deine Umgebung abgedunkelt hast) schüttet der Körper durch den natürlichen Schlaf-Wach-Rhythmus angeregt verstärkt das Schlafhormon Melatonin aus, das in der Hirnanhangdrüse produziert und in den Blutkreislauf abgegeben wird. Die abendliche Melatonin-Ausschüttung bei gedämpftem Licht (engl. »dim light melatonin onset«, kurz: DLMO) beruhigt die Gehirnwellen und die Muskulatur. Darüber hinaus sinken dabei die Körpertemperatur, der Blutdruck sowie die Herz- und Atemfrequenz. Am Ende stellt sich der Schlaf ein, in Form einer Reihe aufeinanderfolgender Schlafzyklen, die dem Menschen helfen, sich bis zum nächsten Morgen komplett zu regenerieren.

Bei Sonnenaufgang reagiert der Organismus auf die Lichteinstrahlung, indem er den Melatoninspiegel herunter- und die Serotoninkonzentration hochfährt. Im Idealfall wacht der Betreffende danach munter und erfrischt auf und ist bereit, den Tag in Angriff zu nehmen. Das Licht trifft als Erstes auf die Netzhaut auf. Das Signal wird dann durch den Sehnerv in andere Körperregionen weitergeleitet, auch zur Hirnanhangdrüse, welche im Anschluss die Serotoninausschüttung veranlasst. Innerhalb der ersten 30 Minuten nach dem Aufwachen nimmt zudem die Kortisolkonzentration zu. Dieser morgendliche Kortisolanstieg ist ein wünschenswerter genetisch bedingter Mechanismus, der den Körper auf den gesteigerten Energiebedarf eines geschäftigen Tages einstimmt. Der Serotonin-Kortisol-Effekt ist bei Tagesanbruch am stärksten ausgeprägt – ein guter Grund, mit der Sonne aufzustehen.

In den verschiedenen Übergangsphasen vom leichten in den tiefen Schlaf hat das Gehirn die Gelegenheit, das Kurz- und Langzeitgedächtnis zu ordnen und eine Feinabstimmung der kognitiven Funktionen vorzunehmen. Hierbei wird die sogenannte *synaptische Homöostase* hergestellt.

Die Synapsen sind wie kleine Zwischenräume, über die unsere Nervenzellen miteinander kommunizieren. Im Wachzustand reagieren sie auf die oft überwältigende Flut an Reizen, die wir zu bewältigen haben. Je vielfältiger ein Tag verläuft, umso mehr Synapsen bildet das Gehirn. Allerdings ist die Belastungsfähigkeit einer Synapse begrenzt. Der Schlaf ist das entscheidende Hilfsmittel zur Regeneration der Synapsen, die nach dem nächtlichen »Reset« bereit für die Herausforderungen des neuen Tages sind.

Hier sind einige praktische Tipps für optimale Schlafgewohnheiten und -bedingungen:

Möglichst wenig Zeit am Bildschirm/ Display: Es ist nicht von der Hand zu weisen:

> Der routinemäßige Gebrauch von Bildschirmen am Abend und in der Nacht macht müde, dick und anfällig für oxidative Schäden sowie frühzeitig einsetzende Alterungsprozesse.

Je mehr Zeit du abends nach Sonnenuntergang vor dem Bildschirm verbringst, umso stärker beeinträchtigst du damit deine Gesundheit und Regenerationsfähigkeit. Glühbirnen und elektronische Geräte vom Computer über den Fernseher bis hin zu kleinen digitalen Helfern geben durchgängig ein leuchtend *blaues Licht* ab. Je blauer die elektromagnetische Lichtquelle, umso höher ihre Farbtemperatur in Kelvin (K). Eine Glühbirne liegt beispielsweise bei 3.000 K, während ultraviolettes Sonnenlicht zur Mittagszeit mit 5.500 K leuchtet. Das von den meisten Computermonitoren abgegebene blaue Licht erreicht indes 6.500 K! Wer sich abends und nachts ausgiebig blauen Lichtquellen aussetzt, treibt damit seinen Kortisol-, Ghrelin- und Insulin-Spiegel nach oben, bei gleichzeitiger Einschränkung der Leptin- und Melatoninproduktion. Der routinemäßige Gebrauch von Bildschirmen am Abend und in der Nacht macht müde, dick und anfällig für oxidative Schäden sowie frühzeitig einsetzende Alterungsprozesse. Darüber hinaus kann dadurch das Risiko für degenerative Augenerkrankungen sowie das Erkrankungsrisiko für bestimmte Krebsarten steigen. Im Idealfall solltest du zwei Stunden vor dem Zubettgehen (spätestens aber eine Stunde vorher) sämtliche Bildschirme ausschalten.

Entspannende Abende: Lebe nach deiner inneren Uhr, indem du den Tag ausklingen lässt, sobald die Sonne untergegangen ist. Das bedeutet: möglichst wenig Kunstlicht im Haus, stattdessen besser Kerzenlicht oder Kaminfeuer. Du kannst dir auch überlegen, einige der regulären Lichtquellen durch orange Anti-Insektenlampen zu ersetzen, die du online findest. Hol dir außerdem eine gelb oder orange getönte UV-Sonnenbrille. Niedrigere Lichttemperaturen bewegen sich eher im roten, orangen oder gelben Bereich. Hilfsmittel für eine solche Lichtstimmung sind Kerzenlicht, Kaminfeuer, Gläser mit UV-Schutz oder orangefarbene Glühbirnen. Anders als das blaue Lichtspektrum beeinträchtigt die orange Farbe nicht die Melatoninproduktion. Ganz im Gegenteil: Sie kann sogar zur Entspannung des zentralen Nervensystems beitragen.

Musst du nach Sonnenuntergang wirklich noch am Computer arbeiten, solltest du das früh am Abend machen. Außerdem ist es sinnvoll, den Augen und dem Gehirn regelmäßig Pausen zu gönnen. Dazu empfiehlt sich der Download des Gratis-Programms f.lux (verfügbar für alle Betriebssysteme unter justgetflux.com). Installiere die Software auf allen Geräten, die du abends oder nachts noch nutzt. Die Anwendung passt die Farbtemperatur des Bildschirms oder Displays an das Umgebungslicht an. (Das Ganze kannst du dir in etwa so vorstellen wie eine automatische Anpassung der Helligkeit, wenngleich Helligkeit und Farbtemperatur unterschiedliche Aspekte darstellen). Falls du in den Abendstunden oder nachts noch am Computer sitzt, wird dir auffallen, dass der Bildschirm automatisch allmählich zu einer Art sanftem Pink wechselt.

Die letzten Stunden des Tages sollten richtig entspannend sein. Geh abends mit dem Hund raus, plaudere etwas mit Freunden oder mach ein Brettspiel mit der Familie. Beschäftige dich mit Hobbys wie Zeichnen, Basteln oder Lesen. Es sollte sich aber um leichte Lektüre handeln, keine Dokumente von der Arbeit, schockierende Nachrichtenmeldungen oder Texte, die dich mental stark fordern. Genauso gut kannst du dir aber auch einfach etwas Zeit für dich selbst nehmen, indem du zum Beispiel vor dem offenen Fenster mit Blick auf den Sternenhimmel etwas über Gott und die Welt nachdenkst.

Einfach eingerichtetes und gut abgedunkeltes Schlafzimmer: Das Schlafzimmer sollte einfach eingerichtet, sauber und minimalistisch sein. Es sollte wirklich nur zum Schlafen dienen. Computer, Fernseher, iPads oder Smartphones sind hier absolut fehl am Platz. Ein absolutes No-go ist ein zusätzlicher Arbeitsplatz im Eck. Der Raum muss gut aufgeräumt sein. Es sollten also keine Kleidungsstücke herumliegen. Genauso wenig sollten sich auf dem Boden Bücher, Magazine oder Dokumente stapeln. Auch halbfertige Bastel- und Werkprojekte haben im Schlafzimmer nichts zu suchen. Eine sinnvolle Ergänzung ist hingegen eine Hauspflanze, welche die

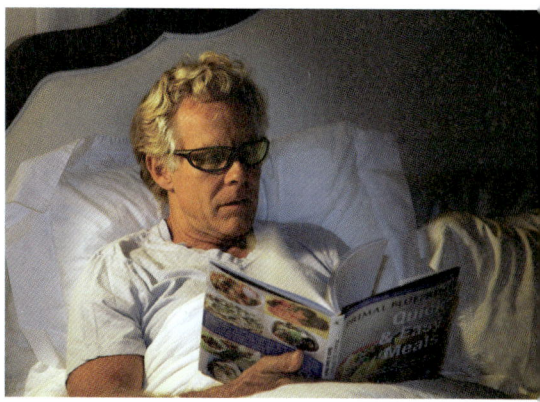

Die schicke Sonnenbrille in dieser älteren Aufnahme hat sich Mark vor Jahren von Brad geborgt. Es dauert eine Zeit, bis man sich daran gewöhnt hat. Inzwischen ist Mark aber ein absoluter Fan von gelben Gläsern und orangen Glühbirnen.

Luftqualität verbessert und Giftstoffe aus der Luft herausfiltert. Der Mensch ist darauf programmiert, bei kälteren Temperaturen zu schlafen. Die Fachleute empfehlen einen Bereich von 16 bis 20 Grad.

Um den Melatoninspiegel und auch andere hormonelle Regelkreise nicht zu stören, muss das Schlafzimmer wirklich absolut dunkel sein. Schalte also sämtliche Nacht- oder LED-Lichter aus. Das gilt auch für die kleinen LED-Stromanzeigen an Netzteilen. Den kleinen lästigen Störenfrieden kommst du am besten mit Isolierband bei. Für den Fall, dass du nachts raus musst, kannst du statt eines Nachtlichts für die Steckdose eine kleine Taschenlampe neben dem Bett griffbereit halten. Du bist Schichtarbeiter und musst tagsüber schlafen, hast einen Partner, der länger aufbleibt als du oder bekommst den Raum einfach nicht komplett abgedunkelt? Dann kann eine hochwertige Schlafmaske weiterhelfen. Allerdings darfst du dabei nicht vergessen, dass nicht nur die menschliche Netzhaut empfindlich auf Licht reagiert. Jede einzelne Hautzelle verfügt über Rezeptoren, die einfallendes Licht registrieren und die Meldung direkt an die Hirnanhangdrüse im Gehirn weiterleiten, die für den Melatoninausstoß verantwortlich ist.

Wissenschaftler der University of Chicago kamen zu dem Ergebnis, dass ein kurzer Lichtstrahl in der Kniekehle ausreicht, um die Melatoninausschüttung zu stören. In einer weiteren Untersuchung wurden im Zeitfenster zwischen zwei bis drei Stunden nach dem Schlafengehen alle 30 Sekunden (für das bloße Auge unsichtbare) Lichtstrahlen von 2 Millisekunden (0,002 Sekunden) Dauer ausgesendet. Die kurzen Lichtblitze durchdrangen die Augenlider (wie die EEG-Daten zeigten) und brachten die Melatoninkonzentration im Speichel der Probanden aus dem Gleichgewicht.

Auch eine ruhige Umgebung ist eine Grundvoraussetzung für eine ungestörte Nachtruhe. Falls es in dieser Hinsicht bei dir im Umfeld Probleme gibt, solltest du dir ein Gerät besorgen, das gleichmäßige Töne von sich gibt. Gute Optionen sind Ventilatoren, Luftbefeuchter oder Apps mit Natursounds. Eine gute App ist beispielsweise der Sleepmaker Rain Pro für das iPhone. Damit kannst du störende und ungleichmäßige Störgeräusche von draußen übertönen. (In diesem besonderen Fall ist das iPhone im Schlafzimmer natürlich ausnahmsweise erlaubt).

Regelmäßigkeit: Versuche jeden Abend zur selben Zeit ins Bett zu kommen. Wenn du dir das angewöhnst, wird dir das Einschlafen dank der abendlichen Melatonin-Ausschüttung bei gedämpftem Licht (DLMO) mit der Zeit immer leichter fallen. Wenn du deine Schlafgewohnheiten auf deinen Biorhythmus abstimmst, verändern sich deine Schlaf- und Wach-Zeiten übers Jahr hinweg entsprechend den Jahreszeiten. So kann es sein, dass du im Winter früher müde wirst und schon um 21.00 Uhr ins Bett gehst, sich die Schlafenszeit aber bis zur Sonnwende auf 22.30 Uhr verschiebt. Im Herbst wirst du dann jeden Tag ein bisschen früher ins Bett gehen, bis schließlich wieder der Winter da ist, wo sich die innere Uhr erneut auf 21.00 Uhr einpendelt.

Solltest du mitten in der Nacht aufwachen, musst du dir deshalb keine allzu großen Gedanken machen. Da jeder Mensch nachts mehrere Schlafzyklen durchläuft, ist es nicht ungewöhnlich, am Ende einer REM-Phase aufzuwachen. Versuche dann ganz einfach, dich zu beruhigen, indem du tief durchatmest, kurz nach draußen gehst und dir die Sterne ansiehst, dir eine Tasse Kräutertee zubereitetest oder einen Tagebucheintrag verfasst. Das ist vor allem dann sinnvoll, wenn dir irgendetwas auf der Seele liegt. Wenn du etwas zum Lesen brauchst, um wieder einschlafen zu können, solltest du dafür nur eine sehr schwache Lichtquelle verwenden, wie eine Stirnlampe mit orangefarbener Farbtemperatur. Entspann dich und leg dich wieder schlafen, sobald du dazu bereit bist. Mit etwas Glück tauchst du dann nach kurzer Zeit schon in den nächsten Schlafzyklus ein.

Entspannte Abende und regelmäßige Schlafenszeiten sind genauso wichtig wie das Aufstehen mit dem Sonnenaufgang.

So kommst du in den vollen Genuss der hormonellen Prozesse, die dir frische Energie für den Tag geben. Der Körper senkt dann die Melatoninproduktion, während er den Serotoninausstoß ankurbelt. Dazu gibt es noch eine gesunde Dosis Kortisol. All diese Vorgänge werden durch den Sonnenaufgang angestoßen. Wenn du einfach kein Morgenmensch bist oder aus einem anderen Grund keinen natürlichen Schlafrhythmus einhalten kannst, solltest du dich zumindest nach dem Aufwachen sofort direktem Sonnenlicht aussetzen. Wenn du abends konsequent für eine dunkle und entspannte Atmosphäre sorgst, werden sich deine Hormone schon bald auf die in genetischer Hinsicht optimale Schlafhygiene einstellen – ganz gleich, ob Frühaufsteher oder Langschläfer! Du denkst, dass du eine Nachteule bist? Das muss nicht unbedingt veranlagungsbedingt sein. Du solltest wissen, dass bestimmte äußere Faktoren über die Stressreaktion den Hormonhaushalt aus dem Gleichgewicht bringen können. Dabei wird das genetische Programm ausgehebelt, das die menschliche Gesundheit und Regenerationsfähigkeit unterstützt.

Der nervige Wecker sollte erst einmal komplett von der Bildfläche verschwinden. Es ist wichtig, dass du ganz von selbst aufwachst. Wenn es Zeit ist aufzustehen, solltest du dich zunächst ganz langsam und behutsam bewegen. Bleib ruhig ein paar Minuten lang im Bett sitzen, um beispielsweise deinen Ruhepuls und deine Herzfrequenzvariabilität zu messen (mehr dazu in Kapitel 9). Genauso gut kannst du etwas mit deinem Partner/deiner Partnerin plaudern oder dir ein paar schöne Gedanken zum Tag notieren.

Lass am Morgen das Smartphone oder andere Kommunikationsmittel erst einmal links liegen. Nachrichten oder emotionale Gespräche (selbst mit angenehmem Inhalt) können dazu führen, dass du den Körper in Alarmbereitschaft versetzt, über Gebühr stimulierst und eine unerwünschte Stressreaktion auslöst, die zu einem späteren Burnout beitragen kann. Starte stattdessen kontrolliert in den Tag. Nutze dafür gezielt angenehme Rituale. Gut geeignet sind etwa ein schneller Sonnengruß im Freien, eine warme Dusche, eine Tasse Kräutertee, der kurze Spaziergang mit dem Hund an der frischen Luft oder auch der Gang zum Briefkasten. Viele Menschen sind morgens schon unter Zeitdruck. Gewöhn dir gezielt selbstbestimmte und entspannte Morgenrituale an. Das hilft dir deine Aufgaben über den Tag hinweg diszipliniert und vorausschauend anzupacken, während du allerlei störenden und stressigen Reizen ausgesetzt bist.

Du brauchst trotzdem zwischendurch einen Weckruf, um früher als gewohnt aus den Federn zu kommen? Dann solltest du dir einen besonderen Wecker oder eine spezielle Smartphone-App mit natürlichen Klängen und ansteigender Lautstärke besorgen, um sanft geweckt zu werden.

Siesta nach Bedarf: Der Mittagsschlaf ist in wärmeren Breitenkreisen wie in Lateinamerika, Asien, am Mittelmeer, in Nordafrika und im Nahen Osten eine weitverbreitete Praxis. In den weiter nördlich gelegenen Teilen des westlichen Kulturkreises gilt der kurze Schlaf am Nachmittag hingegen als Müßiggang.

Dabei hilft ein kurzes Nickerchen von nur 20 Minuten Dauer, Defizite der unterschiedlichen Schlafphasen aus der Nacht zuvor auszugleichen (egal, ob innerhalb oder außerhalb der REM-Phase). Die Siesta bringt die Natrium-Kalium-Pumpen in den Hirnzellen wieder auf Vordermann (wie wir bereits im Zusammenhang mit der Muskelregeneration in Kapitel 6 erklärt haben). Zudem bekommst du dadurch einen Schub an Somatotropin und anderen adaptiven Hormonen, die in den Blutkreislauf abgegeben werden. Falls du dich ausgebrannt fühlst und das Gefühl hast, dich kurz hinlegen zu müssen, solltest du die körperlichen Signale dafür ernst nehmen. Wenn du über längere Zeit kognitive Spitzenleistungen vollbringst, gerät nämlich mit der Zeit das so wichtige chemische Gleichgewicht in den Gehirnzellen in Schieflage. Das beeinträchtigt den reibungslosen elektrischen Signalaustausch, der für mentale Höchstleistungen erforderlich ist. Das Gefühl der Frische und Vitalität nach dem Schlaf kommt ebenfalls nicht von ungefähr. Es deutet darauf hin, dass die erschöpften Reserven an chemischen Substanzen aufgefüllt sind und die Reizleitung wieder bei voller Kapazität arbeitet.

Gewöhn es dir an, dich nachmittags kurz hinzulegen, wenn du einen Durchhänger hast oder merkst, dass die kognitive Leistung abfällt. Über die wenig hilfreichen Diskussionen zum idealen Zeitpunkt und zur optimalen Dauer des Mittagsschlafs kannst du getrost hinwegsehen – genauso wie über unheilvolle Warnungen dahingehend, dass sich die Siesta nachteilig auf die spätere Nachtruhe auswirken würde. Dr. Sara Mednick ist eine der weltweit führenden Schlafexpertinnen. Die an der renommierten Harvard Universität ausgebildete Psychologin ist Assistant Professor für Psychologie an der University of California, Riverside. Sie geht nicht davon aus, dass sich ein kurzer Mittagsschlaf tatsächlich negativ auf die Fähigkeit auswirkt, am Abend einzuschlafen. Ganz im Gegenteil: Sie nimmt sogar an, dass sich damit Beschwerden wie Schlaflosigkeit bessern können. Das gilt auch für das kurze Nickerchen am späten Nachmittag, mit dem du den versäumten Tiefschlaf nachholst und nach dem du dich wie benebelt fühlst.

Brad bezeichnet sich selbst als echten Siesta-Experten. So erzählt er, dass er sich morgens gern noch einmal zehn bis 20 Minuten aufs Ohr haut, wenn er nicht so richtig auf der Höhe ist. Dazu schiebt er auch nachmittags gern ein Nickerchen von 30 bis 45 Minuten Dauer ein, wenn die Kräfte nachlassen. Sogar nach hoch intensiven Sprinteinheiten oder Kraft-Workouts schließt er gern zehn Minuten die Augen, um schneller zu entspannen und zu regenerieren.

Tim DiFrancesco, der das Kraft- und Konditionstraining der Basketballprofis von den Los Angeles Lakers überwacht, hält die Spieler nicht nur im Studio fit. Gleichzeitig kümmert er sich auch um ihre Ernährung und Lebensgewohnheiten. Dafür nutzt er Dr. Cate Shanahans neuartiges Ernährungsprogramm, das sie speziell für die Lakers entworfen hat. DiFrancesco eröffnet uns, dass der Mittagsschlaf in der NBA eine große Rolle spielt: »Am Spieltag bekommen die Akteure ein gutes Mittagessen. Danach halten sie alle von eins bis vier Mittagsschlaf – jeder Einzelne von ihnen. Die Siesta ist ein wichtiger Bestandteil ihres Alltags. Der Schlaf hilft ihnen, den dicht gedrängten Spielplan durchzuhalten und mit dem Jetlag zurechtzukommen, der sich bei den weiten Reisen zu den Auswärtsspielen automatisch einstellt.«

Es ist kein großes Geheimnis, dass sich der moderne Mensch zu wenig Schlaf, Pausen und Auszeiten gönnt und sich dadurch nicht optimal vom Stress erholen kann. Wenn jemand den ganzen Tag nur im Büro sitzt, keinen Sport treibt und allgemein nicht viel auf seine Gesundheit, Fitness und Leistungsfähigkeit gibt, mag das kein

Problem sein. Jeder Athlet oder passionierte Sportler – ganz gleich auf welchem Niveau – sollte aber wissen: Bereits ein leichter Schlafmangel kann sich verheerend auf die sportlichen Ziele und die allgemeine Gesundheit auswirken. Diese Tatsache wird immer wieder gern verleugnet. Die Unbelehrbaren schließen sich der Argumentation vieler bekannter Leitfiguren unserer Gesellschaft an, zu denen auch die NBA-Basketball-Legende Charles Barkley gehört. Der vertritt nämlich die Meinung: »Schlafen kann ich, wenn ich tot bin.« Zeit, mit der Vorstellung aufzuräumen, erholsame Nächte und Siestas wären nur etwas für Faulpelze. Es ist genau andersherum: Der Schlaf ist der Freund der Elite, sowohl im Sport als auch in anderen Bereichen, wo es auf eine hohe kognitive und allgemeine Leistungsfähigkeit ankommt. Du solltest also alles tun, was in deiner Macht steht, um mindestens deinen Grundbedarf abzudecken (und im Idealfall noch ein paar Siestas draufpacken, um auf der sicheren Seite zu sein).

MEHR BEWEGUNG IM ALLTAG

Bei der »sportlichen Couchpotato« handelt es sich tatsächlich um ein wissenschaftlich dokumentiertes Phänomen. Es betrifft Sportler, die jeden Tag ihrer Disziplin nachgehen, darüber hinaus aber nicht besonders aktiv sind und deswegen vor zellulären Funktionsstörungen und Stoffwechselkrankheiten auch nicht viel besser geschützt sind als der durchschnittliche Stubenhocker. James Levine, MD, PhD, ist Forscher an der Mayo Clinic. Er beschäftigt sich als international anerkannter Experte mit der Fettleibigkeit. In seinem Buch *Get Up! Why Your Chair is Killing You and What You Can Do About It* beschreibt er, warum das viele Sitzen so tödlich sein kann und was wir dagegen tun können. Die von ihm angeführten Statistiken zeigen, dass der durchschnittliche Büroarbeiter im westlichen Kulturkreis sowohl im Büro als auch in der Freizeit gut 13 Stunden am Tag sitzend verbringt, acht Stunden schläft und nur drei Stunden körperlich aktiv ist. Die Arbeit am Schreibtisch, der Arbeitsweg und die Beschäftigung mit digitalen Medien nehmen viel Zeit in Anspruch. Es ist klar, dass selbst ein ausgiebiges Programm mit fünf, zehn oder 15 Trainingsstunden pro Woche nicht alle schädlichen Effekte aufwiegen kann.

Was das Muskelskelett betrifft, so schwächt das ausgedehnte Sitzen die Gesäßmuskulatur.

Der sogenannte *Musculus glutaeus maximus* erschlafft beim Sitzen. Er muss nicht mehr das Körpergewicht des Menschen tragen, sondern verharrt stattdessen die ganze Zeit über in einer statischen Dehnung. Daneben führt das Sitzen zur Verkürzung und Verspannung der Muskulatur an der Oberschenkelrückseite und der Hüftbeuger. Die Gesäßmuskeln, die Oberschenkelrückseite und die Hüftbeuger bilden jedoch das Fundament aller alltäglichen Bewegungen, von der einfachen Vorwärtsbeuge über die Hocke bis hin zu Bewegungsabläufen, die im sportlichen Wettkampf abgerufen werden. Die typische gekrümmte Position des Oberkörpers, die wir im Auto und bei der Arbeit vor dem Bildschirm oder Display einnehmen, bedingt eine ganze Reihe an

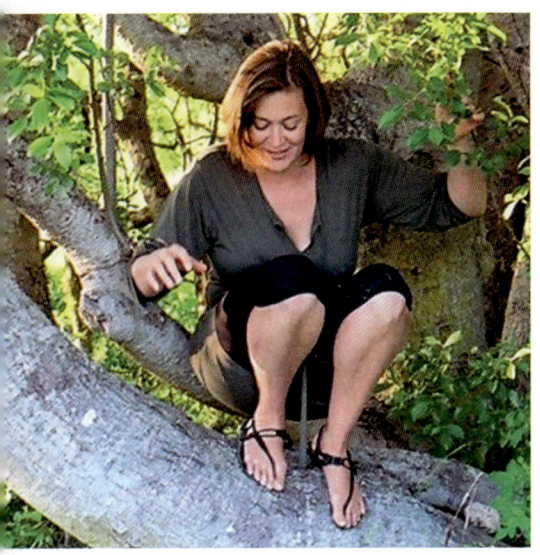

deuten auf eine größere Trägheit hin, während Ergebnisse im oberen Bereich darauf hindeuten, dass jemand ein entsprechend hohes Niveau an Bewegungsdrang und auch die entsprechende Energie mitbringt.

Auch hier gilt wieder: Dass du heute Morgen bereits eine lange Runde geschwommen oder gelaufen bist, heißt nicht, dass dich das Ganze nicht betrifft. Sicher bist du auch schon einmal am Nachmittag ins Motivationsloch gefallen, nachdem du mehrere Stunden lang vor dem Computer gesessen hast – und zwar unabhängig davon, ob du morgens schon etwas gemacht hast oder nicht. Sollte dich dein Training außerdem auch nur ansatzweise chronisch überlasten, sind die Symptome der »sportlichen Couchpotato« bei dir unter Umständen noch stärker ausgeprägt, aufgrund der unausgewogenen Be- und Überlastung, die über kurz oder lang zum Zusammenbruch führt.

Wir sind biologisch darauf programmiert, uns über den ganzen Tag hinweg häufig auf die unterschiedlichsten Arten zu bewegen. Selbst das moderne Training erfüllt diesen Anspruch nicht. Meist werden die Einheiten nur mechanisch abgespult, von der altbekannten Stunde auf dem Laufband über die ewig gleichen zwei Zyklen an den Maschinen bis hin zum vertrauten Pensum von 50 Runden im Schwimmbecken. Beim körperlichen Training verbesserst du deine Fitness in spezifischen Bereichen. Außerdem bringst du damit dein Herz-Kreislauf-System in Schwung. Allerdings bedienst du damit nicht den natürlichen genetisch vorprogrammierten Bewegungsdrang. Dafür müsstest du dich häufiger und abwechslungsreicher bewegen. Durch einen allgemein aktiveren Alltag baust du Problemen im Bereich des Muskelskeletts, des Hormonsystems, des

Dysbalancen im Bereich der Muskulatur und der Wirbelsäule. So kommt es zu chronischen Nacken- und Rückenschmerzen.

Das ausgedehnte Sitzen bringt außerdem den Stoffwechsel und das Hormonsystem aus dem Gleichgewicht. Der Fettstoffwechsel wird dadurch gebremst, während Triglyceridspiegel sowie Blutdruck steigen und Reserven an Körperfett gebildet werden. Der Mangel an Bewegung beeinträchtigt vor allem die Funktion des Hormons Leptin. Mit anderen Worten: Die Betreffenden essen mehr und lagern die zugeführten Kalorien tendenziell eher als Fett ein, statt sie zu verbrennen. Längere Phasen ohne Bewegung stoßen außerdem chemische Veränderungen im Gehirn an, welche die kognitive Leistungsfähigkeit mindern. Dazu verleiten diese Prozesse den Menschen zu noch mehr Untätigkeit, indem sie die Motivation und das Energieniveau im Ruhezustand senken. Messbar werden diese Veränderungen mithilfe der *Verbrennung infolge nicht auf den Sport, das Essen und den Schlaf bezogener Aktivitäten*. Niedrigere Werte

Stoffwechsels und der kognitiven Leistungsfähigkeit vor. Davon profitiert in der Konsequenz nicht nur die allgemeine Gesundheit,
sondern auch der sportliche Erfolg.

Es geht nicht darum, komplette Le-
bensentwürfe infrage zu stellen und über
den Haufen zu werfen. Sonst müssten wir ab
sofort alle als Postboten oder Paketzusteller
arbeiten. Schon eine kleine Korrektur der Be-
wegungshäufigkeit kann eine große Wirkung
haben. In einer Studie der Mayo Clinic hat
sich herausgestellt, dass mit einem lockeren Spaziergang nach der Mahlzeit mit gut
anderthalb Kilometern pro Stunde über 15
Minuten der typische zweistündige Anstieg
des Blutzuckerspiegels nach dem Essen nur
noch halb so hoch ausfällt. Dr. Levine zitiert
zudem Forschungsergebnisse, denen zufolge
eine einfache Bewegung wie das Aufstehen
vom Bürostuhl bereits den Kalorienverbrauch um zehn Prozent nach oben treibt.

Wenn du über den Tag verteilt des Öfteren aufstehst und dich bewegst, kommen auf
die Art 1.000 Kalorien und mehr zusammen.
Gleichzeitig bringst du damit die hormonellen Veränderungen in Gang, welche die Fettverbrennung ankurbeln und die Bildung von
Fettreserven eindämmen.

Katy Bowman, MS, ist eine der weltweit
führenden Expertinnen auf diesem Gebiet.
Auch sie betont, wie wichtig es ist, den Kör-
per durch häufige und abwechslungsreiche
Bewegungen im Alltag herauszufordern.
Bowman ist Gründerin der Fitnessmarke
Nutritious Movement sowie Verfasserin des
Buchs *Move Your DNA: Restore Your Health
Through Natural Movement*. Sie betreibt da-
neben auch einen beliebten Blog (Katysays.
com) sowie einen Podcast (Katy Says). Katy
beschäftigt sich als *Biomechanikerin* mit den

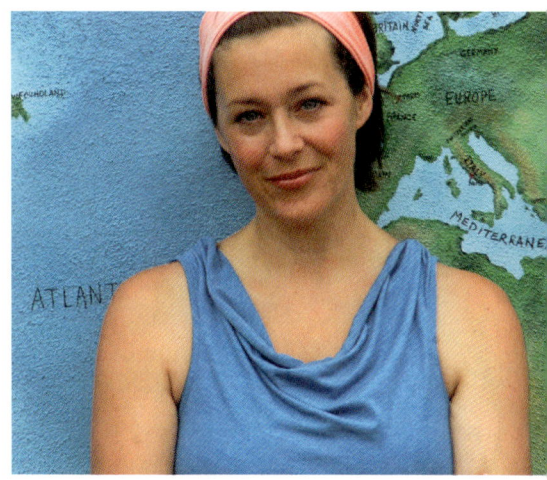

*Auch wenn sie ihre Kritik nett verpackt: Die
Biomechanikerin Katy Bowman zeigt sich von
unseren Superkräften als Ausdauersportler
nicht besonders beeindruckt. Sie fordert uns
dazu auf, unseren gesundheitlichen Horizont zu erweitern – durch abwechslungs-
reichere Bewegungsmuster im Alltag.*

Bewegungsabläufen von Lebewesen. Ihr Horizont geht weit über den Fitnessbereich hinaus. Die allgemeine Vitalität und die Gesundheit der Zellen sind ihr als Grundlage jeder
Bewegung genauso wichtig, wie sie erklärt.
Katys Ziel besteht darin, einen Gegenpol zu
den verschiedenen Kräften des modernen
Lebens zu finden, die unsere natürlichen
Bewegungsmuster einschränken – so wie
die Bildschirme, auf die der moderne Mensch
längere Zeit regungslos starrt. Interessanterweise beinhaltet Katys Ansatz praktisch keine
festgeschriebenen Regeln und präzisen Be-
wegungstechniken. Stattdessen stehen für sie
einfach eine aktivere Lebensgestaltung und
mehr Abwechslung bei alltäglichen Bewegungen im Vordergrund. Die Leute sollen dabei
das tun, was ihnen am besten gefällt.

Katys Lieblingsform der Fortbewegung ist das Laufen. Ihrer Meinung nach sollten wir so oft es nur geht zu Fuß gehen. Auf unserem PrimalCon- Gesundheits- und -Fitness-Retreat in Oxnard (Kalifornien) waren die Teilnehmer erstaunt darüber, dass Katy schon vor Sonnenaufgang aufgestanden war, um die *zehn Kilometer* zum Veranstaltungsort zu Fuß zurückzulegen. Sie hatte bei Freunden geschlafen und hielt im Anschluss an ihren Morgenspaziergang ihre programmatische Rede. Wir hatten stattdessen die 400 Meter vom Hotel bis zum Vortragsort an einem nahe gelegenen Park am Strand mit dem Auto zurückgelegt. Wirklich peinlich für uns!

Katys Kritik am Ausdauersport: Die Leute trainieren so hart, dass sie dazu neigen, im Alltag die Zügel schleifen zu lassen. Hier ihr Statement: »Wenn dich dein Hobby zu viel Kraft kostet, bleibt keine Energie mehr für die vielfältigen grundlegenden Bewegungsmuster des Alltags, die der Körper so dringend braucht. Nur weil ich gerade 15 Kilometer gelaufen bin, heißt das nicht, dass ich danach den ganzen Tag lang faulenzen muss. Diese Einstellung ist eine typische ›Sportler-Krankheit‹. Dazu kommt noch die moderne Gesellschaft, in der sämtliche Bewegungen an die Technik outgesourct werden. Das wirkt auf Zellebene extrem gesundheitsschädlich. Es ist alles andere als gut, die ganze Zeit über ein und dieselbe Haltung einzunehmen – beispielsweise die nach vorn gekrümmte Haltung auf einem bequemen Bürostuhl über mehrere Stunden am Tag hinweg. Die Muskeln, Gelenke und Arterien passen sich auf Dauer an die Haltung an, indem sie ihre Zellstruktur verändern und richtiggehend versteifen. Das führt zu einem eingeschränkten Bewegungsradius

und auch zur Verhärtung der Arterienwände in den betroffenen Bereichen.«

Weiter erklärt sie: »Sicher ist der Mensch von Natur aus darauf geeicht, möglichst wenig Energie zu vergeuden und eine möglichst bequeme Position einzunehmen. Das haben unsere Vorfahren zweifellos auch nicht anders gemacht. Allerdings standen ihnen anders als uns noch nicht die ganzen Annehmlichkeiten zur Verfügung, um diesen Neigungen im vollen Umfang nachzugeben. Mit anderen Worten: Heutzutage müssen wir im Interesse unserer Gesundheit besonders auf ein ausreichendes und abwechslungsreiches Angebot an Aktivitäten achten.«

Das Argument ist nur schwer von der Hand zu weisen. Die oben kritisierte Einstellung hat sich im Ausdauersport tatsächlich verbreitet. Wenn wir nicht gerade im Sattel sitzen oder über den Asphalt traben, lümmeln wir uns in den Stuhl oder auf die Couch und futtern Snacks, von denen wir eigentlich wissen, dass sie nicht gut für uns sind. Wer im Facebook-Account eines eingefleischten Ausdauersportlers schmökert, wird neben sagenhaften Naturaufnahmen von unterwegs auch auf Fotos stoßen, auf denen sich die Omelettes stapeln. Daneben finden sich Bilder von riesigen Schüsseln voller Guacamole mit Chips, Aufnahmen von feucht-fröhlichen Festen, Schnappschüsse der besten Eisdielen und Bäckereien in der Stadt und Fotos voller lächelnder Menschen, die auf Sofas, Sesseln und am Strand fläzen.

Der verstorbene Jim Fixx und seine ungünstigen Ernährungsgewohnheiten, dazu Dr. O'Keefes Hinweis, dass übertriebenes Training dem Herz schaden kann – es gibt immer mehr offenkundige Warnzeichen, die allerdings von vielen Seiten weiterhin abgestritten werden. Wir wollen hier keine schlechte Stimmung verbreiten. Außerdem haben wir uns bereits ausgiebig über die Ernährung ausgelassen. Trotzdem sollten wir uns noch einmal deutlich vor Augen führen: Es reicht nicht aus, einfach nur Kilometer abzuspulen und die restliche Zeit über genauso ungesund zu leben wie die dicksten und faulsten Zeitgenossen in der Geschichte der Menschheit. Sehen wir uns lieber an, welche einfachen und sanften Veränderungen gesundheitlich und sportlich am meisten bringen – damit sich der ganze harte Einsatz im Training auch wirklich auszahlt.

Zunächst einmal ist wichtig: Was das Herz-Kreislauf-System betrifft, ist Fitness nicht mit Gesundheit gleichzusetzen. Vielleicht bist du ja so fit, dass du eine Stunde lang eine Herzfrequenz von 165 Schlägen pro Minute durchhältst, während du die Spitze eines Bergs erklimmst. Doch wie uns Katy Bowman verdeutlicht, heißt das nicht automatisch, dass du auch ein gesundes Herz-Kreislauf-System hast. Die Voraussetzung dafür ist ihr zufolge nämlich, dass du »das gesamte Kreislaufsystem auf unterschiedliche Arten beanspruchst und dabei sämtliche Zellen des Körpers zu 100 Prozent mit Sauerstoff versorgst«. Ein Ausdauersportler ist im Grunde genommen hoch spezialisiert. Die Fähigkeit, das Blut beim Radfahren in die Beine oder beim Schwimmen in den breiten Rückenmuskel zu transportieren, ist bei ihm besonders gut ausgeprägt. (Voraussetzung dafür ist natürlich eine gute Schlagtechnik. Wenn du so schwimmst wie Mark, wandert das ganze Blut in den Bizeps und den Trizeps). Ansonsten besteht aber ein auffälliges Defizit, was den allgemeinen Gesundheitszustand der Arterien betrifft

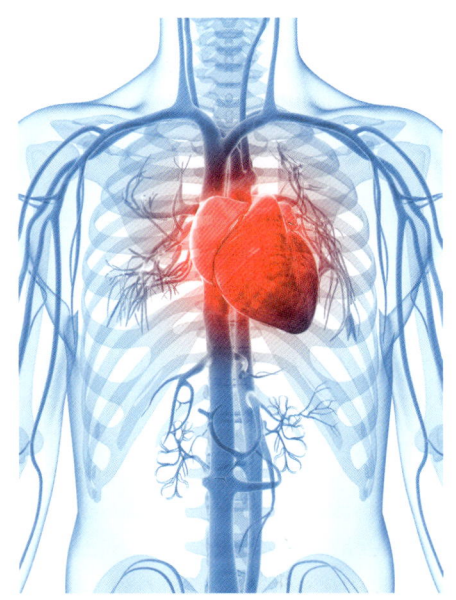

Was das Herz-Kreislauf-System betrifft, ist Fitness nicht mit Gesundheit gleichzusetzen. Wenn du ein hartes Intervalltraining durchstehst, ist das eine tolle Sache. Das heißt aber nicht automatisch, dass auch deine Arterien top in Schuss sind oder du im Alltag eine bunte Auswahl grundlegender Bewegungsmuster nutzt.

– zurückzuführen auf ein Übermaß an sitzenden Tätigkeiten und mangelnde Vielfalt beim Training.

»Selbst bei Elite-Ausdauersportlern können in bestimmten Körperbereichen Arterienschäden vorliegen, wenn die Betreffenden zu lange in einer festen Position verharren, indem sie beispielsweise jeden Tag mehrere Stunden lang im Sitzen verbringen«, warnt Katy. »Den Ausdauersportlern muss bewusst werden: Die Konzentration auf eine einzelne Aktivität im Training fördert nicht die Nährstoffversorgung sämtlicher Körpergewebe. Nehmen wir beispielsweise an, dass ich auf ein Bewegungsmuster spezialisiert bin, mit dem ich immer wieder den Blutfluss in ein und denselben fest umrissenen Zielbereich in den Extremitäten anrege. Dann kann ich durch diesen Mangel an Abwechslung potenziell meiner allgemeinen Gesundheit schaden. Es besteht die Gefahr, dass ich damit das Herz überlaste und gesundheitliche Probleme heraufbeschwöre. [Mehr dazu in den Kommentaren O'Keefes und Attias in Kapitel 2.] Ganz gleich, wie durchtrainiert jemand äußerlich aussieht: Wer so eingleisig fährt, ist ein körperlich stark eingeschränkter Mensch, darauf getrimmt, das Herz und bestimmte Muskelgruppen von Zeit zu Zeit zu Höchstleistungen zu treiben. Eine solche enge und extreme Übungsauswahl schadet sogar oft der Gesundheit der Zellen und des Herz-Kreislauf-Systems mehr, als dass sie nützt. Auf Zellebene betrachtet bin ich als hoch spezialisierte Ausdauersportlerin eigentlich nur eine Couchpotato mit diversen infolge des Bewegungsmangels verhärteten und unförmigen Zellstrukturen.«

Katy führt den Gedanken noch weiter aus: »Wir sollten uns außerdem bewusst machen, dass durch den modernen Alltag, der größtenteils im Sitzen stattfindet, die repetitive Belastung des Ausdauertrainings ein zusätzliches Risiko darstellt. Der Körper ist – vom Sitzen abgesehen – nicht mehr daran gewöhnt, eine Bewegung oder Position längere Zeit durchzuhalten! Wenn ich dann zwei Stunden laufe oder fünf Stunden Rad fahre, ist das eine größere Belastung für den Körper, als wenn ich vorher den ganzen Tag lang aktiv gewesen wäre und mich auf unterschiedlichste Art bewegt hätte.« Indem wir uns jeden Tag mehr bewegen, werden wir widerstandskräftiger und können die körperli-

> *»Ein fittes Herz-Kreislauf-System ist nicht unbedingt auch ein gesundes Herz-Kreislauf-System. Das zu eng gefasste Ausdauertraining schützt nicht vor arteriellen Funktionsstörungen, die auf ein Übermaß sitzender Tätigkeiten zurückgehen.«*
> KATY BOWMAN

chen Belastungen während des eigentlichen Ausdauertrainings besser wegstecken. Dafür reicht es beispielsweise schon, jeden Tag etwas spazieren zu gehen.

Dr. Maffetone stößt praktisch ins gleiche Horn. Er erklärt, wie unterschiedliche aerobe Muskelfasern und Enzyme auf unterschiedlichen Intensitätsstufen aktiviert werden – vom Schritttempo bis hoch zur maximalen aeroben Herzfrequenz. Außerdem hebt er hervor, dass die Aktivierung der aeroben Energieproduktionssysteme auf der niedrigsten Intensitätsstufe die Fettverbrennung und den Bluttransport auf allen Intensitätsstufen verbessern kann. Nur leider umgehen die meisten Ausdauersportler die Energieproduktion auf der niedrigsten Intensitätsstufe beim Training. Die für diese niedrige Trainingsintensität zuständigen aeroben Muskelfasern und Enzyme könnten einen großen Beitrag zur Leistung in den höheren Belastungszonen leisten – wären sie nicht so schlecht ausgebildet. Die meisten Sportler bewegen sich im Alltag nicht oft genug im Schritttempo fort. Dazu wird vor dem Training typischerweise nur ein unzureichendes Aufwärmtraining absolviert und nach der Einheit meist kein richtiges Cooldown durchgeführt. Allgemein wird zu selten mit einer Herzfrequenz im Regenerationsbereich trainiert (sprich: unterhalb von 65 Prozent der maximalen Herzfrequenz). Wer

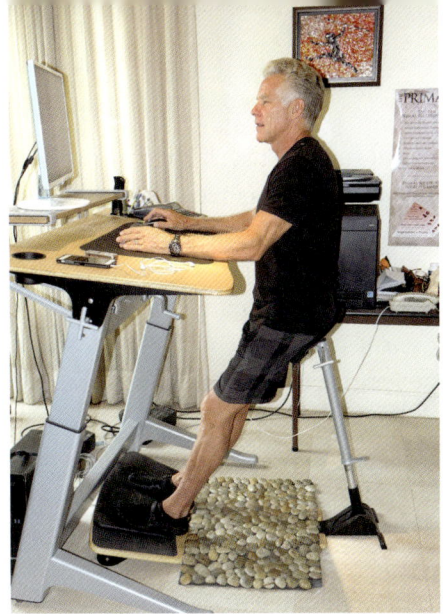

es hingegen schafft, im Alltag häufiger im Schritttempo zu laufen, verbessert damit die Leistungsfähigkeit auf allen Intensitätsstufen. Wie wir schon weiter oben erfahren haben, bewegt sich der Sportler ja selbst bei einem einstündigen Rennen bei Maximalbelastung zu 98 Prozent im aeroben Bereich.

An dieser Stelle möchten wir auch noch einmal eine Lanze für das Krafttraining brechen. Dazu rufen wir dir noch einmal Dr. Kelly Starretts Kommentar in Kapitel 5 ins Gedächtnis.

Starrett beschrieb das Krafttraining als eine Möglichkeit, rundum in Form zu kommen und Schwachpunkte aufzudecken, die beim Ausdauertraining die Technik beeinträchtigen können. Aufgrund des allgemeinen Bewegungsmangels ist es sinnvoll, alle Kräfte zu bündeln und beim Krafttraining die Muskeln großen Lasten auszusetzen, um nachher beim Ausdauertraining voll vom Kraftaufbau zu profitieren. Zur Optimierung der Ausdauer und der aeroben Leistungsfähigkeit stehen uns mehrere Hilfsmittel zur Verfügung: Wir können uns im Alltag häufiger und abwechslungsreicher bewegen, ein Krafttraining nach dem Primal-Prinzip durchführen und mehr Zeit mit Aktivitäten auf den untersten Intensitätsstufen verbringen (mithilfe von Spaziergängen oder extrem lockerem Training). All das sind probate Mittel zur Steigerung der Spitzenleistung!

Es bringt nichts, sich den Tatsachen zu verschließen und diese Maßnahmen als unwichtig beiseitezuwischen: Wer hart trainiert, dabei aber immer die Scheuklappen aufbehält, ist kein Vollblutsportler, sondern eben zu 50 Prozent Couchpotato. Dass das nicht gut für die Leistung sein kann, sollte jedem einleuchten. Starrett zufolge ist das Krafttrai-

Mark liebt sein Focal Desk, an dem er sich entweder auf eine Kieselstein-Matte stellen oder gemütlich auf einen Hocker mit einem fahrradähnlichen Sattel setzen kann.

ning wie ein Geschenk für Ausdauersportler, das bei geringem Aufwand eine große Wirkung verspricht. Und jetzt kannst du auch noch Spaziergänge und ganz allgemein mehr Bewegung im Alltag mit auf die Wunschliste setzen! Hier sind ein paar Tipps dazu, wie du den Alltag durch vielfältige Bewegungen bereichern kannst:

Flexibler Arbeitsplatz: Vielleicht bist du schon mit dem Prinzip des Steh-Sitz-Arbeitsplatzes vertraut. An solchen Schreibtischen kannst du den Bildschirm und die Tastatur nach oben und unten fahren. Das erlaubt es dir, auch im Stehen zu arbeiten. Diese Schreibtische machen richtig Laune. Sie helfen dir, die Muskulatur wieder mehr zu fordern und den Kalorienverbrauch anzukurbeln. Allerdings sind auch diese Arbeitsplätze kein Wundermittel. Um es mit den Worten Katy Bowmans auszudrücken: »Den ganzen

Tag zu stehen ist auch nicht viel besser, als den ganzen Tag zu sitzen. Der einzige Unterschied ist, dass du am Ende des Tages noch schlapper bist, noch steifere Gelenke hast und dir alles nur noch mehr wehtut!« Katy rät stattdessen zur weit sinnvolleren Strategie, die Position mehrmals am Tag zu variieren.

Richte dir also ruhig einen Steh-Arbeitsplatz für Tastatur und Monitor ein – aber so, dass du auch ganz leicht wieder vom Stehen ins Sitzen wechseln kannst. Die schicken höhenverstellbaren Arbeitsplätze von Focal Upright Furniture und VariDesk eignen sich hierfür hervorragend. Du kannst dir aber auch für kleines Geld selbst etwas Ähnliches bauen. Du brauchst dafür nur ein paar stabil aufeinandergestapelte Kisten, auf denen du Monitor und Tastatur platzieren kannst. Wenn du eine Zeit lang im Stehen gearbeitet hast, stellst du die Geräte ganz einfach zurück auf den Schreibtisch und setzt dich wieder hin.

Brad am niedrigen Schreibtisch mit einem Bosu-Ball.

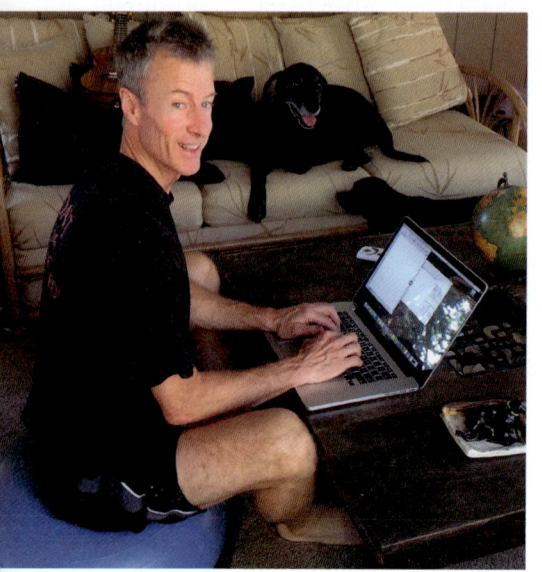

Versuche, so viele unterschiedliche Positionen wie möglich zu verwenden.

Du kannst dich beispielsweise auch auf den Boden setzen, mit einem niedrigen Couchtisch als Stellfläche für die Geräte und einem Kissen oder Bosu-Ball als Sitzunterlage. Detailliertere Anleitungen für eine flexible Arbeitsumgebung liefert das digitale Multimedia-Programm *Don't Just Sit There* (nur auf Englisch verfügbar) – ein gemeinsames Projekt von Mark und Katy Bowman, verfügbar unter PrimalBlueprint.com.

Nutze jede Möglichkeit, deine Position zu verlassen und dich zu bewegen. Das kann ein Telefongespräch, ein Treffen mit einem Arbeitskollegen im Hof oder ein Botengang über die Treppe sein. Sicher bringen viele Arbeitsumgebungen ganz individuelle Gepflogenheiten und Einschränkungen mit sich. Aber wenn du jetzt nichts änderst, dann änderst du nie etwas. Jeder vernünftige Chef oder Personalmanager wird dich unterstützen, wenn du vorhast, die Ergonomie und Flexibilität deines Arbeitsumfeldes zu verbessern.

Aktive Auszeiten: Nimm deine aktuellen Gewohnheiten unter die Lupe und finde heraus, in welchen Zeitfenstern dir Bewegung und Abwechslung fehlen. Die erste und einfachste Maßnahme, um Abhilfe zu schaffen: aktive Auszeiten, in denen du aufstehst, um dich zu bewegen. Du kannst spazieren gehen oder dich auf eine beliebige andere Art bewegen. Schwing zum Beispiel ein paar Mal den Golfschläger, reiß einen Satz Liegestütze, Klimmzüge oder Kniebeugen herunter, absolvier einen Yoga-Sonnengruß, oder lauf bei dir im Bürogebäude viermal die Treppe rauf und runter.

Während der Arbeit solltest du nach jeweils 20 Minuten höchster Konzentration immer eine Pause machen, um dich durchzubewegen und den Gehirnzellen die Chance zu geben, wieder neue Energie zu schöpfen. Die Hirnforschung bestätigt, dass der Mensch einfach nicht dazu in der Lage ist, eine intensive Konzentrationsphase von mehr als 20 Minuten Dauer aufrechtzuerhalten. Wenn du dir nicht oft genug gezielt Pausen gönnst, wirst du es irgendwann unbewusst machen – indem du beispielsweise gedankenverloren einen YouTube-Videolink anklickst oder in einen Live-Chat einsteigst, anstatt deine Aufgabe zu Ende zu bringen. Im Idealfall solltest du während der Auszeiten an die frische Luft und ins Freie kommen, um dort Sonne und elektrisch geladene Luftpartikel (sogenannte *negative Ionen*) zu tanken. Das ist der perfekte Ausgleich für die viele Zeit, die du in der stickigen und energielosen Büroluft verbringst, in der es von positiven Ionen nur so wimmelt, dir die Energie abzapfen.

Bei fleißiger Kopfarbeit solltest du alle zwei bis drei Stunden eine längere Pause von 15 bis 20 Minuten Dauer einplanen, bei der du den Arbeitsplatz verlässt, dich körperlich forderst und vielleicht sogar einige spezielle Übungen absolvierst, als Gegengewicht für die Zeit, während der du in ein und derselben Position verharrst. Geh nach draußen und mach ein paar Schritte. Lass dabei den Blick schweifen und richte die Aufmerksamkeit auf einzelne Objekte in der Ferne. Damit kompensierst du das ständige Anstarren des Bildschirms vor dir am Schreibtisch.

Lass die Arme kreisen und mach ein paar kleine Ausfallschritte, um die Muskulatur wieder anzusprechen, die am Schreibtisch die ganze Zeit über eine feste und unnatürliche Position eingenommen hat.

Du hast am Ende eines geschäftigen und stressigen Tages das Gefühl, dir deinen Abend vor dem Fernseher verdient zu haben? Dann solltest du zumindest häufig die Positionen wechseln, während du vor der Mattscheibe sitzt. Verbring etwas Zeit auf dem Boden, mach Dehnübungen im Stand, setz dich auf der Couch aufrecht hin und lehn dich dann wieder zurück in eine bequeme Sitzposition.

Spaziergänge: Im Interesse deiner Gesundheit und deiner allgemeinen Fitness solltest du dein Laufpensum erhöhen. Wir sprechen hier aber nicht vom Trainingspensum! Stell das Auto beispielsweise am hintersten Ende des Parkplatzes ab, statt dir immer einen Platz zu suchen, der möglichst nahe am Eingang liegt. Vergiss alle Aufzüge, Rolltreppen und Rollsteige und bewältige deine Strecken wenn möglich zu Fuß. Erledige auch kleine Botengänge zur Post, zur Bank oder zum Bauernmarkt zu Fuß oder nimm das Fahrrad. (Es ist unglaublich, wie viele Lebensmittel in einen großen Korb passen, den du dir auf den Gepäckträger schnallst).

Wenn du einen Hund hast, ist das ein guter Grund, dem Tier jeden Tag (am besten sogar zweimal täglich) einen guten und gesunden Spaziergang zu gönnen. Und zwar unabhängig davon, was das Wetter macht oder wie viel du gerade zu tun hast. Wenn es dir schwerfällt, kleine Veränderungen mit in den Alltag einfließen zu lassen, indem du beispielsweise mehr läufst, kannst du dir auch vornehmen, jeden Morgen nach dem Aufstehen eine Runde zu laufen – noch, bevor du den Kaffee aufsetzt, unter die Dusche springst oder aufs Smartphone schaust. Ein

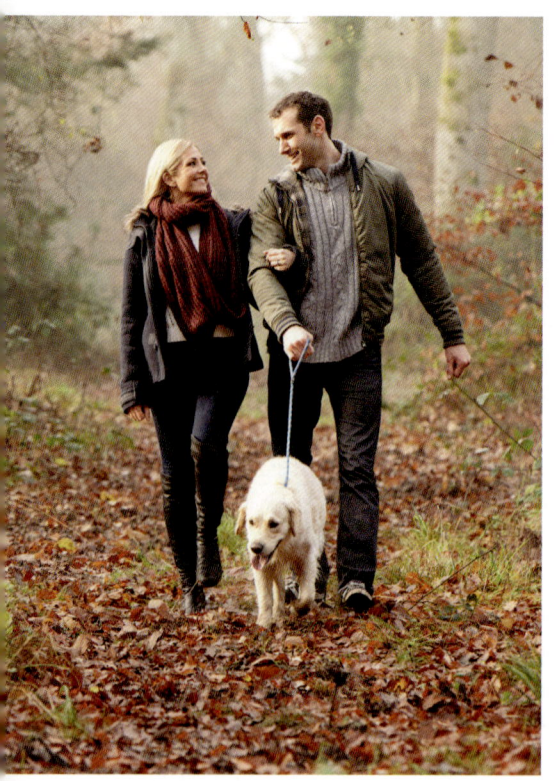

»Das Leben ist wie Fahrrad fahren: Um die Balance zu halten, musst du in Bewegung bleiben.«
ALBERT EINSTEIN

Angriff zu nehmen, die deine Konzentration und Motivation fordern.

Vielleicht hast du ja auch ein so bequemes berufliches und privates Umfeld, dass du selbst Gelegenheiten schaffen musst, zum Laufen nach draußen zu kommen. So ist es theoretisch möglich, jede Art von Gespräch am Telefon oder unter vier Augen beim Spazierengehen zu führen. Wenn du also ohnehin schon aufgesprungen bist, weil das Handy geklingelt hat, kannst du den Schwung auch gleich mitnehmen und zum Telefonieren nach draußen gehen. Mit vielen kleinen Veränderungen bewirkst du in der Summe eine große Wirkung. Wenn du es schaffst, jeden Tag nur drei Minuten mehr zu laufen, kommen dabei über ein Jahr gesehen 18 Stunden zusammen!

fünfminütiger Spaziergang reicht bereits, um in Schwung zu kommen und all die Ziele in

SCHON GEWUSST?

Das Laufen steigert die mentale Leistungsfähigkeit, indem es das Gehirn mit Sauerstoff versorgt und dir nach ausgedehnten kognitiven Höchstleistungen die Möglichkeit gibt, dich zu erfrischen und neue Energie zu tanken.

FLEXIBILITÄTSÜBUNGEN

Stretching, Massagen mit der Schaumstoffrolle, Übungen zur Vor- oder Nachsorge von Verletzungen, Yoga, Pilates ... Es gibt viele angesagte Trainingsformen, für die die meisten Ausdauersportler »einfach keine Zeit haben«. Doch genau diese kleinen Zusatzeinheiten können darüber entscheiden, ob du Top-Leistung abrufst und gesundheitlich voll auf der Höhe bist oder mit Verletzungen, Überlastungserscheinungen und Funktionsstörungen zu kämpfen hast.

Für diese Praktiken musst du zwar in der Tat etwas zusätzliche Zeit aufbringen, um den Körper nach individuellem Bedarf durchzubewegen und zu dehnen. Die zusätzliche Zeit kannst du aber direkt von deinen aktuellen Trainingsstunden abziehen. Keine Angst: Mit der neuen Einteilung der Trainingsstunden wirst du auf Dauer sogar schneller statt langsamer. Wie Dr. Starrett in Kapitel 5 schon ausführlich erklärt hat, musst du immer darauf achten, technisch sauber zu trainieren und bei Ermüdung sichere biomechanische Bewegungsmuster abzurufen. Wenn ein zu hartes Training chronische Verspannungen und/oder ein muskuläres Ungleichgewicht nach sich zieht, musst du körperlich für Ausgleich sorgen. Andernfalls leiden darunter die Effektivität der Technik und die Leistung so stark, dass du mit demselben Kraftaufwand sogar langsamer wirst.

Yoga, Pilates und andere Übungsformen, die auf Flexibilität, Balance und Dehnung abzielen, schaffen hier Abhilfe. Diese Praktiken kompensieren die extrem repetitiven und eingeschränkten Bewegungsmuster des herkömmlichen Ausdauertrainings. Jeder Läufer weiß, wie gut Beweglichkeits- und Flexibilitätstraining als Gegenpol zu den mechanischen Belastungen des Laufsports für den Körper ist. Doch auch bei mechanisch wenig belastenden Disziplinen wie Schwimmen, Radfahren oder Rudern besteht für den Sportler ein hohes Risiko, muskuläre Dysbalancen und Verletzungen zu entwickeln.

In einer guten Yoga- oder Pilates-Stunde beanspruchst du nicht nur die großen Muskelgruppen. Du beziehst dabei auch die kleine Halte- und Stützmuskulatur mit ein, die in der Regel bei den ausladenden Bewegungen beim Radfahren, Schwimmen oder Laufen zu kurz kommt. Indem du deine Balance, Flexibilität und allgemeine Körperkraft steigerst, wirst du nicht nur fitter und widerstandsfähiger gegen die körperlichen Herausforderungen des Alltags. Diese Strategie hilft dir auch, technisch sauber weiterzutrainieren, wenn die großen Muskelgruppen während anspruchsvoller Workouts ermüden. Das gezielte Flexibilitätstraining wirkt sich positiv auf die Propriozeption aus. Das hat wiederum den Effekt, dass dir unterwegs technische Fehler schneller auffallen und du dementsprechend früher korrigierend eingreifen kannst. Darüber hinaus helfen dir die feinen Bewegungsabläufe auf der Matte, muskuläre Dysbalancen (beispielsweise im Bein) oder Probleme mit der Balance aufzudecken (weil du beispielsweise schon zu zittern beginnst, wenn du einfach nur eine Zeit lang auf einem Bein balancieren musst).

Auch die Konzentration auf die Atmung, das Mitzählen und die präzisen Bewegungen einer Yoga- oder Pilates-Einheit bringen dich weiter. Du verbesserst dadurch deine Fähigkeit, bei anspruchsvollen Ausdauerleistungen

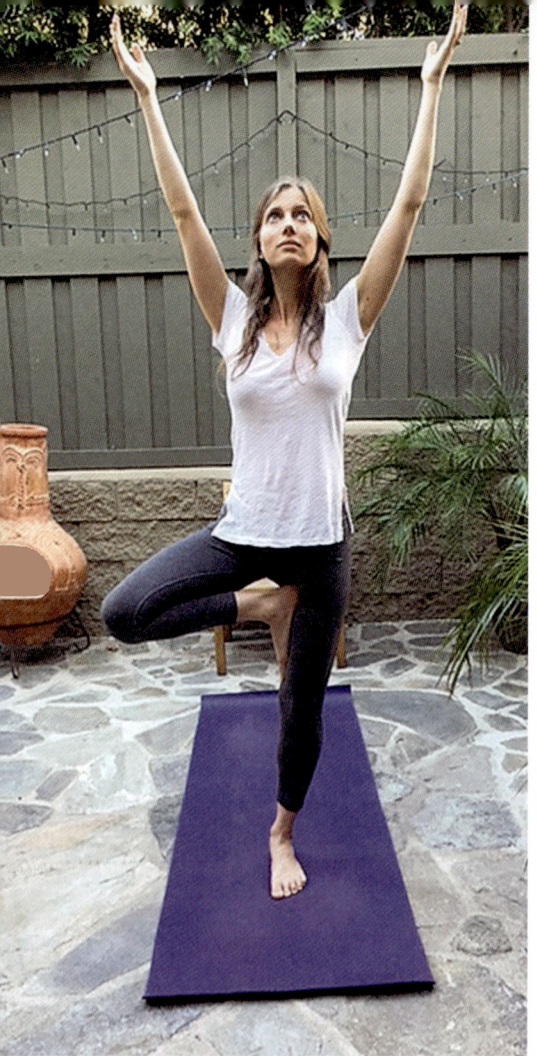

Lauren Lobley aus Malibu (Kalifornien), ihres Zeichens Gesundheits-Coach, Primal-Köchin und Autorin, zeigt beim Yoga ihre große Beweglichkeit. Lauren ist ein allgemein ruhiger und ausgeglichener Mensch.

zur ständigen Kompression und Kontraktion des Körpers beim Ausdauertraining bilden. Mit dieser Form der Körperarbeit sorgst du für einen größeren Bewegungsradius, geschmeidigere Muskeln und gleichzeitig mehr Ausdauer. Das befähigt dich dazu, immer mit optimaler Technik zu arbeiten und während deiner Workouts die maximale Leistung zu bringen. Das gilt besonders für die Core-Muskulatur, die in allen Sportarten für eine saubere Technik unverzichtbar ist, beim regulären Ausdauertraining aber nicht wirklich zum Zuge kommt. Durch Yoga oder Pilates steigerst du die Power in der Halte- und Stützmuskulatur um ein Vielfaches. Das wird sich innerhalb kürzester Zeit auch positiv auf deine Technik auswirken und dir helfen, weitverbreiteten Verletzungen am unteren Rücken oder an der Oberschenkelrückseite aus dem Weg zu gehen, die auf eine schwach ausgeprägte Core-Muskulatur zurückzuführen sind.

Neben den körperlichen Vorzügen haben Yoga und ähnliche Übungsformen einen beruhigenden yin-artigen Effekt. Genau das richtige Gegenstück zu den extremen yang-artigen Vollgas-Einheiten im Ausdauertraining. Wir erinnern hier noch einmal an Dr. Starretts Beschreibung aus Kapitel 5, wo er von Sportlern berichtet, die nachts mit den Zähnen knirschen und es aufgrund der übertriebenen Stimulation des sympathischen Nervensystems durch das harte Training oft nicht schaffen, ihr autonomes Nervensystem zur Ruhe zu bringen. Es ist wichtig, dass selbst das körperlich anspruchsvolle Training am Ende in körperliche und mentale Ruhe und Entspannung mündet. Ehrlich gesagt denke ich, dass es vielen Sportlern schwerfällt, diesen Status ohne ein perfekt fokussiertes und angeleitetes Flexibilitätstraining

trotz schwindender Kräfte die Konzentration hoch zu halten, während du gleichzeitig ganz entspannt bleibst und deine Emotionen im Griff behältst.

Fachleuten, die sowohl mit dem Yoga und Pilates als auch mit dem Ausdauersport vertraut sind, gehen davon aus, dass die beiden Praktiken ein willkommenes Gegengewicht

zu erreichen. Viele lassen sich nach einem harten Trainingstag einfach nur auf die Couch plumpsen und glauben, sie würden sich dabei wirklich entspannen. Praktiken wie Yoga wirken aber komplett anders als etwa ein Filmabend auf der Couch.

Wenn du skeptisch bist, solltest du einfach einmal an einem Unterricht teilnehmen und darauf achten, wie die entspannenden Haltungen und Atemtechniken auf dich wirken. Du wirst dich am Ende wie neugeboren fühlen. Diesen Trainingseffekt erreichst du, indem du die Organe und Gewebe des gesamten Körpers mit neuem Sauerstoff versorgst. Dabei steigerst du die Atemkapazität, wobei du die Gelenke und das Bindegewebe über den ganzen Bewegungsradius hinweg führst. Außerdem synchronisierst du in der Stunde spezifische Muskelgruppen durch sanfte Kontraktionen miteinander, während du andere Muskelgruppen dehnst, um dadurch in spezielle komplexe Bewegungen und Haltungen hineinzukommen.

Dadurch förderst du im ganzen Körper das Muskelgleichgewicht und die Effektivität deiner Bewegungen.

Stellen wir dem einmal das Ausdauertraining gegenüber. Katy Bowman zufolge arbeitest du in diesen hoch spezialisierten Trainingseinheiten darauf hin, den Körper, das Herz und bestimmte Muskelgruppen von Zeit zu Zeit zu spezifischen Höchstleistungen zu treiben – sehr zum Leidwesen deiner Zellen und deines Herz-Kreislauf-Systems. Du musst dich jetzt nicht gleich dazu genötigt sehen, reflexartig den Ausdauersport zu verteidigen. Uns ist bewusst, wie viel Freude und Zufriedenheit es bringt, seiner großen sportlichen Passion zu folgen. Wir sprechen uns hier einfach nur für etwas mehr Balance bei der Gestaltung des Alltags und des Trainingsprogramms aus, wodurch du dich nicht nur sportlich weiterentwickeln wirst. Du wirst auch in puncto Gesundheit und Stressausgleich davon profitieren.

SPIELE

Das Ausdauertraining ist zweifellos ein effektiver Ausgleich zum langen Sitzen. Du verbringst dabei meist wertvolle Zeit in der Natur, während das Streben nach neuen sportlichen Zielen eine tief gehende Zufriedenheit mit sich bringt. Allerdings haben diese Trainingseinheiten nicht wirklich etwas Spielerisches. Aufgrund der durchstrukturierten Programme und des dafür erforderlichen Körpereinsatzes gerätst du dabei ganz schnell in eine Art Trott. Der Sport ist dann irgendwann nur noch ein weiterer Punkt auf der endlosen To-do-Liste des Alltags, den du abhaken willst.

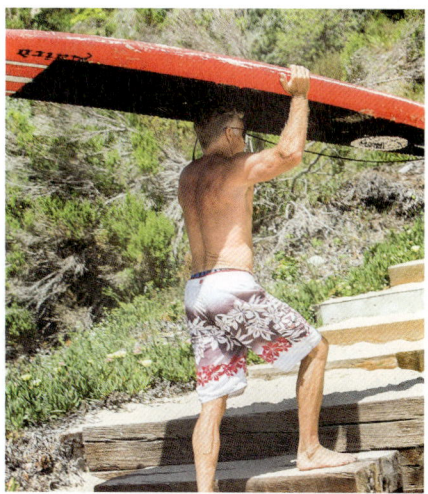

Einer der Gründe, warum das Stehpaddeln ein tolles Oberkörper-Workout ist ...

Entdecke deine kindliche Lust am Spielen und lang vergessene Fähigkeiten neu, indem du einfach nach draußen gehst, um dich spontan und unstrukturiert auszutoben. Das ist ein hervorragender Kontrast zu den ganzen Zwängen, Konventionen und Pflichten im Büro, wie sie unser hektisches modernes Leben prägen. Wenn du versuchst, öfter mal wieder einfach deinem natürlichen Spieltrieb freien Lauf zu lassen, wirst du zu mehr Zufriedenheit, Kreativität, Produktivität, Empfindsamkeit, Ausgeglichenheit und Leichtigkeit finden.

Du solltest das Kind in dir ernst nehmen. Das Spielen ist nämlich ein fester Bestandteil unseres genetischen Bauplans. Es geht auf unsere Evolutionsgeschichte zurück, in der wir ständig dem Druck der gnadenlosen natürlichen Selektion standhalten mussten. Aus anthropologischer und archäologischer Sicht ist unumstritten, dass das Spiel ein wesentliches Element im Alltag unserer urzeitlichen Vorfahren darstellte. Es war einerseits ein notwendiges Ventil, um besser mit den Gefahren und Widrigkeiten des damaligen Lebens zurechtzukommen. Das Spielen brachte daneben aber noch zahlrei-

che andere Pluspunkte mit sich. So trug es zum Gemeinschafts- und Sozialleben bei. Es setzte kreative Energien frei und stärkte die Fähigkeit zur Problemlösung. Und das hat sich bis heute nicht geändert!

Beim Spielen muss der Mensch Denkgebäude erschaffen, Dinge kritisch hinterfragen und kreative Lösungswege entdecken. Auf diesem fruchtbaren Boden können dann die Kreativität und Flexibilität ihre Blüten treiben – sowohl auf Verhaltensebene als auch auf intellektueller und emotionaler Ebene.

Es gilt als wissenschaftlich erwiesen, dass das Spielen die Produktivität am Arbeitsplatz steigert, die Stressbewältigung erleichtert und das Selbstwertgefühl, die Sozialkompetenz und die Kreativität stärkt.

Allgemein können wir spielerische Aktivitäten als unterhaltsame Möglichkeiten der Beschäftigung definieren, oft gepaart mit Spontaneität. Dabei wird der Fokus weg von formellen Strukturen und greifbaren Leistungsbewertungen gelenkt. Der Mensch bricht aus den fokussierten und rationalen Denkmustern aus, in denen er über einen Großteil des Tages gefangen ist. Beim Spielen befinden wir uns voll im Hier und Jetzt und genießen einfach nur das Erlebnis an sich. Wenn ich im Fitness-Studio auf der Maschine sitze und meine WDH zähle, dann ist das ein Workout. Eine komplett andere Art der Beschäftigung ist es, draußen im Park mit den Kindern oder mit dem Hund Fangen zu spielen.

Die moderne Gesellschaft presst uns leider so sehr in festgeschriebene, technologische und industrielle Abläufe hinein, dass praktisch keine Zeit mehr fürs Spielen bleibt. Je mehr Aufgaben und Pflichten wir uns auflasten, um unsere Brötchen zu verdienen oder

Die letzte Aufgabe beim PrimalCon Survivor-Teamspiel: das Grok-Puzzle!

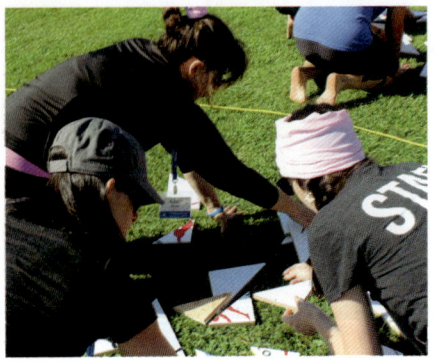

die Kinder großzuziehen, umso mehr entsteht der Eindruck, das Spielen sei nur etwas für Kinder. Die Realität ist aber: Spiele sind für alle da! Gerade für die Leute, die einen unglaublichen komplexen und rasanten Alltag aus Arbeit, Familie und häuslichen Pflichten zu bewältigen haben – ganz zu schweigen von den Anforderungen des Trainingsplans.

Der Psychiater Stuart Brown hat sich über seine ganze berufliche Laufbahn hinweg mit der Bedeutung des Spielens für Menschen aller Altersklassen beschäftigt. In seinem Buch *Play: How it Shapes the Brain, Opens the Imagination, and Invigorates the Soul* legt Brown Beweise dazu vor, dass das Spielen tatsächlich hilft, das Gehirn zu formen. Es entstehen dabei neue Verbindungen und Schaltkreise, während bestehende Verknüpfungen geordnet werden. Wir können dabei ungezwungen und risikofrei verschiedene Fähigkeiten und Szenarien durchspielen, die uns auf die Herausforderungen des echten Lebens vorbereiten. Die typische Neugierde und Spontaneität, die damit einhergehen, helfen uns beim Aufbau neuer neuronaler Schaltkreise sowie neuer und besserer Verknüpfungen und Verhaltensmuster.

Ohne Möglichkeiten zur spielerischen Betätigung können sich die verschiedensten Verhaltensauffälligkeiten einstellen, darunter ein Mangel an Neugierde, eine verminderte soziale Kompetenz sowie unkontrollierte Emotionsausbrüche. Unter dem Strich führt das zur Einschränkung der sozialen, emotionalen und kognitiven Intelligenz. Wir sind bereits auf einige greifbare Anzeichen frühzeitiger Alterungsprozesse eingegangen. Die Einengung des eigenen Horizonts gehört als wichtiger Aspekt dazu.

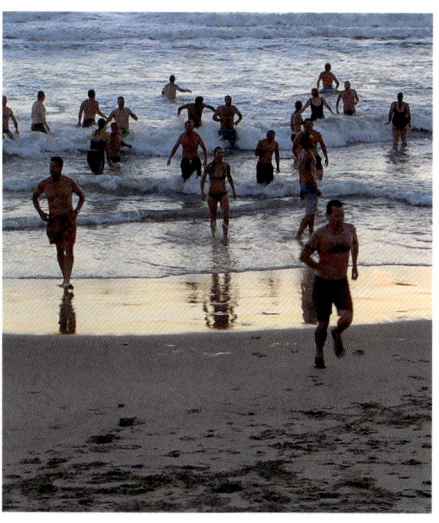

Die Primal-Fans kamen aus aller Herren Länder, um sich abends auf der PrimalCon in Oxnard (Kalifornien) in die Fluten des Ozeans zu stürzen und im Anschluss zum Whirlpool zu stürmen. Die Wassertemperatur zu diesem Zeitpunkt: gut 15 Grad. Danach ging es mit einem 60-Meter-Sprint den Strand hinauf nach oben zum Warmwasserbecken (normales Fassungsvermögen: 45 Personen; auf der PrimalCon: 90).

Das Spielen bietet dem modernen Menschen die Möglichkeit, geistig beweglich zu werden und zu bleiben. Diese wunderbare Eigenschaft hilft uns, die Klippen des extrem komplexen und technisch hoch anspruchsvollen modernen Alltags zu umschiffen. Anthropologen zufolge ist diese kognitive Flexibilität auch genau das, was dem Menschen vor etwa 60.000 Jahren geholfen hat, in der Evolution einen gewaltigen Sprung nach vorne zu machen.

Etwa zu dieser Zeit haben sich nämlich die Menschen kognitiv so weiterentwickelt, dass es einem wahren Quantensprung gleichkommt. Sie schafften es, die Existenzform als reine Jäger und Sammler hinter sich zu lassen, die moderne Zivilisation zu gründen und den Erdball in immer kultivierteren Gesellschaftsformen zu bevölkern.

Wenn wir uns immer nur auf das Ergebnis unserer täglichen Bemühungen konzentrieren, wie etwa die nächste Beförderung, den Platz auf dem Podest beim Rennen oder die Anerkennung unserer Leistung durch Dritte, sinkt dadurch recht schnell die Zufriedenheit und potenziell auch die Lebensdauer. Außerdem beeinträchtigt eine solche Einstellung potenziell auch die Fähigkeit, Wettkämpfe ruhig, gelassen und konzentriert durchzustehen. Die Wissenschaftler haben festgestellt, dass die Hundertjährigen in aller Welt alle eine Gemeinsamkeit haben: Sie sind dazu in der Lage, die Dinge zu nehmen, wie sie sind, ohne auf das Ergebnis zu schielen. Wir müssen lernen, Enttäuschungen und Verluste, vom misslungenen Rennen bis hin zum Tod geliebter Menschen wegzustecken, und Änderungen im Leben zu akzeptieren. Das ist eine wichtige Fähigkeit, um ein langes, zufriedenes und produktives Leben führen zu können. Das Spielen kann uns dabei helfen, diese hohe Kunst der Gelassenheit und geistigen Flexibilität zu erlernen.

Das Spiel ist ein unscharf umrissener Begriff, der viele Aktivitäten umfasst. Der heutige Alltag findet in einem begrenzten und vorhersehbaren Rahmen statt, der sich auf häusliche Aktivitäten beschränkt. Daher ist es sinnvoll, gegenläufige Beschäftigungsmöglichkeiten in den Vordergrund zu rücken, sprich: spontane, unstrukturierte körperliche Aktivitäten im Freien sowie Erlebnisse im Primal-Stil, die Adrenalinschübe mit sich bringen, wie wir sie heutzutage nur noch sel-

ten erleben. Es folgt eine Auswahl an Ideen, die dich dazu motivieren und inspirieren sollen, einfach nach draußen zu gehen und dich zu amüsieren.

Abenteuer im Primal-Stil: Das heutige Leben läuft in sehr geordneten Bahnen ab. Alle unsere Erlebnisse sind doppelt und dreifach abgesichert und geplant ... und oft leider auch todlangweilig. Auch wenn wir dich oben vor den gesundheitlichen Gefahren einer übertriebenen Stimulation der menschlichen Stressreaktion gewarnt haben: Wir sind von unserem genetischen Programm her fest darauf eingestellt, kurze und intensive Stress-Situationen durchzustehen, die eine gesunde Reaktion des für den Kampf-oder-Flucht-Modus verantwortlichen Hormonsystems hervorrufen. Das Prinzip erinnert etwas an den schusseligen Inspektor Clouseau aus der Filmreihe »Der rosarote Panther«, der seinen Assistenten dazu anleitete, ihn immer wieder mit Überraschungsangriffen herauszufordern, um allzeit bereit zu sein.

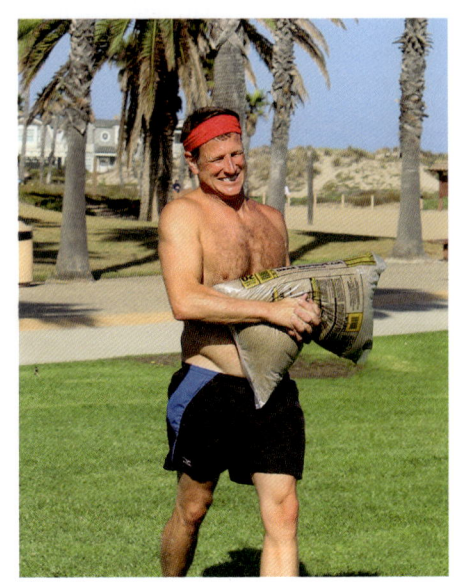

Aber Spaß beiseite: Wie sieht es bei dir aus? Wann hattest du deinen letzten richtigen Adrenalin-Kick infolge eines intensiven Erlebnisses? Es ist nun einmal so, dass der Mensch seit Millionen von Jahren immer wieder Gefahren gegenübersteht. Genauso wenig können wir verleugnen, dass die vorhersehbare und sterile moderne Gesellschaft uns zutiefst langweilt. Höchste Zeit also, dass wir in die Fußstapfen unserer wagemutigen und abenteuerlustigen Vorfahren treten.

Zeit für ein paar echte Abenteuer! Keine Sorge: Du brauchst dafür keine dummen, gefährlichen Aktionen, indem du etwa auf der Landstraße mit dem Motorrad mit 160 Sachen in die Kurve fährst. Es geht vielmehr um kalkulierte und gut kontrollierbare Risiken, die dir denselben Adrenalin-Kick gegeben, den auch ein lebensmüder Motorradfahrer oder ein Extremsportler erlebt.

Um den anregenden und viel zitierten Zustand des »Flow« zu erreichen, in dem du alles um dich herum vergisst, musst du dir eine Herausforderung aussuchen, die nur ein kleines Stück außerhalb deiner Komfortzone liegt. Also keine Aktion, die so ausgeflippt oder unvorsichtig ist, dass dich schon der Gedanke daran vor Angst lähmt; aber auch nichts, was dir ganz locker von der Hand geht und dir keinerlei Adrenalin-Kick beschert. Mark liebt zum Beispiel das Snowboarden, und er lotet seine Grenzen und Fähigkeiten gern immer wieder neu aus. Dabei versucht er beispielsweise, mit seinem Sohn Kyle mitzuhalten, der ein echter Draufgänger ist, oder unbekannte Abfahrten zu bewältigen, die mit einer doppelten schwarzen Raute gekennzeichnet sind. Er geht das kalkulierte Risiko ein, einen steilen Berg hinunterzurutschen. Dabei versucht er, das Risiko so gering wie

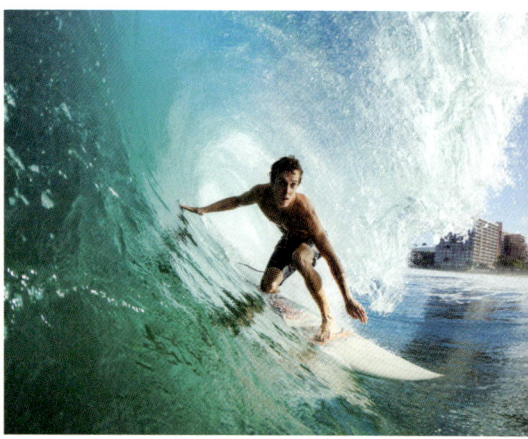

Beim Surfen gehst du eine direkte Verbindung zur Natur ein. Es ist eine Mischung aus Yin und Yang, aus der Stille des großen weiten Ozeans und den tosenden aggressiven Wellen vor dem Strand. Du verbringst dabei Zeit an der frischen Luft und bekommst währenddessen auch noch ein Killer-Workout für den Oberkörper geliefert. Alles in allem also keine so schlechte Art des freien Spiels!

möglich zu halten, indem er voll konzentriert bleibt und darauf achtet, nicht über seinen Fähigkeiten zu fahren.

Der Löwenanteil der »tragischen Unfälle« (nicht nur im Extremsport, sondern auch in allen anderen Lebensbereichen) ist meist eher auf dumme Fehler zurückzuführen, und weniger auf gut kalkuliertes Risiko. Beispiele für solche dummen Aktionen wären etwa das SMS-Schreiben beim Autofahren oder das Reinigen der Dachrinne auf einer wackligen Leiter während eines Sturms. Die Dummheit besteht meist darin, eine Aktion mit unkalkulierbarem Risiko in Angriff zu nehmen. Es ist verständlich, dass die Menschen die Big-Wave-Surfer, Extrem-Skifahrer und Extrem-Bergsteiger dieser Welt bewundern.

Allerdings sollte das niemanden dazu verleiten, die eigenen Fähigkeiten zu überschätzen oder den gesunden Menschenverstand abzuschalten, nur um ein populäres YouTube-Video drehen oder mit einem riskanten Stunt prahlen zu können.

Trotzdem müssen wir natürlich einräumen: Ganz gleich, wie vernünftig und vorsichtig du auch bist – solche Primal-Abenteuer bringen natürlich immer ein gewisses Maß an körperlichen Risiken mit sich. Die Schwerkraft, Missgeschicke und menschliches Versagen spielen immer eine Rolle. Diese Risiken und Gefahren hast du allerdings auch im Alltag, wenn du gedanklich abschaltest, weil du einfach gelangweilt, rastlos oder mental unterfordert bist. (Wir denken hier vor allem an Unfälle im Straßenverkehr infolge Smartphone-Gebrauch).

Wenn du in den Flow kommst und deine Grenzen erkundest, nimmt hingegen die Konzentrationsfähigkeit grundsätzlich zu. Du wirst dir der Risiken und Gefahren erst so richtig bewusst und erreichst einen Zustand der erhöhten Aufmerksamkeit und des gestärkten Körpergefühls. Also: Was klingt für dich interessant, ein bisschen furchteinflößend, aber definitiv machbar? Was ist eher dein Ding? Skydiving, Sporttauchen oder Bungee-Jumping? Wie wäre es mit einem Kletter- oder Surfkurs oder einer Rafting-Tour? Oder hast du eher Lust, zum ersten Mal seit Jahren wieder das alte Boogie Board oder die alten Skier auszupacken? Was es auch ist: Pack es an!

Freizeitparks: Dein Hormonsystem kennt keinen Unterschied zwischen wirklich lebensbedrohlichen Situationen und dem Adrenalin-Kick im Freizeitpark. Sicher sind die langen Schlangen und Stände mit Zuckerwatten keine so coole Bühne wie eine schwarze Abfahrt in den Alpen, über die du mit dem Mountainbike den Berg hinunterbretterst oder das Südpolarmeer, durch das die Teilnehmer der legendären Nonstop-Regatta Vendée Globe segeln. Aber auch die Wasserrutschen, Achterbahnen, Seilrutschen und immer ausgeklügelteren und atemberaubenderen Fahrgeschäfte im nächsten Freizeitpark sind eine gute Art, dem Alltag zu entfliehen. Schlag der Schwerkraft ein Schnippchen und lass dich schreiend durch die Luft wirbeln.

Neue Grenzen: Vergessen wir für einen Moment die ganz großen Expeditionen und Abenteuer, um uns den Möglichkeiten zuzuwenden, an denen wir jeden Tag sehenden Auges vorbeilaufen. Wie wär's, wenn du einfach einmal deinen Klappstuhl verlässt und eine Runde mit deinem Sohn oder deiner Tochter mitkickst? Oder zur Abwechslung beim Basketball-Hobbyteam im Verein mitmischst, statt im Schwimmbecken dein einstündiges Programm abzuspulen? Genauso

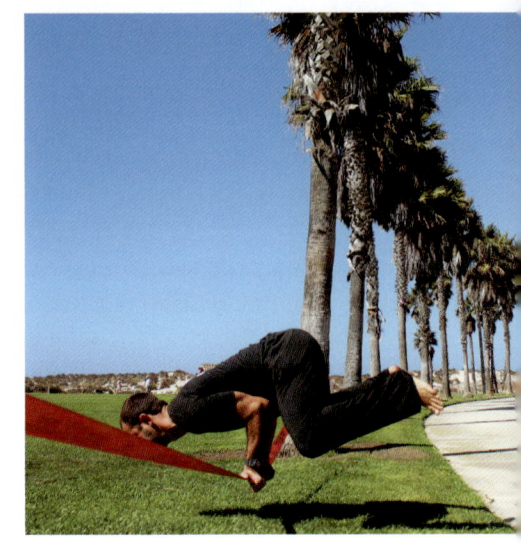

gut könntest du auch während der Tour mit deinem Fahrradteam einfach einmal versuchen, so lange wie möglich vorneweg zu fahren – auch, wenn du weißt, dass du irgendwann zusammenbrichst und vom Feld gnadenlos überrollt wirst. Such dir neue Herausforderungen und lebe für den Augenblick.

Das Kräftemessen widerspricht zwar ein wenig dem Grundgedanken der spontanen und unstrukturierten Beschäftigung. Wenn du aber einen Blick über den Tellerrand hinauswagst und dabei dein Kerngebiet verlässt, um neue Arten von Wettbewerben auszuprobieren, hat das auch wieder eine eindeutig

Keris Marsden, Verfasserin des Buchs Paleo – Die Steinzeitdiät: Gesund abnehmen und natürlich leben, *gemeinsam im Pappkarton-Boot mit Devyn Sisson, Autorin von* Kitchen Intuition *auf der PrimalCon New York 2014. Die beiden rudern gerade mit ihrem innovativen kubischen Wasserfahrzeug der Konkurrenz davon. Das Ziel ist nicht mehr weit, und als Prämie winkt eine große Portion dunkle Schokolade.*

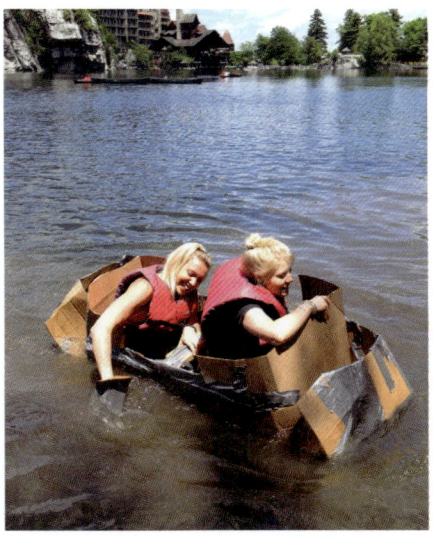

spielerische Komponente, mit der du definitiv den Horizont erweitern kannst. So kannst du es als Läufer beispielsweise einmal mit einem Triathlon über die Kurzdistanz probieren oder als Triathlet einen Geländelauf testen. Der Enthusiasmus und die Aufregung an der Startlinie werden sich ganz anders anfühlen als der Druck beim Startschuss in deiner Kerndisziplin.

Aktivitäten in der Gruppe: Das Spielen mit Freunden und Familienmitgliedern stärkt die sozialen Bindungen der Teilnehmer in einer lustigen, unbekümmerten und feinfühligen Atmosphäre. Auf unseren gesundheits- und fitnessorientierten PrimalCon-Retreats war es uns immer wichtig, das Programm mit den formellen Vorträgen der Fachleute durch ungewöhnliche spielerische Herausforderungen aufzulockern. Die lustigen Beschäftigungen zwischendurch sind für viele Teilnehmer sogar die Highlights der ganzen Veranstaltung: vom Bad im kalten Ozean mit anschließendem Sprint zum Whirlpool über den Sprung vom viereinhalb Meter hohen Granitblock in den Bergsee bis hin zur PrimalCon Survivor Team Challenge (eine Mischung aus Schnitzeljagd, Denksportaufgaben und Teamarbeit) und zu Marks persönlichem Lieblingsspiel (Ultimate Frisbee). Auch zu Hause kannst du einfach selbst ein Spiel organisieren und dazu deine besten Freunde einladen!

Sprung ins kalte Wasser: Der Sprung von einem erhöhten Punkt ins Wasser hat einfach etwas. Ich kann mir kaum eine natürlichere und ursprünglichere Aktion vorstellen. Such dir einen Fluss, einen See oder ein Meer mit Felsvorsprüngen und einem geeigneten Absprungpunkt. Falls du nichts Passendes fin-

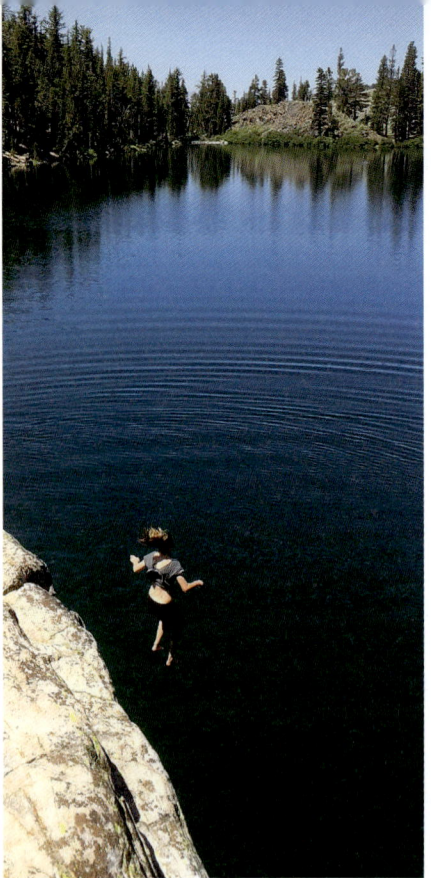

Diese junge Dame überraschte alle umstehenden Beobachter an den Mammoth Lakes in Kalifornien, indem sie einfach auf den hohen Felsen kletterte und ohne zu zögern absprang.

oder sonstigen unsichtbaren Hindernisse unter der Wasseroberfläche lauern.

Bei einer Höhe bis zu drei Metern kannst du wenig falsch machen. Alles, was darüber hinausgeht, erfordert eine saubere Sprungtechnik, um Verletzungen vorzubeugen. Selbst, wenn du beispielsweise beim Eintauchen einfach nur die Arme ausstreckst, kannst du dir bei Sprüngen aus doppelter Zimmerhöhe oder mehr die Rotatorenmanschette reißen. Außerdem ist es von Vorteil, wenn du Vibrams oder Turnschuhe anhast, um die Fußsohlen zu schonen.

Mini-Abenteuerrennen: Wähl drei oder mehr Arten der Fortbewegung, bei denen du mit reiner Körperkraft auskommst, und leg eine entsprechende Strecke von A nach B fest. Du könntest beispielsweise mit dem Rad zum See fahren, hinüber zum gegenüberliegenden Ufer schwimmen, um den halben See herum zurück zum Rad laufen und dann wieder nach Hause fahren. Natürlich kannst du auch ein Skateboard, Rollerblades oder im Winter Schneeschuhe, Langlaufskier oder Schlittschuhe mit einbauen. Du wohnst in der Stadt? Dann ist die folgende Tour vielleicht etwas für dich: Spazier ein paar Blöcke bis zum nächsten hohen Gebäude, lauf die Treppe hinauf und wieder hinunter, geh weiter bis zum nächsten Wolkenkratzer und wiederhol den Ablauf.

Natürliche Herausforderungen: Bergsteigen, Felsklettern, Wassersport (Schwimmen, Surfen, Stehpaddeln, Wasserskifahren, Wakeboarden, Wakesurfen) und Wintersportarten (Abfahrtski, Skilanglauf, Schlittschuhlaufen, Schneeschuhwandern): Bei all diesen Aktivitäten musst du deine körperlichen Fähigkei-

dest, kannst du auch auf den Sprungturm im nächstgelegenen Schwimmbad gehen. Lass dabei aber Vorsicht und Umsicht walten. Zunächst einmal gilt: Wenn vor dir noch kein anderer von der Stelle abgesprungen ist, solltest du es nicht als Erster versuchen! Zweitens ist es sinnvoll, immer mit den Füßen voraus zu springen, wenn du dich nicht gerade vom Brett eines Sprungbeckens ins Wasser plumpsen lässt. Falls das Wasser nicht richtig klar ist, musst du zunächst einen Tauchgang starten und den Bereich genau untersuchen, in dem du landen willst. Stell sicher, dass das Wasser dort tief genug ist und keine Felsen

ten auf die natürlichen Gegebenheiten abstimmen. Du musst mit dem arbeiten, was die Natur dir bietet. Du hast noch nie das Stehpaddeln oder Wakesurfen (eine Art Wasserskifahren auf dem Wakeboard) probiert? Dann hast du wirklich etwas verpasst!

Bei der Fortbewegung in einer von Natur aus ungleichmäßigen Umgebung wie dem Wasser hast du gar keine andere Wahl, als den analytischen Teil des Gehirns abzuschalten und dich dem natürlichen Rhythmus anzupassen.

Workout im Dunkeln: Du kennst die Strecken bei dir in der Gegend so in- und auswendig, dass du deine Läufe, Rad- oder Skilanglauftouren im Schlaf absolvieren könntest? Oder zumindest, während du gleichzeitig Musik oder ein Audiobuch hörst? Dann haben wir einen Vorschlag für dich: Verleg deine Workouts doch einmal auf den späten Abend, wenn es bereits dunkel ist. Es gibt heutzutage sehr gute und leistungsfähige Stirnlampen, mit denen sich selbst ein technisch anspruchsvoller Mountainbike-Trail sicher bewältigen lässt. Trotz der hochmodernen Beleuchtung spricht der Sport im Dunkeln die Sinne auf völlig neue Art an. Mach dich auf schwitzige Hände und Herzklopfen gefasst, während du in die unbekannte Welt der Dunkelheit eintauchst und den Nervenkitzel genießt. Ein solches Erlebnis eignet sich besonders gut für eine ganze Gruppe oder das Training zu zweit.

Auf solchen nächtlichen Touren wirst du zu noch mehr Konzentration und innerer Ruhe finden, wodurch die anfänglichen Ängste mit der Zeit verblassen. Nach einer Weile wirst du merken, dass dein ureigener Instinkt und deine geschärften Sinne die Kontrolle übernehmen. Du wirst feststellen, dass dich dein Körper ganz natürlich durch die Dunkelheit über die steinige Strecke trägt. Dazu wirst du jedes noch so kleine Geräusch hören und lokalisieren können. Während weitere lange verschüttete Urinstinkte an die Oberfläche treten, wirst du enorm an Mut und Selbstvertrauen gewinnen. Und zwar mehr, als mit jedem Quartals-Verkaufsrekord oder Sieg beim Squash-Turnier.

Slacklining: Ein anderes Bewegungsspiel, das Mark sehr gefällt. Er steigt manchmal mehrmals am Tag im Garten aufs Seil, um den Kopf bei der Arbeit wieder freizubekommen (weil beispielsweise sein anspruchsvoller Koautor wieder einmal seine Nerven strapaziert): das sogenannte Slacken. Es handelt sich dabei um ein einfaches Balancespiel auf

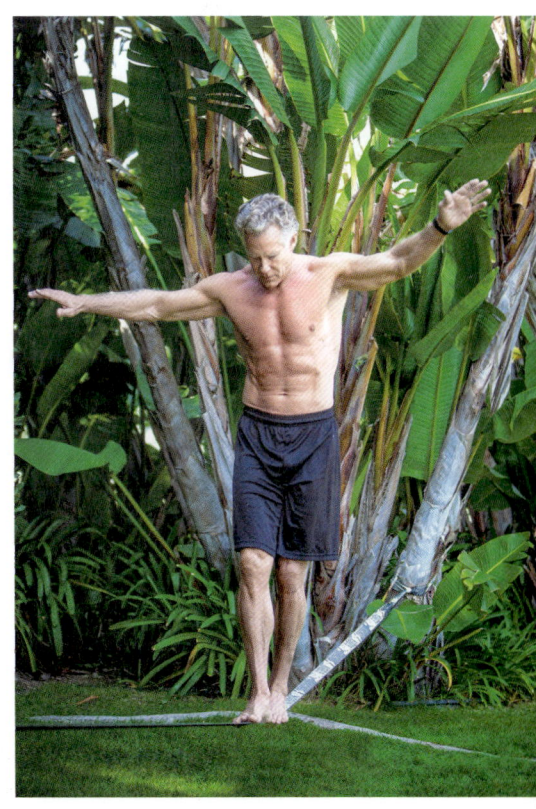

einem Schlauchband mit großem Symbol-
charakter. Das etwa zweieinhalb Zentimeter
breite und flache Band besteht aus Nylon.
Es wird an zwei Verankerungspunkten wie
etwa Bäumen, starken Pfosten oder Pfählen
befestigt. Das Band ist dabei noch so flexibel,
dass es unter dem Gewicht des Slackliners
nachgibt und sich dehnt. Das Ganze sieht
eigentlich ganz einfach aus.

Doch bereits aufs Band aufzusteigen und
sich zu halten ist eine enorme Herausforderung. Die dynamische Spannung im Band kann
dazu führen, dass du bei der kleinsten Verlage-
rung deines Schwerpunktes abgeworfen wirst.

Das Slacken hat wirklich Suchtpotenzial.
Wer es zu locker angeht, hat schon verloren,
bevor er überhaupt den zweiten Fuß aufs
Band gesetzt hat. Aber auch eine zu große
Körperspannung ist kontraproduktiv, weil
sie dazu führt, dass es dir die Beine unkont-
rolliert nach links und rechts zieht. Um auf
dem Band auf und ab spazieren zu können,
ist es wieder einmal wichtig, den perfekten
Ausgleich zwischen An- und Entspannung zu
finden (worin auch der erwähnte Symbolcha-
rakter liegt). Wenn du es schaffst, fühlt sich
das einfach toll an. Ein echtes Flow-Gefühl.
Gib auf YouTube ruhig einmal den Suchbe-
griff »Slackline World Cup« ein, um die erstaunlichen Leistungen der Slacker anzusehen, die das Gerät als Trampolin benutzen,
um in der Luft Kunststücke auszuführen und
im Anschluss geschmeidig wieder auf dem
schmalen Band zu landen.

Speedgolf: Speedgolf ist Brads Lieblings-
sport. Mit dieser Variante bekommt das
ergebnisorientierte und oft frustrierende
Spiel im Handumdrehen ein spielerisches
Element. Du versuchst dabei, die Bahn so

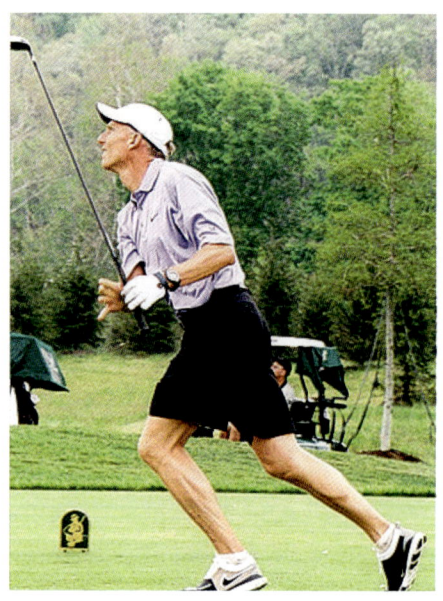

Der Speedgolf-Weltrekordhalter Christopher Smith beim Abschlag. (Such auf
YouTube nach »Speedgolf Christopher
Smith«, um eines der besten Speedgolf-Spiele
zu sehen, die jemals gefilmt wurden).

schnell wie möglich hinter dich zu bringen
und *gleichzeitig* auch noch den bestmöglichen
Wert zu erzielen. Du gelangst dadurch in einen intuitiven und an die Umwelt angepassten Bewegungsrhythmus, wie er typisch für
das bekannte Flow-Gefühl ist. Wer zu sehr
auf Punkte und erfolgreiche Schläge setzt,
läuft Gefahr, zu langsam zu spielen. Wer
es überstürzt, landet hingegen keine guten
Schläge. Es ist wichtig, bei der Annäherung
an den Ball bereits mental zu entspannen,
den anstehenden Schlag zu antizipieren und
dann durchzuziehen. Klingt eigentlich ganz
einfach, oder? Die Teilnehmer eines Speed-
golf-Turniers gehen mit fünf oder sechs
Schlägern ins Rennen, die sie die ganze Zeit
mit sich herumschleppen müssen (mit mehr

Schlägern wäre es nicht mehr möglich, flüssig zu laufen). Das absolut Überraschende: Sie erzielen bei den einstündigen Turbo-Durchläufen *mindestens genauso gute Ergebnisse* wie auf ihren normalen vier- bis fünfstündigen Runden mit einem kompletten Satz aus 14 Schlägern. Eine gute Lektion für viele andere Lebensbereiche, in denen wir die Sache zu analytisch angehen, wodurch wir uns selbst in unserer Fähigkeit beschneiden, ganz natürlich und intuitiv zu handeln.

Ultimate Frisbee: Wenn du es noch nicht probiert hast, ist dir bislang eines der wohl unterhaltsamsten Spiele überhaupt entgangen. Ultimate Frisbee ist etwas für jedermann. Hier können alle Altersklassen und Niveaustufen ohne Risiko zusammenspielen, mit minimaler Ausrüstung und Planung und bei variablen Gruppengrößen. Eigentlich heißt das Spiel einfach nur »Ultimate«, da »Frisbee« ja ein Markenname ist. Das Ganze sieht ein wenig so aus wie Fußball mit Wurfscheibe. Die Teams versuchen, Punkte zu erzielen, indem sie die gesamte Länge des Spielfelds durch gegenseitiges Zupassen der Scheibe überqueren und dabei die gegenüberliegende Linie überschreiten. Es handelt sich dabei um ein sehr

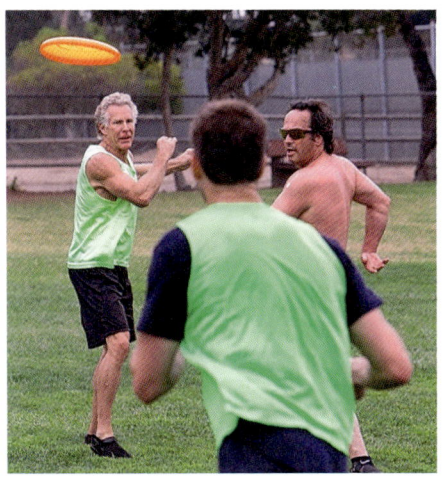

Du hast Lust, dich mit Mark am Wochenende zu einem Ultimate Frisbee-Match in Malibu zu treffen? Dann schau ruhig mal vorbei. Allerdings solltest du schon etwas draufhaben. Diese Jungs sind nämlich wirklich gut!

flüssiges und kreatives Spiel, bei dem der Spaß anders bei Kleinfeldspielen in anderen Disziplinen nicht durch ein Übermaß an komplexen Regeln, Auszeiten, potenziellen Niveau-Unterschieden und Verletzungsgefahren getrübt wird.

Zusammenfassung des Kapitels

- Schlaf ist Trumpf. Schalt die Bildschirme und Displays am Abend ab!
- Yoga, Pilates etc. sind der optimale Ausgleich zu den körperlich eingeschränkten Bewegungsabläufen in deiner Kerndisziplin.
- Bewegungen gleich welcher Art machen fit, kurbeln die Fettverbrennung an und beschleunigen die Regeneration.
- Das freie Spiel ist der ideale Ausgleich zum familiären, beruflichen und sportlichen Alltag!

Ergänzende Bewegungsformen und Gewohnheiten helfen, in Ausdauersportarten Top-Leistungen abzurufen und trotz eines anspruchsvollen Trainingsprogramms gesund zu bleiben.

Zu den in diesem Kapitel vorgestellten Möglichkeiten zählen der Schlaf, eine erhöhte allgemeine Bewegungsbereitschaft im Alltag, Flexibilitäts- und Bewegungsübungen sowie das freie Spiel.

Schlaf: In der modernen Gesellschaft hat der Schlafmangel mittlerweile epidemische Ausmaße angenommen. Besonders Ausdauersportler müssen auf eine bessere Schlafhygiene achten. Schlafdefizite können die Immunabwehr schwächen, die kognitive Leistungsfähigkeit senken, auf die Stimmung schlagen und das Energieniveau beeinträchtigen. Zudem kann der Schlafmangel den Fettstoffwechsel empfindlich stören und dadurch die Entwicklung hin zur optimalen Körperzusammensetzung stark behindern. Die wichtigste Regel für optimalen Schlaf: die **bestmögliche Einstimmung auf den natürlichen Biorhythmus,** wie er jeden Tag durch den Sonnenauf- und -untergang vorgegeben wird. Das heißt, dass du in den Sommermonaten abends länger wach bleibst, weil die Tage länger sind, in den Wintermonaten jedoch mehr schläfst. Diese Strategie unterstützt auch die optimale Genexpression. Du bekommst dadurch nämlich im Winter die Gelegenheit, dich nach den aktiveren Phasen des Jahres ausgiebig zu erholen.

Minimiere den Einfluss künstlicher Lichtquellen und digitaler Reize nach Einbruch der Dunkelheit. Schaffe stattdessen eine entspannte Atmosphäre, indem du liest, Zeit mit Freunden oder Verwandten verbringst oder etwas spazieren gehst. **Sorg für optimale Voraussetzungen. Das Schlafzimmer sollte dunkel, kühl und aufgeräumt sein. Halte außerdem konsequent deine Schlaf- und Wach-Zeiten ein.** Du brauchst wirklich absolute Dunkelheit. Selbst eine kleine Lichtmenge wie etwa das LED-Licht des Radioweckers oder ein Nachtlicht für die Steckdose kann die Melatoninausschüttung stören.

Falls es bei dir immer wieder zu Schlafmangel kommt, solltest du die Möglichkeit zum Mittagsschlaf nutzen. Wenn du all diese Ratschläge beherzigst, solltest du normalerweise nach einiger Zeit ganz automatisch frisch und energiegeladen aufwachen, sobald die Sonne aufgeht. **Wenn es dir morgens schwerfällt, aus den Federn zu kommen und du dich beim Aufstehen oft kraftlos fühlst,**

solltest du direkt nach dem Aufwachen Sonne tanken. Du treibst dadurch die Ausschüttung des Hormons Serotonin an, was sich positiv auf deine Stimmung auswirkt. Auch die Produktion des Stresshormons Kortisol wird dabei angekurbelt.

Mehr Bewegung im Alltag: Es gibt viele sportlich aktive Leute, die trotzdem die Symptome einer Couchpotato aufweisen. Mit anderen Worten: **Selbst passionierte Sportler sind nicht immun gegen die verschiedenen ernst zu nehmenden gesundheitlichen Konsequenzen eines überwiegend inaktiven Lebenswandels, bestehend aus Arbeitswegen, Büroarbeit und digitalen Medien in der Freizeit.** Wenn du über längere Zeit sitzt und unbeweglich bleibst, entstehen dabei muskuläre Schwachstellen und Dysbalancen. Die normale Funktion des Stoffwechsels und Hormonsystems wird dabei gestört, während die kognitive Leistungsfähigkeit nachlässt. Dazu steigt die Gefahr, dass du zu viel isst und die überschüssigen Kalorien als Fett einlagerst.

Nimm dir jeden Tag mehrere kurze Auszeiten, um dich durchzubewegen. Dadurch kannst du die negativen Auswirkungen des Bewegungsmangels hervorragend kompensieren. Nimm dir während intellektuell anspruchsvoller Arbeiten alle 20 Minuten eine Pause von fünf Minuten, um dich etwas zu bewegen.

Nachdem du mehrere Stunden lang konzentriert am Schreibtisch gearbeitet hast, sollten es sogar längere Pausen von 15 bis 20 Minuten sein, in denen du nach draußen an die frische Luft, in den Hof oder in die Sonne gehst.

Du solltest jede Gelegenheit nutzen, zu Fuß zu gehen, statt das Auto zu nehmen. So kannst du beispielsweise auf dem Parkplatz am Supermarkt etwas weiter vom Eingang entfernt parken, statt der Rolltreppe die Treppe nehmen oder Anrufe und persönliche Gespräche unterwegs führen. Die Bewegungsexpertin Katy Bowman warnt vor einem typischen Denkfehler im Ausdauersport: Beeindruckende Leistungen beim Workout sind kein Grund, sich im restlichen Alltag nicht trotzdem ausgiebig zu bewegen. Außerdem sollte dir bewusst sein: Ein fittes Herz-Kreislauf-System ist nicht deckungsgleich mit einem gesunden Herz-Kreislauf-System. Die Fitness gibt dir nur die Fähigkeit, in einem eng eingeschränkten Spezialgebiet extreme Spitzenleistungen zu vollbringen, beim gesunden Herz-Kreislauf-System werden hingegen sämtliche Zellen des Körpers effektiv mit Blut und Sauerstoff versorgt.

Ein flexibler Arbeitsplatz ist eine hervorragende Art, den täglichen Bewegungsumfang zu steigern. Versuche unterschiedliche Positionen einzunehmen, statt einfach nur vom Sitzen in den Stand und zurück zu wechseln.

Bewegungs- und Flexibilitätsübungen: Stretching, Massagen mit der Schaumstoffrolle, Übungen zur Prävention und Rehabilitation, Yoga und Pilates sind allesamt perfekte Ergänzungen zu dem sehr eingeschränkten Trainingsmuster eines Ausdauersportlers. **Yoga, Pilates und ähnliche Übungsformen helfen Dysbalancen und Schwachpunkte auszugleichen, die ein extremes repetitives Training nach sich ziehen kann.** Du baust dabei die Stützmuskulatur auf, während du die Balance und Propriozeption steigerst. Das erlaubt es dir, in harten Trainingseinheiten weiterhin technisch sauber zu arbeiten und die volle Leistung abzurufen, selbst wenn die großen Muskelgruppen ermüden. **Beim Yoga oder Pilates achtest du auf die Atmung, während du bei den Wiederholungen mitzählst und deinen Körper durch präzise Abläufe und Positionen bewegst. Dadurch steigt die Konzentrationsfähigkeit,** während du einen entspannten Zustand erreichst, in dem der Parasympathikus dominiert. Das ist ein willkommener Gegenpol zur ständigen Stimulation der Stresshormone im Ausdauertraining.

Spiele: Das Spielen ist ein grundlegender Baustein der Gesundheit und Stressbewältigung. Außerdem fördert es wie keine andere Aktivität die Fähigkeit, mentale Spitzenleistungen zu vollbringen. Leider haben Spiele heutzutage in unserem hektischen, festgefahrenen und durchgetakteten Alltag keinen großen Stellenwert mehr. **Das Spiel unterstützt die geistige Beweglichkeit.** Es bereitet das Gehirn auf Spitzenleistungen in unseren Kerndisziplinen vor und hilft Alterungsprozesse hinauszuschieben, indem es unsere Begeisterung und Neugierde entfacht.

Aufgrund des Bewegungsmangels und der Beschränkungen des normalen Tagesablaufs sind die besten Arten des Spiels spontane und unstrukturierte Aktivitäten im Freien. **Das gilt vor allem für Abenteuer im Primal-Stil, die eine kurze und gesunde Stressreaktion hervorrufen und so im oft langweiligen Alltagstrott für den nötigen Pep sorgen.** Setz bei der Auswahl deiner Herausforderungen den gesunden Menschenverstand ein. Die Gefahr sollte so kalkuliert sein, dass du das Erlebnis ganz ohne ein ungutes Gefühl und echte Ängste genießen kannst. Überwinde die Grenzen deiner Komfortzone, indem du dich an Abenteuer heranwagst, die dich schon immer gereizt haben: neue Wettkämpfe, neue Fertigkeiten und vor allem neue Herausforderungen, bei denen du dich auf die Natur einstellen musst. Besonders gut dafür geeignet sind beispielsweise der Wasser- oder der Wintersport.

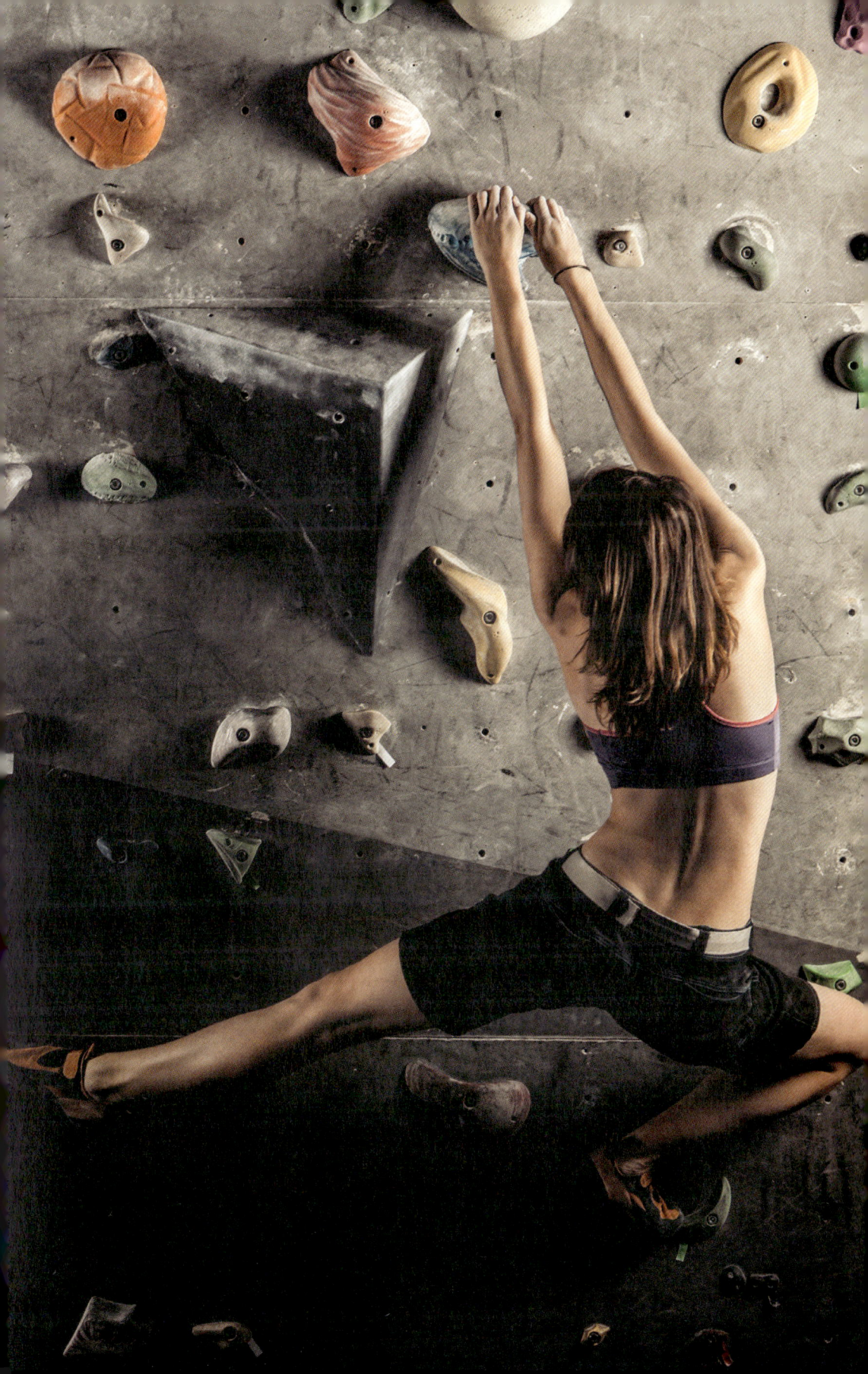

Kapitel Neun

TIPPS ZUR OPTIMALEN REGENERATION

Regenerationsmethoden von der einfachen

und logischen Änderung im Lebensstil bis hin

zum Hightech-Gerät

Es gibt die unterschiedlichsten Möglichkeiten, die Regeneration anzuschieben. So wirkt die Kältetherapie beispielsweise vor allem auf mentaler Ebene. Sie reguliert das Nervensystem und versetzt es zurück in einen ruhigen und entspannten Zustand. Daneben gibt es die Kompressionsbekleidung, die das Lymph- und Herz-Kreislauf-System bei der Beseitigung von Giftstoffen unterstützt und die Blut- sowie Sauerstoffversorgung ankurbelt. Auch die Flüssigkeitszufuhr zählt zu den Regenerationsmethoden. In einem gut hydrierten Organismus können die Reparaturprozesse nicht durch Flüssigkeitsmangel ausgebremst werden. Eine oft unterschätzte, aber doch wesentliche unterstützende Maßnahme zum Neuaufbau und zur Revitalisierung der Muskulatur ist die Bewegung. Des Weiteren hilft es, dem Körper gesunde Nährstoffe statt leerer Kalorien anzubieten. Zur vollständigen Regeneration ist es außerdem wichtig, sowohl Körper als auch Geist eine komplette Auszeit vom Sport zu gönnen. Ein weiteres Hilfsmittel ist die sogenannte Triggerpunkt-Massage, bei der bestimmte Körperbereiche bearbeitet werden, um andernorts Schmerzen aufzulösen und das Verletzungsrisiko zu reduzieren. Zu guter Letzt tragen natürlich auch gesunder Schlaf und eine entspannte prozess- statt zielorientierte Herangehensweise zur Erholung bei.

Eine innovative Art, den Grad der Regeneration zu messen, sich vor Überlastungen und Burnout-Symptomen zu schützen und die sportliche Entwicklung mitzuverfolgen, ist die Herzfrequenzvariabilität (kurz: HRV). Zur Bestimmung der HRV werden die Schwankungen von einem Herzschlag zum nächsten gemessen. Die Herzfrequenz im Ruhezustand wird schon lange als Goldstandard zur Beurteilung des allgemein Stress- und Regenerationsstatus eines Sportlers herangezogen. Die HRV ist sozusagen eine fortgeschrittene Art des Biofeedbacks. Die Werte liefern praktisch direkte Einblicke in den Funktionsstatus des autonomen Nervensystems. Du bekommst damit detaillierte Ergebnisse an die Hand, die akkurat Probleme wie Überreizung oder Überlastung abbilden.

Die optimale Regeneration nach dem Workout ist eine komplexe Angelegenheit, die eine Reihe sinnvoller Maßnahmen und Routinen voraussetzt. Die Basis bildet ein vernünftiges, periodisiertes und hauptsächlich auf den aeroben Bereich ausgerichtetes Trainingsprogramm, das einen guten Wechsel zwischen Be- und Entlastung bietet. Wer im Sport chronisch überlastet ist, sollte sich zunächst einmal den mangelhaften Workout-Aufbau vornehmen, bevor er sich Kompressionssocken kauft oder Stunden in der Kältekammer bucht. Wenn du ein vernünftiges Trainingsprogramm hast und auch sonst alle Grundlagen abgedeckt hast, kannst du unsere Tipps und Tricks testen, um dich nach dem Training noch schneller zu erholen. Hier eine kurze Übersicht der Maßnahmen, auf die wir unten genauer eingehen wollen: Kältetherapie, Kompression, Flüssigkeitszufuhr, Bewegung, Nährstoffzufuhr, komplette körperliche und mentale Auszeiten, Triggerpunkt-Massage und Schlaf (die wahrscheinlich wichtigste Komponente)!

Kältetherapie: Die Fachleute sind sich immer noch nicht einig, wie wirkungsvoll die Kältetherapie mit Eis, kaltem Wasser und kalter Luft wirklich ist. Konsens besteht dahingehend, dass es helfen kann, eine akute Verletzung mit Eis zu behandeln und in den ersten 24 bis 48 Stunden mit der Behandlung fortzufahren, um die Auswirkungen der Verletzung einzuschränken. Neben der akuten Verletzungstherapie wird Eis auch dazu genutzt, Entzündungen und Schmerzen in Schach zu halten. Allerdings werden auch immer mehr Stimmen laut, die auf die möglichen negativen Konsequenzen der Eistherapie hinweisen.

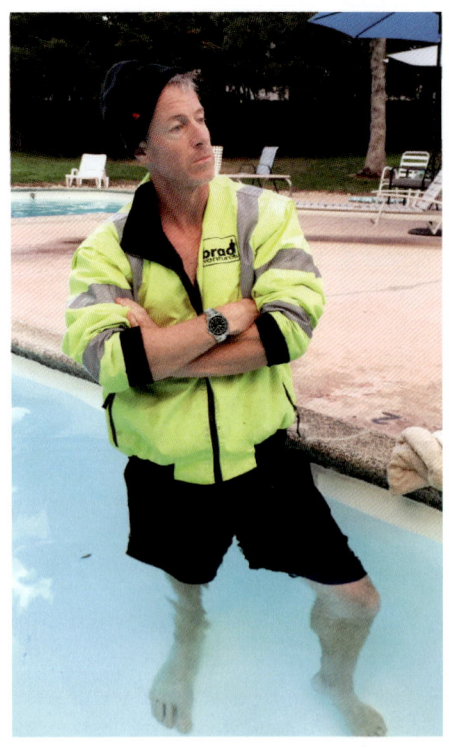

Im (milden kalifornischen) Winter steigt Brad nach hoch intensiven Workouts ins kalte Schwimmbecken (10 bis 13 Grad Wassertemperatur). Er taucht ein, schwimmt eine Bahn, trocknet sich ab, packt sich ein und spaziert dann fünf Minuten durch die Gegend. Auch wenn er sich anschließend noch ein paar Minuten in einer heißen Wanne aufwärmt, fröstelt er über die nächsten paar Stunden etwas – was möglicherweise seinen Fettstoffwechsel und die Regeneration antreibt.
Haare: Friseur Laurén in Beverly Hills (ca. 72 €) **Mütze mit Primal-Logo** *Primal-Blueprint.com (ca. 14 €)* **Jacke:** *Auburn City Public Works Dept (ca. 94 €)* **Shorts:** *Emporio Armani (ca. 117 €)* **Handtuch:** *Matouk Milagro (ca. 42 €)* **Uhr von der Landesmeisterschaft 1991:** *USA Triathlon (unbezahlbar)*

Laut dem neuen Denkansatz sind die akuten Entzündungsreaktionen auf die Verletzung und die Entzündungsprozesse nach dem Training sogar für die Reparatur und den Neuaufbau des Gewebes notwendig. Das Aufbringen von Eis behindert das Lymphsystem beim Abtransport von Giftstoffen aus dem verletzten Bereich. Dadurch wird die Regeneration potenziell hinausgezögert. Das stört letztendlich sogar die Anpassungs- und Aufbauprozesse, die sich eigentlich aus der Trainingsbelastung ergeben sollten. Dr. Starrett und andere Vordenker haben das altbekannte Prinzip (Pause, Eis, Kompression, Hochlagern) durch ein neues Verfahren ersetzt. Und das lautet: Hochlagern, Kompression und Bewegung. Das ist dieser Gruppe von Experten zufolge der beste Weg, verletztes oder überbelastetes Gewebe ausheilen zu lassen. Die Strategie unterstützt den Bluttransport zu den verletzten Arealen. Sie unterstützt das stark beanspruchte Gefäß- und Lymphsystem dabei, Giftstoffe zu beseitigen und einen schnellen Heilungsprozess einzuleiten.

Die Kältetherapie spielt immer noch eine Rolle bei der Regeneration – jedoch nicht mehr im herkömmlichen Sinne. Eis, kaltes Wasser und kalte Luft werden nicht mehr zur schnellen Regeneration und Eindämmung von Entzündungsreaktionen nach dem Workout eingesetzt. Schließlich sind die Entzündungen ein notwendiger Bestandteil des Regenerationsprozesses. Der moderne Ansatz geht davon aus, dass die Kälte nach dem Training vielmehr einen psychologischen Effekt hat und weniger auf Zellebene wirkt.

Nach einem anstrengenden Workout senken kalte Luft oder kaltes Wasser die während des Workouts erhöhte Kerntemperatur des Körpers. Dazu fördert die Kälte die Versorgung des Gewebes mit Sauerstoff. Sie hilft, das Hämoglobinvolumen und die Stoffwechselaktivität in der Muskulatur wieder aufs Normalniveau zurückzufahren und antioxidative Prozesse besser unter Kontrolle zu halten. Dazu stärkt die Kältetherapie die Immunabwehr über eine gesteigerte Aktivität der T-Helferzellen. Zu guter Letzt gibt sie dir noch einen gesunden Schub an Norepinephrin mit auf den Weg (ein Hormon mit einer nachhaltig schmerzstillenden Wirkung).

Wenn am Ende eines harten Workouts die Muskeln brennen und die Schaltkreise des zentralen Nervensystems »überhitzt« sind, sorgt die Kältetherapie etwa in Form kalten Wassers für Abkühlung. Sie beruhigt das zentrale Nervensystem und die Stoffwechselvorgänge in der Muskulatur, während sie dir hilft, die Körpertemperatur zu senken. So fühlst du dich in den Stunden nach einem toughen Training frisch und vital statt aufgedreht.

Die erfrischende Kälte hat einen weitreichenden psychologischen Effekt, was natürlich durchaus im Sinne der raschen Regeneration ist. Diese Wirkung haben ausgewählte Studien belegt. So berichten etwa Basketballspieler, dass sie sich mit einer Kältetherapie nach dem Training weniger müde fühlen und 24 Stunden nachher höher springen können. Bei Radfahrern wurden außerdem direkt nach der Behandlung im Kältebecken höhere HRV-Werte gemessen. Zudem legten die Sportler beim Sprint an aufeinanderfolgenden Trainingstagen eine größere Kraftausdauer an den Tag. Auch das Feedback aus dem Rugbysport ist positiv. Den Spielern zufolge leistet das Bad im Eisbecken dem Muskelkater Vorschub.

Allerdings solltest du dir dabei keine allzu großen Gedanken über irgendwelche Regeln und Richtlinien machen. Es reicht, ein paar Minuten in einen kalten Fluss, ein Eisbad oder (in den kälteren Monaten) ein Outdoor-Becken zu tauchen. Genauso gut eignen sich dafür natürlich die neuen High-tech-Kältekammern, die inzwischen gegen entsprechendes Entgelt gebucht werden können. Du kannst dir also aussuchen, auf welchem Weg du den erfrischenden mentalen Effekt für dich nutzen möchtest. Übertreib es aber nicht mit der Kälteanwendung. Das ist genauso kontraproduktiv wie etwa eine ganztägige Kältetherapie nach Verletzung. Das Wasser oder die Luft müssen außerdem auch nicht extrem kalt sein. Du willst schließlich kein empfindliches Gewebe verletzen. Ganz davon abgesehen, dass eiskalte Anwendungen extrem viel Kraft und Überwindung kosten. Experten zufolge liegt die ideale Wassertemperatur in einem Bereich von zehn bis 15 Grad. Die optimale Anwendungsdauer beträgt fünf bis zehn Minuten. Bei zehn Grad oder weniger ist von Kältetherapien von mehr als zehn Minuten Dauer abzuraten.

Manche Fachleute halten Ganzkörperanwendungen für die sinnvollste Maßnahme. Genauso ist es aber denkbar, etwa bei eiskaltem Wasser die Anwendung auf die Beine zu beschränken und nur am Schluss noch einmal komplett einzutauchen. Im kalifornischen Winter ist ein Schwimmbecken im Freien für die Kältetherapie gut geeignet. Auf das mitteleuropäische Klima übertragen kämen dafür wohl eher der Frühling und der Herbst infrage. Die Wassertemperatur sollte weit über dem Gefrierpunkt liegen, damit du dich eine Zeit lang locker durch das Außenbecken, den See oder den Fluss bewegen kannst und nicht nur einfach zusammengekauert dasitzt und zitterst.

Bei Schnee und Eis funktioniert auch eine kalte Dusche zu Hause ganz gut. Du würdest gern einen Schritt weiter gehen und dir ein richtiges kaltes Bad oder Fass einlassen? Dann solltest du auf jeden Fall auf die Zeit achten und insbesondere mit dem Gesicht, den Händen und Füßen nicht zu lang eintauchen. Steig wieder aus dem Wasser, bevor die Nase, die Ohren, die Finger oder die Zehen taub werden!

Kompression: Kompressionsbekleidung unterstützt das Lymph- und Herz-Kreislauf-System bei der Bereinigung von extrazellulären Abfallprodukten und überschüssiger Flüssigkeit – sozusagen Zell-Müll, der sich nach einem anstrengenden Workout in der müden Muskulatur sammelt. Die engen Socken, Bandagen, Hosen, Shorts und Shirts wirken dabei wie Pumpen. Sie zwingen die Blutgefäße dazu, offen zu bleiben. So gelangen mehr Blut und Sauerstoff in die Zielbereiche, was die Beseitigung von Abfallprodukten und überschüssiger Flüssigkeit erleichtert. Dieser Pumpeneffekt fällt noch stärker aus, wenn der betroffene Bereich hochgelagert (sprich: über Herzhöhe positioniert) wird. Auch bei gleichzeitiger Bewegung nimmt die Wirkung zu. Eine gute Regenerationsstrategie nach dem Workout wäre es also, ein paar Minuten lang in einem kalten Fluss zu baden, dann Kompressionssocken anzuziehen und zum Fernsehen die Füße hochzulegen. In den Stunden danach empfiehlt es sich immer wieder kurz aufzustehen und umherzulaufen, um nicht zu lange an einer Stelle zu verharren. Viele Spitzensportler behalten ihre Kompressionssocken über Nacht an. Vor allem unterwegs auf langen Flugreisen hilft diese Maßnahme, das Risiko von Ödemen (eines Flüssigkeitsstaus in den Extremitäten) zu senken.

Es gibt einige stichhaltige Beweise dafür, dass Kompressionsbekleidung wirkt. Darin ist die Rede von leistungssteigernden Effekten und geringeren Ermüdungserscheinungen beim Sprinten. Dazu soll die Maßnahme helfen, den Muskelkater in Schach zu halten, das Ausmaß an Muskelschäden (abzulesen am CK- oder Creatinkinase-Laborwert) einzudämmen und beim Radfahren die absolute Leistung sowie die Power an der anaeroben Schwelle zu steigern (sofern die Kompressionsbekleidung während der Fahrt getragen wird). Bei Läufern helfen Kompressionssocken Berichten zufolge, die Muskelvibrationen einzudämmen, die beim Auftreffen der Füße auf dem Boden entstehen. Diese Schutzfunktion soll ebenfalls dazu beitragen, dass der Muskelkater weniger heftig ausfällt.

Wie bei der Kältetherapie sind viele der Vorteile wahrscheinlich psychologischer Natur. Was aber für den Anwender unter dem Strich relativ egal ist. Interessant ist, dass Socken tatsächlich am besten wirken, weil sie an der am weitesten vom Herzen entfernten Stelle zum Einsatz kommen und dadurch den Pumpvorgang an der tiefsten Stelle unterstützen. Ob du nun aber Socken oder ein Trikot verwendest: Das Material sollte auf jeden Fall unten fester sein als oben. Die Spannung sollte also in Richtung Herz abnehmen, mit einem entsprechenden Druckabfall von 22 bis 32 mmHg.

Flüssigkeitszufuhr: Tanke sofort nach dem Workout Flüssigkeit, um die Regenerationsprozesse direkt einzuleiten. Wenn du nach der Einheit leicht dehydriert bist (was schnell passiert), ist dadurch die Regeneration so lange beeinträchtigt, bis der Körper wieder ausreichend Flüssigkeit zur Verfügung hat. Vielleicht hast du schon einmal von der sogenannten Wasservergiftung gehört, die den empfindlichen Natriumspiegel aus dem Gleichgewicht bringen und zur sogenannten Hyponatriämie führen kann. Deswegen solltest du auch nicht eimerweise Flüssigkeit in dich hineinschütten. Wenn du reines Wasser trinkst, solltest du eine oder zwei Prisen Meersalz hinzufügen. Du kannst dir aber auch überlegen, ein Elektrolytgetränk wie Kokoswasser zu verwenden. Die ganzen bunten Sportgetränke voller Chemikalien und Zuckerzusätzen kannst du dir hingegen sparen.

Bewegung: Wie wir weiter oben bereits gelernt haben, ist es allgemein sinnvoll, dem Körper im Alltag ein reichhaltiges Angebot an Bewegungsformen zu bieten. Auch für die Regeneration hat das Durchbewegen der Muskeln, Sehnen, Bänder und Gelenke einen großen Stellenwert. Gehen wir einmal davon aus, du hast bei einer Trainingseinheit richtig auf die Tube gedrückt. Danach hast du ein schnelles Alibi-Cool-down von fünf bis zehn Minuten Dauer eingelegt, um direkt im Anschluss wieder zurück ins Büro zu hetzen, wo du dann stundenlang vor dem Computerbildschirm sitzt. Wenn du so vorgehst, störst du damit empfindlich deine Regenerationsfähigkeit. Das wird dir spätestens dann auffallen, wenn du wieder aufstehst und sich alles steif und geschwollen anfühlt. Vielleicht merkst du es aber auch erst am nächsten Morgen so richtig. Du solltest versuchen, dich insbesondere in den Stunden nach dem Training des Öfteren immer ein paar Minuten am Stück zu bewegen. Du wirst merken, dass du mit dieser Strategie geschmeidiger, flexibler und energiegeladener bleibst. Morgens beim Aufstehen merkst du am deutlichsten, ob du dich genug bewegst oder im Training zu sehr forderst. Auch entzündliche Prozesse infolge schlechter Ernährung machen sich morgens besonders stark bemerkbar.

Dein Ziel sollte es sein, morgens mit einem relativ guten Gefühl aufzuwachen. Wenn du erst eine zehnminütige heiße Dusche oder zwei Tassen Kaffee brauchst, um deine müden Knochen und Gelenke in Schwung zu bringen, bist du auf der falschen Fährte. Halte dich an die Richtlinien in Kapitel 8, um dich im Alltag mehr zu bewegen. Dann wird es dir mit der Zeit immer leichter fallen, aus dem Bett zu kommen. Am Schluss wirst du dich flüssig mit geschmeidigen Bewegungen aus den Federn schwingen.

Du musst aktuell neben der Regeneration auch noch auf eine Verletzung Rücksicht nehmen? Dann achte darauf, deine Bewegungsübungen darauf abzustimmen, um nicht den gegenteiligen Effekt zu bewirken. Mit einem verstauchten Fuß musst du beispielsweise unter Umständen erst einmal Übungen mit kreisförmigen Bewegungen ausführen, im Anschluss eine Zeit lang über den gesamten Bewegungsradius hinweg an Trainingsbändern trainieren und in der letzten Phase noch etwas Krafttraining absolvieren. Hat sich die Verletzung am darauffolgenden Tag verschlechtert, gehst du dein Reha-Programm wahrscheinlich zu aggressiv an. Du musst dann die Intensität wieder um eine Stufe reduzieren, zurück zur vorherigen Reha-Phase. Dasselbe gilt auch für den Wiedereinstieg ins Training:

Die Stadt Provo in Utah um 1988. Vier Sportler entführen nach dem Wettkampf eine riesige Wassermelone vom Büffet, um nach dem Wettkampf bei drückender Hitze den Flüssigkeitshaushalt optimal auszugleichen. Vielleicht erkennst du auf dem Foto ja irgendwelche Legenden vergangener Tage …

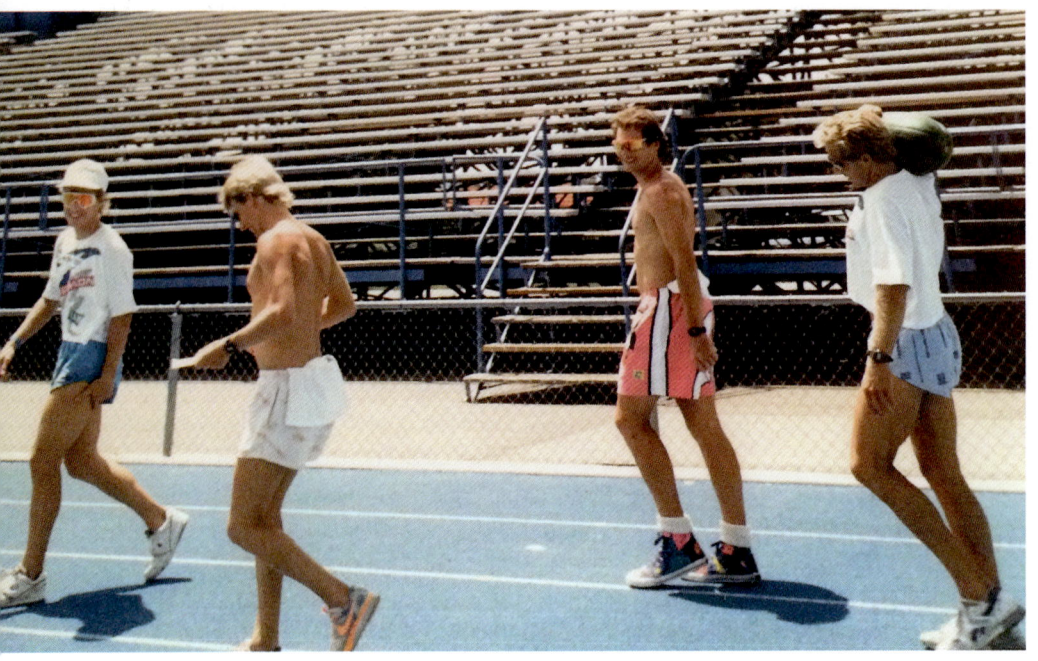

> Es ist wichtig, eine Auswahl an entspannenden, beruhigenden großen und kleinen Routinen mit in den Alltag und ins Trainingsprogramm sowie in die Trainingsvor- und -nachbereitung einzuflechten.

Hast du am nächsten Tag nach einem Workout das Gefühl, beim Heilungsprozess Rückschritte gemacht zu haben, musst du einen Gang zurückschalten.

Komplette körperliche und mentale Erholung: Ein Lippenbekenntnis, das jeder vielbeschäftigte, aktive, enthusiastische und energiegeladene Ausdauersportler nur zu gut kennt: »Bis zur nächsten Einheit versuche ich mich körperlich und mental vollständig zu erholen.« Damit beziehen wir uns aber nicht etwa auf die oben diskutierte optimale Schlafhygiene. Die »komplette körperliche und mentale Erholung« geschieht vielmehr tagsüber im Alltag. Es geht darum, in einem dicht gedrängten Terminkalender noch Zeit zum Ausspannen zu finden. Wir haben ja bereits mehrmals geschildert, wie wichtig die Balance zwischen Sympathikus (Stressreaktion) und Parasympathikus (Erholung und Verdauung) ist.

Nährstoffzufuhr: Die allgemeine Vorgabe besagt, innerhalb einer Stunde nach dem Training natürliche und nahrhafte Lebensmittel zu sich zu nehmen. Die vielleicht beste Mahlzeit zur Regeneration nach dem Workout ist immer noch der gute alte Salat. Wenn die Zeit knapp ist, tut es auch ein guter Smoothie mit Eiweißpulver und natürlichen Zutaten wie Obst und Gemüse. Lass die Finger von den künstlichen Riegeln, Gels und Snacks. Das ist genau das, was du als Sportler nach dem Training nicht brauchst. Da mögen die Zutaten im Riegel noch so gesund und »bio« klingen. Im Endeffekt sind solche Snacks doch nichts weiter als Zuckerbomben mit Bio-Reissirup, Bio-Zuckerrohrsaft, Bio-Malzsirup, Bio-Agavennektar oder ähnlichen Inhaltsstoffen. Sie locken dich wieder zurück in die KH-Abhängigkeit, aus der du dich so mühsam befreit hast (s. Kapitel 3).

Zeit, das Ganze in die Praxis umzusetzen, um einen Ausgleich zur Stressbelastung des Ausdauertrainings zu schaffen. Allgemein gibt es zwei Arten von Stress: Negativer Stress entsteht beispielsweise bei einem Streitgespräch oder im Stau, während ein anspruchsvolles Workout oder ein spannender neuer Auftrag im Geschäftsleben positiven Stress mit sich bringen. Es ist wichtig, diese beiden Stressformen mithilfe entspannender, beruhigender großer und kleiner Routinen im Alltag und im Trainingsprogramm ins Gleichgewicht zu bringen. (Wobei wir auch die Trainingsvor- und -nachbereitung nicht ausschließen wollen). Überleg dir beispielsweise Ansatzpunkte, um das Trainingsprogramm und die Organisation des Workouts flüssiger, zielgerichteter und gleichmäßiger zu gestalten, statt einfach nur den iPod ein-

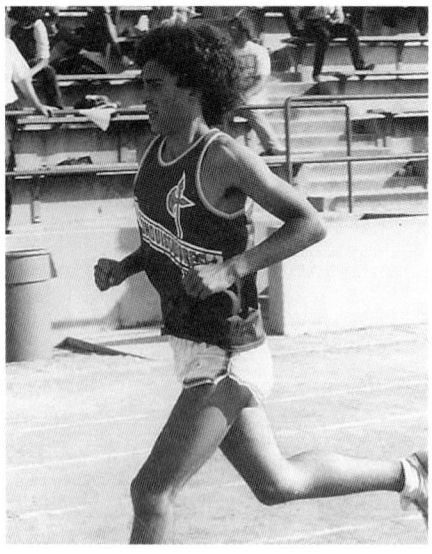

Der Highschool- Langstreckenmeister Steve Dietch (Rekordzeit über 10.000 Meter: 31 Minuten) drückte in den gemeinsamen Workouts so sehr auf die Tube, dass sich die Nachzügler in den unbekannten Vierteln von Los Angeles verliefen. Trotzdem gab er uns immer die Gelegenheit, uns zu Beginn und am Ende der Einheit im langsamen Schritt- oder Lauftempo aufs Training vorzubereiten beziehungsweise wieder zur Ruhe zu kommen. Dadurch dämpfte er die Stressbelastung der Einheit ab.

des Campus. Während des Workouts selbst gab er immer ein ziemlich hartes Tempo vor. Gegen Ende des Trainings fuhr Dietch allerdings etwa 400 Meter vor dem Ziel die Schlagzahl herunter. Die restliche Strecke absolvierte die Trainingsgruppe dann wieder im Schritttempo. Die paar Minuten, die wir vor und nach dem Hammertraining im Spaziergang plaudernd zurücklegten, dienten der Einstimmung auf die mentale Belastung des Workouts und dem Ausklang. (An dieser Stelle sei noch einmal erwähnt, dass selbst eine Einheit im moderaten Tempo für den Körper und den Geist eine deutliche Stressbelastung darstellt). Wir hatten dabei sozusagen die Gelegenheit, das System zur Vorbereitung langsam hoch- und am Ende wieder schrittweise herunterzufahren. Ein ganz anderer Ansatz also als beim klassischen Rookie-Training, wo aus dem Stand gleich die volle Power abgerufen und am Ende des Trainings noch ein Schluss-Spurt hingelegt wird. So ein abrupter Ein- und Ausstieg hat zur Folge, dass die extreme Trainingsbelastung nur noch zunimmt. Es ist allgemein keine gute Idee, ohne ein ausreichendes Warm-up in eine moderate bis anspruchsvolle Trainingsrunde einzusteigen.

Wie wäre es, wenn du nach der Tour durch den See oder den Wald die Fitnessuhr einfach ausschaltest und ein paar Minuten lang einfach nur die freie Natur genießt? Genauso gut könntest du dich ein paar Minuten lang etwas dynamisch dehnen und mit deinen Trainingspartnern plaudern, bevor du das Warm-up in Angriff nimmst. Die große Gemeinschaft von Profi-Triathleten, die in den 1980ern in San Diego zusammen trainierten, war berühmt-berüchtigt dafür, nach den mittäglichen Einheiten genauso lange im

zuschalten, die Musik voll aufzudrehen und dann einen Kickstart von null auf hundert hinzulegen wie an der Startlinie der Formel 1.

Brads Trainingspartner in der Highschool, Steven Dietch (die landesweite Nummer 3 unter den 10.000-Meter-Läufern auf Highschool-Niveau), leitete immer die Trainingsläufe der ganzen Gruppe an. Die ersten paar Minuten bestanden einfach nur darin, im Schritttempo zur Startlinie zu laufen – beispielsweise zu einem Ende

Whirlpool miteinander zu quatschen, wie sie vorher trainiert hatten!

Wenn du normalerweise mit einem Workout in den Tag startest, könntest du dir an anderen Tagen auch die Zeit nehmen, etwas länger auszuschlafen oder vor dem Aufstehen ein bisschen zu lesen. Oder du legst gleich morgens eine kurze Meditationseinheit ein, wo du dich auf die tiefe Zwerchfellatmung konzentrierst. Versuche dafür bis zehn zu zählen, die Atmung mit den Zählzeiten zu synchronisieren und alle anderen Überlegungen aus deinem Kopf zu verbannen. Falls sich störende Gedanken etwa zu ausstehenden Aufgaben oder Telefongesprächen einschleichen, fängst du mit dem Zählen einfach wieder von vorne an! Diese sinnvolle Achtsamkeitsübung ist schwieriger, als sie zunächst klingt.

Indem du zum Start in den Tag die eigenen Gedanken in den Griff bekommst, lernst du auch besser mit Stress umzugehen. Das genaue Gegenteil dieser Strategie wäre, gleich nach dem Aufwachen das Smartphone in die Hand zu nehmen, um Nachrichten oder Mails zu checken oder digitale Unterhaltungsmedien aufzurufen. Dabei schaltest du nämlich in den Kampf-oder-Flucht-Modus um. Statt achtsam und vorausplanend startest du damit gleich gestresst in den Tag. So, wie du mit dem Tag beginnst, geht er auch weiter: Wenn du bereits gestresst vor die Tür gehst, kommen im weiteren Tagesverlauf Schritt für Schritt immer mehr Stressfaktoren hinzu. Stellst du dich dem Alltag hingegen mit einer achtsamen Einstellung, wirst du auch danach weiter proaktive und beruhigende Verhaltensmuster und Rituale abrufen, um dadurch einen Ausgleich zwischen Sympathikus und Parasympathikus zu schaffen.

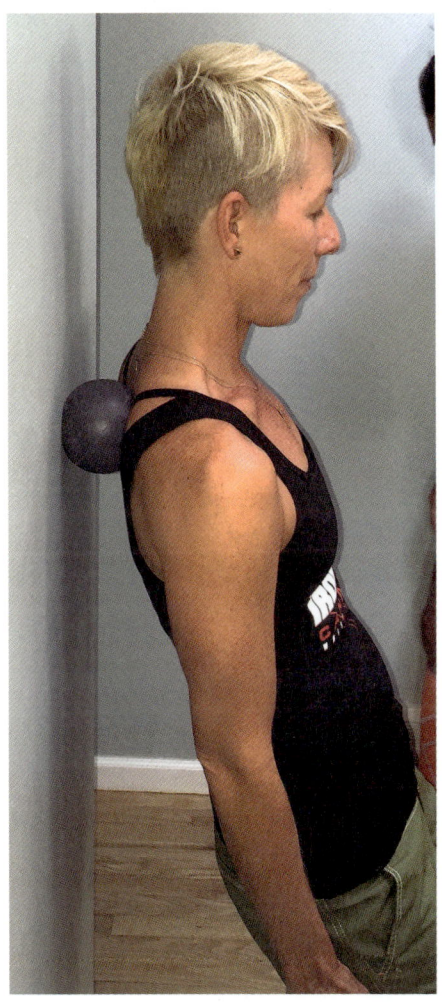

Die Trainerin Kimmie Smith vom Kinesis Movement Studio in Culver City (Kalifornien) zeigt hier eine ihrer innovativsten Übungen mit dem Massageball.

Neben konkreten Maßnahmen, wie etwa das Ende des Workouts im Schritttempo ausklingen zu lassen oder gezielte Atemübungen zu absolvieren, ist es wichtig, sich zwischendurch auch einmal eine komplette Auszeit zu gönnen. Kein Ausdauersportler verpasst gern ein Workout und keiner bleibt im Training oder Rennen gern hinter den Erwartungen zurück. Es scheint aber, dass viele Sportler die negativen Erfahrungen eines misslungenen Trainings oder Wettkampfs dadurch auszugleichen versuchen, dass sie sich selbst noch mehr unter Druck setzen, die Situation bis ins kleinste Detail analysieren oder in Panik geraten. Es ist zwar nicht zu leugnen, dass der leidenschaftliche Einsatz für den Sport und intensive Wettkämpfe das Leben bereichern. Trotzdem kann es helfen, sich in diesem Punkt Roger Bannisters Ratschlag vor Augen zu führen: »Das Wesen des Sports liegt darin begründet, dass du dabei an nichts anderes denkst, deine Leistungen und Erfolge aber schon wenig später gar keine so große Bedeutung mehr haben.«

Triggerpunkt-Massage: Die überaus beliebten Schaumstoffrollen und Massagebälle sowie andere Folterwerkzeuge zur Triggerpunkt-Massage zeugen vom Stellenwert der tief gehenden dynamischen Kompression zur Behandlung verspannter oder überlasteter Muskelgruppen. Die sogenannte Triggerpunkt-Massage fängt da an, wo herkömmliche Dehnübungen aufhören. Du bearbeitest damit Verspannungen im tiefen Gewebe, die als Ursprung der Verhärtungen und Flexibilitätsprobleme angesehen werden, die sich andernorts manifestieren.

So kann es sein, dass du Schmerzen in der Achillessehne hast oder das gefürchtete IT-Band-Syndrom aufweist. Bei Letzterem kommt es während des Laufens zu starken Schmerzen an der Knieaußenseite. Als mögliche Ursache des IT-Band-Syndroms gelten starke Verhärtungen an der Oberseite des Quadrizeps in der Nähe der Hüfte und des Beckens, am Ansatzpunkt des Iliotibialbandes, das sich bis hinunter zum Schmerzpunkt an der Knieaußenseite

zieht. Verspannungen und Entzündungen der Achillessehne können wiederum auf Verhärtungen an anderen Stellen des Beins auf Höhe der Wadenmuskeln zurückgehen.

Diese Verhärtungen löst du, indem du die Außenseite des Oberschenkels mit einer Schaumstoffrolle intensiv bearbeitest oder den Zwillingsmuskel mit einem Tennisball (oder einem speziell dafür gedachten Massageball) in die Mangel nimmst. Dadurch lösen sich die Verklebungen, und das Narbengewebe zwischen den Muskel- und Bindegewebsschichten dieser Bereiche bricht auf. Die Massage unterstützt zudem die Durchblutung und die Lymphdrainage sowie die schnelle Wiederherstellung des gesunden Bindegewebes. Sobald die Triggerpunkte entspannt sind und wieder neue Nährstoffe ins

Die Schaumstoffrolle in Aktion. Allerdings übt das attraktive Fitness-Model auf diesem Bild augenscheinlich nicht genug Druck aus, um einen echten Effekt zu erzielen. Es ist wichtig, wirklich tief ins Gewebe hineinzukommen, um alle Verklebungen aufzulösen. Schön, wenn der Schmerz nachlässt!

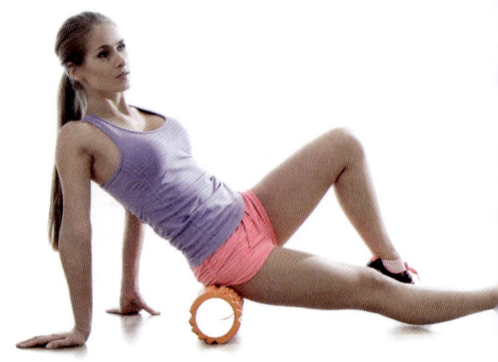

Gewebe gelangen, lösen sich auch die damit zusammenhängenden Schmerzen (wie etwa in der Achillessehne) auf.

Die Triggerpunkt-Massage hat zudem den Vorteil, dass sie die Entspannung des Parasympathikus unterstützt und hilft, nach einem anstrengenden Workout oder Tag sowohl körperlich (auf muskulärer Ebene) als auch mental wieder ins Lot zu kommen. Versuche Druck anzuwenden und trotz des unangenehmen Gefühls tief und gleichmäßig weiterzuatmen. Dadurch rufst du beruhigende und entspannende Neurotransmitter auf den Plan, die in den Blutkreislauf gelangen. Am Ende der Einheit wirst du dich fühlen wie neugeboren. Nimm dir jeden Abend etwas Zeit für die Selbstmassage mit Ball und Schaumstoffrolle, während du dich vor dem Fernseher entspannst oder Zeit mit deiner Familie verbringst. Das Wort *Entspannung* wird für dich eine ganz neue Bedeutung bekommen. Noch eine kleine Anmerkung: Wenn du die Schaumstoffrolle in der Ecke stehen siehst, aber selbst für die kleine Massage-Einheit zu müde bist, liegt mit großer Wahrscheinlichkeit ein Übertraining vor!

Übrigens: Ein gut eingestellter, beweglicher und flexibler Sportler sollte bei der Triggerpunkt-Massage zu keinem Zeitpunkt größere Schmerzen haben – selbst dann nicht, wenn er mit richtig viel Druck das Bindegewebe bearbeitet. Du hast richtig gelesen: Es sollte für dich kein Problem sein, dich mit der Oberschenkelrückseite hier und jetzt auf einen harten Ball oder eine harte Rolle zu legen und fast dein gesamtes Körpergewicht auf den Muskel zu verlagern, ohne vor Schmerzen zu jaulen. Genauso gut solltest du ohne größere Schmerzen einen Tennisball tief in die normalerweise berührungsempfindlichen Wadenmuskeln treiben können oder dazu in der Lage sein, dich mit dem Rücken auf Höhe der Brustwirbelsäule auf die Schaumstoffrolle zu legen. Sollte einer dieser Punkte wehtun (was sehr wahrscheinlich ist), deutet das darauf hin, dass der Bereich dringend eine Selbstmassage benötigt.

Massiere die empfindlichsten Bereiche konsequent jeden Tag. Dann wirst du schon bald aufhören, beim kleinsten Druck vor Schmerzen aufzuschreien und dich stattdessen geschmeidig wie eine Katze auf der Rolle oder dem Ball räkeln, um damit das Gewebe bis auf den Knochen durchzukneten.

Eine effektive Triggerpunkt-Massage ist definitiv nicht angenehm und kann sogar wehtun. Aber die Strapazen lohnen sich. Atme während der Selbstmassage tief ein und aus und übe dabei Druck auf die Triggerpunkte aus. Oft lösen sich die muskulären Verspannungen bereits nach kurzer Zeit, wenn du die Rolle weiterschiebst. Konzentrier dich darauf, die verhärteten Triggerpunkte ausfindig zu machen, statt nur direkt den Schmerzbereich zu bearbeiten (wie in unserem Beispiel die Achillessehne oder die Knieaußenseite). Sonst kann es nämlich passieren, dass sich die akuten Entzündungen in dem betreffenden Bereich noch verschlimmern. Die Fachleute empfehlen, den Körper langsam über die Rolle oder den Ball zu bewegen und dabei ins Gewebe hineinzuspüren, um die besonders empfindlichen Triggerpunkte zu entdecken. Wenn du einen Knoten entdeckt hast, solltest du 15 bis 30 Sekunden lang Druck auf den verhärteten Bereich ausüben.

Wichtig ist dabei, die Schmerzen, die eine harte Massage zur Entspannung von Triggerpunkten bewirkt, von echten Alarmsignalen unterscheiden zu können.

Zu Letzteren zählen ungewöhnlich starke Beschwerden, Schmerzen infolge der zu direkten Massage verletzter Körperbereiche (siehe oben) oder Meldungen des Nervensystems beim Hinwegrollen über Nerven, Knochen oder Gelenke. Auch den unteren Rücken solltest du umgehen, weil die Wirbelsäule in diesem Bereich nicht ausreichend durch ein Muskelkorsett geschützt und gestützt wird. Bei Verspannungen im unteren Rücken kannst du dich auf die umliegenden Bereiche konzentrieren, also beispielsweise den mittleren Rücken, den Quadrizeps, die Gesäßmuskeln und sogar die Bauchmuskulatur.

Prozessorientiertes Denken: Zeit für einen kleinen zusätzlichen Psychotrick! Fast jeder Ausdauersportler hat wohl Angst davor, Workouts zu verpassen, im Wettkampf hinter den Erwartungen zurückzubleiben oder verletzt wertvolle Trainingswochen oder -monate zu versäumen. Psychischer Stress kann definitiv die Regeneration bremsen und dich daran hindern, deine Top-Leistung abzurufen.

Ganz recht: Mit einer ungesunden Einstellung kannst du deine eigene Leistung unterwandern. Das ist nicht mit dem Profi-Golfer zu vergleichen, der beim entscheidenden Putt das große Nervenflattern bekommt, weil er unbedingt die Siegprämie braucht, um seine Miete zahlen zu können.

Ein Triathlet, der nur aufs Ergebnis schielt, läuft stattdessen Gefahr, im Training und im Wettkampf die falschen Entscheidungen zu treffen, ins Übertraining zu geraten oder beim Wettkampf ein zu hohes Tempo anzuschlagen. Ein Ausdauersportler gefährdet die eigene Leistung eher dadurch, dass er gegen die eigenen Vorgaben und Werte handelt. Ganz gleich, ob er nun darauf hin arbeitet, beim alles entscheidenden Wettkampf den Saisonhöhepunkt zu erreichen, das eigene sportliche Potenzial voll auszuschöpfen oder ein gutes Vorbild für die eigenen Kinder abzugeben: Wer gegen die eigenen Ideale handelt, sabotiert die eigene Wettkampfleistung, seine sportliche Entwicklung und seine allgemeine Gesundheit.

Klar könntest du immer aus den Vollen schöpfen und die Dinge erzwingen. Für eine solche unnatürliche und unausgewogene Herangehensweise zahlst du aber auf lange Sicht gesehen einen hohen Preis.

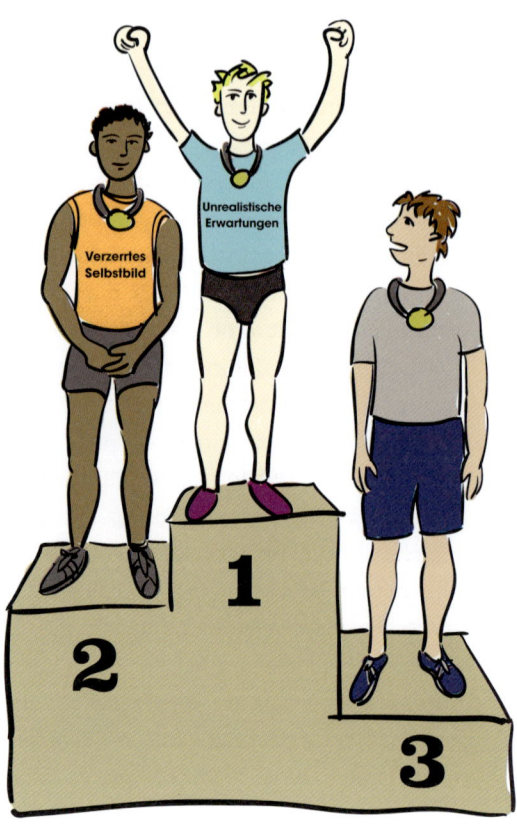

»Echt hart, gegen euch zu laufen!«

Es wichtig, den eigenen sportlichen Ehrgeiz jeden Tag zu zügeln und geduldig mit sich selbst zu sein. Entspann dich und vertrau auf die eigene Strategie. Dann kommt der sportliche Erfolg ganz von selbst. Erwarte von deinem Körper an keinem Tag mehr, als er zu leisten bereit ist. Klar könntest du immer aus den Vollen schöpfen und die Dinge erzwingen (mehr dazu in Kapitel 10). Für eine solche unnatürliche und unausgewogene Herangehensweise zahlst du aber auf lange Frist gesehen einen hohen Preis. Genieß lieber das Gefühl, jeden Tag fitter zu werden – selbst, wenn es mal nicht so läuft wie geplant. Vermeide es, die Sache zu verbissen und übermäßig analytisch anzugehen und dich auf den Erfolg zu versteifen.

Schlaf: Wir können gar nicht oft genug betonen, wie wichtig gesunder Schlaf ist. Mit hoher Wahrscheinlichkeit steigt auch bei dir der Schlafbedarf mit dem Energieaufwand im Training. Nutze vor allem in Verbindung mit hoch intensiven Workouts die segensreiche Wirkung des Mittagsschlafs, um die Regeneration zu beschleunigen.

Verinnerliche die Informationen zu diesem Thema in Kapitel 8!

HRV ZUR SCHNELLEREN REGENERATION UND ZUM SCHUTZ GEGEN DAS ÜBERTRAINING

Wie findest heraus, ob deine Strategien zur Regeneration anschlagen und deine technischen Hilfsmittel etwas taugen? Wie stellst du fest, dass du gut erholt und bereit bist, dich im Training an die nächste Entwicklungsstufe heranzuwagen? Die Antwort auf diese Fragen ist die sogenannte Herzfrequenzvariabilität (HRV). Es handelt sich dabei um eine spannende Messmethode mit Geräten, die erst seit Kurzem auch außerhalb von Herzzentren oder top ausgestatteten olympischen Trainingsstützpunkten zur Verfügung stehen. Zur Bestimmung der HRV werden die Schwankungen von einem Herzschlag zum nächsten gemessen, um auf diesem Weg die Stressbelastung zu ermitteln.

Solange im autonomen Nervensystem ein harmonisches Gleichgewicht zwischen Sympathikus und Parasympathikus besteht, gibt es stärkere Unterschiede in der Frequenz, was sich in einem höheren HRV-Wert niederschlägt. Unter Stress bekommt der Sympathikus das Übergewicht und die Herzschläge werden gleichmäßiger, fast wie ein Metronom. Der HRV-Wert ist dann entsprechend kleiner.

Viele Leute denken, dass das Herz bei einer Frequenz von 60 Schlägen pro Minute jede Sekunde einmal schlägt. In Wirklichkeit unterscheiden sich aber die Abstände zwischen den einzelnen Herzschlägen. Innerhalb der 60 Sekunden können also ziemlich unterschiedliche Zeitabstände zwischen den einzelnen Schlägen auftreten, zum Beispiel 1,15/0,98/1,10/0,92 Sekunden. Die Schläge liegen also nur *im Schnitt* je eine Sekunde auseinander. Die Variationen zwischen den einzelnen Schlägen werden im Fachjargon auch als RR-Intervalle bezeichnet. In der bekannten EKG-Aufzeichnung entsprechen sie den Abständen zwischen zwei Wellenbergen. Überraschender- und paradoxerweise sind

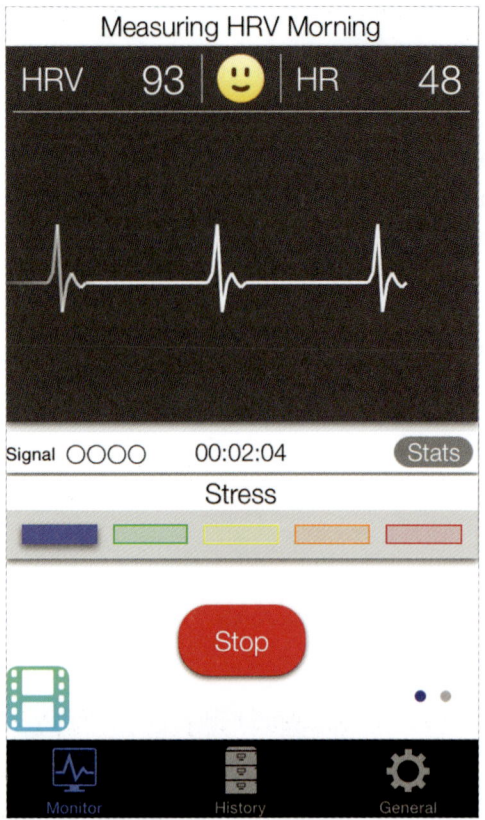

Ein Screenshot der PrimalBeat HRV-Anwendung. Der zentrale Teil des Bildschirms zeigt den HRV-Wert (93) auf einer Skala von 1 bis 100 sowie den Ruhepuls (48) an. Brad hatte seine HRV geduldig über sechs Monate mitverfolgt und bei Erstellung dieses Buchs einen neuen Rekordwert von 93 erreicht!

schwankt je nach Umwelteinflüssen – etwa beim Aufstehen vom Bürostuhl oder auch mit der Ein- und Ausatmung. Durch die Stimulation des Sympathikus kommt es jedes Mal beim Einatmen zu einer dezenten Steigerung der Herzfrequenz, während das Herz unter dem Einfluss des Parasympathikus beim entspannten Ausatmen langsamer schlägt.

Je höher die Variationen in den Intervallen ausfallen, umso höher wird der HRV-Wert – und umso fitter und gesünder ist in der Regel auch das Herz-Kreislauf-System. Das Bild vom hoch effektiven Herzmuskel, der so regelmäßig schlägt wie ein Uhrwerk, ist also obsolet. Die HRV hat im Ruhezustand die größte Aussagekraft. Außerdem ist es wichtig, wie auch bei der Bestimmung des Ruhepulses immer zur selben Tageszeit zu messen, etwa morgens vor dem Aufstehen. Muss sich das Herz zum Trainingsbeginn auf eine extreme Belastung vom 10-, 20- oder sogar 30-fachen Grundumsatz einstellen, kommt es zunächst zum starken Absacken der HRV. Der Herzschlag wird dann tatsächlich erst einmal gleichmäßiger, was vollkommen normal ist. Einen Nachteil hat die HRV aber: Erkrankungen wie Rhythmusstörungen oder ein allgemein unregelmäßiger Herzschlag beeinträchtigen natürlich die Messwerte, die dann weniger aussagekräftig sind als bei einem Menschen mit einem normalen EKG-Verlauf.

diese Abweichungen positiv zu bewerten. Sie deuten darauf hin, dass sich der Sympathikus (der Teil des autonomen Nervensystems, der für Stressreaktionen zuständig ist) und der Parasympathikus (der in Ruhephasen im Vordergrund steht) die Waage halten. Dieses empfindliche Gleichgewicht des autonomen Nervensystems, das sich durch die nicht spürbare Variabilität der Herzschläge ausdrückt,

Eine größere Variation zwischen den Schlägen ist mit einem starken und gesunden Herz-Kreislauf-System gleichzusetzen.

Zum Einstieg empfiehlt es sich, jeden Morgen vor dem Aufstehen den HRV-Wert zu bestimmen. Dabei ist es wichtig, körperlich und mental komplett entspannt zu sein. Lass dir erst ein paar Minuten lang Zeit, bis sich die Herzfrequenz eingependelt hat, und bestimme dann per Tastendruck deine Werte. Über mehrere Monate hinweg ermittelst du dadurch einen Basisbereich, der dir sagt, dass du ausgeruht und gut erholt bist. Solltest du dann später bei der Messung einmal unterhalb des gewohnten Bereichs landen, deutet das darauf hin, dass du gestresst oder nicht ausreichend erholt bist. An manchen Tagen wird deine HRV auch oberhalb des Basisbereiches liegen – was nichts anderes heißt, als dass du absolut relaxt und voll regeneriert bist!

Nach mehreren Monaten stellt sich die HRV meist auf Werte zwischen 65 und 75 ein. Solltest du an einem oder mehreren Tagen auf 55 bis 60 kommen, ist das als Anzeichen dafür zu werten, dass du übermäßig gestresst bist oder nicht richtig regenerierst. In diesem Fall solltest du die Trainingsbelastung und andere Stressfaktoren im Leben einschränken, bis sich die Werte wieder normalisiert haben. Behalte dabei immer im Hinterkopf, dass eine niedrige HRV auf ein gestresstes Herz-Kreislauf-System hindeutet. So ist es auch zu erklären, dass die HRV am Folgetag eines anspruchsvollen Workouts, nach einer stressigen Flugreise oder einer schlaflosen Nacht vorübergehend sinkt. Nimm das zum Anlass, den Sport und das Leben etwas lockerer anzugehen, bis du wieder deine Basiswerte erreicht hast.

Noch etwas zum Ruhepuls: Falls du über einen längeren Zeitraum hinweg eine niedrige Herzfrequenz aufweist, bist du entweder ein echtes Tier mit einem aeroben Ausdauermotor der Extraklasse oder du hast ein echtes Problem. Dr. Phil Maffetone zufolge kann ein niedriger Ruhepuls auch ein Zeichen dafür

sein, dass du bereits die dritte und höchste Stufe des Übertrainings erreicht hast. Auf dieser Stufe ist der Parasympathikus sozusagen ausgebrannt. Durch eine chronisch übersteigerte Produktion an Stresshormonen kommt es dabei zur Erschöpfung des endokrinen Systems.

Der Körper produziert dann keine ausreichend hohen Konzentrationen der wichtigsten energieregulierenden Hormone Kortisol,

Nach jeder HRV-Messung liefert PrimalBeat HRV eine Zusammenfassung mit den Durchschnittswerten und Bereichen für die unterschiedlichen Parameter. Zur Archivierung der Einheiten genügt ein Tastendruck. Im Anschluss gibt es dann eine grafische Darstellung der langfristigen HRV-Entwicklung.

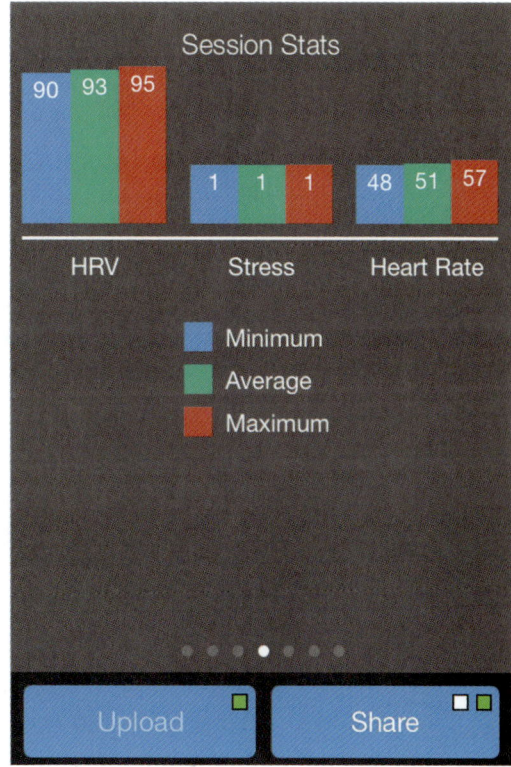

DHEA und Testosteron. Wenn diese Stufe erreicht ist, fühlt sich der Sportler auch im Alltag geschlaucht und trotz der beeindruckenden Herzfrequenz im Ruhezustand nicht dazu in der Lage zu trainieren. Ein erhöhter Ruhepuls wird in der Regel mit einem Übertraining in Verbindung gebracht. Er kann tatsächlich ein Anzeichen für eine übermäßige Stimulation der körperlichen Stressreaktion (des Sympathikus) sein. Allerdings kann die erhöhte Herzfrequenz auch darauf hindeuten, dass du einfach nur vorübergehend aufgeregt (gestresst) bist. Dafür reicht es oft schon, einfach nur ans bevorstehende Workout oder den anstehenden stressigen Tag zu denken. Auch, wenn du einfach nur auf die Toilette musst, kann die Herzfrequenz steigen.

Die HRV ist die nächste Entwicklungsstufe des Biofeedback-Prinzips. Sie gibt uns Einblicke in das fein austarierte Verhältnis zwischen Sympathikus und Parasympathikus, das durch eine Trainingsüberlastung schnell in Schieflage geraten kann. Die ständige übermäßige Stimulation des sympathischen Nervensystems kann beispielsweise in einem richtiggehenden Teufelskreis münden: Es geraten unzählige Stresshormone ins Blut, die dir jeden Tag beim Aufwachen das Gefühl geben, du würdest voller Energie stecken und könntest in der nächsten großen Trainingseinheit Bäume ausreißen. Hier kommt die HRV ins Spiel. Liegst du unterhalb deines Basisbereichs, deutet das ziemlich klar darauf hin, dass du überlastet bist – was sich in einem metronomartigen Herzschlag äußert, hinter dem ein überaktives sympathisches Nervensystem steckt. Hier ist eine Reduktion der Trainingsbelastung und anderer Stressfaktoren angezeigt. Gleichzeitig gilt es den Anteil der Pausen und der Regenera-

tion hochzufahren. So schaffst du es die HRV wieder zu normalisieren.

Die einfache und in den meisten Fällen gültige Faustregel besagt: *hohe HRV = fit, niedrige HRV = k. o.* Allerdings sind das Übertraining und Überlastungserscheinungen komplexe Problemstellungen, die in den unterschiedlichsten Formen auftreten können. Einen tieferen Einblick in den Sachverhalt bekommen wir, wenn wir uns vor Augen führen, dass es im HRV-Energiespektrum zwei Frequenzbänder gibt, die mit LF (engl. für »low frequency« = niedrige Frequenz) und HF (engl. für »high frequency« = hohe Frequenz) bezeichnet werden. Der LF-Frequenzbereich steht in erster Linie für den Sympathikus. Der HF-Frequenzbereich verrät dir indes, welchen Einfluss der Parasympathikus auf die HRV hat. Sind das Nerven- und das Herz-Kreislauf-System ausgeglichen, ergeben die Herzsignale sowohl für die LF als auch für die HF ein entsprechend hohes Energieniveau.

Halten sich Be- und Entlastung die Waage, ist außerdem das Verhältnis von LF zu HF günstig. Im Idealfall liegt der HF-Wert über dem LF-Wert. Bringt es ein Sportler beispielsweise auf eine LF von 2.000 und eine HF von 4.000, ergibt sich daraus ein LF:HF-Verhältnis von 0,5. Dominieren im Körper die Stressreaktionen und das sympathische Nervensystem, kann sich das Verhältnis umkehren (LF 4.000 zu HF 2.000) und einen Wert von 2,0 liefern. Dazu würde dann ein HRV-Wert unterhalb des Basisbereichs passen.

Bist du körperlich und mental ausgebrannt, dann sind niedrige HRV-Resultate wie auch geringe Absolutwerte für die Energiespektren zu erwarten. Dazu überwiegt mit großer Wahrscheinlichkeit der LF-Bereich,

Vorteile der HRV zur Bewertung des Stressniveaus und der Regeneration

Wie du vielleicht weißt, ist der Ruhepuls im Ausdauersport schon lange ein wichtiger Gradmesser der Regeneration. Ein niedriger Wert deutet darauf hin, dass das Herz-Kreislaufsystem ausgeruht ist und ein starkes Herzschlagvolumen vorliegt. Eine hohe Herzfrequenz hingegen lässt auf einen erschöpften Kreislauf schließen. Das Herz braucht dann mehr Schläge pro Minute, um im Ruhezustand den Energiebedarf abzudecken. Diese Einschätzung ist in der Regel stimmig. Es gibt aber eine Reihe an Variablen und besonderen Umständen, die dazu führen können, dass die Herzfrequenz kein vollständiges und präzises Bild des aktuellen Stress- und Regenerationsstatus abgibt.

Zunächst einmal ist zu sagen, dass die HRV im Vergleich zum Ruhepuls eine weit empfindlichere und ausgeklügelte Methode darstellt, um die Stressbelastung zu bewerten. Sie reagiert deshalb direkter auf Schwankungen bei der Trainings- und alltäglichen Stressbelastung. Ein hervorragendes Beispiel für die höhere Aussagekraft der HRV ist der folgende mehrtägige Auszug aus Brads Daten. Du siehst darin, inwiefern sich sein anspruchsvolles Sprinttraining auf die Herzfrequenz in Ruhe (HR Ruhe) und die HRV ausgewirkt hat.

Dienstagmorgen (12 Stunden vor dem Workout, subjektiv ausgeruht): HR Ruhe 48, HRV 74. HF 1.700 und HF:LF-Verhältnis von 0,2 (Erklärung zum HF- und LF-Energieniveau weiter unten).

Dienstagnachmittag: 10 Minuten anstrengende Hochsprung- und Lauftechnik-Übungen, gefolgt von 4 × 100 Metern mit Vollgas bei 36 Grad Hitze.

Mittwochmorgen (12 Stunden nach dem Training): HR Ruhe 47, HRV 75. HF 1.700 und HF:LF von 0,3. Angesichts der Einheit am Vorabend gutes Gefühl.

Donnerstagvormittag (36 Stunden nach dem Workout): HR Ruhe 47, HRV 54. HF 300 und HF:LF von 1,0. Müdigkeit und schmerzende Gelenke, noch mehr als mittwochs.

Interessanterweise gab Brad zu Protokoll, sich direkt nach der Sprinteinheit und sogar noch am Morgen danach überraschend frisch gefühlt zu haben. Sicher stand er noch unter dem Einfluss des Wohlfühlhormons Endorphin. Es dauerte 36 Stunden, bis sich die Müdigkeit meldete, die HRV-Werte in den Keller gingen, das Energiespektrum der HF (hohen Frequenz) und LF (niedrigen Frequenz) stark abnahm, das Verhältnis zwischen HF- und LF-Bereich deutlich nach oben schoss und das subjektive Empfinden der Ermüdung und des Muskelkaters zunahm. All diese Ermüdungserscheinungen schlugen allerdings kein bisschen auf den Ruhepuls durch. Wäre es rein nach der Herzfrequenz im Ruhezustand gegangen, hätte Brad den Eindruck gewonnen, er sei voll regeneriert. In Wirklichkeit war jedoch sein Körper stark gestresst und eine

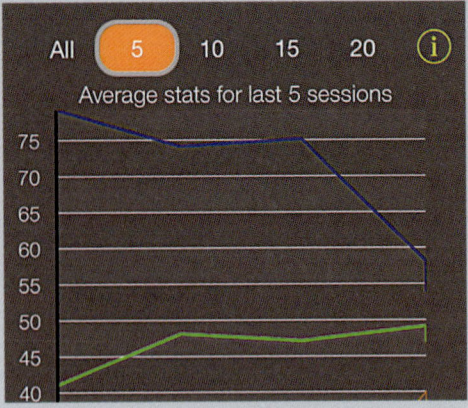

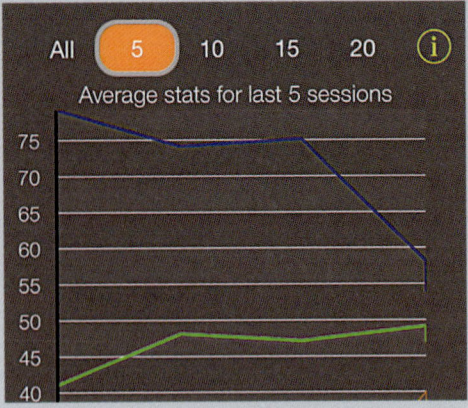

Within the image:
All   5   10   15   20   (i)
Average stats for last 5 sessions
75
70
65
60
55
50
45
40

Brads HRV-Auswertung aus der PrimalBeat HRV-App für das iPhone. Erst 36 Stunden nach dem intensiven Sprinttraining kam es zum Absacken der HRV-Werte. Die Herzfrequenz im Ruhezustand zeigte indes keine derartigen Ausschläge nach unten.

Regeneration notwendig. In solchen Situationen empfiehlt es sich so lange zu warten, bis die Werte für die HRV und das Energieniveau wieder in den Normbereich kommen.

Es ist nicht ungewöhnlich, dass ein Sportler nach dem Training das subjektive Gefühl hat, alles sei in bester Ordnung, während die Werte für den Ruhepuls und die HRV im Normbereich sind. Immer wieder fallen Ausdauersportler auf die trügerische Latenzzeit der körperlichen Anpassungsreaktion auf den intensiven Trainingsreiz herein. Der Körper kann sich einfach gut auf Herausforderungen einstellen und bleibt auch danach eine Zeit lang in erhöhter Einsatzbereitschaft. So erklärt sich auch, warum Brads Herz-Kreislauf-System zwölf Stunden nach dem Sprinttraining voll funktionsbereit war. In unserem Beispiel kam es erst nach 36 Stunden zu den ersten Ermüdungserscheinungen, die sich dann in den HRV-Werten, zunehmender Steifigkeit

und einem erhöhten subjektiven Belastungsempfinden niederschlugen.

Dieser Effekt kann sich auch über einen größeren Zeitrahmen erstrecken. So kann es sein, dass du dich drei Monate oder sogar Jahre im Training voll verausgabst, wobei dein Gehirn und dein Blutkreislauf von Stresshormonen überschwemmt werden, die dir den Eindruck vermitteln, du wärst immer voll auf der Höhe, frisch, motiviert und energiegeladen. In Wirklichkeit aber bist du auf dem besten Weg zum Burnout, weil dein sympathisches Nervensystem erschöpft und dein Körper infolge der ständigen Stimulation durch die Stresshormone ausgebrannt ist. Ein Artikel aus dem Jahr 2015 im Magazin *Outside* mit dem Titel »Running on Empty« beschreibt, mit was für einer alarmierenden Häufigkeit bei Ultraläufern plötzlich eine totale Erschöpfung eintritt, die einem extremen Burnout gleichkommt. Da gibt es Sportler, die bei den internationalen 100-Kilometer- und 100-Meilen-Läufen erst alle Rekorde abräumen und im Jahr darauf komplett aus dem Sport aussteigen, um sich in New Mexico im Süden der USA als Biobauer niederzulassen. Dr. David Nieman ist Professor für Gesundheits- und Trainingswissenschaften an der Appalachian State University in North Carolina. Der ehemalige Vizepräsident des American College of Sports Medicine sagt zu dem Thema: »Das Übertraining ist einer der besorgniserregenden Symptomkomplexe, die mir innerhalb meiner mehr als 30-jährigen Zusammenarbeit mit Sportlern untergekommen sind. Ich finde es besonders schmerzhaft und frustrierend, wenn sich jemand sportlich einmal auf einem solchen Niveau bewegt hat und am Ende nur noch ein Schatten seiner selbst ist.«

Glücklicherweise haben wir jetzt mit der HRV eine Art Frühwarnsystem an der Hand, das ein empfindlicheres Messinstrument darstellt als der Ruhepuls (wie in Brads Beispiel zu sehen). Die HRV verrät dir, ob du im Moment lediglich mit Stresshormonen vollgepumpt oder tatsächlich vollkommen regeneriert und ausgeglichen bist. Die Ermittlung der HRV sowie der Energiespektren für die HF und LF gibt eine objektive Rückmeldung zum Energieniveau, das du andernfalls nicht wirklich objektiv einschätzen könntest. Wenn du dich gut gefühlt hast, bist du wahrscheinlich immer einfach rausgegangen, um noch ein paar Kilometer mehr abzuspulen. Die HRV kann dich davor schützen, in solchen Situationen dein subjektives Energieniveau falsch einzuschätzen.

etwa mit einem Verhältnis von 400:200 (LF:HF). Solche Werte bedeuten, dass der Körper aufgrund der übermäßigen Stressbelastung erschöpft ist. Die Nebennieren produzieren weniger Kortisol als normal, während Sympathikus und Parasympathikus aus dem Gleichgewicht geraten sind. Im Idealfall solltest du hohe HRV-Werte haben. Das deutet darauf hin, dass die Relation zwischen Sympathikus und Parasympathikus stimmt. Dazu gehört auch ein hoher HF-Wert sowie ein günstiges Verhältnis von LF zu HF, was auf eine moderate/optimierte Stressreaktion und Ausschüttung von Stresshormonen hinweist. Eine niedrige Herzfrequenz im Ruhezustand rundet das Bild dann ab.

Die Faustregel »je mehr, desto besser« ist im Fall der HRV, der LF und der HF zwar durchaus zutreffend. Allerdings ist die HRV auch ein stark individueller Wert. Es ergibt

Die PrimalBeat HRV-Tabelle der LF- und HF-Frequenzbereiche geben Brads Energieniveau über sechs Monate wieder. Hier fällt auf, dass in den ersten Monaten die LF das Übergewicht hatte. (Man beachte den unglaublichen Ausreißer nach oben mit einem Wert von 5.500. Anscheinend war Brad hier extrem gestresst). Die Ergebnisse zeugen von einer extremen Trainingsbelastung und einer übersteigerten Stimulation des Sympathikus. Im April und Mai kippte das Verhältnis. Die HF-Ergebnisse bekamen die Oberhand, während Brads Stressniveau sank und sein autonomes Nervensystem wieder ins Gleichgewicht kam.

also keinen Sinn, die eigenen Werte mit den Resultaten anderer Sportler zu vergleichen. Daher nur kurz zum Vergleich: Elitesportler haben normalerweise HRV-Werte von 90 und LF- sowie HF-Werte von 6.000 bis 8.000; ehrgeizige Hobbysportler landen mit der HRV bei circa 65 und mit der LF sowie der HF bei etwa 1.000; Stubenhocker haben in der Regel eine HRV um die 50 sowie niedrige LF- und HF-Werte. Was wirklich zählt, ist jedoch der *individuelle* Basiswert, der sich mit der Zeit herauskristallisiert und den du jeden Tag zur Planung deines Trainingsprogramms und Terminkalenders nutzen kannst. Unabhängig von den absoluten Werten gilt: Bei Stress hat jeder Sportler und jeder Mensch eine niedrigere Herzfrequenzvariabilität (HRV) als gewöhnlich, während das LF:HF-Verhältnis in dem Fall meist höher ausfällt als normal.

Im Idealfall solltest du hohe HRV-Werte aufweisen. Das deutet darauf hin, dass die Relation zwischen Sympathikus und Parasympathikus stimmt. Dazu gehört auch ein hoher HF-wert sowie ein günstiges Verhältnis von LF zu HF, was auf eine moderate/optimierte Stressreaktion und Ausschüttung von Stresshormonen hinweist. Eine niedrige Herzfrequenz im Ruhezustand rundet das Bild ab.

Interessant ist auch die folgende Feststellung: Die erhöhte Leistungsbereitschaft oder Leistungen im Spitzenbereich infolge positiver und angenehmer Stressfaktoren in Form interessanter Herausforderungen bei der Arbeit oder im Training können zu höheren Werten sowohl im LF- als auch im HF-Bereich führen. Daneben ergibt sich infolge der komplexen HRV-Berechnungen

ein höherer HRV-Wert. Dieser Effekt stellt sich selbst dann ein, wenn das sympathische Nervensystem aufgrund einer starken Stimulation dominiert.

Eine ganz andere Geschichte sind ausufernde Stressreaktionen mit Überreizung des sympathischen Nervensystems, die zum Burnout führen, als Konsequenz einer ausgedehnten erhöhten Stimulation bei unzureichenden Pausen und mangelnden Ausgleichsmöglichkeiten. Diese Konstellation spiegelt sich in unterdurchschnittlichen LF- und HF-Leistungsbereichen sowie dem zuvor bereits geschilderten Missverhältnis zwischen LF und HF wieder. Der LF- ist in

Brad bei der vierten Triathlon-Disziplin, dem Schlafen. Auch der schmutzige Teppich beim Zwischenstopp am Flughafen von Honolulu kann ihn auf seiner strapaziösen Flugreise von Australien nach Amerika nicht davon abhalten, sich etwas aufs Ohr zu hauen.

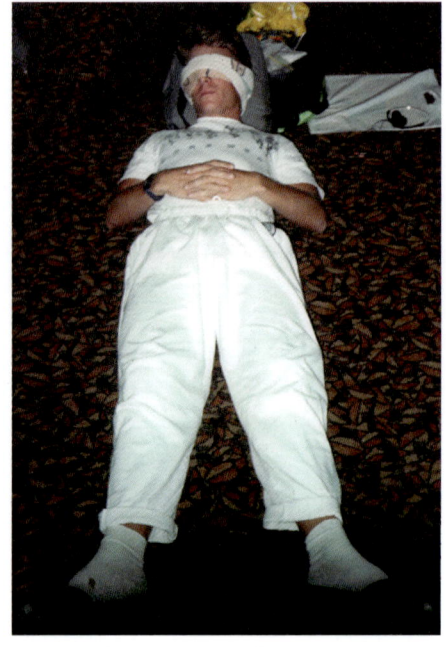

diesem Fall im Vergleich zum HF-Wert sehr hoch. Daneben stellt sich in solchen Situationen meist ein niedrigerer HRV-Wert ein.

Je besser du die Biofeedback-Methode zu schätzen und nutzen lernst, umso mehr wirst du feststellen, dass sich die Maßnahmen zur Entspannung direkt auf die HRV auswirken – und entsprechend zum Stressausgleich und zur schnellen Regeneration beitragen. Eine sinnvolle Strategie sind zum Beispiel Atemübungen. In Studien hat sich gezeigt, dass das Einatmen über drei und das Ausatmen über sechs Zählzeiten die HRV nach oben treibt. Zu weiteren Möglichkeiten zählen die Meditation, Yoga, unterschiedliche andere Achtsamkeitsübungen oder die Entspannung auf der Terrasse oder im Garten. Es reicht schon, einfach nur eine Zeit lang nach oben in die Wolken oder die Sterne zu blicken. So kannst du das parasympathische Nervensystem anregen, um innerhalb kurzer Zeit einen Zustand der inneren Ruhe und Entspannung zu erreichen. Das hilft vor allem dann, wenn ein stressiges Erlebnis hinter dir liegt, wie etwa ein intensives Workout, eine zähe Fahrt vom Arbeitsplatz nach Hause oder ein Streit mit einem dir nahe stehenden Menschen.

Für einen Ausdauersportler ist es ganz wichtig, für einen Ausgleich zwischen Be- und Entlastung zu sorgen und sich beruhigende Gedanken und Verhaltensmuster anzugewöhnen. Selbst mit dem vernünftigsten Trainingsprogramm, einer guten Schlafhygiene und ausreichend Nährstoffen kannst du in einen Teufelskreis hineingeraten, indem du das sympathische Nervensystem chronisch überreizt. Sogar, wenn du dich nur im aeroben Bereich bewegst, stellt ein Ausdauertraining von 45 Minuten Dauer doch immer noch eine große Belastung für den Körper dar – ganz im Gegensatz zu einer entspannenden Yoga-Einheit. Dasselbe gilt bei Flugreisen: Auch wenn du in der ersten Klasse fliegst, richtig viel Beinfreiheit hast und eine Schlafmaske aus Seide aufsetzt – ein Flug durch verschiedene Zeitzonen ist trotz allem eine gewaltige Strapaze für das Hormon- und Immunsystem. Der Körper ist von seiner Genetik her einfach nicht auf solche extremen Beeinträchtigungen des Biorhythmus eingestellt. Vielleicht schaffst du es ja, dich jeden Tag bis 22 Uhr von deinem E-Mail-Programm und Netflix loszureißen und das Licht auszumachen. Dennoch kommen dabei im Verlauf eines Kalenderjahres mehrere Hundert Stunden zusammen, in denen du das zentrale Nervensystem einer hohen Belastung aussetzt, indem du es mit Kunstlicht und digitalen Reizen überflutest.

Mag sogar sein, dass du besonders auf dein Stressniveau achtest und eifrig für Ausgleich sorgst, um allgemein im Gleichgewicht zu bleiben. Doch auch dann ist es überaus wichtig, die HRV-Daten mit in die Trainings- und Alltagsplanung einfließen zu lassen. Du kannst nämlich mit subjektiven Mitteln nur schwer feststellen, ob gerade eine chronische Stressbelastung vorliegt oder nicht. Ronda Collier, Mitbegründerin und Vorstandsvorsitzende von Sweetwater Health, führt diesen Gedanken weiter: »Das Gehirn vergleicht Verhaltensmuster und filtert Informationen.« Collier hat lange Zeit im Silicon Valley Computerchips entworfen, bis sie sich dazu entschloss, beruflich umzusatteln und sich mit holistischer Psychologie zu beschäftigen.

Danach hat sie ihre Leidenschaft und ihr Talent in Zusammenarbeit mit ihrem Chief-Technical-Officer Jo Beth Dow in das Unternehmen Sweetwater Health eingebracht, um der breiten Masse die HRV-Technologie zugänglich zu machen.

Collier fährt fort: »Das Gehirn erkennt bekannte Muster und filtert unwichtige Dinge heraus, damit sich der Mensch voll auf die Aufgabe vor sich konzentrieren kann. Bei chronischen Stressreaktionen erkennt das Gehirn den vertrauten Betriebsmodus. Es gewöhnt sich daran, dass du aufgeputscht, aufgewühlt, gestresst etc. bist, wodurch dir diese Emotionen ein vertrautes Gefühl vermitteln. Das Gehirn stellt sich also auch auf ungesunde Situationen oder Verhaltensweisen ein. Es kann sogar sein, dass du dich richtig entspannt fühlst und denkst, alles sei in bester Ordnung. Das Gefühl der Vertrautheit führt dazu, dass alle negativen Anzeichen der chronischen Überlastung ausgeblendet werden. Der chronische Stress zeigt sich dann nur noch in Form von Zerstreutheit. Der Klassiker wäre, nach der Wochenendtour mit dem Dachträger in die Garage zu fahren ...«

Der Einstieg in die HRV-Messung ist dank mobiler Technologien ganz einfach. Du brauchst dafür nur einen Brust-Herzfrequenzmesser mit Bluetooth BLE 4.0 sowie eine Smartphone-App wie etwa die Primal-Beat HRV Tracker App für das iPhone. Wir hoffen, dass du inzwischen einen Brustgurt und einen Herzfrequenzmesser für das Training hast. Die Bestimmung der Herzfrequenz ist nämlich absolut entscheidend für das aerobe Ausdauertraining nach dem Primal-Prinzip. Den Herzfrequenzmesser kannst du auch

separat kaufen. Geeignete Geräte sind etwa der Polar H7 oder der Wahoo (etwa 50-60 Euro). Wer es mit dem Ausdauersport richtig ernst meint, sollte allerdings seine Herzfrequenzen in sämtlichen aeroben Workouts per Uhr mitverfolgen (so kommst du auch in den Genuss weiterer Funktionen wie GPS oder Splitzeiten) und die HRV jeden Tag mit einer Smartphone-App messen. Ein Herzfrequenzmonitor inklusive eines mit BLE 4.0 kompatiblen Bluetooth-Gurts ist dazu geeignet, sowohl die HRV als auch die Herzfrequenz während des Trainings festzuhalten. Für das Apple-Betriebssystem iOS empfehlen wir dir natürlich die App PrimalBeat HRV aus dem Hause Sweetwater Health für 9,99 Euro. Für andere Plattformen gibt es die Anwendungen ithlete oder Bioforce.

Nach ein paar Wochen werden dir bestimmte Grundmuster auffallen. Trotzdem solltest du mehrere Monate lang täglich Messungen vornehmen, um auch wirklich so viele Daten zu sammeln, dass du optimal begründete Trainingsentscheidungen treffen kannst. Wie beim Test für die maximale aerobe Funktion gilt es auch hier, den HRV-Basiswert mit der Zeit zu steigern und dabei auch das durchschnittliche LF-HF-Verhältnis zu verbessern.

Nimm dich dabei vor niedrigen HRV-Werten in Acht, die über eine längere Zeitspanne bestehen und nicht auf einen unbedenklichen vorübergehenden Abfall der HRV infolge harter Workouts oder kurz anhaltender Stressbelastungen im Alltag zurückzuführen sind. Behalte außerdem das LF-HF-Verhältnis auf dem Schirm. Eine ungünstige Relation deutet auf ein Übertraining oder eine chronische Stressbelastung hin.

Zusammenfassung des Kapitels

- Die Kältetherapie hat eine psychologische Wirkung.
- Die perfekte Regeneration beinhaltet Cool-down, Kompressionsbekleidung, Triggerpunkt-Massage und Bewegungstherapie.
- Die HRV gibt direkten Aufschluss über die Stressbelastung/den Regenerationsstatus.
- Gesunder Schlaf ist Trumpf!

Die beste Regenerationshilfe ist ein **ausgewogenes Trainingsprogramm ohne chronische Überlastung.** Davon abgesehen gibt es zahlreiche moderne Strategien, die dir helfen können, optimal zu regenerieren und Abbauprozessen vorzubeugen. Dazu zählen die folgenden Maßnahmen:

Kältetherapie: Diese Behandlungsform soll nicht etwa Entzündungsreaktionen eindämmen, die ja einen wesentlichen Bestandteil des Regenerations- und Anpassungsprozesses darstellen. Es geht hier vielmehr darum, **das zentrale Nervensystem zu beruhigen und den Stoffwechsel in der Muskulatur wieder herunterzufahren.** Die Kältetherapie hat damit einen bedeutenden psychologischen Effekt. Optimale Ergebnisse liefert eine Behandlung von 5 bis 10 Minuten Dauer im 10 bis gut 15 Grad kalten Wasser.

Kompressionsbekleidung: Kompressionssocken und -hosen unterstützen das Lymph- sowie das Herz-Kreislauf-System bei der Beseitigung extrazellulärer Abfallprodukte und überschüssiger Flüssigkeit aus dem traumatisierten Gewebe. Sie tragen zudem zur besseren Versorgung des Gewebes mit Blut und Sauerstoff bei. **Die Kompressionsbekleidung wirkt wie eine Pumpe. Sie zwingt die Blutgefäße dazu,**

offen zu bleiben. Der Effekt kann durch das Hochlagern der betroffenen Bereiche über Herzhöhe noch verstärkt werden. Es gibt wissenschaftliche Studien, die vermuten lassen, dass die Kompression dem Muskelkater Vorschub leistet. Der psychologische Aspekt ist auch hier nicht zu vernachlässigen.

Flüssigkeitszufuhr: Die **Flüssigkeitszufuhr direkt nach dem Workout** stellt sicher, dass die unterschiedlichen Regenerationsprozesse nicht durch Flüssigkeitsmangel beeinträchtigt werden. Es reicht, Wasser mit einer Prise Meersalz zu trinken. Auf zuckerhaltige Sportgetränke kannst du getrost verzichten.

Bewegung: Laut der modernen Regenerationsforschung absolut notwendig für die Reparatur und Erneuerung des Muskelgewebes. **Bewegungslosigkeit ist Gift für die muskuläre Regeneration.** Ein erhöhtes Pensum an Spaziergängen und körperlichen Aktivitäten trägt hingegen dazu bei, dass du allgemein flüssiger, flexibler und energiegeladener durch die Welt läufst. Tu aktiv etwas gegen den Bewegungsmangel. Die nachlassende Morgensteifigkeit gibt dir Aufschluss über deine Fortschritte.

Nährstoffzufuhr: Konzentrier dich auf Vollwertkost mit hohem Nährwert und **verzichte** auf stark industriell verarbeitete Getränke, Riegel und Snacks. Solche Produkte bieten nur einen geringen Nährwert. Oft handelt es sich um dicke Zuckerbomben, die deine KH-Abhängigkeit nur noch mehr befeuern.

Komplette körperliche und mentale Erholung: Jeder weiß es, keiner macht es. Dabei ist es so wichtig, sich zwischendurch immer wieder komplett zu erholen! Zur vollständigen psychologischen und physiologischen Regeneration gehört mehr als gesunder Schlaf. Daneben ist es auch wichtig, **sich im hektischen Alltag seine Auszeiten zu nehmen**. Das bedeutet konkret: entspanntere Trainingsgewohnheiten wie etwa der kurze Spaziergang zum Trainingsauftakt oder das Gespräch mit den Trainingspartnern vor und nach dem Workout. Daneben ist es sinnvoll, die Trainingszeiten flexibler zu handhaben und bei Trainingsausfällen gelassen zu bleiben. Entspannende und beruhigende Verhaltensmuster sind ein willkommener Ausgleich im harten Trainingsalltag.

Triggerpunkt-Massage: Mit Schaumstoffrollen, Massagebällen und andere Hilfsmitteln zur Selbstmassage kannst du bis in die tiefen Gewebsschichten hinein Druck auf die Triggerpunkte ausüben, die unterschiedlichen Schmerzen, Beschwerden, Verhärtungen und Verletzungen zugrunde liegen. **Durch die Triggerpunkt-Massage löst du Verklebungen. Zusätzlich verbessert hast du den Blut- und Lymphfluss, während du das Verletzungsrisiko stark reduzierst. Ein weiterer Pluspunkt ist die Stimulation des parasympathischen Nervensystems** – ein ganz entscheidender Punkt, wenn es darum geht, nach einem Workout komplett herunterzufahren.

Schlaf: Wie wir bereits in Kapitel 8 ausführlich erklärt haben, ist der gesunde Schlaf für die Regeneration und allgemeine Gesundheit absolut unverzichtbar. Außerdem kann sich der regelmäßige Mittagsschlaf vor allem bei starker Trainingsbelastung positiv auf die sportliche Leistung auswirken.

Prozessorientiertes Denken: Dämme die psychologische Belastung des Trainings ein, indem du das Gefühl genießt, jeden Tag fitter zu werden, und dich weniger auf die messbaren Erfolge konzentrierst. **Hol immer nur so viel Energie aus dir heraus, wie auch in dir steckt.** Sei selbstgenügsam und geduldig und vertrau dem natürlichen Fortschritt.

Die Herzfrequenzvariabilität (HRV) ist eine hervorragende Messlatte für das Übertraining, den Regenerationsstatus, den gesundheitlichen Zustand des Herz-Kreislauf-Systems sowie die sportlichen Fortschritte. Sie sagt dir genau, ob der sympathische und parasympathische Teil des Nervensystems im Gleichgewicht sind. Zur Bestimmung der HRV werden die Schwankungen von einem Herzschlag zum nächsten gemessen. **Ein hoher HRV-Wert lässt auf einen fitten und gesunden Sportler schließen, bei dem sich Be- und Entlastung die Waage halten.** Sind die HRV-Werte hingegen über längere Zeit hinweg sehr niedrig, ist das ein Hinweis für eine Überlastung oder körperliche Erschöpfung. Die Energiespektren für den sympathischen LF- und den parasympathischen HF-Bereich geben weitere Einblicke in die aktuelle Stressbelastung und den Regenerationsstatus des Körpers. Im Vergleich zur individuellen Verlaufskurve hohe Absolutwerte stehen für ein starkes Herz-Kreislauf-System, das gut in Schuss ist. Was die Relation von HF zu LF angeht, so deutet ein hoher HF-Wert bei einem verhältnismäßig niedrigen LF-Wert auf ein harmonisches Gleichgewicht zwischen Stressreaktion und Erholung hin. Es lohnt sich, jeden Morgen die HRV zusammen mit dem Ruhepuls zu ermitteln. Die Ergebnisse können dir helfen, die richtigen Trainingsentscheidungen zu treffen und einer chronischen Überreizung des Stresshormonspiegels aus dem Weg zu gehen.

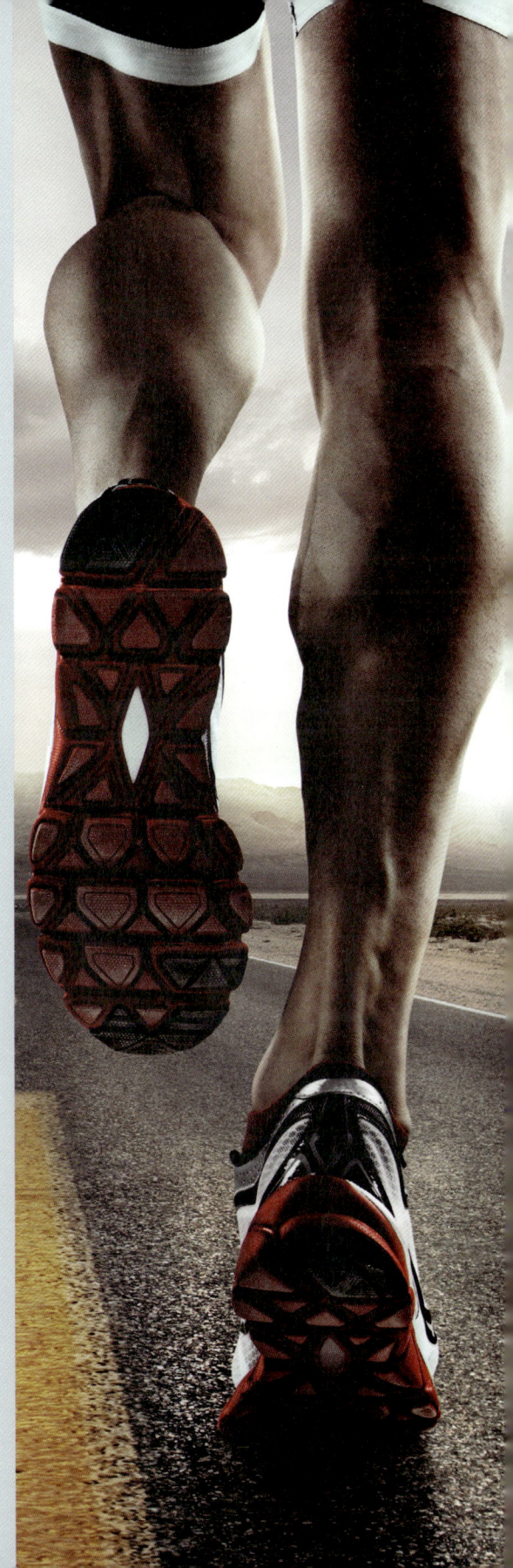

Kapitel Zehn

DIE PERFEKTE BALANCE

Versuche Spitzenleistungen abzurufen,

ohne dabei die Lebensqualität und -dauer

zu beeinträchtigen

E s ist alles andere als einfach, als moderner Ausdauersportler im hektischen Alltag seine sportlichen Ziele zu erreichen und trotzdem langfristig gesund und vital zu bleiben. Hier kann es hilfreich sein, sich den Kortisolvorrat im Körper bildlich vorzustellen. Die genetische Ausstattung hat einen großen Einfluss darauf, wie groß dieses Kortisolreservoir ist, wie schnell es sich erschöpft und wie effektiv es wieder aufgefüllt werden kann. Wie bei allen anderen von der Umwelt abhängigen genetischen Merkmalen gibt es aber auch hier einen gewaltigen Spielraum. Du entscheidest selbst, für was du diese Quelle einsetzt, wann du dir Reserven übrig behältst und wann du die wertvolle Ressource vergeudest, die im Gegenzug die körperliche und kognitive Leistungsfähigkeit steigert.

Stell dir vor, das Kortisol würde wie ein Strahl aus einer modernen Dusche mit verschiedensten Einstellmöglichkeiten für den Härtegrad herausströmen. Du kannst entweder voll aufdrehen, sodass es nur so spritzt und sprudelt ... oder eine ganz feine und sanfte Einstellung wählen. Wie bei einer echten Dusche, die energiegeladene negative Ionen in Form von Luftpartikeln mit dem Wasser mischt, belebt der »Hormonstrahl« das Nervensystem. Jedes Mal, wenn du den Hahn aufdrehst, bekommst du einen angenehmen Energieschub mit. Der Vergleich mit dem Wasserstrahl passt für sämtliche Grundaussagen, die Mark und Brad in den letzten 27 Jahren in die Welt getragen haben: das ausgewogene Verhältnis von Be- und Entlastung, das Gleichgewicht zwischen Gesundheit und ehrgeizigen sportlichen Zielen und (vielleicht der wichtigste Punkt) der Ausgleich zwischen Spitzenleistungen und einem langen und gesunden Leben.

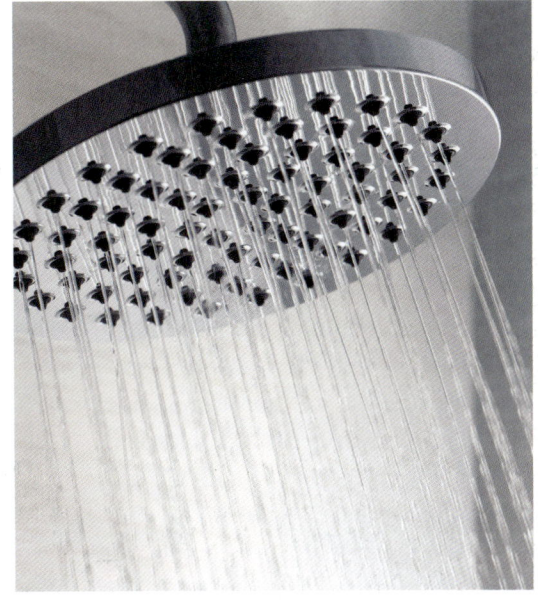

Der Kortisolstrahl: Finde die richtige Einstellung, die es dir erlaubt, Spitzenleistung zu bringen, ohne dabei an Lebensqualität und -zeit einzubüßen.

Ein beliebter Vergleich nach dem Leitbild zum natürlichen Lebensstil, wie er gern beim Abspecken herangezogen wird: Nach dem Wechsel ins Primal-Lager ist das Abnehmen etwa so leicht, wie mit dem Finger an einer Stellschraube zu drehen. Du musst nur die Insulinproduktion infolge der Nahrungszufuhr einstellen, um im Handumdrehen den Körperfettanteil herunterzufahren. Ob Wasserstrahl oder Stellschraube, das Prinzip ist das gleiche: Du hast durch deine Einstellung selbst direkten Einfluss auf das Resultat. Wichtig ist nur, dass du dir deiner Verantwortung bewusst wirst. Du hast es selbst in der Hand. Die amerikanischen Football- und Basketball-Profis der NFL und NBA werden tagsüber auf dem Feld hart gefordert, sind aber auch bekannt dafür, nicht minder hart zu feiern. Sie verdienen innerhalb einer siebenjährigen Laufbahn so viel Geld, dass sie fürs ganze Leben ausgesorgt haben. Und sie wissen genau, auf was sie sich dabei einlassen. Der harte Profialltag hinterlässt körperlich und mental tiefe Spuren. Doch selbst viele der alten Football-Schlachtrosse betonen, dass sie diesen Preis gerne gezahlt haben.

Die Aussicht, sein Glück selbst in die Hand zu nehmen und jeden Tag von Neuem die Grenzen der menschlichen Leistungsfähigkeit auszureizen, kann ein gewaltiger Anreiz sein. Und es ist schon etwas ganz Besonderes, wenn man ein Ziel hat, dem man sich jahrelang Tag für Tag mit Leib und Seele verschreiben kann. In der Weltelite der Ironman-Triathleten sieht es nicht viel anders aus. Diese Sportler trainieren jeden Tag sechs Stunden, während sie ständig um den Erdball jetten, um in kräftezehrenden Wettkämpfen acht Stunden lang alles zu geben. Dabei schwirrt im Hinterkopf vielleicht irgendwo der Gedanke herum, dass das Ganze auf lange Frist die Gesundheit und auch die Lebensdauer beeinträchtigen könnte – was die Leute aber allgemein nicht davon abhält, ihren sportlichen Weg zu gehen. Ähnlich geht es dem Roadie, der elf Jahre lang zum Beispiel mit Pearl Jam auf Tour geht, oder dem Mitarbeiter einer führenden Rechtsanwaltskanzlei, der jede Woche 75 Stunden schuftet, um eines Tages in die Geschäftsführung aufzusteigen. Wie heißt es so schön? Man muss das Eisen schmieden, solange es heiß ist. Es gilt nach jahrelanger systematischer Vorbereitung zum Zeitpunkt der größten Produktivität sein volles Talent zur Entfaltung zu bringen. Das ist die Essenz der stetigen menschlichen Weiterentwicklung in allen Bereichen, in denen Spitzenleistungen gefordert sind.

Die meisten Menschen beschreiten zwar keinen Lebensweg, der von ihnen den maximalen zeitlichen, körperlichen und geistigen Tribut fordert. Dennoch ist die Frage für alle relevant: Wie kann ich meine Kortisolreserven optimal dosieren? Es gibt viele Leute, die mit den besten Absichten in den Ausdauersport einsteigen und sich zunächst mit bescheidenen Erfolgen zufriedengeben. Dazu zählen beispielsweise der Endorphin-Kick nach einem anstrengenden Workout oder die Selbstbestätigung bei der Verleihung einer Medaille für den Zieleinlauf. Danach geraten aber viele Sportler in ungünstiges Fahrwasser. In der ersten Phase trägt die gesteigerte Kortisolausschüttung dazu bei, dass sich Erfolge einstellen. Das kann über zwei oder fünf Jahre hinweg funktionieren. Doch am Ende schlägt die Wirkung des unausgewogenen Trainings- und Lebensstils und der übermäßigen Belastung immer stärker durch. Wie es aussieht, erlebt der Ausdauersport aktuell einen echten Boom. Gleichzeitig werden aber auch Verschleißerscheinungen immer mehr zum Problem. Das wird so lange weitergehen, bis die breite Masse radikal ihre Einstellung ändert und schonender mit ihren Ressourcen umgeht. Es gibt nicht viele Menschen, die sich über mögliche Verschleißerscheinungen Gedanken machen. Und es ist sicher nicht der Personenkreis, der sich mit der Organisation von Events oder der Produktion von Energiegels, Laufschuhen oder Neoprenanzügen beschäftigt. Diese Leute sehen es lieber, wenn jedes Jahr wieder frisches Blut in die Ausdauerszene kommt. Und sie betrachten es ganz sicher auch nicht als ihre Pflicht, die langfristigen Interessen ihrer Kunden im Auge zu behalten.

Wem allerdings die Nachhaltigkeit des Ausdauersports und auch des Planeten am Herzen liegt, der sollte so gut es geht mit den Reserven haushalten. So wird es erst möglich, das eigene Potenzial zur vollen Entfaltung zu bringen – durch anspruchsvolle, ansprechende und angemessene Lebensziele, die sich durch ein gut austariertes Verhältnis von Stress und Ruhe positiv auf die Gesundheit und die Lebensdauer auswirken. In diesem Zusammenhang ist es auch wichtig, die deutlichen individuellen Unterschiede anzuerkennen, was die Leistungskapazität, die Stresstoleranz und das sportliche Potenzial angeht. Dabei ist auch die Frage wichtig, wie viel Anregung und Spannung sich der Einzelne für das eigene Leben wünscht. Es ist ganz wichtig, sich die Zeit zu nehmen und sich zu überlegen, wo man sich selbst innerhalb dieses Spektrums einordnen würde. Im Anschluss gilt es die richtigen Lebensent-scheidungen zu treffen, die auf die individuellen Gegebenheiten ausgerichtet sind.

Welche sportlichen Herausforderungen reizen dich am meisten? Und welche sind am besten mit deinen anderen Lebenszielen vereinbar? Wenn du erfolgreich sein willst, musst du diese grundsätzlichen Fragen für dich beantwortet haben, bevor du dich um Einzelheiten deines Trainingsprogramms oder deiner Rennstrategie kümmerst. Die persönliche Einstellung und Erwartungshaltung sind von grundlegender Bedeutung. Du vermeidest es dadurch, dich unnötig durch irgendwelche Ergebnisse, Druck von außen

Ron Kobrine hat erst spät sein Faible fürs Laufen entdeckt. Dann aber startete er mit 30 aufeinanderfolgenden Teilnahmen beim Boston Marathon von 1980 bis 2010 so richtig durch. Seine persönliche Bestzeit innerhalb dieser Serie lag bei 2:54. Dieses Bild ist im Jahr 2004 entstanden. Er ist darauf umringt von Angehörigen, die anlässlich seines 25-jährigen Jubiläums beim Boston Marathon Ron-Kobrine-T-Shirts tragen.

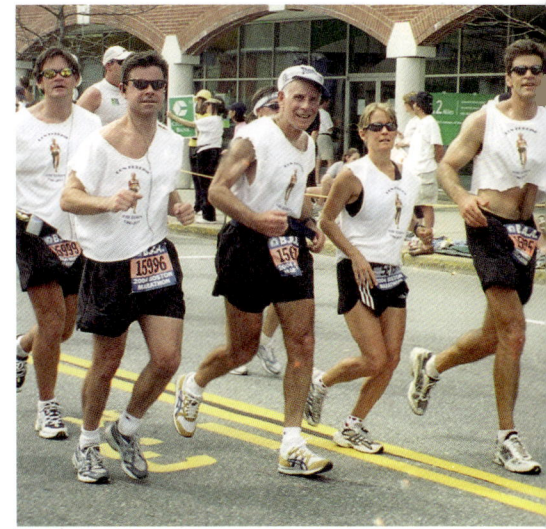

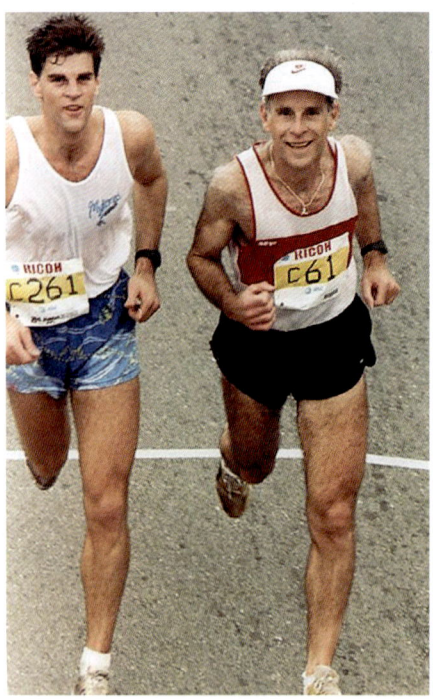

Ron beim Zieleinlauf des Los Angeles Marathon mit seinem Sohn »Doctor« Dave – ein ehemaliger Basketballer an der University of California, der ebenfalls schon den Ironman auf Hawaii hinter sich gebracht hat. Durch Dave ist Brad zum Triathlon gekommen. Ohne ihn wäre er beim Basketball gelandet.

oder ein zu streng durchstrukturiertes Trainingsprogramm stressen zu lassen.

Schneid dir eine Scheibe von den Sportlern ab, die gut mit ihren Reserven haushalten, die nicht nur Topleistungen abrufen, sondern auch allgemein auf lange Frist gesund und zufrieden sind.

Kommen wir in diesem Zusammenhang auf Brads Lauf-Coach aus der Highschool zu sprechen, der den Laufsport liebte wie kein anderer. **Ron Kobrine** war der Vater von Brads Laufkollegen Steven, dem Star des Highschool-Teams. Ron gab mit seiner unglaublichen Moral auf der Straße den Ton an. Gleichzeitig führte er ein ausgewogenes Leben als leitender Angestellter in der Finanzwirtschaft und fünffacher Vater. Eine der vielen Errungenschaften Ron Kobrines: Er brachte den Boston Marathon 30 *Mal in Serie* hinter sich – ein Rekord, der heutzutage bei all den Verletzungen und Überlastungserscheinungen im Laufsport unvorstellbar scheint.

Für Ron war diese Serie aber kein Selbstzweck. Sein Ansatz sah ganz anders aus: »Die Serie hat sich einfach so ergeben. Ich habe das nicht geplant. Mir macht das Laufen und der soziale Austausch dabei einfach Spaß. So hat sich mit der Zeit eins zum anderen gefügt. Der Boston Marathon ist ein wunderbares Rennen in einer wunderbaren Stadt, weshalb ich mich einfach jedes Jahr wieder neu dafür anmeldete«, so Ron.

Der soziale Aspekt war ein ausschlaggebender Faktor für Rons Motivation und Freude am Laufsport. Sein Sohn Eric begleitete ihn jedes Jahr in Boston. Eric selbst kann ebenfalls auf eine stolze Serie von 20 abgeschlossenen Läufen in Boston zurückblicken. Auch Rons andere Kinder kamen häufig mit, um ihm in Boston auf der Strecke oder als Zuschauer Gesellschaft zu leisten. Am Vorabend seines 25. Boston Marathons im Jahr 2004 staunte er aber trotzdem nicht schlecht, als auf einmal seine Tochter und drei seiner anderen Söhne an der Hoteltür klopften. Er nahm zuerst an, sie wollten ihn nur anfeuern. Bis er in einem Fernsehinterview mit Steven erfuhr, dass seine Kinder heimlich trainiert und sich im Vorjahr für die offizielle Teilnahme am Rennen qualifiziert hatten.

So gesellig und flexibel Ron aber auch war – während des Rennens machte er Ernst. In den ersten 15 bis 20 Jahren war er immer gut für eine Zeit um die drei Stunden. (Seine Bestleistung lag bei 2:54). Erst danach nahm er das Recht für sich in Anspruch, das Tempo allmählich etwas zu drosseln. Schließlich hatte er erst mit Anfang 40 seine Liebe zum Laufsport entdeckt. Bei seinen Teilnahmen in Boston hatte er also schon jeweils 43 bis 73 Jahre auf dem Buckel.

Ron geht ganz unbekümmert mit seinen sportlichen Erfolgen um. Für ihn sind seine Leistungen ganz normal und alltäglich. Er führt keine Statistik und hat sich damals auch nicht viel um Einzelheiten geschert. Seine aktive Zeit fiel in die Ära vor dem modernen Ausdauer-Hype. Er hat sich das Event nicht auf die Haut tätowieren lassen und fährt nicht mit dem Kennzeichen »BSTN 30« durch die Gegend (Anm. d. Übers.: In Amerika sind solche Wunschkennzeichen möglich). Auch gab es noch keine Facebook-Beiträge, mit denen er seine Serie hätte kommentieren können (falls er es überhaupt gewollt hätte).

Angetrieben haben ihn allein sein persönlicher sportlicher Ehrgeiz und die Kameradschaft innerhalb einer kleinen und eng zusammenstehenden Gruppe von Trainingspartnern und Familienmitgliedern.

Ron tut seine herausragenden Leistungen sogar eher mit einem Schulterzucken ab: »Damals war es eben so, dass man gern schnell gelaufen ist. Das Limit für die Teilnahme in Boston war ziemlich strikt. [Von 1980 bis 1990 war die Qualifikationszeit für über 40-Jährige einheitlich 3:10; danach wurde die Zeit an das Alter genauer angepasst, indem 5 Jahre mehr an Lebensalter die Qualifikationszeit um 5 Minuten erhöhen].

Du musstest dich schon schicken, um an die Startlinie zu kommen. Wenn ich mit zehn meiner Trainingskollegen einen 10.000-Meter-Lauf absolvierte, kamen wir alle unter 40 Minuten ins Ziel. [Ron gehörte einer großen berühmt-berüchtigten Laufgruppe an, die im San Fernando Valley von Los Angeles gern schon um 5:30 Uhr morgens ihre Bahnen zog]. Allerdings habe ich mich an keinen bestimmten Plan und keine feste Strategie gehalten. Wenn ich mich gut fühlte, lief ich lang und schnell. Wenn ich müde war und mir die Knochen wehtaten, ging ich es locker an. Eigentlich ganz einfach. Ich weiß noch, wie mich einmal Fernsehleute aus Boston interviewt haben. Sie wollten wissen, wie lange ich mich auf so einen Marathon vorbereite. Ich habe damals die Frage gar nicht verstanden!«

Nur damit hier nicht der falsche Eindruck entsteht: Ron genoss durchaus den Wettkampfaspekt des Sports. Er stellte jedoch nie den greifbaren Erfolg über die pure Freude am Laufen. Genau deshalb hat er wahrscheinlich auch keine einzige Teilnahme verletzungs- oder krankheitsbedingt versäumt. Ron ist einfach seiner Leidenschaft gefolgt und hat nichts erzwungen. Du weißt sicher, worauf wir damit hinauswollen: Ron hat ganz stressfrei 30 aufeinanderfolgende Marathonläufe in Boston hinter sich gebracht und sich dabei wie selbstverständlich seine Gesundheit erhalten, indem er mit reduzierter Intensität weiterlief und Stück für Stück seine Leistungsziele herunterschraubte. Das ist ein komplett anderer Ansatz, als ihn viele der heutigen Sportler verfolgen, die ständig irgendwelchen Zielen hinterherjagen oder den Vergleich mit anderen suchen, sich dabei über Gebühr fordern und am Ende ausbrennen. Nicht umsonst trägt Ron den Beinamen »Runlike«: Er ist einfach ein Liebhaber des Laufsports und auf seine Art unvergleichlich.

Der inzwischen 78-Jährige hat inzwischen übrigens eine neue altersgemäße Lieblingsbeschäftigung gefunden: Er genießt jetzt jeden Tag ausgedehnte Spaziergänge am Strand von Nordkalifornien, wo er seinen Lebensmittelpunkt hat. Dass er jetzt lieber im Schritttempo unterwegs ist, liegt schlicht und einfach daran, dass er vor ein paar Jahren ein paar gesundheitliche Probleme hatte. In der Reha musste er einen Gang herunterschalten. Danach hatte er nie mehr das Bedürfnis, wieder mit dem Laufsport anzufangen. Dazu Ron: »Bei genauer Betrachtung fällt mir auf, dass das Leben als Rentner so viel einfacher und ruhiger ist. Deswegen habe ich nicht mehr das Gefühl, laufen zu *müssen* wie früher, als ich noch umtriebiger war. Das Laufen war eine Art Meditation für mich. Es half mir, den Kopf freizubekommen und mich vom Alltagsstress zu erholen: Als ich noch jünger war, musste ich

Walter geht abends für ein paar Schläge auf den Platz – zusammen mit Gail, der Golfball-Spürnase Quincy und seinem Enkelsohn Jack.

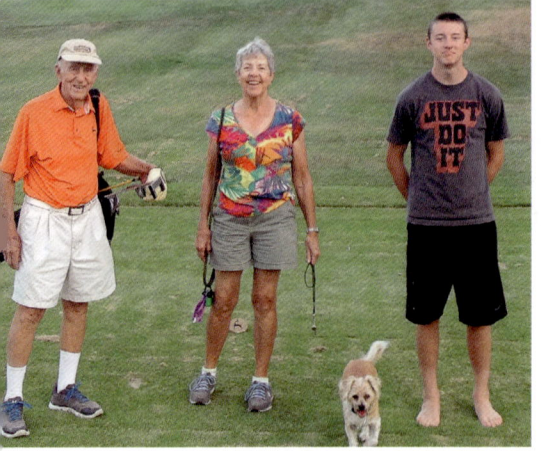

mich schließlich um mein Geschäft kümmern, meine Familie unterhalten und mit einem weit hektischeren Alltag klarkommen als heute.«

Rons Ansatz und Einstellung erscheinen uns gesund und ausgewogen. Trotzdem: Wer an über 100 überwiegend schnellen Marathonläufen teilnimmt, muss über Jahrzehnte hinweg mit großem Engagement extrem hart trainieren.

Auf unser Bild mit dem Wasserstrahl bezogen heißt das: Ron hat den Hahn über Jahre hinweg ziemlich stark aufgedreht. Allerdings haben ihm seine gesunde Einstellung und seine prozessorientierte Herangehensweise eindeutig geholfen, den dafür notwendigen Verschleiß von Ressourcen über 30 Jahre hinweg effektiv einzudämmen. Wahrscheinlich hätte er für die gleiche Leistung weitaus mehr Reserven anzapfen müssen, wenn er jedes Mal übermotiviert ins Rennen gegangen wäre und immer nur den nächsten Rekord im Visier gehabt hätte.

Eine Serie von 30 Marathonläufen in Folge in Boston ist ein hervorragendes Beispiel dafür, wie man als Sportler geschickt die eigenen Ressourcen schont. Noch beeindruckender ist allerdings die 80-jährige sportliche Laufbahn, von der wir dir als Nächstes berichten wollen. Zeit, dass wir dir Brads Vater vorstellen: den 93-jährigen **Dr. Walter Kearns.** Dr. Kearns hat es geschafft, über 80 Jahre lang unter den Golf-Amateuren auf internationalem Niveau Spitzenleistungen abzurufen. Auch heute gilt er in der Szene noch als bester Golfer über 90.

Dass Walter mit 93 noch seinem Sport nachgehen kann, hat er natürlich einer außerordentlich stabilen Gesundheit zu verdanken. Im Lauf seines Lebens war er außer im Golf auch in vielen anderen Sportarten und Disziplinen zu Hause. Zwar hat er sich selbst nie solche Extremleistungen wie einen Marathonlauf abverlangt. Zu Zeiten des Läuferbooms hat er aber eine Reihe von 10.000-Meter-Läufen absolviert. Zudem hat er die Mannschaften seiner Kinder betreut und sich jahrzehntelang seine Turnierform erhalten. Als Jugendlicher war er der Kapitän des Golfteams an der Princeton University. Walter qualifizierte sich 1941 im Alter von 19 Jahren für die United States Amateur Championship. Später, mit 67, schaffte er die Qualifikation für die United States Senior Men's Amateur Golf Championship 1989 (in der Altersklasse von 50 aufwärts). In der ganzen Geschichte der amerikanischen Landesmeisterschaften hat es noch nie einen Spieler gegeben, der zwei Qualifikationen mit einem so großen zeitlichen Abstand (48 Jahre) geschafft hat.

In jenem Jahr (1989) erzielte er mit 67 Jahren ein Resultat von vier Schlägen unter Par (66). Zu diesem Zeitpunkt hat er bereits über 1.100 Mal mit seinem Punktestand das eigene Alter gespielt oder unterboten. (Da tauchen vor dem geistigen Auge natürlich sofort Bilder vom 93-jährigen Golfer auf, der sich darüber ärgert, dass auf der Scorekarte 94 Punkte stehen). Für die Altersklasse über 90 gibt es keine offiziellen Ranglisten mehr. Es ist aber sehr unwahrscheinlich, dass es irgendwo auf der Erde überhaupt Spieler in diesem Alter gibt, die noch auf seinem Niveau spielen. Wer Walter trotzdem zu einem Spiel um ein Preisgeld herausfordern möchte, sollte am besten vorher schon einmal beim Bankautomaten vorbeischauen. Walter ist immer noch jederzeit für ein Ergebnis von 80 Punkten gut. Häufig bringt er es sogar auf 79 bis 70 Punkte. Bereits dreimal ist

er sage und schreibe 16 Schläge unterhalb des eigenen Alters geblieben. Er erzielte 71 Punkte mit 87 Jahren, 75 mit 91 und 76 mit 92. (Im Guinnessbuch der Rekorde sind zwei Menschen gelistet, die das eigene Alter um 17 Punkte unterboten haben). Dazu kann er auch noch elf Asse vorweisen. Sieben davon hat er innerhalb von fünf Jahren erzielt, nachdem er 80 geworden ist.

Vor Kurzem hat sich Walter während einer Runde Golf mit seinen Partnern beschwert, dass es ihm wegen der nachlassenden Sehkraft schwerfalle, den eigenen Schlägen mit den Augen zu folgen.

Worauf einer von ihnen erwiderte: »Dass du deine Bälle nicht mehr siehst, liegt ganz einfach daran, dass du sie zu weit weg schlägst, verdammt! Die meisten anderen 93-Jährigen können ihre Bälle nach dem Schlag ganz gut sehen: drei Meter vor den eigenen Füßen.« Alle Menschen, mit denen Walter auf dem Golfplatz und anderweitig zu tun hat, betrachten den Mann als körperliches oder genetisches Phänomen. Diese Einschätzung wird natürlich als Kompliment verpackt. Aber so einfach, wie das Ganze aussieht, ist es gar nicht. Sicher hat er das Maximale aus seinem genetischen Potenzial herausgeholt. Sein Wissen als praktizierender Arzt hat es ihm erlaubt, sein Leben lang die Ernährung und sportliche Praxis so zu gestalten, dass davon die Gesundheit profitiert. Es gibt aber noch andere Erfolgsgeheimnisse, die ihm geholfen haben, so alt zu werden, sich seine Kräfte stets richtig einzuteilen und immer wieder Spitzenleistungen abzuliefern.

Zum einen ist Walter einfach ein sehr entspannter Mensch. Er ist nie aufgewühlt, gehetzt, übermäßig gestresst, pessimistisch, wütend oder überdreht. Über die ganzen 93

Jahre hinweg ist er in jeder Situation ruhig und gelassen geblieben. Mark hat sogar versucht, ihn ein bisschen aus der Reserve zu locken, indem er am konventionellen Theoriegebäude rüttelte, das den Zusammenhang zwischen Lipiden und Herzerkrankungen beschreibt und an das Walter sein Leben lang geglaubt hat. Walter hat einen wichtigen Beitrag dazu geleistet, im Buch *Primal Blueprint* die Aussagen zum Cholesterin auf den Punkt zu bringen und aus der Sicht des Mediziners zu bestätigen. Er zeigte sich dabei offen für widersprechende Meinungen und hat sich systematisch mit den notwendigen Quellen und Studien befasst, um seine eigene Position zu überdenken und die Schilderungen im Buch zu verifizieren.

Für Walter war es stets wichtig, sich seine Kräfte einzuteilen und immer für den nötigen Ausgleich zu sorgen. Das ist sinnvoller, als einfach nur »Maß zu halten«. Das Maßhalten kann nämlich leicht als Anleitung zur Mittelmäßigkeit missverstanden oder als Rechtfertigung für unterdurchschnittliche Leistungen herangezogen werden. Ein Ergebnis von gut 70 Punkten beim Braemar Country Club, wo auf Top-Niveau gespielt wird, ist keine mäßige Leistung. Walter achtet konsequent darauf, je nach Bedarf viel Schlaf und genügend Auszeiten zu bekommen – ganz gleich, was um ihn herum passiert. Er hält jede Nacht neun bis zehn Stunden Bettruhe ein und nimmt sich nachmittags mindestens anderthalb bis drei Stunden Zeit, um in einem abgedunkelten Raum in Ruhe etwas zu schlafen oder zu lesen, wenn er am Morgen viel zu tun hatte oder ein heißer Tag auf dem Golfplatz hinter ihm liegt.

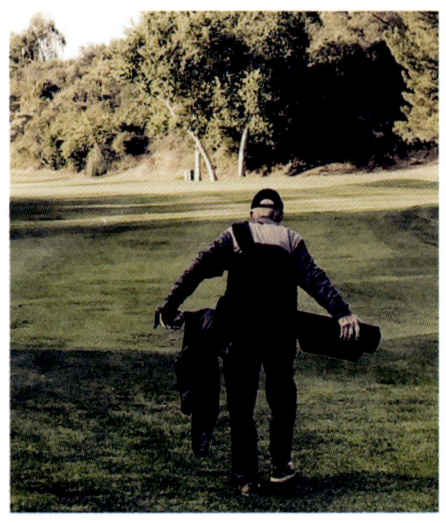

Walter auf dem langen, langen Weg zu seinem nächsten bombastischen Abschlag. Dabei trägt er seine Schläger in einer Golftasche mit sich herum. »Trolleys sind etwas für alte Leute«, meint er dazu.

Walter liebt seine Golfrunden, wie du dir sicher unschwer vorstellen kannst. Trotzdem achtet er darauf, es nicht zu übertreiben.

Bei Temperaturen unter zehn oder über 35 Grad bleibt er zu Hause. Außerdem gibt er sich in seinem Alter auch mit einem Spiel über neun statt 18 Löcher zufrieden – vor allem, wenn das Wetter suboptimal ist. Ob er weiterspielt, entscheidet er meistens nach Loch neun. Wenn er müde ist, ihm heiß oder kalt ist oder der Hunger sich meldet, hört er auf … selbst, wenn er einen Schlag über Par liegt!

Walter nimmt einmal pro Woche mit seiner Ehepartnerin, der Power-Frau Gail, an Pilates-Stunden teil. Die 78-Jährige arbeitet in Teilzeit für das Primal Blueprint-Team. Sie bereitet die schriftlichen Zusammenfassungen unserer Podcasts vor, redigiert Bücher und kümmert sich um die Umrechnung zwischen dem angloamerikanischen und dem metrischen System. Auf der PrimalCon haben wir sie engagiert, um sie im Zuge des Primal Play-Seminars ihren Prius über den Parkplatz schieben zu lassen. (Gib auf YouTube einfach die Schlagworte »76-year-old lady pushes car« ein). Manchmal hat Gail Angst, dass die Lehrerin Walter im Pilates-Unterricht zu stark fordert. Doch das anstrengende wöchentliche Dehnungstraining mit der Möglichkeit, sich danach körperlich komplett zu regenerieren, scheint eine geschickte Maßnahme zu sein, die Alterungsprozesse hinauszuzögern.

Wer weiß ... Vielleicht wäre Jack LaLanne, der Begründer der amerikanischen Fitness-Bewegung, sogar noch älter als 98 geworden, wenn er sich nicht sein ganzes Leben lang im Training zu sehr gefordert hätte! Aber wie dem auch sei: Beim Umgang mit den eigenen Reserven gibt es keine eindeutig richtige oder falsche Strategie. Wichtig ist, das richtige Gleichgewicht zu finden. Du kannst den Hahn voll aufdrehen und den härtesten Kortisolstrahl auf dich niederprasseln lassen, um Spitzenleistungen abrufen zu können. Genauso kannst du aber auch eine sanfte Einstellung wählen und den Sport ganz locker vor sich hinplätschern lassen, um dadurch Ressourcen zu schonen und deine Chance auf ein langes und gesundes Leben zu erhöhen. Das eine schließt das andere nicht aus. Du musst dafür nur deine Ausdauerziele am Primal-Prinzip und einem ausgewogenen Ansatz ausrichten. Dann produziert dein Körper ganz von selbst immer wieder neue Energiereserven. Ein aktives, spannendes, abenteuerliches Leben kann unter den richtigen Vorzeichen das Energieniveau sogar steigern und für eine blendende gesundheitliche Verfassung sorgen. Eine falsche Planung

oder Einstellung kann auf der anderen Seite den Effekt haben, dass sich Höchstleistungen und langfristige Gesundheit gegenseitig ausschließen. Etwa, wenn du die ganze Zeit den Hahn volle Pulle aufdrehst, um die hoch effektive körperliche Stressreaktion immer wieder für kurzfristige Leistungsschübe zu missbrauchen. Das hat zur Folge, dass dein Kortisoltank praktisch ständig auf Reserve steht. Ein verantwortungsvoller und nachhaltiger Umgang mit den körpereigenen Ressourcen sieht anders aus.

Nach einiger Zeit kann es sogar so weit kommen, dass alle Reserven aufgebraucht sind, wie bei den komplett erschöpften Ultraläufern in Kapitel 9. Meaghen Brown, die Autorin des zitierten Artikels »Running on Empty« berichtet von einem immer wiederkehrenden Muster unter den Athleten, mit denen sie sich beschäftigt hat: Alle betroffenen Sportler konnten über zwei Jahre hinweg die eigenen Leistungen immer weiter steigern, bis es zum plötzlichen Zusammenbruch kam. Das Burn-out ging mit einer ganzen Reihe alarmierender Symptome einher, denen selbst die besten Ärzte nur noch kopfschüttelnd gegenüberstanden.

In Zukunft solltest du als gesundheitsorientierter Sportler und Mensch immer das Bild vom Kortisolstrahl im Hinterkopf behalten. Wie die Ultraläufer und die vielen anderen Extremsportler auch kannst du die Intensität jederzeit erhöhen, wenn du es wünschst, um deinem Körper Spitzenleistungen abzufordern – unabhängig davon, wie ausgewogen oder unausgewogen dein Programm auch sein mag. Vergiss dabei aber nie, dass der hohe Kortisolausstoß Ermüdungserscheinungen überspielen und deine Urteilskraft beeinträchtigen kann.

Die Bezeichnung »Appendix« passt hier wie die Faust aufs Auge.

Als wir an diesem letzten Kapitel arbeiteten, lag Brad gerade im Krankenhaus, wo er sich von einer notfallmäßig durchgeführten Appendixentfernung (einer Blinddarmoperation) erholte. Wenn ein Teenager (oder in diesem Fall ein gesunder 50-Jähriger) eine Blinddarmentzündung bekommt, werden die meisten Ärzte das als spontanes Ereignis werten. Brad ist sich da allerdings nicht so sicher. Nach der OP im Sommer 2015 hatte er Zeit, sich gedanklich etwas eingehender damit zu beschäftigen. Sein vormals ehrgeiziges Fitnessprogramm war zu jenem Zeitpunkt nämlich plötzlich auf einen 15-minütigen Spaziergang zusammengeschrumpft, gefolgt von einem Mittagsschlaf. Also überlegten wir uns, ob

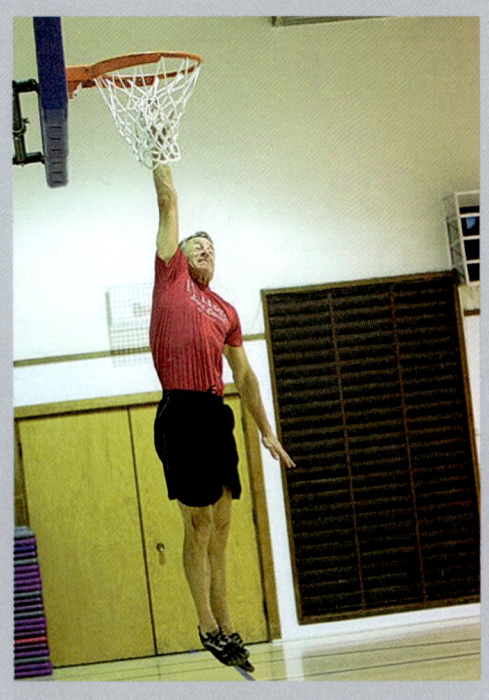

Reicht die Sprunghöhe, um an den Ring zu kommen?

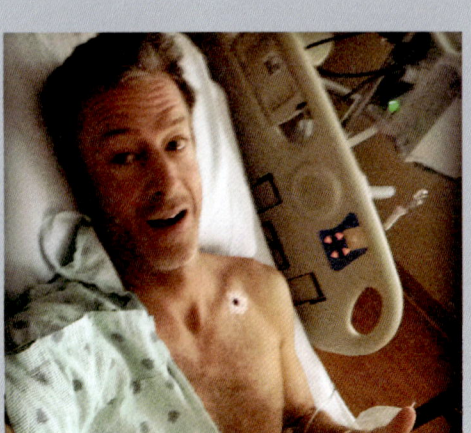

»Nichts beruht auf Zufall. Selbst, wenn es so aussieht, liegt das nur daran, dass wir die wahren Gründe nicht kennen.«
(Johnny Rich, Autor von The Human Script)

nicht vielleicht doch Brads unbeabsichtigtes Abdriften in die Todeszone des Kardiotrainings Anfang 2015 zur Leistungssteigerung beim Speedgolf (mehr dazu im Zusatzartikel von Kapitel 1) dafür verantwortlich war, dass er im Juni Probleme mit seinem Wurmfortsatz bekam. Schließlich wurde Brad nur wenige Stunden nach einem seiner Meinung nach richtig starken Sprint- und Basketball-Workout (bei 41 Grad!) in der Notaufnahme vorstellig. Danach twitterte er begeistert über seine Leistungen. Er hatte es nämlich geschafft, mehrmals an den Ring zu kommen – eine seltene

Gelegenheit für einen ehemaligen 1,80 Meter großen ehemaligen Profi-Triathleten.

Da stellt sich natürlich die ernüchternde Frage: Fordern alternde Sportfreaks wie wir unser Schicksal zu sehr heraus, indem wir dem Körper zu viel zumuten, indem wir im übertragenen Sinn einen viel zu starken Kortisolstrahl durch verkalkte Rohre schicken? Instinktiv würde ich darauf spontan schneller mit »nein« antworten als mein Bein beim Arzt auf den Kniesehnenreflex mit dem Gummihammer reagiert. Vor allem, wenn man Marks Fitnesszustand mit dem des durchschnittlichen schlaffen Stubenhockers in seiner Altersklasse vergleicht. Als Brad im Krankenhaus lag, schickte er Mark unter starkem Morphium-Einfluss per E-Mail einen per Siri zusammengebastelten Bewusstseinsstrom aus dem Krankenbett. Der Text war einfach köstlich: komplett unzusammenhängend, voller Rechtschreibfehler und durch Siri vollends entstellt. Trotzdem kam darin deutlich die zentrale Frage zum Ausdruck, die den Ausgangspunkt unserer Diskussion bildete. Als Mark die Nachricht las, hatte er es auch selbst gerade mit gesundheitlichen Problemen zu tun: Ihm waren seit kurzer Zeit immer wieder Kammerextrasystolen (kurz: VES) aufgefallen. Dabei handelt es sich um zusätzliche abnorme Herzschläge, die den gewohnten Rhythmus stören. Solche Extrasystolen sind weit verbreitet. Sie sind in der Regel nichts Schlimmes. Dafür ist das Herzstolpern im Brustkorb aber deutlich spürbar und entsprechend beunruhigend.

Vielleicht war es ja auch bei Mark reiner Zufall oder die unterschwellige Angst, es mit dem Training an der neuen Seilklettermaschine im Fitness-Studio in den letzten Monaten übertrieben zu haben.

Der Simulator von Marpo Kinetics ist ein echter Killer. Du gibst daran beispielsweise eine Minute lang Vollgas, und das Gerät misst für dich die überwundene Höhe. Mark ist ehemaliger Weltrekordhalter an der Klettermaschine. Auf dem VersaClimber schaffte er gut 1.600 Meter in etwas mehr als 22 Minuten, wobei sich seine Herzfrequenz auf einem gleichbleibend hohen Niveau von 186 Schlägen pro Minuten bewegte. Er fühlte sich also verpflichtet, einen neuen Studiorekord aufzustellen, an dem sich die jüngeren Besucher im Fitnesscenter abarbeiten können. Schließlich sehen das Leitbild zum natürlichen Lebensstil sowie der Ansatz der natürlichen

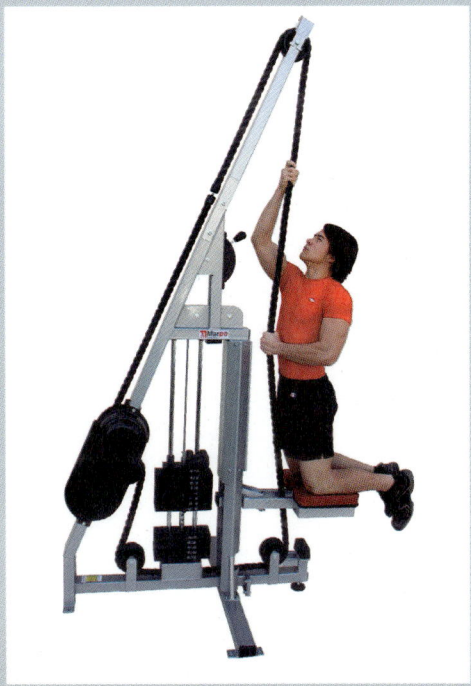

Die Abbildung zeigt die Klettermaschine von Marpo Kinetics. So fit der junge Mann auf dem Bild auch aussieht – wir würden ihm nicht empfehlen, sich auf einen einminütigen Wettkampf mit Kletter-Altmeister Sisson einzulassen!

Ausdauer vor, von Zeit zu Zeit auch immer wieder Sprints mit maximaler Intensität zu absolvieren (Regel Nummer 5). Und natürlich ist es auch wichtig, den Worten Taten folgen zu lassen. Mark war mit seiner Intensität als Wettkampfsportler und seinem konsequenten gesunden Lebensstil bis dato immer sehr gut gefahren. Warum also sollte er das Feld nur des Alters wegen der jüngeren Generation überlassen, wo er doch immer noch dazu in der Lage war, Top-Leistungen zu zeigen?

Wenn einem plötzlich das Herz stolpert, kommt jedoch sehr schnell die Frage hoch, ob es die Sache wirklich wert ist.

Bei ausgiebigen Tests stellte sich glücklicherweise heraus, dass nichts Schlimmes hinter den Extrasystolen steckte. Das Herzstolpern hatte nach Meinung der Mediziner auch nichts mit seinem aktuellen Trainingsprogramm oder seiner Vergangenheit als Ausdauersportler auf internationalem Topniveau zu tun. Ähnliche Stellungnahmen hörte Brad auch nach seiner Blinddarmoperation.

Mark hat sich dennoch umgestellt. Er versucht weiterhin, gelegentlich kurze und intensive Maximalleistungen abzurufen. Dabei achtet er aber etwas besser auf Maffetones Vorgabe, bei einer Sprintdauer von mehr als 30 Sekunden im Idealfall die Grenze von 90 Prozent der maximalen Herzfrequenz nicht zu überschreiten.

Unabhängig davon, ob du deine gesundheitlichen Probleme auf eindeutige Ursachen oder auf anscheinend willkürliches Pech zurückführst: Es kann nicht schaden, Nutzen und Risiken sorgfältig abzuwägen, altersgerechten Sport zu treiben und fürs Alter, die verfügbare Zeit und die allgemeinen Lebensumstände angemessene Ziele zu verfolgen. Genauso wenig kann es schaden, damit schon in der Schulzeit anzufangen, wo der Ruhm und Erfolg im Ballsport aufgrund einer durch die Leistungsgesellschaft verzerrten Idealvorstellung wichtiger zu sein scheinen, als im höheren Alter vor Schmerzen und Beeinträchtigungen verschont zu bleiben, das Bindegewebe gesund zu halten und das Gehirn vor allzu starken Erschütterungen zu schützen.

Die verhängnisvollen Auswirkungen derartiger Traumata beginnt die Wissenschaft erst jetzt richtig zu verstehen. *Dazu eine kurze Anmerkung:* Brad hatte vor Kurzem ein paar schwierige Diskussionen mit seinem Sohn Jack zu dessen Plan, in der Highschool eine Football-Karriere einzuschlagen. Den ganz großen Streit konnte Brad vermeiden, indem er seinem Sohn erlaubte, im Sommer an einem Konditionstraining ohne Tacklings teilzunehmen. Dazu gab er seinem Sohn das Versprechen, zu einem späteren Zeitpunkt noch einmal mit ihm darüber zu reden. Die ganze Auseinandersetzung war aber wenig später schon vom Tisch, als Jack an einem Abend in der Highschool-Liga beim Basketball fünf Dreier versenkte. Dabei stellte er fest, dass ihm das Basketballspielen größere Freude bereitet als die schweißtreibenden Konditionsübungen beim Football, die er am darauffolgenden Morgen zum letzten Mal absolvierte.

Wir sind immer noch starke Befürworter kurzer und maximaler Kraft- und Sprint-Einheiten. Die Betonung liegt hier aber wirklich auf *kurz*. Außerdem ist es wichtig, dass du dich nur dann an intensive Workouts heranwagst, wenn du zu 100 Prozent ausgeruht und für Spitzenleistungen motiviert bist. (Außerdem sollte es dafür draußen vielleicht nicht gerade 38 Grad heiß sein). Maffetones Forderung lautet ja, sich bei ausgedehnten

Trainingseinheiten im anaeroben Bereich (beim Intervalltraining, bei Hügelsprints, bei Trainingsrunden gegen die Zeit usw.) auf 90 Prozent der maximalen Herzfrequenz zu beschränken. Als wir uns eine Zeit lang mit dieser Vorgabe beschäftigt hatten, ging uns ein kleines Licht auf: Die hammerharten Ausdauereinheiten der alten Schule, die angeblich der Vorbereitung auf die anstehende Maximalbelastung beim nächsten Rennen dienten, erfüllten eigentlich einen anderen Zweck: Sie trugen eher zum Selbstbewusstsein der Trainingsgruppe bei und stellten weniger eine vernünftige Wettkampfvorbereitung dar.

Mark kann sich immer noch an sein härtestes Workout als aktiver Marathonläufer erinnern – sowie an die negativen Auswirkungen der Einheit auf Körper und Geist: „Es ist nicht untertrieben, wenn ich sage, dass dieses eine Workout meine innere Schaltzentrale nachhaltig beschädigt hat – und vielleicht sogar die beteiligten Muskelfasern und Neurotransmitter. Wir liefen 16 mal 800 Meter, mit Zeiten von 2:24 bis 2:28. Dazwischen absolvierten wir komplette Runden im Schritttempo oder lockeren Lauftempo. Eine Schinderei über fast 13 Kilometer im Kreis, die definitiv nichts mit dem in Kapitel 6 beschriebenen Anspruch zu tun hatte, jeden neuen Sprint wieder frisch und energiegeladen in Angriff zu nehmen. Das Ganze glich eher einem unaufhaltsamen Folterzug. Mein Fitnesszustand erlaubt es mir, die ersten sechs bis acht Runden innerhalb der Toleranzgrenze ins Ziel zu kommen. Den darauffolgenden Sprints fielen aber immer mehr Hirnzellen zum Opfer, während der Anteil freier Radikale im Blut stetig zunahm und die Natrium-Kalium-Pumpen in den Zellmembra-

nen immer mehr an ihre Grenzen kamen – nur, um ich mich jedes Mal wieder innerhalb des Zeitfensters von 2:24 bis 2:28 über die Ziellinie zu tragen. Nach dem letzten Spurt bemerkte ich ein merkwürdiges und unheimliches Frösteln an der Wirbelsäule – ein unmissverständliches Warnsignal.

Am darauffolgenden Morgen lag ich natürlich krank im Bett. Die kleine Erkältung war zwar nach zwei Wochen ausgestanden. Trotzdem hatte ich das dumpfe Gefühl, nie mehr so locker laufen zu können wie zuvor.

Getreu dem alten Sprichwort: ‚Der Krug geht solange zum Brunnen, bis er bricht.'"

Heute findet sich an der Laufbahn des Foothill College, die in jener Trainingseinheit Anfang 1980er so tiefe Narben bei mir hinterlassen hatte, eine Statue von mir mit einem auf Latein eingravierten Spruch im Sockel – ein eindringliches Wort der Warnung an alle Läufer, die ich bitte, aus meinen Fehlern zu lernen und einen vernünftigeren Weg einzuschlagen.

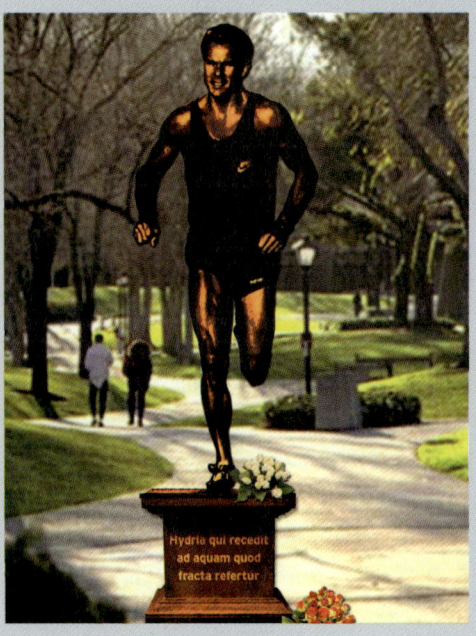

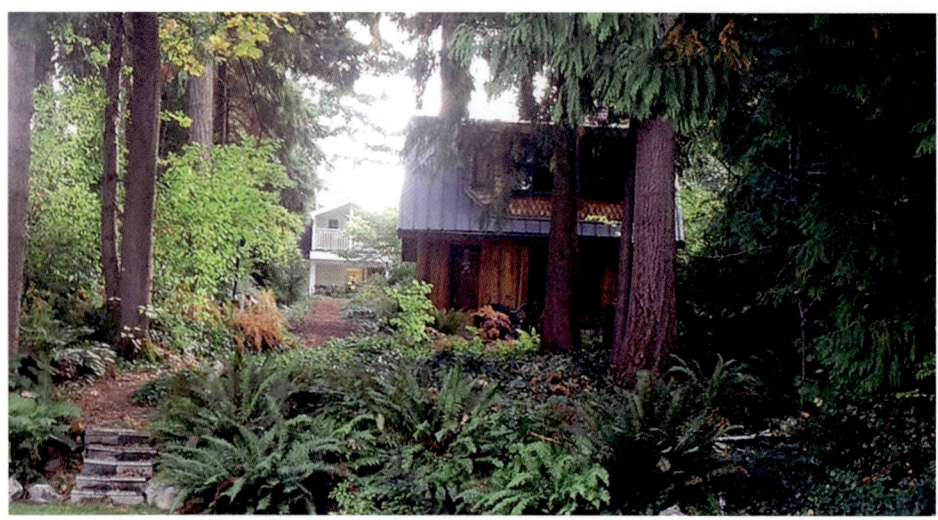

Brads Freund Mellow C. klinkt sich zwischendurch gern aus dem hektischen Alltagsgeschehen aus, um sich in diese kleine Hütte am See zurückzuziehen. Eine kurze oder längere Unterbrechung des regulären Trainingsprogramms ist für viele Ausdauersportler ungewohnt. Die Leute haben Angst, dabei ihre Form zu verlieren oder aus dem Rhythmus zu kommen. Der durchschnittliche Ausdauersportler beschäftigt sich beim Anblick einer solchen Hütte in der Regel sofort mit dem Gedanken, ob es in der Nähe geeignete Laufstrecken oder einen guten See zum Schwimmen gibt. Bring den nötigen Mut und das Selbstvertrauen auf, um bei deiner natürlichen sportlichen Entwicklung voll auf das gewaltige Potenzial eines ausgewogenen Verhältnisses zwischen Be- und Entlastung zu vertrauen.

Mit einer natürlichen Ausdauer nach dem Primal-Prinzip hast du alle Möglichkeiten, deine ehrgeizigen Ziele zu verfolgen – sei es der Ironman 70.3, ein Geländelauf über 50 Kilometer oder eine Radtour über die gesamte Westküste der USA. Allerdings solltest du deine Projekte immer locker angehen, so wie Ron oder Walter. Vermeide es außerdem, dich von Rückschlägen zu sehr herunterziehen oder dir Erfolge zu sehr zu Kopf steigen zu lassen. Um Körper und Geist sportliche Maximalleistungen abzuverlangen, musst du auch lernen, welche Konsequenzen deine Leistungsansprüche mit sich bringen. Mach dir das bewusst, wenn du den Kortisolstrahl auf volle Härte stellst und den Hahn komplett aufdrehst. Plane im Anschluss bewusst notwendige Maßnahmen zum Ausgleich ein. Dazu kann es beispielsweise notwendig sein, nach zwei bis drei aufeinanderfolgenden harten Wettbewerbsjahren ein Jahr lang komplett auf Wettkämpfe zu verzichten.

Denk nicht, dass du dabei etwas verpasst. Ein wettkampffreies Jahr oder zumindest eine einjährige Phase, in der du weniger anspruchsvolle Ziele verfolgst, kann definitiv helfen, den Akku wieder aufzuladen. So eine Pause ist eine willkommene Gelegenheit, sich vom Wettkampfdruck zu erholen. Sie öffnet dir die Augen für Zusatz- und Flexibilitätsübungen oder neue Möglichkeiten im Alltag. Alles Aspekte, die während des regulären Trainingsprogramms gern in den Hintergrund rücken.

Dabei entfachst du auch deinen Enthusiasmus und deine Wertschätzung für deine Kerndisziplin neu. Den Unterschied wirst du merken, wenn du dann das nächste Mal voller Vorfreude wieder an der Startlinie stehst. Zu guter Letzt bekommt dabei auch der Kortisolspeicher die Gelegenheit, sich zu erholen.

Im universitären Umfeld wird eine solche Auszeit als Sabbatjahr bezeichnet. Die längerfristige Freistellung hat durchaus ihre Daseinsberechtigung. Sie gibt dem Dozenten die Chance, den eigenen Horizont zu erweitern, um im Anschluss mit mehr Energie und neuem Enthusiasmus wieder in Forschung und Lehre einzusteigen. Das Prinzip funktioniert auch in anderen Feldern, in denen es auf Kreativität, Innovationsgeist, Enthusiasmus und einen klaren Kopf ankommt – was eigentlich auf fast alle Bereiche zutrifft. Im mosaischen Gesetz war das Sabbatjahr sogar verpflichtend vorgeschrieben. Dabei wurde alle sieben Jahre der normale Betrieb eingestellt. Das Land wurde nicht mehr bestellt, und alle Schuldner und Sklaven wurden von ihren Pflichten entlastet. Der Erlass ist Tausende von Jahren alt, und doch aktuell wie eh und je. Schließlich weiß jeder gute Bauer, dass er den Boden zwischendurch immer wieder ein Jahr lang ruhen lassen muss, damit er sich erholen und erneuern kann. Und jeder Ausdauersportler weiß aus Erfahrung, dass es keinen Spaß macht, zum Sklaven des eigenen Trainingsplans zu werden. Lass deine großen sportlichen Ziele also eine Zeit lang ruhen, um wieder neue Energie zu tanken. Ein komplettes freies Jahr kann dich wirklich weiterbringen, wenn du ein ambitionierter Athlet mit langfristigen Zielen bist. Du kannst aber auch jederzeit einfach einmal eine freie Woche oder einen freien Monat einlegen. Du wirst davon enorm profitieren.

Anhang

PERIODISIERTE BEISPIEL-PROGRAMME FÜR DIE KOMPLETTE SAISON